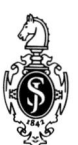

Maarten Kouwenhoven,
Rolf Reiner Kiltz,
Ulrich Elbing

Schwere Persönlichkeitsstörungen

Transaktionsanalytische Behandlung
nach dem Cathexis-Ansatz

Unter Mitarbeit von
Mart Bolten und Nol de Jong

SpringerWienNewYork

Maarten Kouwenhoven
Psychologe und Psychotherapeut, Ermelo, Niederlande

Dr. med. Rolf Reiner Kiltz
Facharzt für Neurologie und Psychiatrie und Psychotherapie, Facharzt für
Psychotherapeutische Medizin, Detmold, Deutschland

Dr. rer. nat. Ulrich Elbing
Psychologischer Psychotherapeut, Schwäbisch Gmünd, Deutschland

Das Werk ist urheberrechtlich geschützt.
Die dadurch begründeten Rechte, insbesondere die der Übersetzung, des Nachdruckes, der Entnahme von Abbildungen, der Funksendung, der Wiedergabe auf photomechanischem oder ähnlichem Wege und der Speicherung in Datenverarbeitungsanlagen, bleiben, auch bei nur auszugsweiser Verwertung, vorbehalten.

© 2002 Springer-Verlag/Wien
Printed in Austria

Die Wiedergabe von Gebrauchsnamen, Handelsnamen, Warenbezeichnungen usw. in diesem Buch berechtigt auch ohne besondere Kennzeichnung nicht zu der Annahme, dass solche Namen im Sinne der Warenzeichen- und Markenschutz-Gesetzgebung als frei zu betrachten wären und daher von jedermann benutzt werden dürften.
Produkthaftung: Sämtliche Angaben in diesem Fachbuch/wissenschaftlichen Werk erfolgen trotz sorgfältiger Bearbeitung und Kontrolle ohne Gewähr. Insbesondere Angaben über Dosierungsanweisungen und Applikationsformen müssen vom jeweiligen Anwender im Einzelfall anhand anderer Literaturstellen auf ihre Richtigkeit überprüft werden.
Eine Haftung des Autors oder des Verlages aus dem Inhalt dieses Werkes ist ausgeschlossen.

Satz: H. Meszarics • Satz & Layout • A-1200 Wien
Druck: Ferdinand Berger & Söhne Gesellschaft m. b. H., A-3580 Horn

Gedruckt auf säurefreiem, chlorfrei gebleichtem Papier – TCF
SPIN: 10865012

Umschlagbild: Hannelore Dietz, Siamesische Zwillinge, 1989, Dispersionsfarbe auf Papier, 100 × 70 cm (aus „Die Schlumper/The Schlumpers art without borders", Springer-Verlag 2001, S. 66)

Mit 55 Abbildungen

Die Deutsche Bibliothek – CIP Einheitsaufnahme
Ein Titeldatensatz für diese Publikation ist bei Der Deutschen Bibliothek erhältlich

ISBN 3-211-83781-7 Springer-Verlag Wien New York

Geleitwort von R. Hutterer-Krisch

In der ersten Hälfte des 20. Jahrhunderts gingen die Psychiatrie und die Psychotherapie im Wesentlichen getrennte Wege der Forschung, wenngleich die Geschichte der Begegnung zwischen klinischer Psychiatrie und Psychoanalyse – als Vorläufer vieler weiterer psychotherapeutischer Schulen – bis in den Beginn unseres Jahrhunderts zurückreicht. Durch langfristige Verlaufsstudien entwickelte Kraepelin eine Systematik psychiatrischer Krankheitsbilder, in der die Psychose, „Dementia praecox", ihren festen Platz fand. Im Gegensatz zur klinischen Psychiatrie erarbeitete die Psychoanalyse ein Motivationssystem und versuchte, unbewusste seelische Vorgänge in Theorie und Praxis der Behandlung miteinzubeziehen.

Nach den 50er Jahren wurde die neuroleptische Medikation eingeführt, die in Krisensituationen eine relativ gut gesicherte günstige Wirkung hat und nicht zuletzt auch deswegen in den letzten 4 Jahrzehnten breiteste Anwendung gefunden hat. Mit dieser Entwicklung der Neuroleptika reduzierte sich die Aussicht auf psychotherapeutische Behandlungen im psychiatrischen Bereich erheblich und schien den psychotherapeutisch Interessierten nahezu unmöglich. Gaetano Benedetti und Christian Müller hielten internationale Symposien zur „Psychotherapie der Schizophrenie" in der Schweiz ab, zu denen nur wenige kamen. Einer von ihnen war Raoul Schindler, der im Rahmen seiner langjährigen Auseinandersetzung mit der Psychotherapie schizophrener Psychosen die Methode der „Bifokalen Familientherapie" entwickelte, die leider in der Psychiatrie – wie andere Methoden auch – keine weitere Verbreitung fand.

Im Anschluss an die 68er Bewegung wurde die geschlossene Psychiatrie endgültig aufgelöst – mit Hilfe von Psychiatriereformen auf unterschiedliche Weisen in verschiedenen europäischen Ländern. Sozialpsychiatrische Nachsorgeeinrichtungen wurden komplementär zum stationären Bereich gegründet, und auch im stationären Bereich selbst änderte sich vieles, z.B. kam es zur Einführung von verschiedenen Gruppenarbeiten, Stationsparlamenten, therapeutischen Gruppen und Gemeinschaften.

Die diversen Psychiatriereformen hatten durchaus ihre Erfolge, die neuroleptische Medikation half ihnen dabei, der Bettenstand konnte im psychiatrischen Bereich auf z.T. ein Drittel reduziert werden. Ambulante psychiatrische Behandlungen haben zugenommen. Psychotherapeutische Ansätze kamen dabei in der Regel nicht oder nur teilweise – vereinzelt – zur Anwendung. Sie bildeten eher die Ausnahme und nicht die Regel und hingen de facto vom persönlichen Engagement der Behandler oder des jeweiligen Klinikchefs ab; ob sie zur Anwendung kamen, war daher „der Willkür preisgegeben". Als breite gesundheitspolitische Maßnahme war dieses Phänomen „Psychotherapie psychotischer Erkrankungen" nicht anzutreffen, es gab keinerlei Verpflichtung in der Haltung der Behandler, sie anzubieten und über ihre Möglichkeiten zu informieren. Ziele und Schwerpunkte sozialpsychiatrischer Maßnahmen war oft, den Bettenstand der psychiatrischen Krankenhäuser zu reduzieren, die compliance hinsichtlich der Medikation herzustellen und die Wiederaufnahmerate zu senken, die Wohnachse zu beachten und extramurales Wohnen zu fördern, die Beschäftigungs- und Arbeitsachse zu beachten und wenn nicht eine Berufstätigkeit, so doch zumindest eine Tagesstruktur zu fördern. Das waren damals zweifellos wichtige und fortschrittliche Ziele und ist wichtig zu würdigen. Es konnte damit sicher vielen Menschen geholfen werden. *Und* es ist auch wichtig zu sehen: Trotz aller Erfolgsberichte der Psychiatriereformen – es machte sich zunehmend auch Enttäuschung breit, was die langfristige Wirkung der Neuroleptika betrifft. In den 80er Jahren kritisierte Ciompi zu Recht, dass eine langfristig günstige Wirkung durch ausschließlich sozialpsychiatrische Maßnahmen mit klinisch-psychiatrischem Schwerpunkt noch aussteht und div. Untersuchungsergebnisse die Verbesserungseffekte eher enttäuschend klein aussehen lassen; dies insbesondere etwa z.B. in Anbetracht der Tatsache, dass die Zahl der Heilungen heute auf ca. 25%, z.T. auf max. 30% geschätzt wird und schon Kraepelin und Bleuler von 10–20% Heilungen berichteten.

In den 90er Jahren stellte die Forschergruppe um Ciompi herum das Pilotprojekt „Soteria Bern" zur Behandlung akut Schizophrener vor, mit dem interessanten Ergebnis, dass mit milieu-, sozio- und psychotherapeutischer Behandlung die Neuroleptika-Dosierung um mehr als die Hälfte sank – im Vergleich zur traditionell behandelten parallelisierten Kontrollgruppe.

Die in den letzten drei bis vier Jahrzehnten entstandenen Wirksamkeitsstudien lassen den Schluss zu, dass der Behandlungserfolg von Menschen mit psychotischen Störungen – hinsichtlich der Anzahl und des Grades der Verbesserungen und der Heilungen – gesteigert werden kann, wenn man dem Entwicklungsanspruch des Menschen gerecht wird und psychotherapeutische Hilfen zur Förderung der persönlichen Entwicklung in ausreichendem Ausmaß anbietet. In diesem Sinne gibt es vor allem im letzten Jahrzehnt vermehrt Bemühungen, sowohl eine psychotherapeutische Grundhaltung als auch psychotherapeutische Behandlungen auch im stationär-psychiatrischen Bereich zu integrieren, wie z.B. in Wien.

Die Autoren des vorliegenden Buches beschreiben – ausgehend von Jacqui Lee Schiff, Schülerin von Eric Berne (1910–1970), die Anwendung transaktionsanalytischer Konzepte auf die Arbeit mit Menschen mit psychotischen und anderen schweren Störungen. Eric Berne entwickelte die Transaktionsanalyse in den frühen 60er Jahren auf der Basis psychoanalytischer Theoriebildung. Es ist interessant und beeindruckend, wie es im Bereich der Psychosenpsychotherapie im Anschluß daran nicht wenige Aktivitäten gegeben hat, die mit diesem Ansatz gearbeitet haben, wie Publikationen im amerikanischen und ab den 80er Jahren auch im europäischen Raum zeigen. Offenbar ist es trotz breiter Überbetonung der Psychopharmakatherapie doch immer wieder gelungen, mit psychotherapeutischen – hier transaktionsanalytischen – Ansätzen zu arbeiten.

Neben der hebephrenen und der paraphrenen Persönlichkeitsstruktur befassen sich die Autoren insbesondere auch mit der paranoiden, hysterischen, zwanghaften, manisch-depressiven Persönlichkeitsstruktur, dem depressiven Mechanismus und der katatonen Persönlichkeitsstruktur und den soziopathischen Persönlichkeitsstrukturen. Dabei gehen die Autoren von der Annahme aus, dass bestimmte Ereignisse in einer bestimmten Entwicklungsphase zu einer bestimmten abweichenden Persönlichkeitsstruktur führen. Frühere Schlüsselsituationen werden in einer eigenen Art und Weise erinnert und im aktuellen Erleben neu belebt, sodass wahrscheinlich mehrere ähnliche Erfahrungen stattgefunden haben. Sich wiederholende Erfahrungen kommen stellvertretend in *einem* typischen Schlüsselereignis zum Ausdruck, auch wenn sie sich über längere Zeiträume erstreckt haben. Dieser symbolhaften Verdichtung ursprünglich verstreuter Erfahrungen in einem Schlüsselereignis stellen die Autoren die ebenfalls symbolhaft verdichtete Neubeelterung mit der Chance auf nachhaltige Wirkung entgegen. Seelische Verletzungen in bestimmten Entwicklungsperioden bilden den Schlüssel für das Entstehen einer abweichenden Persönlichkeitsstruktur. Ob diese Schlüsselkonstellationen zu einer abweichenden Persönlichkeitsstruktur führen, hängt letztlich auch von anderen Faktoren wie etwa Häufigkeit und Intensität dieser Konstellationen ab. Die Kinder ziehen daraus Schlüsse über sich selbst und über die Umwelt. Werden diese Beschlüsse auch noch bestätigt, führen sie in der Sprache der Transaktionsanalyse zu einer Skriptentscheidung bis zur Skriptüberzeugung. Beispiele dafür sind: die Skriptentscheidung „Ich muss Kontrolle behalten", im Falle der zwangsneurotischen Persönlichkeitsstruktur oder jene von hysterischen Persönlichkeitsstrukturen „Ich darf nicht ich selbst sein". Das defensive Verharren in der Skriptentscheidung ist dabei der entscheidende Punkt, der letztlich die Psychopathologie fördert und der im Laufe der Transaktionsanalyse verändert werden soll.

Das Buch ist von seinen Inhalten her für Menschen geeignet, die sich 1. mit der gesunden, 2. mit psychotischer, 3. mit soziopathischer Persönlichkeitsstruktur und 4. mit neurotischer Persönlichkeitsstruktur befassen, insbesondere für Psychotherapeuten, die mit diesen Klienten- bzw. Patientengruppen arbeiten, aber auch für Menschen, die sich selbst und andere besser verstehen wollen. Die transaktionsanalytischen theoretischen Überlegungen sind den tiefenpsychologisch orientierten und den humanistisch orientierten Psychotherapieformen zuordenbar. Mit der Betonung des konkreten Verhaltens werden sich auch Verhaltenstherapeuten angesprochen fühlen und mit der Formulierung des Kommunikationsmodells, der konkreten Transaktionen, auch Systemische Psychotherapeuten. Daher ist das vorliegende Buch für Psychotherapeuten tiefenpsychologischer, humanistischer, systemischer und verhaltenstherapeutischer Orientierung gleichermaßen interessant. Die Zukunft der Psychotherapie liegt heute letztlich mehr in der Integration und weniger in der Separation, insbesondere wenn man bedenkt, daß Psychotherapiemethoden im Hinblick auf bestimmte Problemstellungen und Diagnosegruppen ihre Interventionen abändern und einander dadurch näherrücken. Das Lesen dieses Buches macht nachdenklich und regt einmal mehr zum Weiterdenken hinsichtlich gesundheitspolitischer Überlegungen an; es demonstriert mit all seinem Wissen vorstellbar und nachdrücklich, wie elementar wichtig psychotherapeutisches Denken und Handeln in der Behandlung von Menschen mit psychotischen Störungen ist und wie ausschließlich herkömmliche Psychopharmakatherapie den psychotischen Phänomenen, – weder dem erkrankten Menschen, noch deren Angehörigen – leider nicht einmal annähernd gerecht wird. Zum Teil gilt das auch für Menschen mit anderen als psychotischen Persönlichkeitsstrukturen. In diesem Sinne wünsche ich dem Buch, dass es von Betroffenen, Angehörigen und Professionellen vielfach gelesen wird.

Wien, April 2002 *Dr. Renate Hutterer-Krisch*

Inhalt

Einleitung 1

I. Theoretische und praktische Grundlagen 9

  1. Kurzdarstellung zentraler Konzepte der Transaktionsanalyse 9
  2. Eine transaktionsanalytische Metatheorie der Persönlichkeitsentwicklung 14
     2.1 Die Integration von Ätiologie und Entwicklungspsychologie als Aufgabe moderner Psychotherapie 14
     2.2 Piagets Theorie der kognitiven Entwicklung 25
     2.3 Das Ich-System nach Rath als Struktur- und Organisationsmodell der Psyche 32
     2.4 Die Entwicklung der psychischen Struktur 33
     2.5 Die Selbststeuerung des Ich-Systems: Bezugsrahmen und Eltern-Ich-System .. 44
     2.6 Regression, Integration und die Entwicklung der Persönlichkeit 46
     2.7 Diskussion 49
  3. Allgemeine Cathexis-Psychopathologie 55
     3.1 Symbiose 56
         3.1.1 Funktionelle Symbiose 56
         3.1.2 Dysfunktionelle Symbiose 57
     3.2 Umdefinieren und innerer Bezugsrahmen 62
         3.2.1 Interne Prozesse 64
         3.2.2 Äußere Erscheinungsweisen 71
     3.3 Literaturhinweise 81
  4. Psychotherapeutische Verträge zweiter Ordnung und Problemlösende Sanktionen 82
     4.1 Einleitung 82
     4.2 Problemdefinition 84
     4.3 Ziele 84
     4.4 Vorgehensweise 84
         4.4.1 Literatur 85
         4.4.2 Therapeutische Verträge 87
         4.4.3 Non-Verträge 87
         4.4.4 Die therapeutische Gemeinschaft 89
     4.5 Das Aufdecken von Sabotagemöglichkeiten 90
     4.6 Voraussetzungen zum Schließen von Non-Verträgen 92
     4.7 Anwendung 94
     4.8 Ergebnisse 102
     4.9 Abschließende Bemerkungen 103
  5. Neubeeltern – oder therapeutische Regression 105
     5.1 Regression in der Transaktionsanalyse 105

5.2	Charakteristika einer Regressionsbehandlung in einer therapeutischen Gemeinschaft	109
5.3	Die Rolle des Therapeuten	113
5.4	Fallbeispiel	114
5.5	Verträge und Indikationen: Schlussbemerkungen	119
5.6	Übersicht über weitere TA-spezifische Techniken der Arbeit mit dem Eltern-Ich	121

II. Cathexis-Theorie: Schiffsche Entwicklungspsychologie, Entwicklungspsychopathologie und Nosologie ... 123

1. Psychische Störungen im Verständnis der Cathexis-Theorie ... 123
   - 1.1 Einleitung ... 123
   - 1.2 Psychodiagnostik ... 124
   - 1.3 Psychodiagnostik und Entwicklungsphasen ... 125
   - 1.4 Schlüsselkonstellation und Skriptbildung ... 129
   - 1.5 Persönlichkeitsstrukturen ... 134
     - 1.5.1 Gesunde Persönlichkeitsstruktur ... 135
     - 1.5.2 Psychotische Persönlichkeitsstruktur ... 135
     - 1.5.3 Soziopathische Persönlichkeitsstruktur ... 136
     - 1.5.4 Neurotische Persönlichkeitsstruktur ... 137
   - 1.6 Die Ernsthaftigkeit der abweichenden Strukturen ... 138
   - 1.7 Intensität der Symptome ... 139
   - 1.8 Mechanismen: Symptome ohne tief greifende Störung ... 139
   - 1.9 Bezugsrahmen und Eltern-Ich-System ... 140
2. Das gesunde Eltern-Ich-System ... 144
   - 2.1 Definition ... 144
   - 2.2 Entwicklung ... 144
3. Das kranke Eltern-Ich-System ... 147
   - 3.1 Definition ... 147
   - 3.2 Entwicklung ... 147
   - 3.3 Kennzeichen des kranken Eltern-Ich-Systems ... 149
   - 3.4 Übersicht: Entwicklungsphasen, Persönlichkeitsstörungen, Eltern-Ich-Systeme und korrespondierende Ich-Zustände ... 155
4. Deckpathologie, Regression, Behandlungsstufen ... 155
   - 4.1 Deckpathologie ... 155
   - 4.2 Regression ... 156
     - 4.2.1 Regression bei schizophrener Persönlichkeitsstruktur ... 156
     - 4.2.2 Regressionstherapie ... 157
   - 4.3 Fünf Behandlungsstufen ... 158

III. Entwicklung, Störung und Behandlung: Erste Entwicklungsphase (0 bis 6 Monate) ... 162

1. Die erste Entwicklungsphase ... 162
   - 1.1 Merkmale ... 163
   - 1.2 Entwicklungsaufgaben ... 164
   - 1.3 Die Rolle des primären Versorgers ... 164
   - 1.4 Allgemeine Probleme ... 165
   - 1.5 Spezifische Persönlichkeitsstörungen ... 166
2. Die hebephrene Persönlichkeitsstruktur ... 167
   - 2.1 Schlüsselkonstellation ... 167
   - 2.2 Separations-, Individuations- und Explorationsphase ... 169

Inhaltsverzeichnis

- 2.3 Kooperations- und Trotzphase ... 170
- 2.4 Ödipale Phase ... 170
- 2.5 Latenzphase und Pubertät ... 171
- 2.6 Spätere Persönlichkeitsmerkmale ... 172
- 2.7 Behandlung ... 177
- 3. Die paraphrene Persönlichkeitsstruktur ... 182
  - 3.1 Schlüsselkonstellation ... 183
  - 3.2 Separations-, Individuations- und Explorationsphase ... 185
  - 3.3 Kooperations- und Trotzphase ... 185
  - 3.4 Ödipale Phase ... 186
  - 3.5 Latenzphase und Pubertät ... 187
  - 3.6 Spätere Persönlichkeitsmerkmale ... 187
  - 3.7 Behandlung ... 188

IV. Entwicklung, Störung und Behandlung: Zweite Entwicklungsphase (6 bis 18 Monate) ... 192

- 1. Die zweite Entwicklungsphase ... 192
  - 1.1 Merkmale ... 193
  - 1.2 Entwicklungsaufgaben ... 194
  - 1.3 Die Rolle des primären Versorgers ... 195
  - 1.4 Allgemeine Probleme ... 195
  - 1.5 Spezifische Persönlichkeitsstörungen ... 197
- 2. Die paranoide Persönlichkeitsstruktur ... 197
  - 2.1 Schlüsselkonstellation ... 198
  - 2.2 Separations-, Individuations- und Explorationsphase ... 198
  - 2.3 Kooperations- und Trotzphase ... 199
  - 2.4 Ödipale Phase ... 199
  - 2.5 Latenzphase und Pubertät ... 200
  - 2.6 Spätere Persönlichkeitsmerkmale ... 200
  - 2.7 Behandlung ... 203
- 3. Die hysterische Persönlichkeitsstruktur ... 209
  - 3.1 Schlüsselkonstellation ... 209
  - 3.2 Separations-, Individuations- und Explorationsphase ... 210
  - 3.3 Kooperations- und Trotzphase ... 210
  - 3.4 Ödipale Phase ... 211
  - 3.5 Latenzphase und Pubertät ... 211
  - 3.6 Spätere Persönlichkeitsmerkmale ... 212
  - 3.7 Behandlung ... 214
- 4. Die zwanghafte Persönlichkeitsstruktur ... 217
  - 4.1 Schlüsselkonstellation ... 217
  - 4.2 Spätere Persönlichkeitsmerkmale ... 219
  - 4.3 Behandlung ... 220
- 5. Die manisch-depressive Persönlichkeitsstruktur ... 224
  - 5.1 Schlüsselkonstellation ... 225
  - 5.2 Kooperations- und Trotzphase ... 226
  - 5.3 Ödipale Phase ... 226
  - 5.4 Latenzphase und Pubertät ... 227
  - 5.5 Spätere Persönlichkeitsmerkmale ... 229
  - 5.6 Behandlung ... 232
  - 5.7 Spezifische Behandlung der manischen und depressiven Gefühle ... 235
  - 5.8 Behandlungsphasen ... 239

V. Entwicklung, Störung und Behandlung: Dritte Entwicklungsphase (18 Monate bis 3 Jahre) 242

1. Die dritte Entwicklungsphase 242
   1.1 Merkmale 243
   1.2 Entwicklungsaufgaben 243
   1.3 Die Rolle des primären Versorgers 244
   1.4 Allgemeine Probleme 244
   1.5 Spezifische Persönlichkeitsstörungen 245
2. Der „depressive Mechanismus" und die depressive Persönlichkeitsstruktur („Depression der Zweijährigen") 246
   2.1 Der „depressive Mechanismus" 246
   2.2 Die „Depression der Zweijährigen" 246
      2.2.1 Schlüsselkonstellation 247
      2.2.2 Spätere Entwicklung der depressiven Persönlichkeitsstruktur im engeren Sinne 248
      2.2.3 Behandlung 248
3. Die katatone Persönlichkeitsstruktur 249
   3.1 Schlüsselkonstellation 250
   3.2 Spätere Persönlichkeitsstruktur 250
   3.3 Behandlung 254

VI. Entwicklung, Störung und Behandlung: Vierte Entwicklungsphase (3 bis 6 Jahre) 257

1. Die vierte Entwicklungsphase 257
   1.1 Merkmale 258
   1.2 Entwicklungsaufgaben 259
   1.3 Die Rolle des primären Versorgers 259
   1.4 Allgemeine Probleme 260
   1.5 Spezifische Persönlichkeitsstörungen 261
2. Das abwesende Eltern-Ich-System: Soziopathische Persönlichkeitsstruktur I 261
   2.1 Schlüsselkonstellation 261
   2.2 Struktur der Persönlichkeit 262
   2.3 Schlüsselkonstellation und Skriptkennzeichen 263
   2.4 Spätere Persönlichkeitskennzeichen 267
   2.5 Behandlung 272
      2.5.1 Haltung 273
      2.5.2 Behandlungsphasen 275
      2.5.3 Behandlungstechniken 281
3. Das abweichende Eltern-Ich-System: Soziopathische Persönlichkeitsstruktur II 301
   3.1 Struktur der Persönlichkeit 302
   3.2 Begleitung und Behandlung 302

VII. Entwicklung, Störung und Behandlung: Fünfte Entwicklungsphase (6 bis 12 Jahre) 304

1. Die fünfte Enwicklungsphase 304
   1.1 Merkmale 304
   1.2 Entwicklungsaufgaben 306
   1.3 Die Rolle des primären Versorgers 306
   1.4 Allgemeine Probleme 306
   1.5 Spezifische Persönlichkeitsstörung 308
2. Das minimale Eltern-Ich-System: Soziopathische Persönlichkeitsstruktur III 308
   2.1 Struktur der Persönlichkeit 308

Inhaltsverzeichnis

    2.2 Spätere Persönlichkeitskennzeichen 308
    2.3 Behandlung 309

VIII. Entwicklung, Störung und Behandlung: Sechste Entwicklungsphase (12 bis 19 Jahre) 311

    1. Die sechste Enwicklungsphase 311
       1.1 Merkmale 312
       1.2 Entwicklungsaufgaben 313
       1.3 Die Rolle des primären Versorgers 313
       1.4 Allgemeine Probleme 314
       1.5 Spezifische Persönlichkeitsstörungen 315
    2. Mischbilder 315
       2.1 Borderline-Problematik 315
       2.2 Anorexia nervosa 316
       2.3 Behandlung 316
    3. Das neurotische Eltern-Ich-System 317
       3.1 Entwicklung 317
       3.2 Neurotische Mechanismen 317
       3.3 Die Struktur der Persönlichkeit 318
       3.4 Pseudoneurotisches Eltern-Ich-System 318
       3.5 Behandlung 319

IX. Weitere spezielle Techniken 320

    1. Auszeit (Time-out) 320
    2. Gehalten Werden (Holding) 324
    3. Innere Ablösung – Arbeit mit dem leeren Stuhl 324
    4. Katharsis-Techniken 327
    5. Stimulationsgruppe 330
    6. Anleitung für Patienten zum Training von Problemlösungsverhalten ... 330

Glossar 341
Literatur 348

Anhang: Kurzfassung der Nosologie von Jacqui L. Schiff und Mitarbeitern 361
A1: Psychotische Persönlichkeitsstruktur, allgemein 361
A2: Neurotische Persönlichkeitsstruktur 362
A3: Hebephrene Persönlichkeitsstruktur 363
A4: Paraphrene Persönlichkeitsstruktur 364
A5: Paranoide Persönlichkeitsstruktur 365
A6: Hysterische Persönlichkeitsstruktur 366
A7: Zwanghafte Persönlichkeitsstruktur (Obsessiv-kompulsiv) 367
A8: Zyklothyme Persönlichkeitsstruktur (manisch-depressiv) 369
A9: Katatone Persönlichkeitsstruktur 370
A10: Depression der Zweijährigen 371
A11: Soziopathische Persönlichkeitsstruktur I: Aktiv (Abwesendes Eltern-Ich-System) ... 372
A12: Soziopathische Persönlichkeitsstruktur II: Anpassungsstörungen mit abweichendem Eltern-Ich-System 373
A13: Soziopathische Persönlichkeitsstruktur III: Passiv-abhängig (Minimales Eltern-Ich-System) 374

Namensverzeichnis 375
Sachverzeichnis 378

Einleitung

Die Entwicklung der Schiffschen Behandlungsansätze anhand ihrer Publikationen

Nachdem der amerikanische Psychiater und Psychotherapeut Eric Berne in den 50er- und zu Beginn der 60er-Jahre des zwanzigsten Jahrhunderts die Grundlagen der Transaktionsanalyse (TA) erarbeitet hatte, begann seine damalige Schülerin Jacqui Lee Schiff etwa ab Mitte der 60er-Jahre damit, Bernes Ansatz auf die Arbeit mit Psychotikern zu übertragen, wobei sie innerhalb weniger Jahre teilweise geniale Neuentdeckungen machte. Ihre neuen theoretischen und behandlungspraktischen Konzepte und Methoden sind als wissenschaftliche Zeitschriften-Beiträge wie auch in Buchform publiziert worden:

Eine frühe Kurzmitteilung von J. L. Schiff über das „Neubeeltern von Schizophrenen (Reparenting schizophrenics)" zusammen mit drei einzelnen Darstellungen aus der Sicht ihrer Patienten „Die Regressionserfahrung (The experience of regression)", „Ich bin ein Mitglied meiner Familie (Being a member of my family)" und „Ich gebe meine alte Familie auf und verinnerliche ein neues Eltern-Ich (Giving up my old family and incorporating a new Parent)" erschien schon 1969 im Transactional Analysis Bulletin (Anonymus, 1969, 1969a, 1969b).

Es folgten weiter Publikationen: Aaron Wolfe Schiff, J. L. Schiff, „Passivität (Passivity)", 1971; J. L. Schiff, Aaron Wolfe Schiff, Eric Schiff, „Bezugsrahmen (Frames of Reference)", 1975; Ken Mellor, Eric Schiff, „Missachtung und Ausblendung (Discounting, 1975)" und Ken Mellor, Eric Schiff, „Umdeuten (Redefinding)", 1975.

Eine deutsche Übersetzung dieser vier Beiträge ist erschienen in „Neues aus der Transaktionsanalyse: Passivität – Neubeeltern, Behandlung von Psychosen", 1977, die leider vergriffen ist.

Etliche der Schiffschen Konzepte haben sich schon sehr bald als griffig herausgestellt und sind weiterentwickelt und auch auf andere Gebiete angewandt worden: Valerie Lankford „Rasche Identifizierung von Symbiose (Rapid Identificaton of Symbiosis)", 1972; Richard O. Scherch „Wie kommt's, dass wir nicht sehen, was wir sehen: Theorie und Übung zu Bezugsrahmen, Umdefinieren und Discounts (How Come We Don't See What We See)", 1979; Ken Mellor, „Engpässe: Zum Verständnis ihrer Entwicklung und ihrer Struktur (Impasses: A Developmental and Structural

Understanding)" (1980a, 1981a); Leonhard Schlegel, „Missachtung und Ausblendung", 1990; Tony White, „Symbiose und Bedürfnis nach Bindung (Symbiosis and Attachment Hunger)", 1997.

Eine biografisch orientierte, eher populärwissenschaftliche Darstellung der frühen Jahre Schiffscher Arbeitsweise hat J. L. Schiff zusammen mit Beth Day in „Alle meine Kinder (All my Children)",1970 gegeben; dieses Buch ist auch heute noch auf Deutsch im Buchhandel erhältlich (Schiff und Day, 1980).

Eine wissenschaftliche und zugleich sehr kondensierte Zusammenfassung der Cathexis-Theorie stellt der von J. L. Schiff und ihren früheren Mitarbeitern herausgegebene „Cathexis-Reader: Transactional Analysis Treatment of Psychosis" dar, der schon 1975 erschien, aber leider nie ins Deutsche übersetzt wurde, und der auch als amerikanisches Original schon lange vergriffen ist. Zwei Jahre später haben J. L. Schiff, J. L. Erb, K. Warner, Sh. Schiff, D. Kline und D. Bowman erstmals biochemische Nachweise des heilenden Effektes ihres Therapieansatzes bei schizophrenen Patienten veröffentlicht: Biochemical Evidence of Cure in Schizophrenics, 1977. 1990 erschien im Selbstverlag eine vergleichende Studie des Therapieeffektes, aufgezeigt anhand testpsychologischer und biochemischer Parameter, die an mit dem Schiffschen Ansatz behandelten Patienten und solchen aus einem mehr klassisch-psychiatrischen Behandlungssetting durchgeführt worden war (J. L. Schiff et al.).

1977 erschien von J. L. Schiff in dem von Graham Barnes herausgegebenen Sammelband „Transaktionsanalyse seit Eric Berne – Schulen der TA, Theorie und Praxis (TA After Eric Berne: Teachings and Practices of Three TA Schools)" auch eine zusammenfassende Darstellung mit dem Titel „Geschichte, Entwicklung und Aktivitäten der Schiff Familie (One Hundred Children Generate a Lot of TA: History, Development, and Activities of the Schiff Family)".

Im Selbstverlag hat J. L. Schiff eine Diskussion ihrer Sicht von Ich-Zuständen und Ich-Zustands-Netzwerken (1978) sowie eine Diskussion von Ich-Zustands-Pathologie (1980) herausgegeben; beides ist ebenfalls nicht ins Deutsche übersetzt worden und im Original heute vergriffen.

Eine Beschreibung der Schiffschen Arbeitsweise „von außen" hat Elaine Childs-Gowell mit „Neubeelterung Schizophrener – die Cathexis-Erfahrung (Reparenting Schizophrenics – the Cathexis Experience)" 1979 gegeben; dieses Buch stellt gleichzeitig ihre Doktorarbeit dar. Auch hiervon existiert keine deutschsprachige Version.

Die „Europäisierung" der Schiffschen Ansätze

In den Niederlanden begann Maarten Kouwenhoven 1971 in einem größeren Allgemein-psychiatrischen Krankenhaus, eine Psychotherapieabteilung aufzubauen, die auf der Basis transaktionsanalytischer Grundannahmen arbeitete; diese Abteilung mit Namen „De Strook" (nach dem englischen „stroke", Zuwendung) spezialisierte sich rasch auf die stationäre psychotherapeutische Behandlung von schwer gestörten Patienten mithilfe von Cathexis-Konzepten, wie die Schiffsche Schule sie entwickelt hatte. Die Abteilung „De Strook" wurde während ihrer Aufbauzeit von Cathexis-Therapeuten supervidiert, insbesondere von Shea Schiff. Näheres über ihre Entwicklung wird im Kapitel Psychotherapeutische Verträge zweiter Ordnung und Problemlösende Sanktionen mitgeteilt.

Dies war einer der Hauptwege, auf denen Cathexismaterial nach Europa kam und hier weiter entwickelt und „europäisiert" wurde. Eine Frucht dieser Arbeit hat Maarten Kouwenhoven 1985 mit dem zweiten Band seiner dreibändigen Darstellung „Transaktionele Analyse in Nederland" vorgelegt. Dieser zweite Band trägt den Titel „Therapeutische Toepassingen (Anwendungen)". Das hier nun auf Deutsch vorliegende Buch ist in erster Linie eine Übertragung der Hauptabschnitte dieses zweiten Bandes aus dem Niederländischen unter der Federführung von Rolf Reiner Kiltz.

Auch in den deutschen Sprachraum ist die Cathexis-Theorie schon früh eingeflossen, beispielsweise in Form der Arbeit von Birger Gooss, der seit 1981 in Freiburg ein ambulantes Psychotherapiekonzept für Psychotiker entwickelt hat und es bis heute erfolgreich anwendet; er hat über seine Erfahrungen hiermit regelmäßig in Form von Kongressbeiträgen referiert. Seit Anfang der Achtzigerjahre arbeitet auch die Reha-Einrichtung Denkendorf bei Stuttgart u.a. mit Konzepten und Techniken der Cathexis-Schule (1998); nachdem einige Mitarbeiter in „De Strook" hospitiert hatten, wurde die Einrichtung über annähernd zehn Jahre von J. L. Schiff supervidiert. Ravi Welch (1990, 1993) bietet in Mainz als offizieller Cathexis-Lehrtherapeut eine siebenjährige Cathexis-Ausbildung an, die vom Europäischen Verband für Psychotherapie (EAP) anerkannt ist. Unter seiner Anleitung haben sich in Deutschland mittlerweile einige Einrichtungen entwickelt, die auf der Basis von Cathexis-Konzepten arbeiten, beispielsweise die Wohngemeinschaft Lebenslinien in Konstanz (Klinische Leitung: Sarah Rubish) und eine Langzeitgruppe am Krankenhaus St. Marien am Voßbach in Enneger. In Ansbach, wo Matthias Schwarz als von R. Welch ausgebildeter Cathexis-Lehrtherapeut Einzeltherapie und eine Ausbildungsgruppe anbietet, gibt es auch weitere Praxen, die mit individuellen Modifikationen des Cathexis-Ansatzes arbeiten. Seit 1999 arbeitet das Cathexis Institut Gaienhofen am Bodensee als Therapeutische Wohngemeinschaft auf der Grundlage Schiffscher Konzepte und ihrer Weiterentwicklung.

Trotz aller Bemühungen, den Schiffschen Ansatz in die Diskussion der psychiatrischen und psychotherapeutischen Fachwelt um die Behandlung schwer gestörter Menschen hineinzutragen, blieb er auch in Europa – je nach Standpunkt – Außenseiter- bzw. insider-Wissen. Renate Hutterer-Krisch

(1994) schließlich hat in ihrem Standardwerk zur Psychotherapie mit psychotischen Menschen einen Artikel von Gerhard Springer über die Schiffsche Neubeelterung herausgegeben, wodurch dieser Ansatz einer anspruchsvollen und breiten Fachöffentlichkeit vorgestellt wurde. An diesen Impuls knüpft das vorliegende Buch an.

Die Entwicklung einer transaktionsanalytischen Krankheits-/Störungslehre

Die Anfänge einer *eigenständigen transaktionsanalytischen Nosologie* (Störungs- und Krankheitslehre) gehen auf das Schlusskapitel „Diagnostic Categories" in Eric Bernes „Principles of Group Treatment (1966)" zurück. Auch bei J. L. Schiff et al. („Cathexis Reader [1975]") ist das Kapitel über Pathologie noch rudimentär. Fortgesetzt wurde dieser Ansatz von Mary McClure Goulding und Robert L. Goulding in „Changing Lives through Redecision Therapy (1979, deutsch 1981)", worin unter anderem Trauerarbeit („Abschied-Nehmen") sowie die Arbeit mit (suizidalen Skriptentscheidungen bei) Depressionen, Phobien und Zwangserkrankung dargestellt sind. Eine deutschsprachige Weiterführung erschien dann von Angela Seifert als „Neurosenlehre der Transaktionsanalyse (1989)". Einen selbstständigen Beitrag zur Psychosomatik auf medizinischer und transaktionsanalytischer Basis lieferte Gerald Cartmel (1986, 1988, 1991, 1992). Neben Claude Steiner (1971, 1980) haben auch Helmut Harsch (1977, 1980/1993) sowie Horst Kaemmerling (1986, 1986a) TA-spezifische Ansätze zur Alkohol- und Drogenabhängigkeit erarbeitet. Ulrich Elbing hat schließlich seine Weiterentwicklung von TA-Ansätzen und insbesondere solchen aus der Schiffschen Schulrichtung in der Arbeit mit geistig behinderten Menschen und ihren oft schweren Verhaltensstörungen publiziert (1996, 1996a).

In Form der in diesem Buch hier auf Deutsch herausgebrachten Allgemeinen Psychopathologie der Schiffschen Schule (Kapitel „Allgemeine Cathexis-Psychopathologie"), ihrer Entwicklungspsychologie und Entwicklungspsychopathologie sowie ihrer Nosologie (Kapitel „Cathexis-Theorie") verfügt die Transaktionsanalyse inzwischen über eine eigenständige Theorie und Praxis des normalen, gesunden wie auch des gestörten, krankhaften Erlebens und Verhaltens sowie über ein eigenes, differenziertes Behandlungsinstrumentarium (Kapitel „Psychotherapeutische Verträge zweiter Ordnung und problemlösende Sanktionen"; „Neubeeltern oder therapeutische Regression"; „Cathexis-Theorie"; „Spezielle Behandlungstechniken").

Übersicht über den Aufbau des Buches – Zu Konzept und Literaturverwendung

Das vorliegende Buch verfolgt mehrere Zielsetzungen. Zum einen soll der *Schiffsche Ansatz in Psychopathologie und Psychotherapie in einer syste-*

matischen und umfassenden Darstellung dem deutschsprachigen Fachpublikum zugänglich gemacht werden. Das bedeutet die Verpflichtung zur „Werktreue" in der inhaltlichen Substanz. Dies allein hätte aber lediglich zu einer historisierenden Abhandlung geführt und damit auch die nach wie vor hohe praktische Aktualität und Relevanz des Schiffschen Beitrags entwertet. Deshalb ist es zum anderen das Ziel dieses Buches, den dargestellten Ansatz in wichtige Kontexte der aktuellen fachlichen Diskussion zu stellen und mit ihnen zu vernetzen. Dies ist umso nötiger, als J. L. Schiff als leidenschaftliche Praktikerin selbst eher wenig dazu beigetragen hat, ihren Ansatz in die Wissenschaftslandschaft ihrer Zeit zu integrieren.

Aus diesem Grund ist der eigentlichen Darstellung des Schiffschen Ansatzes eine *transaktionsanalytische Metatheorie der Ich-Entwicklung* vorangestellt, die Elbing 1996 erstmals vorgestellt und an dieser Stelle weiter entwickelt und ausdifferenziert hat. Sie integriert aktuelle Entwicklungen sowohl der psychoanalytischen und Ich-psychologischen Diskussion (vor allem in ihrer Auseinandersetzung mit Kegan, 1979, vgl. Rosen, 1991; aber auch Stern, 1985; und Blanck und Blanck, 1989 sowie Mentzos, 2000[4]) als auch der neo-Piagetschen Literatur (Hoppe-Graff, 1993, 1998; Seiler, 1998). Der Kern der *Entwicklungstheorie Piagets* liegt in dem – im besten Sinne Hegels – dialektischen Konzept der reflektierenden Abstraktion. Dieser Begriff wird aus der kognitiven Fokussierung Piagets gelöst und zusammen mit Raths Konzeption des Ich-Systems (Rath, 1992) zu einer *Metatheorie der Integrationsprozesse des Ich* weiterentwickelt. Damit zusammenhängend wird das klinisch bedeutsame Phänomen der *Regression* theoretisch als integraler Bestandteil elementarer und aktueller Entwicklungsprozesse neu gefasst.

Dem dialektischen Grundgedanken der vorgelegten Metatheorie folgend geht es uns darum, den theoretischen Zugang der *Schiff-Schule* nicht modernisierend umzuschreiben, sondern ihn in der Metatheorie aufzuheben im dialektischen Doppelsinne des Wortes. Aus diesem Grunde stellen wir im Anschluss an das metatheoretische Kapitel den *Schiffschen Ansatz in der inhaltlichen Substanz* möglichst authentisch dar und beschränken uns auf formal-begriffliche und logische Korrekturen, die in der Folge der metatheoretischen Überlegungen erforderlich waren. Die wichtigste Korrektur betrifft die Unterscheidung der Beschreibung kindlicher Entwicklung von ihrer klinischen Rekonstruktion, wie sie wegweisend für die tiefenpsychologische Diskussion von Stern (1985) thematisiert worden ist. Diese findet ihren Niederschlag in einer theoretische Klärung des Ich-Zustands-Konzepts und seiner auf ihm aufbauenden klinischen Modelle und in einer Neuinterpretation des zentralen Schiffschen Bezugsrahmen-Konzepts.

Im Zentrum des Buches stehen sechs Kapitel (III bis VIII), die sich nach den traditionellen sechs großen Entwicklungsphasen der tiefenpsychologischen Literatur ordnen.

Jedes dieser Kapitel beschreibt zunächst Merkmale, Entwicklungsaufgaben, die Rolle der primären Versorgungsperson und allgemeine, typische Probleme dieser Zeit. Wir haben bewusst davon abgesehen, die Entwicklungsabschnitte mit inhaltlichen, z.B. den klassisch Freudschen, Überschriften zu versehen, sondern haben die ungefähren Altersspannen angegeben. Auf diese Weise möchten wir der Notwendigkeit, neuen Erkenntnissen in der Beschreibung von Entwicklungsabschnitten Rechnung zu tragen, programmatisch Ausdruck geben. Daran anschließend werden diejenigen Störungen in ihrer Schlüsselkonstellation und in ihrer weiteren Entwicklung behandelt, die in dieser Entwicklungsphase im Verständnis der Cathexis-Theorie ihren Anfang nehmen. Die Behandlung der Störung schließt unmittelbar daran an und nimmt systematisch Bezug auf das zuvor entwickelte Störungsverständnis.

Diese sechs Kapitel beinhalten im Wesentlichen den verdichteten Schatz des Erfahrungswissens um Verständnis und wirksame Behandlung der dargestellten Störungen, das Schiff, ihre Mitarbeiter und ihre Schüler gewonnen und weitergegeben haben. Sie werden ergänzt durch ein weiteres Kapitel über spezielle Techniken und durch den Anhang mit einer Kurzfassung der Schiffschen Nosologie.

Eingebettet sind sie in einen doppelten Rahmen. Der erste Rahmen besteht aus der Cathexis-Theorie über Entwicklung, Pathologie und Nosologie im II. Kapitel, die Schiff und Mitarbeiter entwickelt haben. Der zweite Rahmen besteht aus der bereits erwähnten Metatheorie der Ich-Entwicklung sowie einer gerafften Darstellung zentraler transaktionsanalytischer Konzepte mit einem Glossar transaktionsanalytischer Fachtermini. Leserinnen und Leser, die mit der Transaktionsanalyse vertraut sind, können diese Kurzdarstellung überschlagen.

Im laufenden Text des Buches sind zusätzlich zu den üblichen Belegen und Verweisen Schnittstellen zu verwandten oder benachbarten Forschungsrichtungen in Form von Exkursen und Anmerkungen integriert. Neben den bereits erwähnten Ansätzen bildet die *bindungstheoretisch orientierte Literatur der Entwicklungspsychopathologie* (und hier vor allem die Arbeitsgruppe um Cicchetti, 1999) einen weiteren Wissenschaftsbereich, zu dem wir Querverbindungen und Schnittstellen verdeutlicht haben. Dabei hatten wir nicht den Anspruch, im Sinne eines Lehrbuchs die angesprochenen Literaturgruppen insgesamt auf- und einzuarbeiten. Indem wir anerkannte Exponenten oder Standardwerke mit uns interessant erscheinenden Einzelveröffentlichungen gemischt haben, bieten wir vielmehr wechselseitige Integrationspunkte für die Leserinnen und Leser an, die ihre fachliche Heimat in den genannten Ansätzen haben.

Einleitung

Dank

Wir möchten an dieser Stelle gern einigen Personen unseren Dank aussprechen, ohne deren Hilfe oder Vorarbeit dieses Buch nicht zustande gekommen wäre. In erster Linie gilt unser Dank Firoz Holterman ten Hove für seine umfangreiche Vorübersetzung des Cathexis-Theorie-Teils aus dem Niederländischen; dann Eva Frigo und Dorothea Schütt für ihre wertvollen Vorübersetzungen aus dem Englischen (Kapitel Problemlösende Sanktionen bzw. Neubeeltern – oder therapeutische Regression), und schließlich Ulrike Kiltz für die unermüdliche Erstellung des Manuskriptes sowie der Deutschen Gesellschaft für Transaktionsanalyse (DGTA) für ihre Unterstützung unseres Vorhabens.

Zu den Herausgebern dieses Buches:

Maarten Kouwenhoven ist Psychologe und Psychotherapeut in den Niederlanden und hat von 1975 bis 1990 als Chef de Clinique die psychotherapeutische Gemeinschaft De Strook (Teil des Psychiatrischen Krankenhauses Veldwijk in Ermelo, Niederlande) entwickelt und geleitet; De Strook hat noch bis 1995 weiter bestanden. Er war viele Jahre als transaktionsanalytischer Lehrtherapeut tätig. Publikation der Grundlagen der TA, ihrer psychotherapeutischen sowie ihrer sozialen und organisationsbezogenen Anwendung in drei Bänden auf Niederländisch (Kouwenhoven, 1983, 1985 und 1987). Seit 1990 Tätigkeit in eigener Praxis in Ermelo/Nld. und als Management Consultant und seit 2000 als Counsellor und Management Consultant in einem von ihm entwickelten Trainings-Programm für Ärzte in der Dordogne in Frankreich tätig.

Dr. med. Rolf Reiner Kiltz ist Neurologe und Psychiater, Psychotherapeut sowie Facharzt für Psychotherapeutische Medizin; nach zehnjähriger Arbeit in der Psychiatrie ist er seit 1983 in eigener psychotherapeutischer Praxis in Detmold tätig und arbeitet darüber hinaus als transaktionsanalytischer Lehrtherapeut und Supervisor. Er hat 1981 ein vierwöchiges Praktikum in der südindischen Cathexis-Einrichtung Athma Shakti Vidyalaya in Bangalore bei Jacqui Lee Schiff absolviert (Kiltz, R.R., 1981) und in den Jahren darauf zweimal für je eine Woche in der niederländischen Einrichtung De Strook hospitiert. Weitere Arbeitsschwerpunkte waren die Frage der Vereinbarkeit von aufdeckender, strukturverändernder Psychotherapie mit Psychopharmaka und Homöopathie sowie die Psychosoziale Rehabilitation „austherapierter" Sucht- und psychisch Kranker. Gegenwärtige Schwerpunkte sind die spirituelle Dimension in der Psychotherapie und die Arbeit mit Klienten, die destruktive Vorerfahrungen mit PsychotherapeutInnen und/oder spirituellen LehrerInnen haben.

Dr. rer. nat. Ulrich Elbing ist psychologischer Psychotherapeut. Nach dem Studium der Psychologie und Theologie in Trier war er bis 1997 in der Behindertenhilfe als Heimpsychologe tätig. Nach Ausbildung in behindertenspezifischen Therapieansätzen und in Transaktionsanalyse ist er heute lehrender Transaktionsanalytiker unter Supervision für den Bereich Psychotherapie. Er lebt und arbeitet als niedergelassener psychologischer Psychotherapeut in Schwäbisch Gmünd; Schwerpunkte sind die Arbeit mit chronisch und mehrfach traumatisierten Klienten und die Arbeit mit geistig behinderten Klienten und deren Bezugspersonen, die gemeinsam unter schweren Verhaltensstörungen leiden. Weiter ist er Mitbegründer und wissenschaftlicher Leiter des Instituts für Kunsttherapie-Forschung an der Fachhochschule für Kunsttherapie in Nürtingen. Unter seinen wissenschaftlichen und fachlichen Veröffentlichungen ist das Fachbuch „Nichts passiert aus heiterem Himmel – es sei denn, man kennt das Wetter nicht. Transaktionsanalyse, geistige Behinderung und schwere Verhaltensstörungen", in dem die transaktionsanalytische Arbeit mit geistig behinderten Menschen und ihren schweren Verhaltensstörungen erstmals veröffentlicht ist. Dort nimmt die Übertragung Schiffscher Arbeitsweisen auf die Arbeit mit geistig behinderten Menschen einen wichtigen Platz ein. Die Mitarbeit am vorliegenden Buch reflektiert die Weiterentwicklung dieser Arbeit.

Im Buch verwendete Abkürzungen und Symbole:

EL oder EL_2	Eltern-Ich-Zustand eines Erwachsenen
ER oder ER_2	Erwachsenen-Ich-Zustand eines Erwachsenen
K oder K_2	Kind-Ich-Zustand eines Erwachsenen
EL_1	früher Eltern-Ich-Zustand in K_2
ER_1	früher Erwachsenen-Ich-Zustand („Kleiner Professor") in K_2
K_1	früher Kind-Ich-Zustand in K_2
ak	angepasster Kind-Ich-Zustand
nk	natürlicher, freier Kind-Ich-Zustand
+/+	existenzielle Grundposition „Ich bin o.k./Du bist o.k."
–/+	existenzielle Grundposition „Ich bin nicht o.k./Du bist o.k."
+/–	existenzielle Grundposition „Ich bin o.k./Du bist nicht o.k."
–/–	existenzielle Grundposition „Ich bin nicht o.k./Du bist nicht o.k."

I. Theoretische und praktische Grundlagen
1. Kurzdarstellung zentraler Konzepte der Transaktionsanalyse

Bevor im nächsten Kapitel eine Metatheorie der Ich-Entwicklung erläutert wird, stellen wir einen gerafften Überblick über die *zentralen Elemente transaktionsanalytischer Theoriebildung* voran. Ziel ist dabei eine erste Orientierung für diejenigen Leser, die mit den Konzepten der Transaktionsanalyse nicht vertraut sind, und für die damit vertrauteren Leser eine Klärung unserer theoretischen Ausgangsposition.

Einleitend möchten wir Berne selbst zu Wort kommen lassen, der bereits in seinem Werk „Transactional Analysis in Psychotherapy" eine komprimierte Zusammenfassung gegeben hat. Wir zitieren aus der deutschen Ausgabe:

„Während die theoretische Erläuterung komplexerer Natur ist, erfordert die Anwendung der Struktur- und Transaktionsanalyse ein fachspezifisches Vokabular von nur sechs Worten. Exteropsyche, Neopsyche und Archaeopsyche werden als psychische Organe betrachtet, die sich phänomenologisch als exteropsychische (das heißt identifikatorische), neopsychische (das heißt Informationen verarbeitende) und archaeopsychische (das heißt infantile) Ich-Zustände manifestieren. Umgangssprachlich wird auf diese Typen von Ich-Zuständen je nachdem als „Elternteil", „Erwachsener" und „Kind" Bezug genommen. Diese drei Substantive bilden die Terminologie der Strukturanalyse. Die methodischen Probleme, die sich daraus ergeben, dass von Organen zu Phänomenen und von diesen zu Substantiven übergegangen wird, sind für die praktische Anwendung nicht relevant.

Gewisse sich wiederholende Figuren von sozialen Manövern verbinden anscheinend Abwehrfunktionen mit Krankheitsgewinn. Solche Manöver werden umgangssprachlich Zeitvertreibe und Spiele genannt. Einige von ihnen, die ohne weiteres primären sowie sekundären Krankheitsgewinn abwerfen, werden immer verbreiteter; zum Beispiel wird das Spiel „Elternabend" überall in diesem Land gespielt, wo Eltern, ob organisiert oder zwanglos, zusammenkommen. Komplexere Operationen basieren auf einem extensiven unbewussten Lebensplan, der nach den Film- und Theaterdramen, die intuitive Abkömmlinge eben dieser psychologischen Dramen sind, Skript genannt wird. (...)

Aus dem Folgenden geht hervor, dass Eltern-, Erwachsenen- und Kind-Ich-Zustand keine Konzepte sind wie Über-Ich, Ich und Es oder wie die Jungschen Konstrukte sondern phänomenologische (subjektiv erfahrene, A.d.Ü.) Wirklichkeiten; und dass Zeitvertreibe, Spiele, und Skripte keine Abstraktionen sind, sondern operationale soziale Wirklichkeiten. Hat der Transaktionsanalytiker, ob Arzt, Psychologe, Sozialwissenschaftler oder Sozialarbeiter, die psychologische, soziale und klinische Bedeutung dieser sechs Begriffe erst einmal wirklich begriffen, ist er auch in der Lage, sie als therapeutisches oder sozialarbeiterisches Handwerkszeug oder zu Forschungszwecken zu benutzen, je nach seinen Möglichkeiten und Qualifikationen." (Berne, 2000, S. 23)

Berne entwickelt eine begriffliche Systematik, mit der er vier zentrale theoretische Gegenstände der Tiefen- und der Sozialpsychologie miteinander verbindet:

(1) Mit dem Konzept der **psychischen Organe** *Neopsyche, Archaeopsyche und Exteropsyche* adressiert der Mediziner Berne das hypothetische organisch-strukturelle Korrelat der Psyche. Rath (1992, 1993) hat dies aus der konzeptuell schwierigen Nähe zur Physiologie durch seine **Neukonzeptualisierung als Ich-Systeme** gelöst; diese Weiterentwicklung legen wir hier zugrunde. Rath (1992, S. 98) beschreibt auf diesem Hintergrund die menschliche Psyche wie folgt: „Die Psyche des Menschen ist ein sich selbst organisierendes System, das sich entfaltet, wenn eine Person durch eine mehr oder weniger intensive energetische oder materielle Transaktion mit der Umwelt in Beziehung steht, und sie ist selbst wiederum Teil eines Systems komplexerer Ordnung." Neopsyche, Archaeopsyche und Exteropsyche fasst er hierbei als Subsysteme des selbst-organisierenden Systems der Psyche auf. Er fährt fort: „Als Ich-System bezeichnen wir das durch die Subsysteme Neopsyche, Archaeopsyche und Exteropsyche strukturierte, sich selbst organisierende System, das die Psyche des Menschen abbildet. Dieses Ich-System repräsentiert die Persönlichkeit des Menschen (...). Es korrespondiert mit dem Begriff des ‚Gesamt-Ichs' bei Freud und dem Begriff des Ichs der Ich-Psychologie. Das Ich-System wird durch seine Funktionen (...) bestimmt und definiert. Als eine zentrale Funktion des Ich-Systems ist die Selbstorganisation anzusehen" (Rath, 1992, S. 100). Rath sieht dabei die Neopsyche als Organisator des Ich-Systems per se (1992, S. 106).

(2) Mit dem Konzept der *Ich-Zustände* führt Berne die **phänomenologische Entsprechung der psychischen Organe (resp. Ich-Systeme)** ein. Ein Ich-Zustand ist dabei definiert als ein in sich schlüssiges Muster des Denkens, Fühlens und Erlebens, das mit einem entsprechenden, in sich schlüssigen Muster von Verhaltensweisen verbunden ist. Berne nutzt die phänomenologische Beschreibung, um damit die (nicht beobachtbare, hypothetische) Struktur der Psyche zu analysieren (*Strukturanalyse; Strukturmodell der Ich-Zustände*). Rath verdeutlicht die Logik von Bernes wissenschaftlichem

Vorgehen mit der physikalischen Analogie der Gravitation, die ebenfalls selbst nicht beobachtbar und hypothetisch ist. Die ihr zugeordneten Phänomene sind dagegen beobachtbar und durch das Gravitationsgesetz beschreibbar (Rath, 1992); auch hier wird ein an sich nicht beobachtbarer Forschungsgegenstand durch die ihm zuzuordnenden Phänomene erschlossen. Berne (2000) legt großen Wert auf den im Kern phänomenologischen Zugang seines Ansatzes und grenzt sich darin von der klassischen Psychoanalyse ab.

Damit ist der psychodynamische Aspekt der Berneschen transaktionsanalytischen Theorie umrissen.

(3) Berne (Berne, 2000) sieht mit jedem Ich-Zustand ein Muster an Verhaltensweisen schlüssig verbunden. Schlegel (1995) weist darauf hin, dass Zustände begrifflich kein Verhalten mit einschließen. Berne selbst definierte ursprünglich Verhalten auch nicht als Bestandteil eines Ich-Zustands, sondern als systematisch damit verbunden (Berne, 2000). Dieser **Verhaltensaspekt** rückt nun ins Zentrum des so genannten *Funktionsmodells der Ich-Zustände*.

Das Funktionsmodell bildet zusammen mit der Beschreibung konkreter Transaktionen durch die (4) *Transaktionsregeln* das **Kommunikationsmodell** und konstituiert die **Transaktionsanalyse im engen Sinne**.

Schlegels Hinweis auf die begriffliche Unvereinbarkeit von Verhalten und Zustand (Schlegel, 1995) deutet die Schwierigkeiten an, die begrifflich durch Bernes Verwendung der gleichen Begrifflichkeit (Ich-Zustände) für Phänomene und kommunikative Funktionen entstanden sind. Erskine (1991) hat vorgeschlagen, anstelle des Funktionsmodells der Ich-Zustände ein *Rollenmodell mit Erwachsenen-, Eltern- und Kind-Rolle* zu setzen. Dies löst die begrifflichen Probleme. Rath (1992) hat darauf aufbauend die Zuordnung zwischen Rollenaspekten und strukturellen Ich-Zuständen systematisiert.

Im Rahmen dieses Buches folgen wir der traditionellen Sprachregelung, den Terminus „Ich-Zustand" sowohl im strukturellen als auch im funktionalen Sinn zu verwenden. Ein Grund dafür ist, dass die Trennung zwischen den beiden Modellen in der Schiffschen Begriffsverwendung nicht immer klar ist; wir kommen an den entsprechenden Stellen auf diesen Umstand zurück. Hier zeigt sich, dass Schiff und Mitarbeiter ihre Konzepte zu einer Zeit entwickelt haben, als die hier mit Erskine (1991) referierte theoretische Klärung noch nicht vollzogen war.

Der funktionale Erwachsenen-Ich-Zustand ist primär durch angemessene Realitätsprüfung und rationale Einschätzungsprozesse gekennzeichnet, die den zugänglichen Informationen Rechnung tragen. Die funktionalen Eltern-Ich-Zustände werden in wohl wollende und kritische unterschieden; die funktionalen Kind-Ich-Zustände damit korrespondierend in freie und angepasste. Eine weitere Differenzierung betrifft die Angemessenheit vs. Unangemessenheit, in der funktionale Eltern- und Kind-Ich-

Zustände interaktionswirksam werden, und zwar als positive bzw. negative Ich-Zustände. Mit dem Unterscheidungsmerkmal der Angemessenheit wird nicht nur das Realitätsprinzip in das Modell der funktionalen Ich-Zustände eingeführt, sondern zugleich auch die Rückbindung dieses sozialpsychologischen Modells an die Psychodynamik der beteiligten Personen geschaffen.

Die von Berne herausgearbeiteten Kommunikationsregeln beschreiben die steuernden Einflüsse und Bedingungen, unter denen der Austausch zwischen den involvierten funktionalen Ich-Zuständen der Beteiligten sich entfaltet, sich verändert oder abbricht. Diese Regeln setzen auf der Ebene der kleinsten Kommunikationseinheit aus Stimulus und Reaktion an, die Berne als Transaktion bezeichnet. *Komplementäre* – oder auch *parallele* – *Transaktionen* etablieren einen stabilen Austausch dadurch, dass die Selbst- und Fremdwahrnehmungen in den beteiligten funktionalen Ich-Zuständen komplementär verträglich sind (z.B. Eltern-Ich-Zustand und Kind-Ich-Zustand; oder Erwachsenen-Ich-Zustand und Erwachsenen-Ich-Zustand). Besetzt aus einer solchen komplementären Situation heraus eine der beteiligten Personen einen anderen Ich-Zustand mit Energie, und erfolgt die Reaktion aus diesem neuen Ich-Zustand, so bricht die bisherige Komplementarität zusammen; der bisherige Fluss des Austauschs ist – wenigstens kurzfristig – unterbrochen. Berne bezeichnet dies als *gekreuzte Transaktion*. Fallen schließlich die inhaltliche Ebene (das Was) und die Beziehungsebene (oder auch psychologische Ebene, das Wie) eines Stimulus auseinander, so bestimmt die psychologische Ebene den weiteren Austausch. Sind inhaltliche und psychologische Ebene nicht deckungsgleich, so ist die psychologische Ebene verdeckt, d.h. im persönlichen Erleben un- oder vorbewusst; es erfolgt eine *verdeckte Transaktion*.

Die Gesetzmäßigkeiten menschlicher Kommunikation, wie sie Watzlawick et al. (1969) kurze Zeit nach Berne herausgearbeitet haben, zeigen eine deutliche Nähe zur Berneschen Konzeption. Watzlawick und Mitarbeiter waren sich über die Nähe der Konzepte im Klaren, wie ihre Fußnote mit einem Hinweis auf Berne zeigt (1969, S. 85). Das hier skizzierte Funktionsmodell der Ich-Zustände erlaubt dabei eine differenziertere Darstellung der Kommunikationsprozesse als bei Watzlawick, und diese Differenzierung bildet zudem einen wesentlichen Teil der Brücke zwischen den sozialpsychologischen und den psychodynamischen Konzepten Bernes.

(5) Die Schiffsche Theorie ergänzt diese vier Säulen des Berneschen Theoriegebäudes mit einem Konzept zur Beschreibung der **autoregulativen Funktion des Ich-Systems**: dem *Bezugsrahmen*. Mit dem Berneschen Strukturmodell und dem Schiffschen Bezugsrahmen lässt sich das *Ich-System als lebendes System in seinem Struktur-* **und** *in seinem Prozessaspekt* beschreiben. Damit ist das Konzept des Bezugsrahmens integraler Bestandteil der transaktionsanalytischen Psychodynamik.

Kurzdarstellung zentraler Konzepte der Transaktionsanalyse

Schematische Darstellung zentraler transaktionsanalytischer Konzepte und ihrer wechselseitigen Zuordnung

Axiome und theoretische Setzungen	Das Ich als lebendes System, das sein Binnen- und Außenverhältnis selbst regelt und steuert,	manifestiert sich in bestimmten Phänomenen.	Diese phänomenologischen Erscheinungen sind regelhaft verknüpft mit Verhaltensmustern,		die in sozialen Kontexten stehen und damit grundsätzlich komplementären Charakter haben. Dieser inhärente soziale Bezug wird konkretisiert durch die Beschreibung von
Theoretische Konzepte und Erklärungen	*Strukturaspekt des Ich-Systems* psychische Organe Neo-, Extero-, Archäopsyche; Neuformulierung als **Ich-Systeme** (Rath, 1993)	*Prozessaspekt des Ich-Systems* **Bezugsrahmen** (Schiff, 1975)	**Ich-Zustände** Erwachsenen-, Eltern-, Kind-Ich-Zustand in jeweiliger Einheit aus Erleben, Fühlen und Denken (Berne, 2000)	**Rollen** (oder auch funktionale Ich-Zustände). Diese Rollen werden ihrerseits pragmatisch in die drei Kategorien der Erwachsenen-, Eltern- und Kindrollen eingeteilt. (Erskine, 1991)	**Transaktionen,** die diese Bezogenheit (zumindest) zweier Rollen im sozialen Austauschgeschehen in ihrer Regelhaftigkeit aufzeigen. (Berne, 2000)
Theoretische Integration	Transaktionsanalytische **Meta-Theorie der Ich-Entwicklung** (Elbing, 1996)		Logische **Verknüpfungsregeln** zwischen Ich-Zuständen und Rollen nach Rath (1993, 1995; vgl. hierzu auch Cox, 1999)		
	Transaktionsanalytische **Metamodelle** integrativer Psychotherapie nach Christoph-Lemke (1999)				
Erkenntnistätigkeit	Erschließen der Struktur und Dynamik des Ich-Systems	Wahrnehmen und Verstehen von subjektivem Erleben	Verknüpfen von Beobachten und Verstehen in der Diagnose von Ich-Zuständen	Beobachten und Erklären individuellen Verhaltens	Beobachten und Erklären sozialen Austauschgeschehens
wissenschaftliche Form der Erkenntnis	Theorie	Theorie	Phänomenologie	Empirie	Empirie
	Generieren der Praxeologie durch integrative Verknüpfung von Theorie, Phänomenologie und Empirie				

Der Bezugsrahmen ist definiert als ein autonomes und flexibles System, mit dessen Hilfe die internen und externen Wahrnehmungsereignisse eingeordnet und bewertet werden. Er ist ein flexibles Netzwerk aus Interpretationsregeln, Ein- und Zuordnungs- sowie Bewertungsregeln. Sie stiften Sinn und Zusammenhang, sind handlungsorientierend und handlungsleitend. In psychotherapeutischer Funktion kommen wir dagegen mit dem Bezugsrahmen einer Person eher dann in Kontakt, wenn er diese Funktionen nicht ausreichend erfüllt.

Der Bezugsrahmen kann sich verändern; er kann sich auf wechselnde innere und äußere Realitäten einstellen. Dem handlungsleitenden Aspekt, der Ziele, Werte und Normen beinhaltet, widmet Schiff eigene Aufmerksamkeit und fasst ihn im Konzept des *Eltern-Ich-Systems*. Bezugsrahmen und Eltern-Ich-System sind ihrerseits Schöpfung des Ich-Systems, genauer gesagt des neopsychischen Ich-Systems (vgl. Schiff, 1975, S. 21). Das Ich-System organisiert und entwickelt sich nicht nur selbst, wie bisher beschrieben, sondern es schafft sich auch selbst die Verfahrensregeln dafür. Damit ist das Schiffsche Eltern-Ich-System eine Ich-Leistung und damit ein grundsätzlich anderes Konzept als Freuds Über-Ich.

Ich-Zustände lassen sich in diesem erweiterten und vertieften Verständnis auffassen als phänomenologische Manifestationen der Ich-Systeme in ihren strukturellen *und* prozessualen Aspekten.

Die Abbildung (S. 13) stellt diese Zusammenhänge in einer komprimierten Übersicht zusammen.

Die schlussfolgernde Erkenntnis beginnt mit der Empirie und verknüpft diese nach den von Berne zur Diagnose der Ich-Zustände aufgestellten Verfahrensregeln mit der Phänomenologie. Weder Empirie noch Phänomenologie für sich sind hinreichend für den theoretischen Rückschluss, sondern erst ihre Verknüpfung ermöglicht die Diagnose und damit den theoretischen Schluss auf die Psychodynamik.

Spiegelt man die Tabelle an der Achse der Transaktionen, so erhält man die vollständige systemische Verknüpfung von Psychodynamik und Austauschgeschehen zweier Interaktionspartner.

2. Eine transaktionsanalytische Metatheorie der Persönlichkeitsentwicklung

2.1 Die Integration von Ätiologie und Entwicklungspsychologie als Aufgabe moderner Psychotherapie

Aus unserer Sicht zeigt sich in der modernen Psychotherapie-Diskussion jenseits von Anerkennungsdebatten und Schulenstreit ein zentraler Kristallisationspunkt, zu dessen Erörterung wir hier beitragen werden.

Die moderne Psychotherapie ist dabei, eine angewandte Disziplin der Entwicklungspsychologie zu werden. Dies gleich in mehrfacher Weise:

Die Zeiten, in denen ätiologische Theorien auf retrospektive Modelle und Entwicklungsrekonstruktionen zurückgreifen mussten, neigen sich dem Ende zu. Sowohl die allgemeine Entwicklungsforschung als auch die sich stürmisch entwickelnde Entwicklungspsychopathologie bringen einen Erkenntnisgewinn mit sich, der eine Überprüfung und Neubewertung bisheriger theoretischer Entwicklungsmodelle herausfordert. Gesicherte Erkenntnisse treten Zug um Zug an die Stelle oder auch bestätigend an die Seite bisheriger Modelle. Beispiele hierfür sind die moderne Säuglingsforschung und ihre Rezeption in der analytisch orientierten ätiologischen Diskussion (Dornes, 1993; Stern, 1985), die Forschung zur frühen Eltern-Kind-Interaktion (Papousek, 1977; Papousek, Papousek und Giese, 1986) oder die von Ainsworth et al. (1978) ausgehende entwicklungspsychopathologische Forschungstradition um Cicchetti und Mitarbeiter (Cicchetti und Toth, 1991) sowie die Rekonzeptualisierung der Bowlbyschen Bindungstheorie (Bowlby, 1969). Dabei zeigt sich auch in neuesten prospektiven Längsschnittstudien, dass sich frühe beeinträchtigende Bedingungen über Jahre hin nachweisbar ungünstig auswirken (Esser, 2000; Esser et al., 2000).

Das Schiffsche Pathologieverständnis hat eine klare ätiologische Orientierung – und ist damit in bester Gesellschaft zumindest der psychodynamischen Pathologiemodelle. Die damit zusammenhängenden theoretischen Konzepte müssen also in einen metatheoretischen Bezugsrahmen von Entwicklung gestellt werden, der die Integration der modernen Forschung ermöglicht und fördert.

Die moderne Entwicklungspsychologie umfasst und konzeptualisiert die gesamte Lebensspanne. Damit ist es im Grunde nicht mehr möglich, Psychotherapie weiterhin im Rahmen des sogenannten medizinischen Modells der „restitutio ad integrum", der Wiederherstellung des (vorigen) intakten Zustandes, zu denken. Dies ist sinnvoll nur in einem entwicklungstheoretischen Kontext, der substanzielle Entwicklung im Wesentlichen mit Eintritt ins Erwachsenenalter als beendet sieht. Psychotherapie ist (kritisches?) Lebensereignis und ein – zwar sehr spezifischer, aber gleichwohl nur ein – Teil der Entwicklung der Person, die Therapie in Anspruch nimmt. Es ist auch nicht mehr ausreichend, pathologische Entwicklung vor und normale Entwicklung nach der Therapie anzunehmen, so, als fände Therapie in einer Art von zeitlichem Moratorium statt. In der aktuellen Psychotherapieforschung ist folgerichtig eine Renaissance methodisch sehr anspruchsvoller Einzelfallstudien zu beobachten, die mikroanalytische Beobachtung und Prozessforschung (will heißen: Entwicklungsforschung im therapeutischen Setting) miteinander verknüpft (Schiepek et al., 1995). Nicht von ungefähr stehen hier Untersuchungsmethoden, die in der Kleinkindforschung entwickelt wurden, für solche psychotherapeutische Prozessforschung Pate (Elbing, Glasenapp, Moschner und Rohmann, 2000).

Damit sind auch die Konzepte von therapeutisch angeregter Veränderung als Entwicklungsleistungen und die Therapie selbst als Entwicklungsgeschehen neu zu konzeptualisieren.

Mit der entwicklungspsychopathologischen Forschung entsteht auch ein Integrationsbedarf der Befunde in die allgemeine entwicklungspsychologische Theorienbildung. Abweichende Entwicklung kann auch theoretisch nicht weiter der Psychopathologie überlassen bleiben. Dabei zeichnen sich derzeit deutlich zwei Tendenzen ab. (1) In der Forschung werden normale und abweichende Entwicklungsverläufe nebeneinander dargestellt mit dem Ergebnis, dass sie einander in Differenzierung und Komplexität gleichwertig sind (Fischer et al., 1997; Noam, 1998). Die theoretische Verknüpfung von Pathologie und Entwicklungsverzögerung im Sinne „unreifer", weniger differenzierter Strukturen der Persönlichkeit wird von dieser Forschung und ihren Befunden sehr kritisch bewertet. (2) Oder aber es werden Entwicklungsbeeinträchtigungen und Defizite vergleichend herausgearbeitet, die auf unterschiedliche Auswirkungen von Bedingungsfaktoren bei im Prinzip gleichen Entwicklungsmechanismen und -gesetzen zurückgeführt werden (Cicchetti, 1990). So wurde etwa nachgewiesen, dass Menschen mit Trisomie 21 im Wesentlichen dieselben Stufen der kognitiven Entwicklung durchlaufen wie Menschen ohne Behinderung, allerdings mit zeitlicher Verzögerung (Beeghly, Perry und Cicchetti, 1989). Beiden Ansätzen gemeinsam ist die Idee von Universalien in der menschlichen Entwicklung, die hinter allen Entwicklungsverläufen stehen. Ein konkreter, von der Gesellschaft kritisch bewerteter Entwicklungsverlauf ist in dieser Sicht das Resultat des Zusammenwirkens spezifischer Einflüsse und (innerer wie äußerer) Entwicklungsbedingungen auf der einen Seite und ihrer Verarbeitung durch die Person auf der anderen Seite, wobei die Art der Verarbeitung durch regelhafte, allgemeine Entwicklungsmechanismen beschrieben wird. Auf der Basis dieser Grundannahme wird Pathologie in der Tat zu einer Frage gesellschaftlicher Definition. Scheitern und Fehler sind in dieser entwicklungspsychologischen Sicht ebenfalls Fragen gesellschaftlicher Bewertung. Gravierende Fehlanpassungen beenden die Existenz; der Umkehrschluss, dass das Weiterleben an sich schon eine ausreichende Anpassung bedeutet (und damit Scheitern und Fehler nicht konzeptualisiert werden müssen), kann Psychotherapeuten nicht befriedigen. Möglicherweise ist es jedoch durchaus hilfreich, wenn die Entwicklungspsychologie die Psychotherapie an dieser Stelle auf den gesellschaftlichen Diskurs um Ziele und Werte und damit um die Definition von pathologischer Entwicklung zurückverweist.

Damit ist jedoch die allgemeine Entwicklungspsychologie nicht aus der Pflicht, ein Phänomen zu erklären, das in den ätiologisch und tiefenpsychologisch orientierten Pathologietheorien eine prominente Rolle spielt: Das Phänomen der Regression, das dann als integraler – und eben nicht pathologischer – Teil menschlicher Entwicklungsmechanismen zu erklären ist. Beispielsweise muss eine psychotische Dekompensierung als allgemeines Entwicklungsgeschehen, das sich unter speziellen Bedingungen gestaltet, erklärbar sein. So weit wir sehen können, ist die Integration solcher Phänomene in eine allgemeine Entwicklungstheorie bisher noch nicht erfolgt.

Piagets Ansatz als Angelpunkt einer integrativen Metatheorie der Persönlichkeitsentwicklung

Der hier vorzustellende theoretische Entwurf hat sich zum Ziel gesetzt, transaktionsanalytische Theorie und Entwicklungstheorie in einem Brückenschlag so zu verbinden, dass einerseits den Anforderungen an die entwicklungsorientierte Integrationskraft der klinischen Theorie Rechnung getragen wird und andererseits die geforderten (bisher klassischen) psychopathologischen Aspekte in einer Entwicklungstheorie integriert sind.

Unter den entwicklungspsychologischen Ansätzen ist unseres Erachtens Piagets Metatheorie der Entwicklung als integrationsfähiger Ausgangspunkt besonders geeignet. Folgende Gründe sind hierfür ausschlaggebend.

Der zentrale Begriff der Struktur in Piagets Entwicklungstheorie beinhaltet neben dem kognitiven Aspekt auch emotionale und motivationale Qualitäten. Jede kognitive Struktur konstituiert von ihrem Wesen her und damit untrennbar mit der Kognition verbunden ein motivationales Bedürfnis und eine emotionale Ladung. Mehr noch: Die motivationalen und emotionalen Qualitäten einer kognitiven Struktur sind einflussreiche Größen, die ihre Macht bestimmen (Seiler, 1998, S. 208). Piaget selbst hat diese verbundenen Aspekte von Kognition, Emotion und Motivation stets mit gedacht, auch wenn der Schwerpunkt seiner theoretischen Ausführungen bei der kognitiven Seite lag. Darauf haben verschiedene Autoren wiederholt hingewiesen (Cicchetti und Sroufe, 1976; 1978; Seiler, 1998; Kegan, 1979). Führt man sich dann noch vor Augen, dass Piaget Handlung als aktualisierte Struktur auffasst, so ist die Nähe zu *Bernes Konzept der Ich-Zustände* augenfällig, der darin dieselbe Einheit von Denken, Fühlen, Wollen und Verhalten in den Mittelpunkt stellt.

Eng verknüpft mit Piagets Strukturbegriff ist das Konzept des Schemas als basaler Organisationseinheit psychischer Strukturen und Prozesse. Dieses Konzept Piagets hat fachliches Denken und Forschen wohl am nachhaltigsten beeinflusst; es findet sich gleichermaßen an zentraler Stelle in der Kognitionspsychologie und in der ihr verbundenen Weiterentwicklung der kognitiven Verhaltenstherapie (Grawe u.a., 1994) wie bei analytisch orientierten Autoren (z.B. Stern, 1985); darüber hinaus sind – um mit Piaget zu sprechen – Bowlbys working models (Bowlby, 1969) und sein Schema-Begriff ihrerseits verwandte oder gleiche kognitive Schemata.

Diese Ausstrahlungs- und Integrationskraft der zentralen Piaget'schen Konzepte prädisponieren sie geradezu dafür, auch dem hier vorzustellenden integrativen Ansatz zugrunde gelegt zu werden.

Das Konzept der kognitiven Struktur beinhaltet die Vernetzung der einzelnen Strukturen untereinander, wobei die Vernetzung selbst in die gesamte Organisation aller Strukturen eingebettet ist. Zudem sind Aktivität und Wechselwirkung bzw. Austauschprozesse der Strukturen untereinander stets durch diese übergeordnete Organisation beeinflusst (Seiler, 1998). Diese Organisation der Strukturen wird in der transaktionsanalytischen Theorie durch das *Konzept des Bezugsrahmens* abgebildet, der genau diese regelnde und steuernde Funktion hat und zudem in der Schiffschen Theorie eine zentrale Stellung einnimmt.

„Entwicklungsprozesse (...) beginnen mit und werden initiiert durch Strukturen, die das Subjekt bereits zu seiner Verfügung hat und (...) haben neue Strukturen zum Ziel und Ergebnis" (Seiler, 1998, S. 207; Übers. d. Verf.). Entwicklungsveränderungen setzen dabei voraus, dass diese Strukturen eine immanente Tendenz haben, sich wieder zu beleben, wenn das dazu passende Objekt oder ein ähnliches gegenwärtig ist. Diese dynamische Tendenz wird moduliert durch die emotionalen Qualitäten der Struktur. Diese Dynamik führt weiter dazu, dass die Strukturen sich mehr und mehr generalisieren, sich dabei gleichzeitig differenzieren und auf einer höheren Ebene neu integriert werden können. Diese komplexe Aktivität wird durch zielgebende Strukturen geleitet.

Die skizzierte Konzeptualisierung von Strukturentwicklung im modernen strukturellen genetischen Konstruktivismus zeigt eine hohe Affinität zu zentralen transaktionsanalytischen *Konzepten der psychischen Organe Bernes* (bzw. ihrer theoretischen Neufassung, s.u.), *des Skripts* als unbewusstem, zielgerichteten Lebensplan und der *Skriptentwicklung*. Außerdem liegt hier die entwicklungspsychologische (und entpathologisierte) Entsprechung der Wiederholungsdynamik und der Skriptbestätigung in der notwendigen Wiederbelebung bereits entwickelter Strukturen.

Die externe Realität hat im genetischen Konstruktivismus nicht die Funktion einer direkten Ursache oder eines unmittelbaren Einflusses auf die Entwicklung. Wirksam wird nicht die externe Realität als solche, sondern die wahrgenommene Realität. Äußere Objekte und Zeichen sind nicht durch sich selbst entwicklungswirksam, sondern nur, insofern sie im Subjekt bereits vorhandene Strukturen wachrufen können, durch die sie assimiliert werden können (zum Begriff der Assimilation s.u.). Sie sind mehr Angebot als input (Seiler, 1998, S. 215).

Die vermittelte Wirkung äußerer Realität entspricht ebenfalls der Auffassung der Transaktionsanalyse. Berne hat wiederholt darauf hingewiesen, dass z.B. *Skriptbotschaften* nicht als solche unmittelbar wirken, sondern die *wahrgenommenen* Skriptbotschaften, die durch die bereits vorhandene psychische Struktur gewichtet und eingefärbt werden. Die Parallele erstreckt sich weiter auf das *Schiffsche Konzept der Abwertung*, das in der Transaktionsanalyse die Transformation (im Sinne Piagets: die Assimilation) der äußeren zur subjektiv wahrgenommenen (und dann auch wirksamen psychischen) Realität beschreibt.

Entscheidend ist für die Wahl von Piagets Theorie jedoch, dass Piaget (1970) das Phänomen der Regression in seiner dialektischen Beschreibung von Entwicklungsprozessen, und hier besonders in seinem Begriff der reflexion, im Ansatz beschrieben und einbezogen hat. Dies werden wir unten im Einzelnen ausführen.

Im Ansatz des adaptiven Konstruktivismus, einer aktuellen Weiterentwicklung von Piagets Metatheorie der Entwicklung, öffnet Seiler (1998) eine weitere Tür in diese Richtung. Er stellt fest, dass der Prozess der kognitiven Entwicklung niemals allein durch reguläre und bewusste Integrationsschritte erklärbar ist. Er weist auf die bedeutende Rolle „improvisierter und spontaner" Anpassungen und insbesondere auf die Rolle von „Zufälligkeiten und Launen" (S. 213; im Original „hazard"; Übersetzung d. Verf.) hin. Sein Erkenntnisinteresse hat allerdings einen anderen Schwerpunkt, sodass er diesen Teil weiter nicht konzeptualisiert. Dieses Moment des Irregulären und Sprunghaften lässt sich als weitere Schnittstelle auffassen, um regressive Phänomene zu integrieren. Außerdem deutet sich hier eine mögliche Brücke zum tiefenpsychologischen Konzept des Unbewussten als entwicklungspsychologischen Gestaltungsfaktor an.

Bevor Piagets Ansatz und seine transaktionsanalytische Weiterentwicklung vorgestellt werden kann, sind sowohl für die Transaktionsanalyse als auch für die neo-piagetsche Theoriebildung kurze Standortskizzen erforderlich. Mit ihnen soll verdeutlicht werden, von welchen Diskussionsständen aus unser Integrationsversuch unternommen wird.

Prospektive und retrospektive Modelle der Persönlichkeitsentwicklung – ein Dilemma für die Transaktionsanalyse?

Ein klassischer Punkt der Verwirrung im psychotherapeutischen Denken ist die Verwechslung prospektiver und retrospektiver Entwicklungsmodelle. Denn in der therapeutischen Praxis stehen aktuelle Probleme im Vordergrund, von denen ausgehend die Geschichte des Patienten eine – hoffentlich hilfreiche – Neudeutung erfährt. Hier werden also unter den pragmatischen Vorzeichen angestrebter Veränderung retrospektive Entwicklungsmodelle herangezogen. So hat Freud sein Stufenmodell der Entwicklung aus seiner Arbeit mit erwachsenen Patienten und deren Erinnerungen bzw. Assoziationen oder unbewussten Verhaltensweisen heraus entwickelt. Ihm selbst war der Charakter seines Modells klar: Es war eine rückblickende Rekonstruktion, und Freud selbst mahnte zur Vorsicht und betonte, dass das, was retrospektiv als notwendig oder sogar hinreichend erklärt zu sein scheint, prospektiv weder das eine noch das andere ist (Montada, 1995). Stern (1985, S. 14; deutsch: 1998, S. 30) verdeutlicht: Der klinisch rekonstruierte Säugling „stellt die gemeinsame Schöpfung zweier Menschen dar: des Erwachsenen, der zum Patienten geworden ist, und des Therapeuten, der eine Theorie über das frühkindliche Erleben hat. Er wird aus Erinnerungen, Reinszenierungen in der aktuellen Übertragungssituation und Deutungen, wie sie die Theorie nahe legt, wiedererschaffen."

Aber in der Rezeption des Freudschen Modells zeigt sich eine bedeutsame Verschiebung. Erikson (1966) etwa erweiterte Freuds Modell um psychosoziale Entwicklungskrisen. Diese soziale Komponente erweitert Freuds intrapersonales Modell nicht nur um eine sozialpsychologische Komponente, sondern trägt durch diesen Außenbezug auch zur Vermischung retro- und prospektiver Entwicklungsmodelle im therapeutischen Denken bei: Soziale Entwicklungsanforderungen und ihre Reaktion darauf lassen sich ja nicht nur bei erwachsenen Patienten rekonstruieren, sondern auch bei realen Kindern beobachten...

Hier zeigt sich die Transaktionsanalyse als Kind der Psychoanalyse und ihrer Entwicklungstheorien: Das *Strukturmodell des Ich* hat Berne aus seiner Arbeit mit erwachsenen Patienten heraus entwickelt, und in diesem Kontext stehen auch die Ausdifferenzierungen von *Kind-Ich und Eltern-Ich im Strukturmodell zweiter (oder höherer) Ordnung.* Die Ausdifferenzierung des K_2 in K_1, ER_1 und EL_1 beinhaltet damit zunächst ein retrospektives Entwicklungsmodell. Berne selbst hat keine differenzierte prospektive Entwicklungstheorie vorgelegt, und dies war auch nicht im Focus seines Interesses. Berne ging jedoch ganz offenkundig davon aus, dass sich die Ich-Zustände nicht nacheinander, sondern miteinander entwickeln, indem er in seiner Strukturanalyse dritter Ordnung ein EL_0, ER_0 und K_0 im K_1 annahm (Schlegel, 1984[2]). Die damit verbundene theoretische Problematik schien ihm jedoch klar gewesen zu sein: „Es erscheint in vielen Fällen so, dass gewisse kindliche Qualitäten in einer Art und Weise in das Erwachsenen-Ich integriert werden, die sich vom Prozess der Contamination (Trübung, Anm. d. Verf.) unterscheidet. Der Mechanismus dieser ‚Integration' muss noch geklärt werden (...)" (Berne, 1961, p. 164f., zit. nach English, 1976, S. 33). English (1976) stellte folgerichtig einen Entwurf zur Entwicklung des Ich vor, der im Ansatz die gleichzeitige Entwicklung der Ich-Systeme durchdenkt. Sie greift u.a. mit Mahler (Mahler, Pine und Bergman, 1975) und Heckhausen (1974) die aktuelle deskriptive entwicklungspsychologische Forschung ihrer Zeit auf, was durch die Annahme einer zweiten, der „psychischen Geburt" (Mahler et al., 1975) latent die Idee einer zeitlichen Aufeinanderfolge in der Entwicklung der Ichzustände transportierte.

Diese Idee wurde von Woolams und Brown (1978) und Levin-Landheer (1982) theoretisch ausgearbeitet, wobei vor allem Levins Ansatz unter

Transaktionsanalytikern bekannt wurde. Auch die Schiffsche Literatur (J. L. Schiff, 1978; 1980) geht von einer Reihung der Ich-Systeme im Entwicklungsverlauf aus. Die Konzeption einer Stufenfolge für die Entwicklung der Ich-Systeme bringt eine doppelte Verwirrung mit sich. Zum einen wird das ursprüngliche, aus der Psychopathologie heraus entwickelte retrospektive Ich-Modell Bernes sowie seine darin enthaltenen, ebenfalls retrospektiven Annahmen zur pathologischen Entwicklung in ein deskriptives, und damit auch prospektives Modell von (normaler) Entwicklung verkehrt. Deutlich wird der Konflikt spätestens an Bernes Definition eines Kind-Ich-Zustands als „eine zusammengehörige Gruppe von Gefühlen, Einstellungen und Verhaltensmustern, die Relikte *aus der Kindheit* des betreffenden Menschen sind" (Berne, 1989[11], S. 69; Hervorhebung durch Verfasser).

Zum anderen wird der interne Prozess der Ich-Entwicklung mit seinen nach außen tretenden Phänomenen verwechselt: Das äußere Erscheinen von Ich-Zuständen im Laufe der Entwicklung wird verwechselt mit der inneren Dynamik der Entwicklung der Ich-Struktur. Ein Ich-*Zustand* kann sich nicht formen oder entwickeln, wie Levin-Landheer (1982, S. 130) schreibt; er kann lediglich im Hier und Jetzt als Phänomen in Erscheinung treten oder auch nicht. Ein Ich-*System* wie etwa das Eltern-Ich kann in seiner Formung und Entwicklung dagegen theoretisch konzipiert werden. Dass etwa Eltern-Ich-Zustände erst in einem bestimmten Entwicklungsalter so in Erscheinung treten, dass die Ähnlichkeit zu den Eltern-Ich-Zuständen Erwachsener für den Beobachter augenfällig wird (etwa ab 3 Jahren; die kognitiven Voraussetzungen zum Rollenspiel sind gegeben), erlaubt nicht den Rückschluss, dass erst damit auch das Eltern-Ich-System entstehe. Dies ist ein theoretisches Problem, das vor allem auch das Schiffsche Konzept des Eltern-Ich-Systems betrifft (siehe J. L. Schiff, 1978; 1980). Darauf wird dann an den entsprechenden Stellen einzugehen sein.

Die ausstehende deskriptive Entwicklungsphänomenologie der Ich-Zustände als Gegenstück zur klinisch-retrospektivischen Phänomenologie Bernes ist im Rahmen dieser Arbeit nicht zu leisten und bleibt Aufgabe der Zukunft.

An dieser Stelle kann das Werk von Stern (1985; deutsch: 1998) nicht unerwähnt bleiben, der im Rahmen der analytischen Denktradition einen Zuordnungs- und Integrationsentwurf vorgelegt hat. Er stellt dem „klinisch rekonstruierten Säugling" den „beobachteten Säugling" an die Seite (Stern, 1985, S. 14) und postuliert im wechselseitigen Ergänzungsverhältnis einen Erkenntnisgewinn: „Der beobachtete Säugling steuert die Fähigkeiten bei, die sich leicht feststellen lassen; der rekonstruierte Säugling steuert bestimmte subjektive Erfahrungen bei, die fundamentale und allgemeine Merkmale sozialen Lebens darstellen.
Das parzielle Zusammentreffen dieser zwei Kinder ist ein essenzielles (...): Es muss einen Weg geben, auf dem tatsächliche Geschehnisse – das bedeutet, beobachtbare Ereignisse („die Mutter tat dieses und jenes ...") – in subjektive Erfahrungen transformiert werden, die die Kliniker intrapsychisch nennen („Ich erlebte meine Mutter als..."). Es ist dieser Punkt der Überschneidung, der die Beteiligung sowohl des beobachteten als auch des klinisch rekonstruierten Säug-

lings umfasst. Wenn diese zwei Perspektiven auch nicht überlappen, so berühren sie doch einander an bestimmten Punkten, um eine Schnittstelle zu schaffen. Ohne diese Schnittstelle kann man niemals die Entstehung von Psychopathologie verstehen." (Stern, 1985, S. 17–18; Übers. d. Verf.). Stern (1985) setzt an diese Stelle sein Schichtenmodell der Entwicklung des Selbstempfindens mit auftauchendem Selbst, Kernselbst, subjektivem Selbst und verbalem Selbst.

Hier eröffnet sich ein Spannungsfeld, das für transaktionsanalytische Konzepte geradezu symptomatisch zu sein scheint. Das infrage stehende Modell hat etwas intuitiv sehr Einleuchtendes und ist in der praktischen Anwendung sehr nützlich. Näheres theoretisches Nachdenken führt jedoch schnell zu offenen Fragen, die nicht geklärt sind. Dies gilt sicher für den Ansatz von Levin-Landheer (1982). Gerade der große pragmatische Nutzen der Schiffschen Entwicklungspathologie, wie er in der Folge dargestellt wird, unterstreicht den Wert der Levinschen Ideen zur praktischen Orientierung in der psychotherapeutischen Arbeit.

Im Folgenden soll daher der Versuch unternommen werden, zunächst eine schlüssige Theorie der Entwicklung des Ich-Systems und seiner Teilsysteme zu entfalten, um dann eine Brücke zu Levin-Landheers (1982) Stufenmodell zu schlagen. Entscheidend hierfür wird die Unterscheidung zwischen den Zuständen des Ich als Phänomene einerseits und den zugrunde liegenden Strukturen bzw. Teilsystemen des Ich sein. Levin-Landheers Ansatz wird hierbei als phänomenologisches Modell neu interpretiert werden.

Dabei wird die Anknüpfung an Piagets Entwicklungstheorie im Zentrum stehen. Zu Recht verweist schon English (1976) immer wieder auf Piaget, denn er hat in seinem Werk eine Lösung für ein ganz ähnlich gelagertes Problem entwickelt: Piaget beschreibt nicht nur die beobachtbaren, in konkretem problemlösenden Verhalten nachweisbaren kognitiven Entwicklungsstufen, sondern er beschreibt auch die zugrunde liegenden, gleichermaßen elementaren und komplexen internen Entwicklungsprozesse *und* ihre Verknüpfung mit dem beobachtbaren Verhalten. Ohne ihn erreichen zu wollen (das wäre wohl grandios), lassen sich in Analogie zu seiner theoretischen Lösung erste Grundzüge einer transaktionsanalytischen Entwicklungstheorie ableiten.

Piaget und seine Rezeption im Spannungsfeld zwischen Erkenntnistheorie und Modellen der Persönlichkeitsentwicklung

Jean Piaget ist in erster Linie bekannt geworden mit seinem Stufenmodell der kognitiven Entwicklung. Hinter diesem Stufenmodell steht eine komplexe Theorie menschlicher Entwicklung durch Selbstorganisation und Selbstkonstruktion in aktiver Auseinandersetzung mit der Umwelt. Piagets Theorie birgt weitreichende Implikationen in sich, denn Piaget hat im

Grunde ein allgemeines Modell qualitativer Entwicklungsprozesse entworfen, das auch auf die Entwicklung der Persönlichkeit angewendet werden kann. Bereits 1920 hat Piaget selbst Querverbindungen zur Psychoanalyse gezogen (vgl. Voyat, 1983). In der Rückblende lassen sich eine erkenntnistheoretische und eine psychologische Denktradition verfolgen, die sich mit dem Spannungsfeld zwischen genetischer Erkenntnistheorie und Persönlichkeitsentwicklung auseinander setzen. Beide Strömungen zeigen besonders in jüngerer Zeit interessante Konvergenzen. Zum einen ist es Piaget selbst, der seinen erkenntnistheoretischen Ansatz beständig weiterentwickelte und ihn gerade in seinen letzten Veröffentlichungen der psychologischen Begrifflichkeit öffnete. Er ergänzte seine strukturelle Theorie einer sich entwickelnden objektiven Logik des Denkens durch ein Prozessmodell der Bedeutungsverleihung und der Bewusstheit bzw. Bewusstwerdung (Piaget und Garcia, 1991). Sein erkenntnistheoretisches Ziel, die Entwicklung des formallogischen Denkens zur INCRGruppe zu erklären, gab er dennoch nicht auf; diese Einengung hinderte ihn wohl letztlich daran, den Schritt zur Integration von Erkenntnistheorie und Entwicklungspsychologie selbst zu tun (vgl. Hoppe-Graff, 1993). Hier hat die aktuelle Forschung in der Tradition der Genfer Schule eine persönlichkeits- und sozialpsychologische Wende in der epistemologischen Theorienbildung vollzogen (vgl. Inhelder, 1993), indem sie die empirischen Befunde zur frühen Eltern-Kind-Interaktion rezipiert und in das „epistemische Dreieck" der genetischen Erkenntnistheorie integriert (Chapman, 1992): Erkenntnis- und Konstruktionsprozesse vollziehen sich in dieser Sicht in der Beziehung zwischen dem erkennenden Subjekt, seinem Interaktionspartner und dem Erkenntnisobjekt (Hoppe-Graff, 1993, S. 312). Neben der Öffnung der Erkenntnistheorie zur Psychologie ist es die theoretische Entwicklung hin zu einem dialektischen Entwicklungsverständnis, die sich durch Piagets Werk hindurchzieht und sich ebenfalls in seinen späten Schriften am deutlichsten zeigt. Kesselring (1981) kommt in der deutschsprachigen Piaget-Rezeption das Verdienst zu, die wachsende Bedeutung des dialektischen Denkens in Piagets Lebenswerk herausgearbeitet zu haben. Kesselring (1981) konnte zeigen, wie sich Piagets Denken zu einer Dialektik entwickelte, die ihn an die Seite Hegels stellt – und das, obwohl Piaget erst kurz vor seinem Tode erstmals Hegels Schriften studierte. Es hat denn auch in der Vergangenheit nicht an verkürzten Darstellungen gefehlt, die Piagets Werk ideologisch vereinnahmt und den eigentlichen Kern seines Denkens verfehlt haben (z.B. Goldmann, 1972). Die Rolle des Widerspruchs für die Entwicklung dagegen, die Kesselring (1981) an Piaget anknüpfend herausgearbeitet hat, wird in der aktuellen erkenntnistheoretischen Forschung lebhaft diskutiert (Beilin, 1993). Ein dialektisches Grundverständnis von Entwicklung liegt – wenn auch selten so bezeichnet – der psychologischen Denktradition zugrunde, die sich mit Piagets Theorie auseinander gesetzt hat. Sie hat auf der Grundlage einer meist neoanalytischen oder bindungstheoretischen Auffassung Piagets Gedanken aufgegriffen und integriert. So konnten Greenspan und Curry (1979) bereits Ende der Siebzigerjahre einen differenzierten Überblick über die Literatur geben, die seit Mitte der Fünfzigerjahre entstanden war. Die Diskussion ist bei weitem nicht abgeschlossen, wie psychoanalytische Veröffentlichungen belegen (Tenzer, 1983; Voyat, 1983). Piagets Denken ist heute nicht nur in der psychoanalytisch orientierten Literatur lebendig; auch Cicchetti (1987; Cicchetti, 1990; Cicchetti und Howes, 1991) und Sroufe (1979; Sroufe, 1990) formulieren ihre konstruktivistische Theorie der Persönlichkeitsentwicklung ganz im Geiste Piagets und integrieren dabei Bowlbys bindungstheoretischen Ansatz (Bowlby, 1973). Neben Greenspans integrativer Lerntheorie (Greenspan, 1979) haben vor allem Loevingers und Kegans Arbeiten Bedeutung erlangt (Loevinger, 1976; Kegan, 1979), die beide eine Stufentheorie der Persönlichkeitsentfaltung vorlegten. Vor allem Kegan (1979) hat den Wert von Piaget für die Theorie der Persönlichkeitsentwicklung erkannt und sein Stufenmodell konsequent auf Piagets Prinzipien und Theoremen aufgebaut. Er integrierte hierbei die Modelle von Kohlberg (1971) und Erikson (1968) und konnte Piagets Stufen zudem zwei weitere hinzufügen (Souvaine, Lahey und Kegan, 1990). Aus diesem Modell ließ sich nicht nur eine Neuinterpretation des Widerstandsbegriffs und des Unbewussten im Lichte einer konstruktivistischen Entwicklungstheorie ableiten (vgl. auch Rosen, 1991). Vielmehr war es mit diesem Modell auch möglich, Becks Formen der neurotischen Depression (Beck, Rush, Shaw und Emery, 1979) im Kontext der Persönlichkeitsentwicklung neu zu interpretieren und zu ergänzen. Rosen (1991) gibt einen gerafften Überblick über die diagnostischen und therapeutischen Konsequenzen, die sich aus Kegans Modell ableiten lassen. Fragt man sich, welche Aspekte aus Piagets komplexem Theoriegefüge aufgegriffen und weitergeführt wurden, so fällt nicht nur bei Kegan (1979), sondern in der Literatur insgesamt auf, dass die Autoren in aller Regel ein Stufenmodell der Entwicklung entwerfen. Dabei bauen sie auf dem zentralen Kern von Piagets Denken auf, ohne ihn jedoch selbst in den Mittelpunkt zu stellen. Es handelt sich hierbei um Piagets Theorie der reflektierenden Abstraktion (Piaget, 1970; Piaget, 1970a). Vielmehr und überwiegend knüpfen die Autoren an denjenigen Teiltheorien Piagets an, deren Gegenstände als phänomenologische Manifestationen der zugrunde liegenden Prozesse der Selbstorganisation (bzw. der reflektierenden Abstraktion) aufzufassen sind. Kegan (1979) z.B. greift in der Ausgestaltung seiner Theorie vorwiegend auf Piagets Theorie der Zentrierung und Dezentrierung zurück, mit der Piaget bereits den Prozess der Bewusstwerdung des Selbst in seinem Kern beschrieben hat. Kegans Theorie übernimmt damit Piagets orthogenetischen Ansatz; sie beschreibt in idealtypischer Weise eine Stufenfolge, die das Selbst in seiner Entfaltung durchläuft.

Hier liegen denn auch die Grenzen dieses Ansatzes, denn er eignet sich zunächst nicht, um Fehlentwicklung oder gescheiterte Integration zu beschreiben. Nach Sroufe (1990) folgt eine Selbstkonstruktion, die zu einer Fehlanpassung führt, denselben Entwicklungsmechanismen wie eine förderliche Selbstentfaltung; weder er noch Kegan (1979) oder Rosen (1991) bieten eine theoretische Erklärung für eine Entwicklungspathologie im Sinne einer partiellen, unvollständigen oder gar misslingenden Integration des Selbst an. Damit müssen einige Fragen von theoretischem wie auch therapeutischem Interesse offen bleiben: Wie erklärt sich das Vorliegen einer bestimmten Entwicklungsstufe des Selbst (und damit z.B. eine bestimmte Erscheinungsweise der Depression; vgl. Kegan, 1979), wenn die Person gemessen am Lebensalter bereits höhere Stufen erreicht haben müsste? Wie ist es zu erklären, dass solche Phänomene der Regression oder Fixierung außerdem kontextspezifisch auftreten und/oder auf Teilbereiche bzw. bestimmte Funktionsbereiche des Selbst beschränkt sein können? Solche und ähnliche Fragen sind natürlich im Kontext störungsorientierter Theorieansätze leicht zu beantworten. Das Ziel unserer Überlegungen ist es jedoch, diese Fragen im Rahmen einer konstruktivistisch orientierten Entwicklungstheorie der Persönlichkeit zu beantworten. Ausgangspunkt der folgenden Gedanken ist die Annahme, dass Fehlentwicklungen, gescheiterte Integrationsversuche und ihre Re-Integration zum Regelfall menschlicher Entwicklung dazugehören. Eine konstruktivistische Entwicklungstheorie der Persönlichkeit soll also den Prozess der Selbstorganisation so beschreiben, dass sie Störungen im Prozess der Selbstkonstruktion und ihre Aufhebung als integralen und unmittelbaren Bestandteil der Selbstkonstruktion erklären kann. Um dieses Ziel zu erreichen ist es erforderlich, an Piagets grundlegenden Überlegungen zum Wesen der Selbstkonstruktion anzusetzen, die er in der Theorie der reflektierenden Abstraktion niedergelegt hat (Piaget, 1970a; vgl. Beilin, 1993; Kesselring, 1981). Auf diesem dialektischen Kern baut der hier vorgelegte Denkversuch wesentlich auf. Um nun die Anwendung von Piagets dialektischem Konzept der reflektierenden Abstraktion auf eine Entwicklungstheorie der Persönlichkeit exemplarisch zu erproben, wird hier das Persönlichkeitsmodell der Transaktionsanalyse nach Berne (1989[11]) in seiner wissenschaftstheoretischen Neufundierung von Rath (1992; Rath, 1993) herangezogen. Nachdem dieser Ansatz im zweiten Teil skizziert worden ist, wird dann eine Entwicklungstheorie der Persönlichkeit entworfen, in der die Piagetschen Konzepte zur Anwendung gebracht werden.

2.2 Piagets Theorie der kognitiven Entwicklung

Piaget hat seine Theorie der kognitiven Entwicklung ständig weiterentwickelt und ausdifferenziert. In unserem Zusammenhang ist es nicht erforderlich, seine Theorie in allen Differenzierungen zu erläutern, wie dies z.B.

Kesselring (1981) darlegt. Wir beziehen uns auf Piagets Begrifflichkeit, die er 1970 in seinem berühmten Aufsatz im Carmichael's Manual of Child Psychology entwickelt hat (Piaget, 1970; deutsch: Piaget, 1981; 1983). Zu diesem Zeitpunkt hat er den dialektischen Kern seiner Theorie deutlich herausgearbeitet, auf den wir zurückgreifen wollen. Um diesen Kern erläutern zu können, werden zunächst die elementaren Prozesse der kognitiven Entwicklung kurz dargestellt. Piaget hat nämlich im Grunde genommen ein allgemeines Modell qualitativer Entwicklungsprozesse entworfen, das auch auf die Entwicklung der Persönlichkeit angewendet werden kann. Piaget geht grundsätzlich davon aus, dass ein Organismus nicht nur sein Verhältnis zur Umgebung, sondern auch sich selbst steuert und reguliert. Diese Autoregulation zielt darauf, sowohl ein inneres als auch ein äußeres Gleichgewicht herzustellen und zu erhalten. Piaget bezeichnet den Aspekt der Autoregulation, der auf das innere Gleichgewicht gerichtet ist, als Organisation. Umgekehrt bezeichnet er diejenigen Steuerungsprozesse als Adaptation, die auf das äußere Gleichgewicht zielen. Die Organisation ist der Adaptation übergeordnet; sie steuert und regelt die Austauschprozesse, die das äußere Gleichgewicht herstellen (vgl. Abb. 1).

Bevor der Begriff der Organisation differenzierter dargestellt wird, soll zunächst Piagets Verständnis von Adaptation näher erläutert werden.

Mit dem Begriff der Adaptation greift Piaget den biologischen Grundbegriff der Anpassung eines Organismus an seine Umwelt auf und wendet ihn auf kognitive Prozesse an. Betrachtet man solche Anpassungsprozesse genauer, so zeigen sich gegenläufige und sich ergänzende Prozesse der Assi-

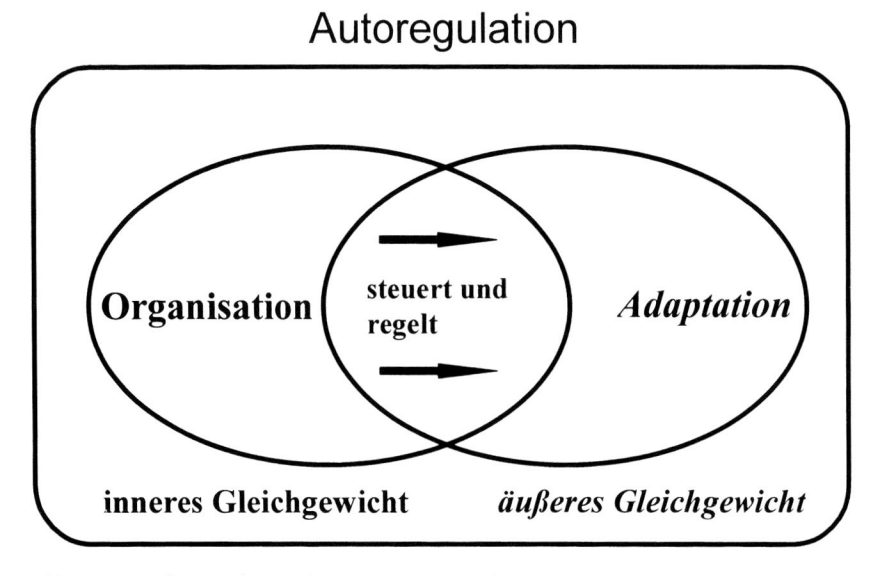

Abb. 1: Die Selbstregulation des Organismus nach Piaget

milation und der Akkomodation, in deren Wechselspiel sich die Adaptation vollzieht.

Die Nahrungsaufnahme beispielsweise ist ein Assimilationsprozess, in dem der Körper die aufgenommene Nahrung solange umbaut und aufschlüsselt, bis sie seiner Struktur so angeglichen ist, dass er sie verwerten kann. Die Assimilation ist also ein Angleichungsprozess an eine bereits gegebene Struktur. In gleicher Weise wird nach Piaget jede Information im Zuge der kognitiven Verarbeitung an die bereits vorhandene Struktur angeglichen, da wir sie sonst nicht weiter verarbeiten und nutzen können.

Umgekehrt stellt sich der Verdauungsapparat z.B. in der Zusammensetzung der Magensäure auf die zu verdauende Nahrung ein. Diese Angleichung des Verdauungsprozesses an die aufgenommene Nahrung nennt man Akkomodation. Ein anderes bekanntes Beispiel der Akkomodation ist die Veränderung der Pupillenweite je nach Stärke des Lichts, das auf das Auge trifft. Ebenso verändert sich auch ständig die Art und Weise, in der wir die Informationen assimilieren, die uns erreichen. Eine Akkomodation in der Informationsverarbeitung liegt also vor, wenn die Art der Assimilation verändert wird.

Assimilation und Akkomodation sind nie voneinander isoliert. Vielmehr sind beide untrennbare Teilaspekte der Adaptation, der Anpassung eines jeden Organismus an seine Umwelt. Assimilation und Akkomodation ergänzen und bedingen sich dabei gegenseitig. Es ergibt sich also ein *Prozess der Selbstregulation*, in dem die assimilierten Elemente die Art der Assimilierung modifizieren (gleich Akkomodation), wodurch wiederum die weitere Assimilierung neuer Elemente gesteuert wird usw. Beispielsweise wird sich die Verdauung auf vegetarische Kost einstellen und diese dann auch immer besser verwerten können.

Die kognitive Entsprechung zur (biologischen) Adaptation nennt Piaget *Äquilibration*. Sie beschreibt für den Bereich der kognitiven Informationsverarbeitung einen Prozess der Selbstregulierung, in dem in wechselseitiger Beschränkung die Information assimiliert wird und die assimilierte Information ihrerseits die Art und Weise verändert, in der neue Information aufgenommen wird (Akkomodation). Somit ist die kognitive Informationsverarbeitung ein beständiger selbstregulativer Prozess, in dem wir uns aktiv mit der Umwelt auseinander setzen. Nach Piaget ist jede beobachtbare Reaktion auf einen Umgebungsreiz der Beleg dafür, dass dieser Prozess aus Assimilation und Akkomodation stattgefunden haben muss (vgl. Piagets Argumentation gegenüber lerntheoretischen Grundannahmen: Piaget, 1970, S. 713–714).

BEISPIEL: *Kann beispielsweise ein Säugling auf die Nennung seines Namens mit einem Laut oder einer Bewegung reagieren, so ist dies weit mehr als nur eine angelernte Reaktion; vielmehr ist sein Verhalten der Ausdruck seines Selbstregulationsprozesses und dessen Leistungsfähigkeit. Um nämlich überhaupt reagieren zu können, muss er in der Lage sein, den Sti-*

mulus „Rufen seines Namens" erfolgreich zu assimilieren. Ist nun im Gegenzug die Bezugsperson in der Lage, den Laut oder die Bewegung des Säuglings als relevantes Zeichen zu bewerten, dass der Stimulus erfolgreich verarbeitet wurde, so ist dies wiederum ein Zeichen dafür, dass der Äquilibrationsprozess aus Assimilation und Akkomodation, diesmal bei der Bezugsperson, leistungsfähig genug war.

Piaget unterscheidet zwei Arten der Akkomodation. Zum einen sieht die eigene Organisation bestimmte Anpassungsmöglichkeiten vor; sie stehen sozusagen abrufbereit zur Verfügung. Beispielsweise ist die Akkomodation der Verdauungsenzyme an die Art der aufgenommenen Nahrung (s.o.) eine solche abrufbare Variante der Akkomodationen, die in der Organisation selbst bereits angelegt ist. Andererseits wären auf dieser Basis Fische nie zu Amphibien und Amphibien nie zu Landbewohnern geworden, wenn es nicht auch eine wesentlich tiefergreifende Art der Akkomodation gäbe. Diese zweite Art der Akkomodation bedeutet eine Veränderung der gesamten Organisation, die die Austauschprozesse steuert. Mit anderen Worten: Eine vorgesehene Variante abzurufen bedeutet nicht, die Organisation der eigenen Struktur und ihre Gesetzmäßigkeiten selbst zu verändern. Genau dies aber geschieht in der zweiten Form der Akkomodation (vgl. Abb. 2). Sie verändert die Organisation selbst und damit auch grundlegend die Art und Weise, in der sich die Assimilation in Zukunft vollzieht.

Die kognitiven Strukturen passen sich also zunächst im Rahmen der vorgesehenen Spannbreite an die Informationen an, die sie verarbeiten (Akkomodation erster Art). Sie wandeln sich also beständig durch die Hinzunahme bzw. Assimilierung neuer Elemente. Die Grenzen der vorgegebenen Möglichkeiten sind erreicht, wenn die Assimilationsprozesse diese Abstimmung nicht mehr leisten können. Einstmals gut akkomodierte Assi-

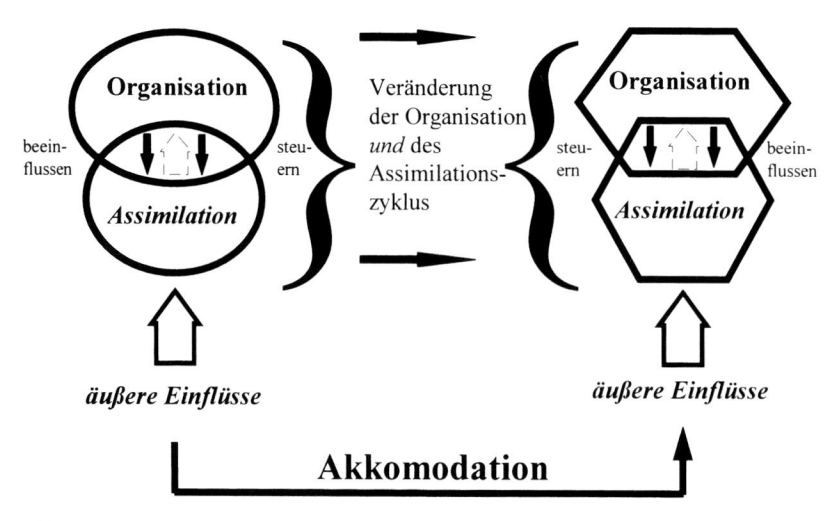

Abb. 2: Assimilation und Akkomodation

milationsprozesse sind so zu schlecht akkomodierten geworden. Darauf hin verändert sich die gesamte Organisation der kognitiven Strukturen (Akkomodation zweiter Art), die dann eine neue, angemessenere Spannbreite an Anpassungsmöglichkeiten (Akkomodationen erster Art) vorsieht. Durch diese Veränderung können nun Informationen in einer neuen Qualität assimiliert werden – vergleichbar dem Fisch, der nunmehr als Amphibie den Sauerstoff nicht nur aus dem Wasser, sondern auch aus der Luft assimilieren kann. Ist die Grenze dieser neuen Möglichkeiten erreicht, kann sich erneut eine Akkomodation der zweiten Art vollziehen.

Damit sind die Grundzüge von Piagets Entwicklungskonzept beschrieben: Entwicklung findet in Zyklen statt, in denen das Ausgestalten der Anpassungspotenziale einer Stufe schließlich zur Neuorganisation der gesamten Struktur auf einer neuen Entwicklungsstufe führt, worauf deren Anpassungspotenziale ausgestaltet werden usw. (vgl. Abb. 3).

Durch die Unterscheidung der Akkomodation erster und zweiter Art hat sich der Blickwinkel bereits von der Adaptation auf die Organisation verschoben. Mit der Schilderung dieser Anpassungsprozesse und ihrer Entwicklungsdynamik ist im Grunde auch die Funktionsweise der kognitiven Organisation beschrieben worden: Sie regelt und steuert nicht nur die Adaptationsprozesse, sondern auch ihre eigene Veränderung bzw. Entwicklung, um eine Adaptation in neuer Qualität zu ermöglichen. Die kognitiven Strukturen organisieren sich also selbst neu auf einer höheren Entwicklungsstufe. Piaget konzipiert die kognitive Entwicklung damit als autopoietischen, d.h. sich selbst schaffenden Prozess.

Dabei werden die alten Strukturen in den neuen Strukturen in einem doppelten Sinne aufgehoben. Ist die neue Struktur des Denkens erreicht, so lässt sie gleichzeitig die alte Struktur, aus der sie gewachsen ist, hinter sich; sie ist aufgehoben wie ein altes Gesetz durch ein neues. Gleichzeitig ist die alte Struktur in der neuen auch aufgehoben im dem Sinn, dass in der neuen Struktur die alte Struktur nicht aufgelöst, sondern gut aufgehoben ist. Die-

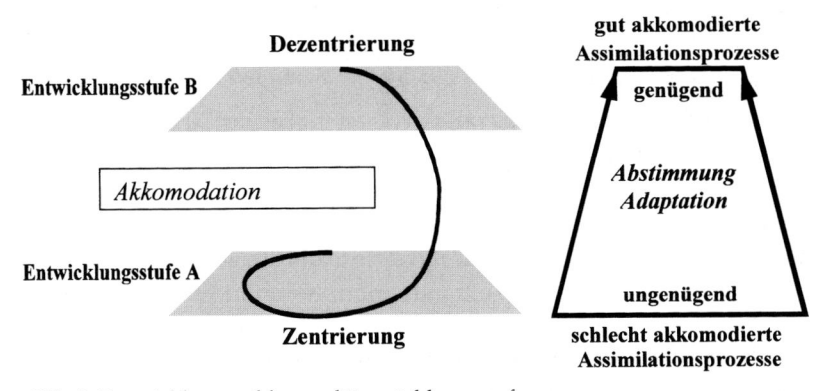

Abb. 3: Entwicklungszyklen und Entwicklungsstufen

sen Prozess des doppelten Aufhebens nennt Piaget „reflektierende Abstraktion" (Piaget, 1970a, S. 17–19). „Reflektierend" versteht Piaget zunächst im Sinne eines Übergangs von einer Hierarchiestufe des Denkens zur nächsten; für die kognitive Entwicklung meint Reflektion aber auch denjenigen produktiven Prozess der Reflektion, wodurch „auf der Ebene des Denkens eine Reorganisation stattfindet" (Piaget, 1970a, S. 18). Das gilt für Piaget auch für das Denken in seinen einfachsten und frühesten Formen. In der Art also, in der ein Mensch denkt bzw. nachdenkt, wenn er die neue Struktur erreicht hat, spiegelt sich wie ein Widerschein die alte Struktur, die er hinter sich gelassen hat.

BEISPIEL: *Beispielsweise erkundet ein Säugling seine Umgebung, indem er lange Zeit eher zufällig mit seiner Hand die Gegenstände in seiner Reichweite berührt. Mit der Zeit bemerkt er, dass seine Armbewegung an einen Rasselring immer mit einem Klang verknüpft ist. Er beginnt dann, diesen Ring absichtsvoll zu berühren, und das zufällige Anstoßen an irgendwelche Gegenstände nimmt ab. In der Folge beginnt er, auch andere Gegenstände gezielt zu berühren: Er hat ein neues Schema der Erkundung und Auseinandersetzung mit seiner Umgebung entwickelt.*

Zwischen der zufälligen und der absichtsvollen Berührung liegen die ersten Anfänge eines Denkprozesses, der mit Herstellen von ganz einfachen Zusammenhängen zu tun hat. Und die absichtsvolle Berührung ist wie ein Widerschein der zufälligen; die zufällige Berührung ist in ihr aufgehoben im doppelten Sinne. Sie ist überwunden, und sie ist in der absichtsvollen Berührung noch deutlich mitenthalten: Der Säugling hat seine zufälligen Bewegungen absichtsvoll koordiniert. Aus dem Schema der ungezielten Bewegung ist durch Koordination das Schema der zielgerichteten Bewegung geworden. Mit dem Begriff „Schema" bezeichnet Piaget ein kognitives Assimilationsmuster (vgl. Kesselring, 1981, S. 86). Ein Schema ist also eine bestimmte Art und Weise der aktiven Auseinandersetzung mit der Umwelt, auf die sich das Individuum die damit verbundenen Informationen zu Eigen macht.

Der zweite Begriff, den Piaget verwendet, nämlich den der Abstraktion, weist in diesem Zusammenhang auf einen anderen Sachverhalt hin. Die absichtsvolle Berührung ist nämlich wie eine Quintessenz aus all den vorangegangenen zufälligen Berührungen. „Abstract" bedeutet auf Englisch eine knappe Zusammenfassung, die alles Wesentliche enthält. Damit wird deutlich, dass der Prozess des Aufhebens und Aufgehobenseins, den Piaget mit reflektierender Abstraktion bezeichnet, nicht einfach nur andere Strukturen schafft als die vorhergehenden, sondern dass die neuen Strukturen komplexer, differenzierter und strukturierter sind als die vorhergegangenen. Mit anderen Worten: sie befinden sich auf einem höheren Entwicklungsniveau.

Die reflektierende Abstraktion hat also einen nach vorne gerichteten Aspekt, indem sie ein neues Schema aufbaut, und einen rückwärts gewand-

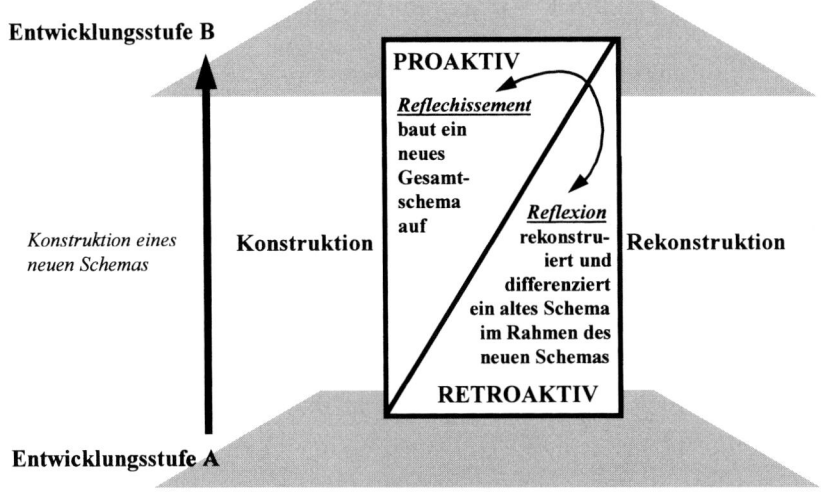

Entwicklungsstufe B

PROAKTIV

Reflechissement baut ein neues Gesamtschema auf

Reflexion rekonstruiert und differenziert ein altes Schema im Rahmen des neuen Schemas

RETROAKTIV

Konstruktion eines neuen Schemas | Konstruktion | Rekonstruktion

Entwicklungsstufe A

Reflektierende Abstraktion
Die Reflexion auf vorhandene Schemata ist ein kognitiver Akt, der selbst ein neues Schema konstituiert.

Abb. 4: Die beiden Aspekte der reflektierenden Abstraktion

ten Aspekt, indem sie das alte Schema im neuen rekonstruiert und differenziert. Den ersten Aspekt der Konstruktion bezeichnet Piaget mit „reflechissement" und den zweiten Aspekt der Rekonstruktion mit „reflexion" (Kesselring, 1981, S. 146; vgl. Abb. 4). Damit integriert Piaget die Dimensionen des Zeitlichen in den denkerischen Kern seiner Theorie.

BEISPIEL: *Eine Veranschaulichung dieser beiden Aspekte ist die Erweiterung des Raumes von zwei auf drei Dimensionen. Mit den beiden Dimensionen ‚Länge' und ‚Breite' kann man eine Fläche beschreiben, z.B. ein Quadrat. Mit der dritten Dimension der Höhe wird das Quadrat zum Würfel. Damit ist aber nicht einfach nur eine weitere Dimension hinzugekommen. Denn mit der dritten Dimension lässt sich nicht nur der Würfel beschreiben, was in zwei Dimensionen unmöglich war. Vielmehr erlaubt die Konstruktion der dritten Dimension, die beiden ersten Dimensionen ganz neu zu rekonstruieren. Den Würfel kann man mit einer gedachten Säge in allen möglichen Ebenen und Winkeln aufschneiden und erhält so eine unendliche Vielzahl neuer (Schnitt-) Flächen. Mit zwei Dimensionen lässt sich dagegen nur eine einzige Fläche beschreiben – sie ist also in der dritten Dimension in mehrfacher Hinsicht aufgehoben.*

Piaget (1970a, S. 18–19) fasst zusammen: „Das ist in der Tat unsere Hypothese: Die Wurzeln des logischen Denkens (...) sind ... in der *Koordination* von Handlungen zu finden, die die Basis der reflektierenden Abstraktion sind" (Übersetzung und Hervorhebung durch den Verfasser). Und fast im gleichen Atemzug verweist er darauf, dass man in einer regressiven Analyse diese Koordination zurückverfolgen könne bis in die vergleichende Biologie organischer Strukturen hinein.

Piaget hat also im Grunde ein dialektisches Modell von allgemeinen Entwicklungs- und Selbstorganisationsprozessen entworfen. Und wenn er schon selbst die Rückführung seiner Hypothese bis in die Biologie hinein thematisiert und damit die Einengung auf das Thema ‚logisches Denken' sprengt, so ist es sicher legitim, sein Modell auf die Entwicklung der Persönlichkeit auszuweiten.

2.3 Das Ich-System nach Rath als Struktur- und Organisationsmodell der Psyche

Um nun den Schritt von Piagets Denken zu einer Entwicklungstheorie der Persönlichkeit zu vollziehen, stellt sich die Frage, wie Piagets formalabstrakte Begriffe der Struktur und Organisation in einer Begrifflichkeit eine Entsprechung finden können, die die Struktur und Organisation der Psyche beschreibt. Zur Beantwortung dieser Frage greifen wir auf Bernes Theorie der psychischen Organe (Berne, 1989[11]) und auf ihre Reformulierung von Rath (1992; 1993) zurück.

Berne „verstand die Psyche als ein Organ, ein komplexes System, das Informationen empfängt und abruft und die Informationen verfügbar macht, während ein Individuum zur Umwelt in Beziehung steht" (Holloway, 1980, S. 31). Genauer noch unterschied Berne *drei psychische Organe*: „Exteropsyche, Neopsyche und Archaeopsyche werden als psychische Organe betrachtet, die sich phänomenologisch als exteropsychische (z.B. identifizierende), neopsychische (z.B. Daten verarbeitende) und archaeopsychische (z.B. regressive) *Ich-Zustände* manifestieren"(Berne, 1989[11], S. 3). Ein *Ich-Zustand* seinerseits ist definiert als „ein konsistentes Muster des Fühlens und Erlebens, das direkt mit einem entsprechenden konsistenten Muster von Verhaltensweisen verbunden ist" (Berne, 1966, S. 364).

Wie bereits ausgeführt, definiert Berne den *neopsychischen oder Erwachsenen-Ich-Zustand* als „eine selbstbestimmte zusammengehörige Gruppe von Gefühlen, Einstellungen und Verhaltensmustern, die der gegenwärtigen Realität angepasst sind" (Berne, 1989[11], S. 67). Neben der zeitlichen Qualität der Gegenwart ist das Realitätsprinzip die zweite definierende Komponente für den Erwachsenen-Ich-Zustand.
Im Gegensatz zum Erwachsenen-Ich-Zustand ist der *archaeopsychische oder Kind-Ich-Zustand* mit der zeitlichen Dimension der Vergangenheit verbunden. Berne definiert den Kind-Ich-Zustand als „eine zusammengehörige Gruppe von Gefühlen, Einstellungen und Verhaltensmustern, die Relikte aus der Kindheit des betreffenden Menschen sind" (Berne, 1989[11], S. 69). Ebenso wie der Kind-Ich-Zustand ist auch ein exteropsychischer oder Eltern-Ich-Zustand mit der Dimension der Vergangenheit verbunden, denn Berne bezeichnete diesen Ich-Zustand als einen geborgten Ich-Zustand (Berne, 1966, S. 366); er ist definiert als „eine Gruppe von Gefühlen, Haltungen und Verhaltensmustern, die denjenigen einer Elternfigur ähneln" (Berne, 1989[11], S. 66). Bei den Eltern-Ich-Zuständen handelt es sich also zunächst um Internalisierungen bzw. Verinnerlichungen von Persönlichkeiten aus der konkreten eigenen Vergangenheit und deren Ich-Zustände.

Rath (1992) weist nun darauf hin, dass Berne die psychischen Organe über ihre Funktionsentfaltung definiert, wie sie mit den Ich-Zuständen beschrieben ist. Die wissenschaftstheoretische Legitimität dieses Definitionsansatzes illustriert Rath mit dem Beispiel der Schwerkraft, deren Funktionsentfaltung mit den Graviationsgesetzen beschrieben wird, ohne zu wissen, „was die Schwerkraft ‚wirklich' ist" (Rath, 1992, S. 95). Wissenschaftstheoretisch kritikwürdig ist dagegen Bernes Aufteilung der Psyche in drei Organe. An dieser Stelle setzt Raths Neuformulierung ein, die an Bernes synonyme Bezeichnung der Psyche als Organ und als komplexes System anknüpft. In der Schiffschen Terminologie ist bereits und ebenfalls von Eltern-Ich-Systemen die Rede – ein Aspekt, der ebenfalls die Integration von Raths Modell anbietet.

Rath (1992, S. 98) beschreibt auf diesem Hintergrund die menschliche Psyche wie folgt: „Die Psyche des Menschen ist ein sich selbst organisierendes System, das sich entfaltet, wenn eine Person durch eine mehr oder weniger intensive energetische oder materielle Transaktion mit der Umwelt in Beziehung steht, und ist selbst wiederum Teil eines Systems komplexerer Ordnung." Neopsyche, Archaeopsyche und Exteropsyche fasst er hierbei als Subsysteme des selbst-organisierenden Systems der Psyche auf. Er fährt fort: „Als Ich-System bezeichnen wir das durch die Subsysteme Neopsyche, Archeopsyche und Exteropsyche strukturierte, sich selbst organisierende System, das die Psyche des Menschen abbildet. Dieses Ich-System repräsentiert die Persönlichkeit des Menschen (...). Es korrespondiert mit dem Begriff des ‚Gesamt-Ichs' bei Freud und dem Begriff des Ichs der Ich-Psychologie. Das Ich-System wird durch seine Funktionen (...) bestimmt und definiert. Als eine zentrale Funktion des Ich-Systems ist die Selbstorganisation anzusehen" (Rath, 1992, S. 100).
Rath sieht die Neopsyche als Organisator des Ich-Systems per se (1992, S. 106), indem sie die implizite Ordnung der Psyche im Hier und Jetzt entfaltet. In der Beschreibung dieser Funktion nimmt er Bezug auf die Piagetschen Konzepte der Assimilation, der Akkomodation und der Äquilibration (Rath, 1992, S. 107).
Damit ist die Verbindung zwischen Piagets Konzepten und der Selbstorganisation der Psyche hergestellt, und somit kann der Entwurf einer Entwicklungstheorie der Persönlichkeit in Angriff genommen werden.

2.4 Die Entwicklung der psychischen Struktur

Es ist nach dem bisher Gesagten mehr als nahe liegend, in der reflektierenden Abstraktion Piagets das definierende Funktionsmerkmal der psychischen Selbstorganisation zu sehen. Mit anderen Worten: Die Selbstorganisation der Psyche generiert in einem kontinuierlichen Auseinandersetzungsprozess im Hier und Jetzt eine neue Qualität des Ich-Systems bzw. der Persönlichkeit, in der die alte Qualität dialektisch aufgehoben ist. Es ist eben nicht nur das (logische) Denken, das sich in der Auseinandersetzung mit der Umwelt in der von Piaget beschriebenen Weise entfaltet, sondern die gesamte Persönlichkeit in allen Aspekten und Funktionsbereichen. Das Ich-System verfügt also insgesamt über im wahrsten Sinne des Wortes autopoietische, d.h. selbstschaffende und selbsterhaltende Eigenschaften. Und diese Organisationseigenschaften des Ich-Systems sind das Kennzeichen der Neopsyche und ihrer Verarbeitungsprozesse (s.o.).

Am deutlichsten zeigen sich diese Eigenschaften in der *Intuition*. Sie ist ein Phänomen neopsychischer Verarbeitungsprozesse, denn intuitive Erkenntnis kann im Sinne Piagets verstanden werden als der Moment, in dem durch den Quantensprung der reflektierenden Abstraktion ein neues Schema entsteht.

Das neopsychische System ist somit Ausgangspunkt und Resultat dieses autopoietischen Prozesses.

Exteropsyche und Neopsyche

Das *exteropsychische Subsystem* nimmt im Reigen der Subsysteme insofern eine Sonderstellung ein, als Berne selbst in seinen Manifestationen psychische Internalisierungen bzw. Verinnerlichungen sieht (s.o.). Dieses Subsystem kann das Wahrnehmen, Denken, Fühlen und Handeln eines anderen Menschen gewissermaßen wie eine Computerdiskette kopieren und auf der eigenen mentalen Festplatte speichern. Hierin liegt noch nicht die eigentliche entwicklungspsychologische Bedeutung dieses Systems der Wahrnehmungsverarbeitung. Die zentrale Bedeutung liegt vielmehr darin, dass die in der Exteropsyche aufbewahrten, enorm komplexen Informationen im neopsychischen Verarbeitungsprozess abgerufen, aktualisiert und integriert werden können, sodass sie dann nicht mehr nur ‚kopiert', sondern einverleibt und der Persönlichkeit zu Eigen sind.

BEISPIEL: *Beispielsweise können Kinder im dritten Lebensjahr in der Phase des Spracherwerbs ihre Eltern mit bestimmten Aussprüchen exakt kopieren und mit dieser Kopie zu experimentieren beginnen, indem sie ihre Eltern damit in verschiedenen Situationen konfrontieren und sehr genau die Auswirkungen ihrer Aktion beobachten. Mit jedem Versuchsdurchgang modifizieren sie die ursprüngliche Kopie und eignen sie sich schrittweise an, bis es schließlich ihre eigene effektive Mitteilungsform geworden ist, deren Ursprünge man zwar noch erkennt, die aber ganz deutlich in die eigene Art des Kindes integriert worden ist. Beispielsweise kann ein entschiedenes und kritisch-eingrenzendes „Oh nein" der Eltern auf diese Weise zu einem „Ach nein" voller Inbrunst und Leidenschaft werden, wenn das Kind deutlich macht, dass es etwas ganz bestimmt nicht will.*

Das Verhältnis zwischen dem exteropsychischen und dem neopsychischen System ist damit noch nicht hinlänglich beschrieben. Vielmehr ist dem Umstand Rechnung zu tragen, dass die Inhalte des exteropsychischen Systems nicht unabhängig vom Entwicklungsstand des neopsychischen Systems wirksam werden. An dieser Stelle wird der Unterschied zwischen den elterlichen Introjekten im exteropsychischen System und den erlebten

Eltern bedeutsam, wie sie in der kindlichen Persönlichkeit durch den neopsychischen Verarbeitungsprozess entstehen. Über dieselben Eltern stehen der Persönlichkeit also zwei grundverschiedene Qualitäten von Information zur Verfügung.

Zum einen handelt es sich um die hochkomplexen elterlichen Ich-Zustände, die als Internalisierungen bzw. Verinnerlichungen im exteropsychischen System beheimatet sind. Diese Information ist so komplex, dass sie meines Erachtens mit den bisher entwickelten Modellen der kognitiven Informationsverarbeitung und Gedächtnisbildung nicht zu erklären ist. Von entscheidender Bedeutung ist der Punkt, dass ganz offensichtlich die „Einlagerung" dieser Information relativ unabhängig vom kognitiven Entwicklungsstand bzw. dem Entwicklungsstand des neopsychischen Systems erfolgt. In Trance- oder Regressionsarbeit beispielsweise können Informationen aus dem exteropsychischen System abgerufen werden, die der Klient zu einer Zeit gespeichert haben muss, als er – beispielsweise als Zweijähriger – nach herkömmlichen Vorstellungen der Intelligenz- und Gedächtnisentwicklung sicher nicht in der Lage war, eine derart wirklichkeitsgetreue Verarbeitung und Speicherung dieser Komplexinformation zu leisten.

Dem steht eine Gruppe von Informationen in der Struktur des neopsychischen Systems gegenüber, die die Erlebten Eltern repräsentiert, wie sie der Klient in dem entsprechendem Lebensalter erlebt und im neopsychischen Prozess auf seinem damaligen Entwicklungsniveau verarbeitet hat. Beispielsweise wird der Klient als Zweijähriger seine Eltern, so wie er sie damals erlebt hat und erleben konnte, mit allen Zügen des magisch konkreten Denkens versehen in seine neopsychische Struktur integriert haben.

In seiner Persönlichkeit sind seine Eltern also doppelt repräsentiert, jedoch in sehr unterschiedlichen Qualitäten: Einmal als Internalisierungen bzw. Verinnerlichungen, unabhängig vom eigenen Entwicklungsstand, und zum anderen in Form der erlebten Eltern als Teil seiner neopsychischen Struktur, die in immer neue Entwicklungsstufen aufgehoben wurde und wird. Und in jeden neopsychischen Verarbeitungsprozess, der zu einer neuen Stufe der Entwicklung führt, fließt die komplexe Information der Internalisierungen aus dem exteropsychischen System wieder mit ein, zusammen mit den Teilen seiner neopsychischen Persönlichkeitsstruktur, für die die Chiffre der Erlebten Eltern steht. Kesselring (1981) hat ausgehend von Piagets Theorie herausgearbeitet, dass logische Widersprüche die Entwicklung des Denkens entscheidend stimulieren, denn die neue Entwicklungsstufe dient dazu, die aufgetretenen Widersprüche aufzuheben. Es bietet sich an dieser Stelle an, dem logischen Widerspruch den Widerspruch psychisch repräsentierter Wirklichkeiten zur Seite zu stellen, wie er soeben in der doppelten psychischen Realität der Eltern-Introjekte und der Erlebten Eltern beschrieben wurde. Geht man diesem Gedanken nach, so erweist sich die Fähigkeit zur Internalisierung in einem weiteren Sinn als grundlegend für die psychische Entwicklung: Ohne sie gäbe es keinen Widerspruch psychisch repräsentierter Wirklichkeiten, der auf Auflösung und Integration drängt und so zum Motor der psychischen Entwicklung wird.

Das Ich-System wird also in seiner neopsychischen Verarbeitung der Realität aus zunächst zwei internen Quellen gespeist: Zum einen aus den gewachsenen neopsychischen Strukturen der eigenen bisherigen Entwicklung, und zum anderen aus den Inhalten des exteropsychischen Systems. Beide Quellen erzeugen in ihrer Widersprüchlichkeit zusammen mit den Einflüssen der äußeren Realität und dem daraus entstehenden weiteren Widerspruchspotenzial den Impuls, in reflektierender Abstraktion eine neue Synthese zu schaffen, in der die Widersprüche aufgehoben sind.

Dieser autopoietische Prozess manifestiert sich phänomenologisch in *Erwachsenen-Ich-Zuständen.*

Das Misslingen der reflektierenden Abstraktion und das Entstehen des archeopsychischen Ich-Systems

Da die vergangene Struktur stets in der gegenwärtigen aufgehoben ist, so stellt sich die Frage, ob die Unterscheidung in Neopsyche und Archeopsyche im Sinne von Rath (1992) nicht nur von rein akademischem Interesse und damit im Modell verzichtbar ist. Denn konsequent mit Piaget weitergedacht ist eine solche Unterscheidung im Grunde nur der Hinweis auf die Tatsache, dass die Entwicklung der psychischen Struktur der Zeit unterworfen ist, und dass zu verschiedenen Zeitpunkten unterschiedliche Entwicklungsstadien der Struktur in Erscheinung treten. Im Falle idealtypisch gelingender Entwicklung gäbe es dann, wie bereits erwähnt, lediglich zwei Subsysteme: Das neopsychische Subsystem, das sich autopoietisch in immer neuen Qualitäten aufhebt, und das exteropsychische Subsystem, das durch Internalisierungen ein nahezu unerschöpfliches Reservoir an komplexen Mustern aus dem Denken, Fühlen, Erleben und Handeln anderer Personen zur Verarbeitung bereithält und zur Bildung immer neuer Widersprüche beiträgt, die die Entwicklung vorantreiben.

Dieser Gedankengang setzt voraus, dass die reflektierende Abstraktion stets und vollständig gelingt, denn in diesem Fall wäre in der Tat die gesamte psychische Struktur in ihrer jeweiligen neuentstandenen Qualität aufgehoben.

An dieser Stelle wird deutlich, dass Piaget ein normatives Modell kognitiver Entwicklung erstellt hat, das in idealtypischer Weise die Gesetzmäßigkeiten einer ungestörten und gelingenden geistigen Entfaltung beschreibt. In der empirisch belegten Realität ist dies jedoch in der kognitiven Entwicklung nicht in jedem Fall gegeben, wie verschiedene empirische Untersuchungen zu Piagets Stufenmodell ergeben. Sie zeigen zwar ganz überwiegend, dass sich die Stufenfolge der Entwicklung kulturübergreifend und unabhängig von der Intelligenz nachweisen lässt, auch wenn das Entwicklungstempo unterschiedlich ist und verschiedene Entwicklungsaufgaben unterschiedlich „anfällig" für Milieu- und Kultureffekte sind (Goodnow, 1969). Nachweisbar ist aber auch, dass bereits errungene Entwicklungsstufen auch wieder aufgegeben werden können (Bovet, 1970), was nach der theoretischen Logik Piagets nicht der Fall sein dürfte.

Dem Realitätsprinzip folgend müssen auch das Ich-System und seine Entwicklung so beschrieben werden, dass gelungene und gescheiterte Selbstorganisationsprozesse gleichermaßen abgebildet werden können. Mit der Unterscheidung von Neo- und Archeopsyche können diese Möglichkeiten modellhaft abgebildet werden. Das neopsychische Ich-System entsteht und erneuert sich aus gelingenden Prozessen der reflektierenden Abstraktion, wogegen das archeopsychische Ich-System scheiternde Verarbeitungsprozesse und die hieraus erwachsenden Strukturen abbildet.

Berne (1989[11]) versteht unter der *Archaeopsyche* die archaischen Relikte aus der Kindheit. Die Bedeutung dieser eindrucksvollen Umschreibung gewinnt in unserem Zusammenhang neuen Sinn; als archaische Überbleibsel der Psyche lassen sich jetzt diejenigen Teilstrukturen begreifen, die nicht in reflektierender Abstraktion aufgehoben und weiterentwickelt wurden. Mit anderen Worten: Es sind die Hinterlassenschaften gescheiterter neopsychischer Verarbeitungsprozesse. Gesunde und pathologische Entwicklung lassen sich also danach unterscheiden, ob eine reflektierende Abstraktion der psychischen Struktur vollständig erfolgen konnte, was die Entwicklungsgeschichte der Neopsyche charakterisiert, oder ob durch eine unvollständige oder gescheiterte Reorganisation von Teilen der psychischen Struktur archaische Relikte zurückbleiben, die in ihrer Gesamtheit die Archeopsyche bilden. Die archeopsychischen Verarbeitungsprozesse sind dementsprechend dadurch gekennzeichnet, dass sie die generative Qualität neopsychischer Verarbeitungsprozesse vermissen lassen, was in der Zeitdimension ausgedrückt einer Verlängerung der Vergangenheit und ihrer Strukturen in die Gegenwart hinein entspricht.

Phänomenologisch treten diese Strukturen als *Kind-Ich-Zustände* in Erscheinung.

Der Umstand, dass es solches Scheitern gibt, ist jedoch noch keine hinreichende Erklärung für das Entstehen des archeopsychischen Systems. Zu klären ist vielmehr, unter welchen Bedingungen der neopsychische Verarbeitungsprozess scheitern kann. Hierzu greifen wir Bernes Definition der deskriptiven Aspekte eines Kind-Ich-Zustands auf, in dem sich bekanntlich das archeopsychische Subsystem phänomenologisch manifestiert (s.o.). Berne definiert den angepassten Aspekt des Kind-Ich-Zustands folgendermaßen: „Das *Angepasste Kind* ist ein archaischer Ich-Zustand, der sich unter dem Einfluss des Eltern-Ich-Zustands befindet, wogegen das *Natürliche Kind* ein archaischer Ich-Zustand ist, der frei ist von solch einem Einfluss oder sich selbst zu befreien versucht" (Berne, 1989[11], S. 25). Aus dem Kontext geht eindeutig hervor, dass Berne diesen Einfluss als einschränkenden oder traumatisierenden Einfluss verstanden wissen wollte. Da Berne die Eltern-Ich-Zustände als Manifestationen des exteropsychischen Systems beschrieben hat, so liegt nunmehr der Schluss nahe, dass dieser einschränkende Einfluss dazu geführt hat und immer noch führt, dass der neopsychische Verarbeitungsprozess sich die damit zusammenhängenden Informationen eben nicht aneignen konnte, wie es weiter oben beschrieben worden ist. Mit anderen Worten: Der neopsychische Verarbeitungsprozess konnte zu dem Zeitpunkt, als diese problematische Komplexinformation zur Verarbeitung anstand, keine reflektierende Abstraktion vollziehen. Das neopsychische System bleibt in diesem betroffenen Teil als ‚Bauruine der Psyche' zurück – ein archaisches Relikt.

Das führt in der Folge dazu, dass immer dann, wenn eine vergleichbare Information später verarbeitet sein will, der neopsychische Prozess für seine aktuelle Integrationsarbeit an diesen Teil seiner Struktur anknüpfen muss, und zwar parallel an den traumatisierenden Inhalten des exteropsychischen Systems und an der dadurch entstandenen ‚Bauruine' im archeopsychischen System. Im günstigen Fall kann die Integration bei diesem oder einem weiteren erneuten Anlauf gelingen; damit gelingt auch die reflektierende Abstraktion, und dieser Teil des archeopsychischen Systems ist nunmehr im neopsychischen System aufgehoben.

Die reflektierende Abstraktion kann aber auch erneut scheitern. Dies wird dann der Fall sein, wenn der einschränkende Einfluss aus dem exteropsychischen System weiterhin in gleicher und unverminderter Weise wirksam wird wie beim ersten Mal. In dieser Sicht sind also archeopsychische Verarbeitungsprozesse nichts anderes als diejenigen neopsychischen Verarbeitungsprozesse, die nach wie vor an diesem einschränkenden Einfluss scheitern. Sie manifestieren sich phänomenologisch im Kind-Ich-Zustand, denn im Versuch der Verarbeitung aktivieren sie die dazu gehörige Struktur des archeopsychischen Systems und damit auch das Lebensalter, in dem die reflektierende Abstraktion dieser Struktur gescheitert ist.

Das Scheitern der Integration als Abwehrleistung des Ich-Systems

Die beiden Subsysteme der Extero- und Archeopsyche stehen mit Blick auf die reflektierende Abstraktion in einem unterschiedlichen Bedingungszusammenhang mit dem neopsychischen Subsystem. Reflektierende Abstraktion bedeutet, dass die bereits entstandene Struktur sich selbst in eine neue Struktur hinein aufhebt. Mit anderen Worten: Ohne vorhandene Struktur keine reflektierende Abstraktion. Somit sind die jeweils durch die äußeren Impulse angesprochenen Teile des neopsychischen wie des archeopsychischen Systems der unverzichtbare und notwendige Ausgangspunkt eines neuen Integrationsschritts.

Lernt ein Kind neue Spielkameraden kennen, so muss es in seiner Auseinandersetzung mit ihnen auf seine vorhandenen, mit der erlebten Situation korrespondierenden innerpsychischen Strukturen zurückgreifen, gleichgültig, ob es sich um archaische Relikte oder um integrierte Teile des neopsychischen Systems handelt.

Anders dagegen stellt sich das exteropsychische System in seiner Rolle für den neopsychischen Verarbeitungsprozess dar. Die im exteropsychischen System gesammelten Internalisierungen können, aber müssen nicht mit derselben Notwendigkeit Eingang finden in den Prozess der reflektierenden Abstraktion.

Vor der Erörterung der psychotischen Entwicklung ist eine Klärung des *transaktionsanalytischen Introjekt-Begriffs* erforderlich.
Die neuere Literatur der Ich-Psychologie fasst unter dem Oberbegriff der Internalisierung bzw. Verinnerlichung die Prozesse der Inkorporation, der Introjektion und der Identifikation, die die Verinnerlichungsprozesse in verschiedenen Entwicklungsaltern beschreiben (Blanck und Blanck, 1994[3], 1998[7]). Dabei greifen wir hier drei sich wandelnde Sichtweisen auf, die sich in der Literatur deutlich abzeichnen:
(1) Die Entpathologisierung des Abwehrbegriffs hin zu einem neuen Verständnis der Abwehrmechanismen als entwicklungsnotwendige Regulations- und Abstimmungsprozesse. „Strukturierung, Differenzierung und Verinnerlichung sind fortlaufende Prozesse. (...) Stellt man sich Entwicklung als fortlaufend, fortgesetzt und unaufhörlich vor, legt dies nahe, dass wir alle diese Vorgänge als Verinnerlichungen betrachten, die qualitativ differieren, um die wachsende Fähigkeit des Individuums, immer höhere Schranken zwischen Selbst- und Objektbildern und -repräsentanzen zu errichten, zu korrelieren. (...) Verinnerlichung operiert kreativ" (Blanck und Blanck, 1989, S. 90–91). Die Autoren betonen, dass „das Verinnerlichte die *Resultante* beziehungsweise das Produkt der einzigartigen Weise ist, wie jedes Individuum Erfahrung verarbeitet"(S. 91; kursiv im Original). Die Nähe zu Piagets Entwicklungsbegriff und zum transaktionsanalytischen Konzept der Skript- bzw. Überlebensentscheidung ist offenkundig. Mentzos (2000[17]) betont ergänzend, dass die hier diskutierten Abwehrmechanismen erst dann als Störungen und Ausdruck eines regressiven Vorganges zu deuten sind, wenn sie im späteren Leben überhand nehmen (S. 45).
Auf dem skizzierten Hintergrund schlagen Blanck und Blanck (1989) sogar vor, die begriffliche Differenzierung zwischen Inkorporation, Introjektion und Identifikation aufzugeben.
(2) Die frühen Verinnerlichungsprozesse der Introjektion und der Inkorporation werden wie auch die Auffassung der damit korrespondierenden Ich-Struktur aus dem traditionellen Verständnis als primitiv, unreif und ungeformt gelöst. Mit der alten Auffassung war auch verbunden, dass die psychotische Symptomatik nicht Ausdruck eines intrapsychischen Konflikts sein könne. „Längere und intensive therapeutische Erfahrungen zwingen uns nun, diese Sichtweise zu revidieren. (...) Wir beginnen uns zu fragen, ob die Psychotiker tatsächlich so „ichschwach" sind, wie wir es annahmen. Wir beginnen auch zu begreifen, welche *zentrale* Bedeutung gerade antinomische Konstellationen innerhalb der psychotischen Dynamik besitzen. Konvergierende Erfahrungen (...) rechtfertigen eine Schwerpunktverlagerung auf den *Konfliktbegriff*" (Mentzos, 2000[4], S. 9–10; kursiv im Original), den er im Anschluss erläutert.
(3) In die ich-psychologischen Vorstellungen von der Entstehung von Psychosen hält eine vorsichtige Anerkennung der Tatsache Einzug, dass biologische Gegebenheiten mit realen „,Traumatisierungen' im weitesten Sinne" (Mentzos, 2000[4], S. 17) zusammenspielen. Damit zeichnet sich in der Diskussion der Psychosenentstehung ein Prozess analog zur hinlänglich bekannten Diskussion um die Anerkennung realen sexuellen Missbrauchs statt seiner Fantasie in der Entstehung der (vormals so genannten) Hysterie ab.
Die entwicklungspsychopathologische Forschung hat die traumatisierenden (sprich: mit

störungsursächlichen) realen Bedingungen späterer pathologischer Entwicklungsverläufe in einer Vielzahl von Studien beschrieben (Cicchetti, 1999), sodass festgehalten werden kann: Es gibt tatsächlich pathogene Konstellationen, mit denen das Kleinkind oft von Beginn an real konfrontiert ist. Der von Mentzos (2000[4]) ins Auge gefasste Konflikt schält sich als weit realer heraus als bisher angenommen. Es scheinen also (neben den erwähnten biologischen Gegebenheiten) in erster Linie die realen Objekte zu sein, mit denen sich der zentrale Konflikt der späteren Psychotiker konstelliert; die Verinnerlichung dieser Objekte ist dann in der Tat als kreative, aktive Operation im Sinne von Blanck und Blanck (1989) zu werten.

Bernes sehr viel früher formulierte Vorstellungen vom Eltern-Ich-Zustand (z.B. Berne, 1966) führen an diese Nahtstelle zwischen realem Konflikt und seiner intrapsychischen Entsprechung und erweisen sich im Licht der hier nachgezeichneten Diskussion als gutes Beispiel seiner Intuition. Seine Auffassung, es handele sich um psychisch vergegenwärtigte reale Personen (siehe oben), teilt auch Schiff (1975). Wenn dieser Ansatz allerdings im Sinne der Verdinglichung eines an sich theoretischen Konzepts verstanden wird, so führt dies zu den dann auch zu Recht etwa von Schlegel (1993) kritisierten theoretischen Komplikationen.

Wir verstehen Bernes Idee dahingehend, dass der Vorgang der Introjektion eine spezifische Art der Wahrnehmung und vergegenwärtigenden psychischen Abbildung umschreibt, in der die psychische Struktur einer Person (oder, analytisch gesprochen, eines Objekts) in ihrer Ganzheit weitgehend erfasst und im exteropsychischen Ich-System strukturell und energetisch präsent wird. Somit handelt es sich nicht um eine primitive Repräsentanz eines (Teil-) Objektes, sondern um einen hoch komplexen und differenzierten Vorgang. In diesem Sinne unterscheidet sich dieser spezifische Vorgang der Verinnerlichung von der Entwicklungslinie der Abwehrmechanismen, wie sie Blanck und Blanck (1989) herausgearbeitet haben. Chamberlain (1983) hat breit angelegt Evidenz aus verschiedenen Forschungsrichtungen zusammengestellt, die auf Bewusstheit der Wahrnehmung und ein differenziertes, komplexes Gedächtnis schon bei der Geburt hinweisen. Insbesondere Geburtserinnerungen unter Hypnose zeigen jene Qualitäten, die der transaktionsanalytischen Vorstellung der Eltern-Ich-Zustände entsprechen. Dieses Verständnis von Introjektion umfasst sowohl den Aspekt eines gegebenenfalls realen Konfliktes (statt lediglich primitiver Fantasien davon) als auch den Aspekt einer differenzierten Ich-Struktur von Geburt an – und damit auch die intrapsychische Widerspiegelung dieses Konfliktes.

Die Notwendigkeit des exteropsychischen Systems und der darin enthaltenen Internalisierungen liegt vielmehr in ihrer Überlebensfunktion: Im Moment der physischen Trennung muss der Säugling mit der Mutter psychisch verbunden sein, um die Trennung nicht nur biologisch, sondern psychisch zu überleben. Diese psychische Verbindung entsteht, indem der Säugling die Mutter schon vor dem Moment der Trennung von ihr als Internalisierung in sich aufgenommen hat. Somit ist er in der Lage, die für ihn völlig unabsehbaren Zeiten des Getrenntseins zu überbrücken, denn die Mutter ist als Verinnerlichung weiter bei ihm. Welch (mündliche Mitteilung) nimmt an, dass die Fähigkeit zur reflexhaften Internalisierungsbildung in traumatischen Situationen ein fundamentaler Überlebensmechanismus der menschlichen Psyche ist. Somit ist sie die erste und grundlegende Abwehrleistung der Psyche, nämlich die Abwehr des eigenen psychischen Todes durch die Trennung von der Mutter.

Übt nun das Introjekt einen einschränkenden Einfluss im Sinne Bernes auf das Ich-System aus, so kann das Ich-System diesen Einfluss abwehren, indem die reflektierende Abstraktion unterbleibt und die Integration aufgeschoben wird. Damit bleibt allerdings auch der anstehende, nächste Entwicklungsschritt in diesem Teilbereich des Ich-Systems aus. Die archaischen Relikte, die hierdurch entstehen, sind der Preis für diesen Aufschub. Knüpft der neopsychische Verarbeitungsprozess später an diesen Relikten wieder an, so bedeutet das gleichzeitig, dass damit auch der einschränkende Einfluss des exteropsychischen Systems ebenfalls integriert werden muss, der mit dem archaischen Relikt untrennbar verknüpft ist.

Das Ich-System kann jedoch diesen inneren Einfluss erneut abwehren und den Aufschub verlängern. Dies geschieht, indem die Person z.B. in projektiver Identifikation den gescheiterten eigenen Integrationsversuch im Verhalten einer anderen wieder entdeckt und den einschränkenden Einfluss von innen nach außen bringt bzw. externalisiert.

Beispielsweise wird sie dann wie ihre Eltern das Verhalten der anderen Person maßregeln oder bewerten, ohne die Angemessenheit einer solchen Reaktion abzuwägen und ohne die Auswirkungen wach zu beobachten und neopsychisch zu integrieren – im Gegensatz zum oben geschilderten kleinen Mädchen und seinem „Ach nein!". Durch diese Verlagerung des einschränkenden Einflusses nach außen verschafft sich das Ich-System Entlastung.

Phänomenologisch tritt diese Verlagerung als *Eltern-Ich-Zustände* in Erscheinung.

Gelingt dagegen die neopsychische Integration des einschränkenden Einflusses, so werden auch die Abwehrstrategien hinfällig, die mit ihm verknüpft waren.

Damit ist der Begriff des Wiederholungszwanges angesprochen, den bereits Freud (z.B. Freud, 1967[5]) eingeführt hatte. Er schilderte die Notwendigkeit, an den alten, einschränkenden Einflüssen anzuknüpfen. Caruso (1986) hat eine Interpretation des Wiederholungszwanges vorgelegt, die unseren Überlegungen nahe verwandt ist; indem er an die Dialektik Teilhard de Jardins anknüpfte, konnte er zeigen, dass der Wiederholungszwang von der unbewussten, aber existenziellen Hoffnung gespeist wird, die schlimme alte Geschichte könne *dieses* Mal doch noch ein gutes Ende nehmen. Und dadurch trägt das Urbedürfnis nach Wiederholung einen Heilungs- und Entwicklungsimpuls in sich. Dieser Entwicklungsimpuls entspricht in unserem theoretischen Bezugsrahmen der geschilderten Integration archeopsychischer Anteile.
In der theoretischen Weiterführung greift Caruso (1986) auf den Lebens- und Todestrieb Freuds (1973[23]) zurück, in deren Spannungsfeld er den Heilungs- und Entwicklungsimpuls der Wiederholungsdynamik einbettet. Das Spannungsfeld selbst sieht er jedoch nicht als Gegenstand dialektischer Aufhebung. Piagets Kritik an den Stufen der psychosexuellen Entwicklung trifft somit auch auf Carusos Ansatz zu, denn Piaget weist darauf hin, dass der zugrunde liegende Trieb nach psychoanalytischer Auffassung sich nicht entwickelt oder verändert, sondern sich lediglich auf verschiedene Körperzonen verlagert (Piaget, 1970, S. 710).

Die bis jetzt geschilderten Prozesse der Abwehr entsprechen einer neurotischen Entwicklung und ihrer Aufhebung in einem gelingenden, die betroffenen Teile des Ich-Systems integrierenden Entwicklungsschritt.

Die Trübung des Erwachsenen-Ichs als Ausdruck einer neurotischen Entwicklung

In Bernes Lehre der psychischen Störungen werden solche neurotischen Entwicklungen als *Trübung* beschrieben (Berne, 1989[11], S. 31–34). Eine Trübung liegt dann vor, wenn Teile des Erwachsenen-Ich-Zustands von Inhalten des Eltern- oder des Kind-Ichs überlagert sind. Dadurch hält die Person Behauptungen aus dem Eltern-Ich fälschlicherweise für die Realität in ihrem Erwachsenen-Ich, oder aber sie hält das magisch-fantastische Denken aus ihrem Kind-Ich für erwachsenengerecht und vernünftig (Stewart und Joines, 1990; zur Klärung des strukturanalytischen Trübungsbegriffs vgl. auch Schmid 1994).

Eine Trübung durch das Eltern-Ich äußert sich z.B. in Vorurteilen oder moralisch eingefärbten Bewertungen, die sich nicht aus der angemessenen Auseinandersetzung mit der aktuellen Situation ergeben, sondern vorgefasste und ungeprüfte Haltungen der Autoritäten im Eltern-Ich wiedergeben.

Eine Trübung durch das Kind-Ich äußert sich z.B. in unangemessenen Ängsten oder Elementen magischen Denkens wie Aberglauben und kleinen Wahnideen. Dazu gehört es z.B., beim Segeln Neptun einen Schluck Schnaps zu opfern oder nicht in der Wagennummer 13 zu reisen (weshalb der ICE nur die Nummern 12 und 14 führt).

Unterliegt man einer Trübung, so ist dieser Umstand nicht bewusst; die Person wird ihre vorgefassten Haltungen oder ihre unangemessen kindlichen Denkformen vielmehr als angemessene Reaktion erleben. Die Welt ist für sie tatsächlich so: „Irgendwie haben die Eltern von Behinderten doch schuld an der Behinderung" – oder was immer der konkrete Inhalt der Trübung ist.

Wie aus den vorangegangenen Überlegungen zu den Abwehrprozessen deutlich wird, gibt es letztendlich nur eine doppelte Trübung des Erwachsenen-Ich-Zustands durch das Eltern-Ich und das Kind-Ich, da im Falle einer Störung die Integration von korrespondierenden Inhalten des exteropsychischen und des archeopsychischen Systems gleichermaßen misslingt bzw. aufgeschoben wird. Die These von der doppelten Trübung als der grundlegenden Trübungsform vertreten auch andere Autoren wie Kahler (1978) oder Erskine und Zalcman (1979/1991).

Das ausschließende Kind-Ich als Ausdruck einer psychotischen Entwicklung

Der Integrationsprozess der reflektierenden Abstraktion kann jedoch auf eine zweite, tiefergreifende Weise verhindert werden: Das Ich-System spaltet das exteropsychische System mit seinem Introjekt ab, indem es das Introjekt zwar aus Überlebensgründen aufnimmt, aber nicht annimmt im Sinne einer substanziellen Integration in das Ich-System. Der neopsychische Verarbeitungsprozess nutzt also die komplexen Informationen, die ihm das exteropsychische Teilsystem zur Verfügung stellt, nicht oder nur bruchstückhaft. Die reflektierende Abstraktion bleibt aus, weil sie keine Ausgangsbasis hat; die Strukturen, die es zu integrieren gilt, sind zwar vorhanden, aber abgeschottet. Auch auf diese Weise entstehen archaische Relikte. Im oben geschilderten Fall der neurotischen Entwicklung ist es der einschränkende Einfluss von Inhalten des exteropsychischen Systems auf den Prozess, der zur Entstehung archaischer Relikte führt; hier ist es das Fehlen von Einflüssen aus dem abgeschotteten exteropsychischen System, das die Bildung solcher Relikte zur Folge hat. Je nachdem, wie weitgehend das Ich-System die Introjekte des exteropsychischen Subsystems isoliert, kann ein großer und auch überwiegender Teil des sich entwickelnden Ich-Systems archaeopsychische Eigenschaften annehmen.

Schiff ist der Auffassung, dass das heranwachsende Kind beginnend etwa ab dem dritten Lebensjahr „den Eltern-Ich-Zustand (...) in Form einer Fantasie ..." verinnerlicht (Schiff, 1975, S. 21; Übers. d. Verf.). Auf das damit eng zusammenhängende Schiffsche Konzept des Bezugsrahmens und insbesondere des Eltern-Ich-Systems werden wir weiter unten eingehen. Wenn die bereits vorhandenen Introjekte nicht abgespalten, sondern zugänglich sind, werden sie in diesen weiteren Schritt der Ich-Entwicklung einfließen und dabei integriert.

Wenn jedoch die Inhalte des exteropsychischen Subsystems nur bruchstückhaft Eingang in die weitere Ich-Entwicklung finden, so treten die im Sinne Schiffs fantasierten Elternfiguren kompensatorisch an die Stelle der eigentlichen Integration der Introjekte – mit allen problematischen Eigenheiten misslungener Integration. Diese werden Gegenstand eingehender Erörterung in der später dargestellten Schiffschen Pathologie sein.

Die phänomenologische Manifestation dieser Prozesse sieht Berne (1989[11], S. 27–31) im pathologischen Bild der ausschließenden Ich-Zuständen. Im oben geschilderten Fall wird das Eltern-Ich (zusammen mit dem sich erst gar nicht richtig entwickelnden Erwachsenen-Ich) durch das Kind-Ich ausgeschlossen: Das Kind-Ich ist der ausschließende Teil der Persönlichkeit. Im Falle einer psychotischen Störung zeigt sich dieser Ausschluss darin, dass die Person nicht über sich, den Ort und die Zeit orientiert ist (Ausschluss des Erwachsenen-Ichs) und nur über primitive Wertorientierungen aus dem Kind-Ich verfügt (Ausschluss des Eltern-Ichs).

Werden die so entstandenen archaeopsychischen Strukturen in reflektierender Abstraktion aufgehoben, so erfordert ihre Integration in die neopsychische Struktur im Gegensatz zur neurotischen Entwicklung (s.o.) nicht, dass der einschränkende Einfluss des exteropsychischen Systems mit aufgehoben wird. Weil dieser Einfluss durch Abspaltung verhindert wurde, ist das Ich-System in der Lage, die alten, einschränkenden Introjekte durch neue zu ersetzen und ihren günstigen Einfluss zur Integration zu nutzen.

Dieser Prozess der Abwehr und Neuintegration entspricht der psychotischen Entwicklung und ihrer Aufhebung in einem gelingenden Entwicklungsprozess, der die archaischen Relikte mithilfe neu auf- und angenommener Internalisierungen integriert. Die Neubeelterungstherapie, die im Zentrum dieses Buches steht, setzt genau an diesem Punkt an (Springer, 1994). Sie ermöglicht den psychotischen Patienten eine Wiederholung ihrer psychischen Entwicklung in tiefer Regression und damit die Bildung neuer, günstig wirkender Internalisierungen.

2.5 Die Selbststeuerung des Ich-Systems: Bezugsrahmen und Eltern-Ich-System

Jedes lebende, d.h. sich selbst verändernde System braucht eine doppelte Beschreibung, um angemessen erfasst zu werden: Eine Beschreibung seiner *Struktur*, d.h. seiner Bestandteile und ihrer Vernetzung, und eine Beschreibung der *Austauschprozesse und ihrer Steuerung* im System. Seiler (1998) weist in seiner Fortschreibung der Piagetschen Begriffe Struktur und Schema darauf hin, dass die kognitiven Schemata und Strukturen zu ihrer Koordination und Steuerung ihrerseits solcher Schemata bedürfen, die dies leisten. Er deutet damit eine strukturelle Meta-Ebene an, führt sie theoretisch jedoch nicht aus.

In der transaktionsanalytischen Theorie ist die *Struktur* und ihre Vernetzung im Ich-System mit neo-, archaeo- und exteropsychischen Subsystemen beschrieben. Die *Austauschprozesse und ihre Steuerung* werden mit dem Schiffschen Konzept des Bezugsrahmens (Schiff, 1975; 1978) beschrieben. In der Schiffschen Theorienbildung nimmt das Konzept des Bezugsrahmens eine zentrale Stellung ein. Es ergänzt Bernes Modell der psychischen Organe (bzw. in seiner Neuinterpretation: der Ich-Systeme nach Rath) und das Konzept der Ich-Zustände.

Der Bezugsrahmen ist ein autonomes und flexibles System, mit dessen Hilfe man Geschehnisse, Erfahrungen, Empfindungen, kurz gesagt alles, was wir in und um uns wahrnehmen, einordnen und bewerten kann. Der Bezugsrahmen ist ein flexibles Netzwerk aus Interpretationsregeln, Ein- und Zuordnungsregeln und Bewertungsregeln. Der Bezugsrahmen steuert, welche Wahrnehmung wir registrieren oder nicht weiter beachten, welche Signale wir als bedrohlich oder harmlos bewerten, welche Erlebnisse uns zu Veränderungen veranlassen usw. Der Bezugsrahmen bildet sozusagen unser privates Modell von der Welt und vom Leben mit seinen Regeln und Gesetzmäßigkeiten. Der Bezugsrahmen beinhaltet sämtliche Verfahrensregeln unseres Wahrnehmens, Erlebens, Denkens und Verhaltens, die im Gesamt unseren subjektiven Kosmos konstituieren. Sie stiften Sinn und Zusammenhang, sind handlungsorientierend und handlungsleitend.

Der Bezugsrahmen kann sich verändern und sich auf wechselnde innere und äußere Realitäten einstellen.

Ein Aspekt des Bezugsrahmens wird in der Schiffschen Theorie besonders herausgestellt: Der handlungsleitende Aspekt. Er beinhaltet Ziele, Werte und Normen und bringt sie in einen subjektiv sinnvollen Zusammenhang. Sie sind nach bestimmten Kriterien organisiert und zeigen eine bestimmte Rangordnung. Damit bildet der handlungsleitende Aspekt des Bezugsrahmens auch den Sinnhorizont unseres Tuns und richtet es aus wie ein innerer Kompass. Diesen wesentlichen Teil des Bezugsrahmens widmet Schiff eigene Aufmerksamkeit und fasst ihn im Konzept des Eltern-Ich-Systems zusammen.

Bei der Lektüre der theoretischen Ausführungen (Schiff, 1975, 1978) entsteht dabei der Eindruck, dass die Begriffe Eltern-Ich-System und Eltern-Ich-Netzwerk synonym gebraucht werden. Weiter entsteht dabei die charakteristische begriffliche Unschärfe, die an der Nahtstelle von Struktur- und Prozessbeschreibung zwangsläufig entsteht, wie bereits Heisenberg für den Bereich der Physik mit seiner bekannten Unschärfe-Relation festgestellt hat.

Anders ausgedrückt: Der Bezugsrahmen und speziell das Eltern-Ich-System beinhalten die kybernetischen Regeln, nach denen sich das Ich-System mit seinen Subsystemen selbst organisiert und nach außen handelnd in Ich-Zuständen in Erscheinung tritt. Die Ich-Zustände sind phänomenologische Manifestationen der Ich-Systeme, wobei wir jetzt ergänzend fortfahren können: Welcher Ich-Zustand sich in welcher Situation manifestiert, wird durch den Bezugsrahmen organisiert bzw. gesteuert.

Bezugsrahmen und Eltern-Ich-System sind ihrerseits Schöpfung des Ich-Systems, genauer: des neopsychischen Ich-Systems (vgl. Schiff, 1975, S. 21). Das Ich-System organisiert und entwickelt sich nicht nur selbst, wie bisher beschrieben, sondern es schafft sich auch selbst die Verfahrensregeln, wie es das tut.

Damit ist das Schiffsche Eltern-Ich-System eine Ich-Leistung und damit ein grundsätzlich anderes Konzept als Freuds Über-Ich, das ja auch Regeln, Normen und Werte repräsentiert. Allerdings interpretieren Blanck und Blanck (1989, S. 50) den Freudschen Begriff des übergeordneten Ich als Organisierungsprozess und zentrale Steuerungsorganisation, was der kybernetischen Funktion des Schiffschen Bezugsrahmens nahe kommt.

In diesem Sinne kann Schiff auch davon reden, dass sich der Bezugsrahmen in seinen definierenden Merkmalen von Kohärenz und innerer Logik und damit das Eltern-Ich-System nicht gleichzeitig mit dem neopsychischen System entwickelt, sondern erst, nachdem sich eine bestimmte kognitive Differenziertheit in der Realitätsverarbeitung entwickelt hat. (Selbstredend gibt es Vorläufer eines späteren kohärenten Bezugsrahmens von Beginn an.)

Schiff rekurriert in der Folge dann nicht mehr auf das exteropsychische

System, um Eltern-Ich-Zustände in der Persönlichkeit zu verorten, sondern primär auf das Eltern-Ich-System als Organisationsregel zwischen den eigentlichen exteropsychischen Ich-Strukturen und dem Phänomen der Eltern-Ich-Zustände. Im Strukturmodell der Ich-Zustände ordnet Schiff die Ich-Zustände, die mit dem Eltern-Ich-System zusammenhängen, dem EL_2 zu. Hier verweisen wir auf die Ausführungen in Abschnitt II. 2.2. Schiff hat das Konzept des Eltern-Ich-Systems zunächst und in erster Linie als klinisches Modell zur Erklärung psychotischer Störungen entwickelt. Ist die Integration der frühen Introjekte aufgrund ihrer Abspaltung nicht in ausreichender Weise möglich, wenn das Ich-System den Bezugsrahmen und das Eltern-Ich-System entwickelt, so treten an die Stelle integrierter Introjekte eben die oben erwähnten fantasierten Elternfiguren als Ersatzlösung. Somit ist es nur konsequent, wenn Schiff in ihren theoretischen Ausführungen über die Eltern-Ich-Zustände nicht mehr auf das exteropsychische System, sondern auf das Eltern-Ich-System als Teil des Bezugsrahmens zurückgreift.

Folgende Computer-Analogie kann diese Zusammenhänge verdeutlichen: Die Ich-Systeme entsprechen der Hardwarekonfiguration, der Bezugsrahmen der Betriebssoftware, und die Ich-Zustände der Benutzeroberfläche (also das, was als Phänomen auf dem Bildschirm erscheint).

Die Ich-Zustände sind phänomenologische Manifestationen des Ich-Systems in seinem Struktur- und Prozessaspekt gleichermaßen.

Veränderung bedarf also einer Doppelbeschreibung von Struktur- und Prozessaspekt. So gesehen beschreibt Piaget mit reflektierender Abstraktion den Prozessaspekt und mit der integrierenden und differenzierenden Qualität der nächsten Entwicklungsstufe die Strukturaspekte der kognitiven Entwicklung. Piaget wählt den deskriptiven Weg, um das Wesen der Veränderung in seiner Theorie darzustellen: Er fasst die verschiedenen Aspekte des Prozesses in Begriffe und ordnet sie einander zu.

Um das Wesen des innerpsychischen Änderungsprozesses zu fassen, der zwischen Stimulus und Reaktion liegt, wählt der Schiffsche Zugang dagegen die Darstellung der Regeln (insbesondere im Eltern-Ich-System), die den Änderungsprozess steuern.

2.6 Regression, Integration und die Entwicklung der Persönlichkeit

Die reflektierende Abstraktion beschreibt, wie sich das Ich-System transformiert und sich selbst auf neuen Entwicklungsstufen rekonstruiert. Dabei integriert es die Informationen aus der Umwelt, die eigene, gewachsene Struktur mit ihren Informationen und die Inhalte, die mit den Internalisierungen im exteropsychischen Teilsystem eingebettet sind. Neurotische und psychotische Verarbeitungsweisen erweisen sich hierbei nicht als Fehlfunktion oder Defekt, sondern als Phänomene, die aus den intakten Abwehrstrategien des Ich-Systems resultieren. Die Abwehr richtet sich dabei sowohl gegen unmittelbar einwirkende, traumatisierende Einflüsse aus der Umwelt, als auch gegen die innerpsychischen Einflüsse, die mit den Internalisierungen und dem Versuch ihrer Integration wirksam werden. Das Phänomen der *Regression* erklärt sich in diesem Zusammenhang daraus, dass der neopsychische Prozess der reflektierenden Abstraktion an den bereits entwickelten Strukturen und Inhalten des Ich-Systems anknüpfen muss. Dieses Zurückgehen auf die vorhandenen Entsprechungen in der eigenen Struktur (oder auf lateinisch: diese Regression) findet also immer statt. Die Frage ist lediglich, wie weit dieser Rückgriff reicht bzw. reichen muss. Auch Piaget hat mit seinem Konzept der reflektierenden Abstraktion, und hier mit dem Aspekt der „reflexion" (s.o.) im Grunde das Phänomen der Regression an zentraler Stelle in seine Theorie integriert. Bei Piaget ist der regressive Rückgriff allerdings in unmittelbarer zeitlicher Kontingenz gedacht: Integriert wird die Stufe, die man soeben im Begriff ist zu überwinden. Piagets Integration erfolgt gewissermaßen an Ort und Stelle und ohne Abwehr oder Scheitern. Die Abwehrstrategien bewirken einen auch mehrfach wiederholbaren Aufschub der integrierenden Verarbeitung einschränkender Einflüsse. Sie zielen damit auf eine spätere Integration unter günstigeren Bedingungen und damit letztlich auf die Aufhebung der betroffenen Teile des Ich-Systems im neopsychischen System. Der Rückgriff auf die strukturellen Entsprechungen des Ich-Systems, der dann erfolgen muss, reicht dann so weit in die eigene Vergangenheit, dass der angesprochene Zeitraum des Aufschubs überbrückt wird. Je früher die Abwehr einsetzt und je länger der Aufschub aufrechterhalten wird, desto tief greifender wird die Regression sein, wenn die problematischen Inhalte endlich integriert werden können.

Die drei Teilsysteme des Ich-Systems bilden also miteinander eine funktionsteilige Einheit, die sich im neopsychischen Verarbeitungsprozess der reflektierenden Abstraktion selbst organisiert und entfaltet. Die Art und Weise dieser Selbstentfaltung beinhaltet dabei verschiedene Möglichkeiten des Störungsausgleichs und der „Fehlerkorrektur". Die Entwicklung der Persönlichkeit lässt sich nunmehr als ein neopsychisch koordiniertes Ineinandergreifen von Prozessen gelingender Integration und von Prozessen abwehrenden Aufschubs beschreiben. Die Logik der Entwicklung zielt hierbei stets auf die Integration aller Anteile zur nächsten Stufe der Persönlichkeitsentwicklung im neopsychischen System. Auf dieses System sind die anderen beiden Subsysteme hingeordnet; sie dienen in unterschiedlicher Weise seiner Entfaltung und Stabilisierung gleichermaßen.

Die besprochenen Verarbeitungsprozesse können jedoch in ihrem Funktionsablauf auch selbst gestört sein. Hartmann und Rohmann (1984) haben eine Zwei-Prozess-Theorie der Informationsverarbeitung entwickelt, mit der sie die daraus resultierenden Desintegrationsprozesse beschreiben, was Elbing (1992) zu einer Prozesstheorie der Desintegration und Integration der Informationsverarbeitung erweitert hat. Dieser Ansatz ist vor allem von Bedeutung zur Erklärung autistischer Phänomene (vgl. Rohmann, 1985) und bestimmter Formen des Kontrollverlusts bei schweren Autoaggressionen (vgl. Rohmann und Hartmann, 1988).

Heilsame Kommunikation und die Integration der Persönlichkeit

Diese Ausrichtung auf die Integration im neopsychischen System wird nachdrücklich unterstützt durch solche Formen der Kommunikation, die den Partner in seinem Erwachsenen-Ich ansprechen. An dieser Stelle klärt sich nun, in welcher Weise solche Transaktionen die persönliche Integration und damit die Persönlichkeitsentwicklung des Gegenübers unterstützen. Den Partner aus verschiedenen Rollen heraus in seinem Erwachsenen-Ich zu stimulieren bedeutet, die neopsychischen Integrationsprozesse mit „Nahrung" zu versorgen, die sich eben im Erwachsenen-Ich-Zustand manifestieren. Dies verdeutlicht auch den zentralen Stellenwert von Konfrontationstechniken im Schiffschen Arbeitskonzept.

Die Ich-Zustände entwickeln sich als phänomenologische Manifestationen dieses Ich-Systems nicht nacheinander, sondern sie spiegeln den beständigen Differenzierungs- und Wandlungsprozess des Ich-Systems in seinen Subsystemen von Anfang an. Und sie spiegeln seine Auseinandersetzung mit der vorgefundenen Umwelt, die untrennbar mit diesem Wandlungsprozess verbunden ist.

Der Entwicklungsprozess, der sich aus den geschilderten Integrationsleistungen der Persönlichkeit ergibt, lässt sich in Entwicklungsstufen oder -stadien beschreiben. Piaget (1970) konnte bereits im Rahmen seiner Theorie den Nachweis führen, dass die geschilderten Gesetzmäßigkeiten der Entwicklung eine Entwicklung in aufeinander aufbauenden Stufenfolgen zur Konsequenz haben. In diesen Bezugsrahmen lassen sich die klassischen psychosexuellen Entwicklungsstufen nach Freud genauso einordnen wie etwa das Stufenmodell von Erikson (1966). Erikson (1963[2]) selbst hat in seiner Entwicklungstheorie den Prozess des dialektischen Aufhebens angedacht, ohne ihn ausdrücklich zum Gegenstand seiner theoretischen Überlegungen zu machen. Er wies z.B. darauf hin, dass das Thema des Urvertrauens im Laufe der Entwicklung mehrfach wiederkehrt, indem es auf einer höheren Entwicklungsstufe in abgewandelter Form wieder zutage tritt bzw. in unserem Sinne in ihr aufgehoben ist (vgl. auch Sroufe, 1979).

Stern (1985) nimmt ebenfalls Bezug auf Piaget; aus dem Kontext (S. 29) wird jedoch deutlich, dass er den dialektischen Kern von Piagets Theorie nicht rezipiert hat, und so lässt sein Schichtmodell (S. 32–33) eine wirkliche (dialektische) Integration vermissen.

2.7 Diskussion

Zur theoretischen Einordnung des vorgelegten Entwurfs

Der vorgelegte Theorieentwurf hat den Charakter einer Metatheorie der Persönlichkeitsentwicklung, wie auch Piagets Theorie der reflektierenden Abstraktion eine Metatheorie der geistigen Entwicklung ist. Er dient also weniger der Erklärung einzelner Phänomene der Persönlichkeitsentwicklung; seine Funktion ist die eines theoretischen Bezugsrahmens, der eine Zuordnung der einzelnen Theorieansätze oder Fokaltheorien der Entwicklung zueinander anbietet. Im Grunde wird hiermit eine theoretische Entfaltung derjenigen metatheoretischen Grundannahmen der Entwicklung vorgelegt, die von den führenden Forschern immer wieder angeführt werden (z.B. Cicchetti, 1990; Cicchetti und Howes, 1991). Weniger antithetisch als vielmehr ergänzend zur aktuellen Diskussion um die Forschungsperspektive der Entwicklungspsychopathologie (vgl. Kusch, 1993) zielt der hier vorgelegte Ansatz darauf ab, die so genannte Pathologie als sinnvollen Selbstkorrekturprozess der Persönlichkeitskonstruktion selbst herauszuarbeiten. Damit werden Störungsbilder wie Depression usw. zu phänomenologischen Manifestationen einer Selbstkonstruktions-Leistung unter erschwerten Bedingungen (vgl. hierzu auch Jantzen, 1993; Jantzen, 1993a); sie weisen also auf intakte und somit gesunde und flexible Selbstkonstruktionsprozesse hin. Die analytische Theorienbildung in der Tradition von Anna Freud (1964) verstand seit jeher die Abwehrprozesse als Leistungen des Ich im positiven Sinne; die hier vorgelegte Metatheorie der Persönlichkeitsentwicklung erklärt diese Leistungen als integralen Bestandteil der Selbstkonstruktion. Ein solches Verständnis verweist auf die soziologische Dimension von Psychopathologie. Schiff war die gesellschaftliche Dimension von Entwicklungsanforderungen und in der Folge auch von Pathologie klar, denn sie verweist mehrfach darauf, dass sich ihre Überlegungen zu diesen Aspekten auf die amerikanische upper middle class und deren Kultur beziehen (Schiff, 1978). Auch Stern (1985) weist auf die Kulturspezifität von Entwicklungskonflikten hin und folgert: „Es scheint deshalb wahrscheinlich, dass ein relatives Vorherrschen protoklinischer Entwicklungsaufgaben in einer bestimmten Altersperiode illusionär ist und aus theoretischen, methodologischen oder klinischen Bedürfnissen und Voreingenommenheiten zusammen mit kulturellem Druck entsteht. (...) Die ‚terrible twos' sind nicht in allen Gesellschaften schrecklich." (S. 23; Übers. d. Verf.). Für die Kinder unserer Kultur, die mit dem Sozialisationsdruck unserer Gesellschaft konfrontiert werden, sind die Konflikte dagegen sehr real, und damit auch ihre Auseinandersetzung damit. Um diesen soziologischen Aspekt von Entwicklung in der Darstellung der Schiffschen Pathologie zu vergegenwärtigen, weisen wir mehrfach auf Havighurst (1982) hin, der mit seinem Konzept der Entwicklungsaufgaben diesen gesellschaftlichen Bezug abbildet. Die Ausbildung einer so verstandenen Störung (bzw. eines Symptoms) ist demnach Ausdruck einer unter erschwerten Bedingungen erbrachten Entwicklungsleistung, die dem spezifischen Sozialisationsdruck bzw. den spezifischen Entwicklungsanforderungen einer gegebenen Gesellschaft unterliegt und Antwort gibt.

Es gilt also, die Entwicklungskompetenzen und -ressourcen der Person zu entschlüsseln, die gerade im Symptom ihren Ausdruck finden. Diese Neubewertung ist als Intervention in vielen psychotherapeutischen Richtungen bekannt; in der konstruktivistischen Perspektive bringt diese Intervention das Symptom als integralen Bestandteil einer intakten Entwicklungsleistung ins Bewusstsein, die unter bestimmten Bedingungen erbracht wurde. Im Geiste der Entwicklungspsychopathologie (wie z.B. Kusch, 1993) die Problemanalyse um kompensatorische Faktoren und Ressourcen zu ergänzen greift dagegen zu kurz, solange dem ein im Grund defizitorientiertes Verständnis der pathologischen Anteile zugrunde liegt.

Entwicklung, Regression und transaktionsanalytische Modelle

Piaget hat mit der kognitiven Entwicklung im Grunde – und transaktionsanalytisch übersetzt – den kognitiven Aspekt der Entwicklung des Erwachsenen-Ich-Systems beschrieben. Die Nähe wird wie oben herausgearbeitet noch größer, wenn wir hinzusetzen, dass Piaget die integrale Verknüpfung kognitiver und emotionaler Entwicklung stets mitgedacht, theoretisch jedoch nicht an hervorgehobener Stelle herausgearbeitet hat (vgl. etwa Sroufe, 1979). Sein Stufenmodell mit der Beschreibung beobachtbarer Strategien der Problemlösung entspricht somit dem Phänomen der Erwachsenen-Ich-Zustände, und zwar über die verschiedenen Entwicklungsalter hinweg. Piaget würde nun sagen, dass die gelingende Integration vorher nicht integrierbarer Inhalte, die den Subsystemen des Eltern- und Kind-Ichs zugeordnet sind, gleichbedeutend mit einer Leistung reflektierender Abstraktion und in der Folge mit der Herausbildung eines neuen Schemas der persönlichen Problemlösung verbunden ist. Übersetzt bedeutet das: Neue, besser integrierte Zustände des Erwachsenen-Ich treten in Erscheinung. Damit schließt sich der Kreis zu Bernes Konzept des integrierten Erwachsenen-Ichs, wie es vor allem von Erskine aufgegriffen wurde (vgl. Müller, 1999). Im Lichte unserer Überlegungen hieße es nun besser „integrierendes Erwachsenen-Ich".

Und damit ist ebenfalls klar, dass sich in keiner Entwicklungsphase nur oder überwiegend ein Subsystem des Ich in Ich-Zuständen manifestieren wird.

Was bedeutet dies für die differenzierten Ich-Zustands-Modelle der Transaktionsanalyse? In entwicklungspsychologischer Sicht macht es keinen Sinn, etwa ein ER$_1$ und ER$_2$ zu differenzieren, denn sie müssten dann folgerichtig Manifestationen verschiedener Ich-Subsysteme sein. Hier sei zur Verdeutlichung nochmals die biologische Analogie erlaubt: Wir entwickeln ja auch keine zwei Hirne oder Lebern..., bloß weil wir von einer Entwicklungsstufe zur nächsten schreiten.

Es ist andererseits klar, dass auch bei Kindern jeden Entwicklungsalters das Phänomen der Ich-Zustände zu beobachten sein muss und auch zu beobachten ist. Die Herkulesaufgabe, wirklich *beschreibend* die Charakteristika von Ich-Zuständen im Zuge der Entwicklung herauszuarbeiten, muss Aufgabe der Zukunft bleiben. Zu den hierfür nutzbaren Befunden der Forschung zählt sicher die *Bindungstyp-Forschung*, die auf den bahnbrechenden Erkenntnissen von Ainsworth et al. (1978) aufbaut (Cicchetti und Toth, 1991). Für eine solche originäre, weil deskriptive Entwicklungstheorie kann es dann auch sinnvoll sein, Entwicklungsstadien oder -phasen nach Piagets Vorbild auch für die Entwicklung der Persönlichkeit herauszuarbeiten, wie dies etwa Kegan (1979) in anderem Kontext getan hat. Die klassischen differenzierten Modelle von Ich-Zuständen haben dagegen ihren Platz, und damit auch ihre Geltungsbeschränkung, als *klinische* Modelle in der psychotherapeutischen Arbeit, die beobachtbare Phänomene erwachsener Patienten im Hier und Jetzt erfassen.

Nimmt man nun Levin-Landheers Arbeit von 1982 erneut zur Hand, so zeigt sich zweierlei. Zum einen entwirft sie ein Stadienmodell persönlicher Potenzialentfaltung (powers), das sich eng an Eriksons (1959) Epigenese der Identität anlehnt (bedauerlicherweise ohne ihn zu zitieren; siehe auch Cornell, 1988).

Zum anderen – und hier beginnt die Verwirrung – ordnet sie diese Stadien dem Ich-Zustandsmodell zweiter Ordnung zu. In ihren Ausführungen zu den einzelnen Stadien teilt sie allgemeine Anzeichen („common clues", Levin-Landheer, 1982, 130f.) mit, die auf dieses Stadium hinweisen. Ihre Beispiele sind ausnahmslos Äußerungen erwachsener (oder zumindest pubertierender) Patienten, die sich in Zuständen der Regression zu ihrem Erleben und Befinden äußern. Mit anderen Worten: Die Autorin beschreibt Ich-Zustände regredierender *erwachsener* Personen. Damit ist deutlich: Die Autorin legt im Kern ein klinisches Modell vor.

Verwirrung entsteht in dem Augenblick, in dem Regression als schlichte Zeitreise in die Vergangenheit oder wie das Zurückspulen eines Films konzeptualisiert wird. Auch Stern (1985, S. 29) legt dieses Verständnis von Regression zu Grunde und verweist seinerseits auf Werner und Kaplan (1963), wenn er Regression als Auf- und Abbewegung entlang der ontogenetischen Spirale beschreibt. Die oben angestellten Überlegungen zur Regression machen dagegen deutlich, dass Regression als Phänomen eines Integrationsversuchs gefasst ist: Regression ist keine Zeitreise, sondern ein Phänomen im Hier und Jetzt. Regression als Integrationsversuch bedeutet, dass dieses Phänomen stets auch Ausdruck neopsychischer Prozesse ist, wobei zunächst offen ist, ob eine erneute Abwehrleistung oder eine tatsächliche Integration erfolgt. Die Wiederbelebung alter Konflikte ist in diesem Zusammenhang eine Neukonstruktion der alten Konflikte im Hier und Jetzt, geschaffen mit allen aktuellen Kompetenzen des neopsychischen Ich-Systems. Der Umstand, dass diese Neukonstruktion eine gute Korrelation zu den „harten Daten" der historischen Begebenheiten aufweisen kann, ändert nichts an ihrem Wesen einer Neuschöpfung im Hier und Jetzt. Dass das „Material" der Neuschöpfung – oder, um mit Piaget zu sprechen, das zur aktuellen Situation hinlänglich passende Schema – aus der eigenen Vergangenheit kommen *muss*, versteht sich nunmehr von selbst.

Damit öffnet sich eine Türe, um die theoretische Verwirrung aufzulösen und den Entwicklungsmodellen der Ich-Zustände, wie sie von Levin-Landheer (1982) und anderen vorgelegt wurden, einen guten Platz zu geben: Sie beschreiben Phänomene und Prozesse gelingender oder auch scheiternder regressiver Integrationsversuche des Ich-Systems im Hier und Jetzt. In Ergänzung und Erweiterung zu Piagets latentem Konzept von Regression beschreiben sie Integrationsprozesse nach zuvor erfolgtem Scheitern und zum Teil langen Geschichten wiederholten Scheiterns oder Aufschiebens der Integration. Und diese Integrationsprozesse äußern sich in regressiven Phänomenen, die nun sinnvoll und pragmatisch hilfreich mit den differenzierten Ich-Zustands-Modellen beschrieben werden können.

Nachdem nun diejenigen Ansätze in der Transaktionsanalyse, die Entwicklung mithilfe des Ich-Zustands-Modells zweiter Ordnung beschreiben, als Theorien regressiver Integrationsversuche neu verortet sind, ist der Weg frei, um den Ansatz der Transaktionsanalyse zu umreißen, der sich als genuine Entwicklungstheorie konzeptualisieren lässt – die Skripttheorie.

Verzichtet man auf die problematische Zuordnung der Skript-Elemente zu Ich-*Zuständen*, so lassen sich folgende Entsprechungen nachzeichnen.

Skript, Skriptentwicklung und die Entwicklung der Persönlichkeit

Die Theorie der Persönlichkeitsentwicklung beschränkt sich darauf, Strukturen und Prozesse einander zuzuordnen und ihr Zusammenwirken zu beschreiben. Was das für einen bestimmen Menschen konkret bedeutet, ist im Grunde völlig offen, denn dieses Modell ist bisher noch nicht mit den Inhalten einer persönlichen und unverwechselbaren Geschichte gefüllt. Genau das leistet die *Skript-Theorie* der Transaktionsanalyse. Die *Einschärfungen* im Skript lassen sich unschwer mit den einschränkenden Einflüssen des exteropsychischen Systems in Verbindung bringen; sie wurden oben beschrieben, um das Scheitern der reflektierenden Abstraktion zu erklären. Das archaische Relikt, das durch einschränkende Einflüsse entsteht, hat seine Entsprechung in den konkreten *Skriptentscheidungen* der jeweiligen Persönlichkeit. Die positive und überlebenssichernde Funktion von Skript- bzw. Überlebensentscheidungen wird nochmals deutlich: Sie bewahren dem Kind eine Entwicklungschance trotz und angesichts der destruktiven Grundbotschaften. In diesem Kapitel wird jetzt die Abwehrleistung der Psyche hinter diesen Entscheidungen deutlich: Überlebensentscheidungen sind Ausdruck des Aufschubs, den sich die Neopsyche verschafft, um später eine Integration unter günstigeren Bedingungen zu ermöglichen. Und sie erlauben es dem Kind nicht zuletzt, überhaupt an die gegebene Situation zu adaptieren und damit wortwörtlich erst einmal weiterzuleben. Hier zeigt sich die oben theoretisch herausgearbeitete Notwendigkeit, Schemata aktivieren zu können, um überhaupt zu adaptieren, d.h. zu reagieren und damit weiter existieren zu können.

Das *Programm* in der Skript-Theorie schließlich ist die konkrete Gestalt eines Introjekts, das in das exteropsychische System eingebettet ist. Die Beschreibung, wie das neopsychische System diejenigen Informationen integriert, die ihm mit dem Introjekt zur Verfügung stehen, macht jetzt auch die Prozesse klar, wie sich die Person das Programm von Frausein und Mannsein, von Mutter- oder Vatersein aneignet. Dadurch wird das Programm eigentlich erst wirksam.

Das Bedürfnis, sich sein Skript und seine Lebensposition zu bestätigen, lässt sich auf den nunmehr geschaffenen theoretischen Grundlagen anders und differenzierter beschreiben. Hinter diesem „Bedürfnis" (wie auch hinter dem Wiederholungszwang; vgl. Anmerkung oben) steht die Notwendigkeit, zur Integration gerade auch an denjenigen Strukturen der Psyche anzuknüpfen, die durch Einschränkung oder Verletzung entstanden sind, und sie in einer neuen Qualität aufzuheben und dadurch zu überwinden. Das, was wie ein Bedürfnis nach Skriptbestätigung erscheinen kann, ist also eine Manifestation der zugrunde liegenden Arbeitsweise des Ich-Systems. Es handelt sich also nicht um ein Bedürfnis oder einen Zwang, sondern um schlichte Notwendigkeit, wenn wir unbewusst ähnliche Abläufe einfädeln wie die, an deren Ende eine Verletzung für uns stand. Wir müssen dort anknüpfen, um darüber hinaus zu wachsen.

Die Art und Weise jedoch, in der wir diese Anknüpfung gestalten, entscheidet darüber, ob eine Integration gelingen kann oder nicht. Wie oben dargestellt, kann das Ich-System die anstehende Integration ein weiteres Mal aufschieben, was sich im Eltern-Ich-Zustand manifestiert. Oder das Ich-System wagt einen Integrationsversuch – was sich im Falle des Scheiterns im Kind-Ich-Zustand manifestiert (s.o.). Beginnen wir also ein *psychologisches Spiel* oder lassen wir uns zu einem Spiel verlocken, so ist dies gleichbedeutend mit einer Integrations-Chance. Aus dem Spiel „auszusteigen" und die Auszahlung nicht abzukassieren bedeutet, dass unser Integrationsversuch diesmal gelungen ist. Beenden wir das Spiel in der Opfer-Position bzw. im Kind-Ich-Zustand, so war das Ich-System zur Integration bereit, auch wenn sie noch nicht gelungen ist. Beenden wir das Spiel dagegen in der Verfolger-Position bzw. im Eltern-Ich-Zustand, so korrespondiert damit ein weiterer Aufschub der Integration – das Ich-System hat die Integration sozusagen aus Sicherheitsgründen abgesagt.

Somit stellt sich die *Verstärkung des Skripts* als eine wachsende Serie gescheiterter und/oder aufgeschobener Integrationsversuche dar, die selbst auch mit integriert sein will: Nicht nur die ursprüngliche Verletzung, sondern auch die schmerzhafte Geschichte der gescheiterten Selbstheilungsversuche will mit aufgehoben sein. Es leuchtet ein, dass die Integration mit wachsender Länge der unglücklichen Lösungsgeschichte nicht einfacher wird. Das Bedürfnis nach Skripterfüllung wird in dieser Sicht mehr zu einem wachsenden Hemmnis, dem eigentlichen Bedürfnis nach Integration und Lösung zum Durchbruch zu verhelfen (vgl. hierzu auch Kegan, 1979; Rosen 1991; siehe auch König, 1995; 1996 aus analytischer Sicht). Andererseits wird an dieser Stelle die grundsätzliche Lösungsorientierung eines solchen Skriptverständnisses deutlich. Es war wiederum das Verdienst von English, diesen lösungsorientierten Aspekt mit Nachdruck in die Diskussion zu bringen, wie Cornell (1988) herausarbeitet. Dies zeigt sich vor allem darin, dass nach ihrer Auffassung das Skript stets gestaltbar und veränderbar ist und neue Entscheidungen nicht nur in jungen Jahren an die Stelle der alten, einschränkenden Skriptentscheidungen treten können.

Transaktionsanalytische Skripttheorie und entwicklungspsychopathologische Forschung

Die hier skizzierte Auffassung der Skripttheorie erlaubt es nun, die Brücke zur aktuellen entwicklungspsychopathologischen Forschung zu schlagen. Besonders die bindungstheoretisch orientierte Forschungstradition, deren einflussreiche Repräsentanten zunächst Sroufe und dann Cicchetti sind, bestätigt und ergänzt in dieser Sicht mit ihren Befunden die moderne Skripttheorie, wie sie etwa Cornell (1988) fasst oder wie sie hier skizziert wurde. Dabei ist besonders Bowlbys Konzept der working models (Bowlby, 1969; 1973) wichtig: Es ist einerseits der Angelpunkt der Forschung und Theorieentwicklung in Weiterführung von Ainsworths wegweisenden Befunden (Ainsworth, 1962; Ainsworth, Blehar, Waters und Wall, 1978), und es entspricht andererseits sehr gut den Kernstücken der Skripttheorie: Grundbotschaften und Skript- bzw. Überlebensentscheidung. Die Bildung von Glaubenssätzen durch Skriptentscheidung, wie sie Erskine und Zalcman (1979) darstellen, entspricht genau Bowlbys working models, die ebenfalls von Beginn an zunächst diffus und schemenhaft entstehen und in der weiteren Entwicklung konturiert und ausdifferenziert werden, wie vor allem Sroufe (1982) herausgearbeitet hat. Da hier nicht der Ort ist, diese Literatur zu referieren, mögen folgende Verweise genügen (Cicchetti, 1990; Cicchetti und Sroufe, 1978; Cicchetti und Toth, 1991).

In der transaktionsanalytischen Literatur wird der Skriptbegriff zum einen in dem hier skizzierten weiteren, allgemein entwicklungsbezogenen Sinne verwendet, zum anderen aber auch in einem auf die einschränkenden und pathologischen Aspekte abhebenden, klinisch orientierten Sinne. Das Schiffsche Skriptverständnis entspricht dem klinisch orientierten, und damit dem früheren Berneschen Skriptbegriff. Aus Gründen der klaren Darstellung des Schiffschen Ansatzes wird in der weiteren Darstellung das Wort Skript im Schiffschen und Berneschen Sinne verwendet.

Wenn nun im Folgenden die Schiffsche Pathologie und Entwicklungspsychopathologie referiert wird, so gilt es, in der Darstellung folgende Differenzierung zu verdeutlichen: (1) Die Beschreibung tatsächlicher Konstellationen und Bedingungen pathologischer Entwicklung im Sinne des deskriptiven Zugangs der modernen Entwicklungspsychopathologie, (2) dem gegenüber die typischen Integrationsthemen und -aufgaben, wie sie sich in der klinischen Arbeit als Regressionsphänomene im Hier und Jetzt zeigen, und schließlich (3) die Entsprechungen zwischen den beiden Beschreibungsebenen.

Diese Differenzierung ist im originären Schiffschen Denken in dieser Weise nicht zu finden. Das Ziel der getroffenen Differenzierung ist es, den Schiffschen Ansatz im Licht des akutellen Forschungs- und Reflektionsstandes so darzustellen, dass sein enormer heuristischer und therapeutischer Wert nicht wegen aus heutiger Sicht offenkundiger theoretischer Mängel ins Hintertreffen gerät, sondern in der aktuellen Diskussion integrierbar und somit weiter nutzbar gemacht werden kann.

3. Allgemeine Cathexis-Psychopathologie

Im Folgenden geht es um Symbiosen, um die verschiedenen Formen symbiotischer Beziehungen und um die Art und Weise, wie sie aufrecht erhalten werden. Die Theorie hierzu wurde von Jacqui Lee Schiff am Cathexis-Institute in Oakland, Kalifornien, entwickelt. Sie entwickelte ein psychotherapeutisches Programm zur Behandlung prä- und postpsychotischer Patienten.

In diesem Programm stehen die ausgeblendeten Bedürfnisse des Kind-Ich-Zustandes der Betroffenen im Mittelpunkt. Mithilfe von Regressionstherapie und der Bereitstellung gesunder Informationen werden diese ausgeblendeten Bedürfnisse so angesprochen und bewusst gemacht, dass ungesunde symbiotische Beziehungen – und dadurch auch die Schwierigkeiten bei der weiteren Entwicklung – aufgegeben werden können. Diese Behandlungsmethode stellt spezielle Anforderungen an die Therapeuten, u.a. weil viel mit körperlichem Kontakt gearbeitet wird.

Die nachfolgenden Informationen über Symbiosen erscheinen uns sehr wertvoll, weil aufgrund dieser Informationen deutlich zu unterscheiden ist zwischen krankhaltendem symbiotischen Verhalten und entwicklungsförderlichem symbiotischen Verhalten.

Das Konfrontieren von krankhaltendem symbiotischen Verhalten aus einer fürsorglichen Position heraus sowie die Erwartung, dass die konfrontierte Person sich für diese Konfrontation öffnet und angemessen darauf reagiert, scheinen eine effektive Art und Weise zu sein, sowohl gut für sich selbst als auch für andere sorgen kann – oder es zu lernen.

3.1 Symbiose

Weil der Begriff Symbiose eine zentrale Stelle einnimmt, soll zunächst näher eingegangen werden auf die Frage, was (in TA-Terminologie) eine Symbiose ist und welche Formen von Symbiosen zu unterscheiden sind.

Laut Wörterbuch bedeutet *Symbiose* „das Zusammenleben zweier ungleichartiger Organismen zu gegenseitigem Vorteil". In der Psychiatrie hat das Wort Symbiose eine eher negative Bedeutung, die viel näher bei einem gegenseitigen Nachteil als bei einem gegenseitigen Vorteil liegt. Es ist daher wichtig, zwischen zwei Formen von Symbiosen zu unterscheiden, nämlich

a. einer funktionellen, gesunden Symbiose, zu vergleichen mit Kommensalismus, und
b. einer dysfunktionellen, ungesunden Symbiose, vergleichbar mit Parasitismus.

3.1.1 Funktionelle Symbiose

Eine Verbundenheit zwischen zwei (oder mehr) Menschen, welche eine Basis für gesundes Wachstum und Entwicklung der Beteiligten darstellt, nennen wir *funktionelle* Symbiose. Eine solche Symbiose ist eine lebenswichtige Voraussetzung für eine abhängige Person, weil diese selbst noch nicht imstande ist, bestimmte Dinge zu tun. Eine solche *gesunde* Symbiose sehen wir zwischen Mutter und Kind, aber ebenso zwischen Therapeut und Patient. Auch das Verhältnis zwischen einem Blinden und einem Sehenden, der ihm hilft, über die Straße zu kommen, oder das Verhältnis zwischen Lehrer und Schüler ist in seiner Art gesund symbiotisch. Das Gesunde daran ist, dass der eine den anderen in die Lage versetzt, sich zu entwickeln, um schließlich ein Niveau zu erreichen, auf dem er den anderen nicht mehr benötigt. Die Mutter, der Lehrer und der Therapeut sollen sich bei gesundem Wachstum und gesunder Entwicklung letztendlich überflüssig machen; bei einem Blinden wird die Symbiose ein Leben lang dauern. Eine

Symbiose

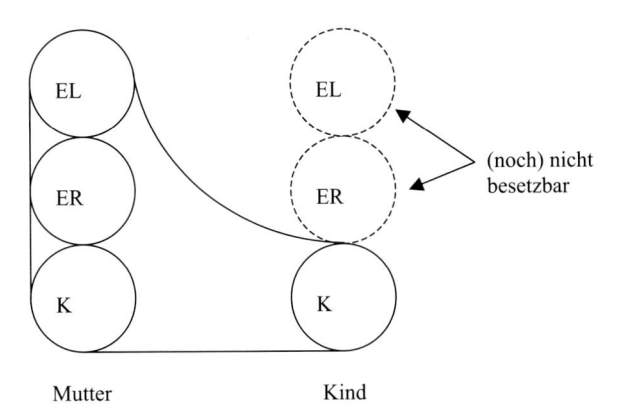

Abb. 5: Eine gesunde Symbiose im Funktionsmodell der Ich-Zustände

gesunde Symbiose steht im Dienst der Entwicklung und der Autonomie beider beteiligten Personen; in ihrem Zusammensein tragen beide gegenseitig zu ihrer Entwicklung bei.

Eine gesunde Symbiose, in der die eine Person zur Verfügung stellt, was die andere benötigt, und bei der alle zur Verfügung stehenden Ich-Zustände besetzt werden, wird im TA-Modell wie in Abb. 5 wiedergegeben.

3.1.2 Dysfunktionelle Symbiose

Eine Symbiose ist *dysfunktionell*, wenn eine Bindung zwischen zwei (oder mehr) Menschen auf Kosten des Wachstums und der Entwicklung der beteiligten Personen geht. Wenn eine Symbiose nicht rechtzeitig gelöst wird, kann die anfänglich gesunde Beziehung zu einer *krankhaften* werden. Eine Mutter, die ein aufwachsendes Kind unnötig abhängig hält und übermäßig verwöhnt, behindert damit Wachstum und Autonomie bei sich selbst und bei ihrem Kind. Ein Lehrer, der ständig Vorschläge und Lösungen anbietet, unterdrückt damit die Fähigkeit seiner Schüler, selbst problemlösend denken zu lernen. Dasselbe gilt beispielsweise auch für einen Fahrlehrer, der seine Fahrschüler ausbilden wollte, indem er selbst ständig hinter dem Steuer sitzen bleibt. Diese Menschen machen sich damit unentbehrlich statt überflüssig. Bei einer gesunden Symbiose sprechen wir von einer *Verbundenheit* zwischen zwei oder mehr Personen; bei einer ungesunden Symbiose sprechen wir von einer *Bindung* oder *Gebundenheit*.

Die abhängige Person hat in einer ungesunden Symbiose zwei Wahlmöglichkeiten: Sie kann sich in die Abhängigkeit fügen oder sich dagegen wehren. Im ersten Fall entsteht eine komplementäre symbiotische Beziehung, im zweiten Fall eine kompetitive.

Komplementäre symbiotische Beziehungen

Wir sprechen von einer *komplementären* symbiotischen Beziehung, wenn die eine Person (A) einbringt, was der anderen (B) fehlt, wodurch sie gemeinsam eine komplette Persönlichkeit bilden. Dazu schließen beide bestimmte Ich-Zustände aus, die aber besetzbar sind. Dies kann so wiedergegeben werden (Abb. 6a).

Diese komplementäre Symbiose geht auf Kosten der Selbstständigkeit beider Personen: A blendet seine eigenen Bedürfnisse und Gefühle aus und löst seine eigene Angst, verlassen zu werden, (scheinbar) auf, indem er B von sich abhängig macht und hält, während B, der ebenso Angst hat, verlassen zu werden, Hilfe und Rat von A erbittet, anstatt selbst sein Eltern-Ich und Erwachsenen-Ich zu entwickeln und zu benutzen. Auf diese Weise werden Wachstum, Entwicklung und Autonomie beider Personen gestört.

Wenn eine der beiden Personen die Vorstellung hat, dass die andere genug von ihr hat, dann ist ein „Switch" möglich: B kann z.B. statt hilflos zu tun ärgerlich auf A werden, der sich dann schuldig fühlt, worauf B für A sorgt. B scheint jetzt über ein Eltern-Ich und ein Erwachsenen-Ich zu verfügen, und es sieht so aus, als ob A nicht mehr denken und für sich selbst sorgen kann. Symbiotische Beziehungen bekommen durch einen solchen „Switch" etwas von einer Wippe, wobei die Position des einen gleichzeitig die Position des anderen bestimmt und gleichwertige Positionen ausgeschlossen sind.

Eine komplementäre symbiotische Beziehung ähnelt der Beziehung zwischen zwei Personen auf einem Tandem: Jemand, der noch zu klein ist, um selbst Rad zu fahren, mag bei seinen Eltern mit aufsitzen, aber wenn ein

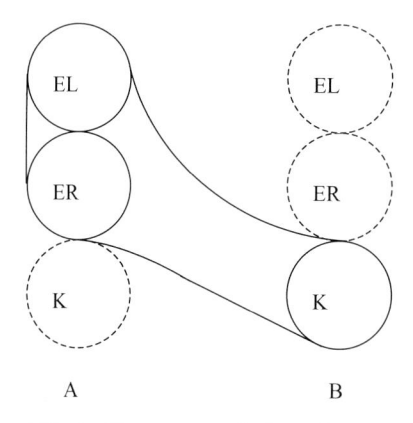

Abb. 6a: Eine ungesunde, komplementäre Symbiose im Funktionsmodell der Ich-Zustände. Abweichend von der üblichen Form der Darstellung dieser Symbioseform sind das K von A sowie das ER und EL von B hier gestrichelt gezeichnet, um zu symbolisieren, dass diese Ich-Zustände zwar energetisch besetzbar aber nicht wirklich gesund entwickelt und gewohnheitsmäßig ausgeschlossen sind.

Kind später nie lernt, selbst Rad zu fahren (z.B. weil die Eltern ängstlich sind, dass ihr Kind fallen könnte), dann ist es später angewiesen auf ein Tandem. Eine komplementäre symbiotische Beziehung kann man daher auch eine *Tandem-Beziehung* nennen.

Eine Tandem-Beziehung hat eine Reihe von Vorteilen:
- Erstens handelt es sich um eine Bindung; man kann einander nicht verlassen, solange keiner von beiden ein eigenes Rad kauft und darauf allein zu fahren lernt.
- Zweitens ist es möglich, dem Anderen die Schuld zu geben für ein eventuelles Unglück; Verantwortlichkeiten können also verschoben werden.
- Ein dritter Vorteil ist, dass man mit seinem Einsatz schummeln kann; mit anderen Worten: Man kann so tun, als ob man ganz hart in die Pedale tritt (und dabei den anderen die schwere Arbeit tun lässt), ohne dass dies direkt auffällt.

Außer diesen zweifelhaften Vorteilen gibt es aber auch eine Reihe von Nachteilen:
- Ehe beide Personen sich mit einem Tandem auf den Weg machen, müssen sie sich erst über das Reiseziel einig werden. Dies kann in Absprache miteinander geschehen, aber auch in Form von Rivalität und Konkurrenz oder in Form eines heftigen Streits, bis einer der beiden sich geschlagen gibt, sich aufopfert für den anderen und mit saurer Miene mitfährt.

Die Zahl der Wahlmöglichkeiten (Optionen) wird also enorm eingeschränkt.
- Ein zweiter Nachteil ist, dass man auf einem Tandem viel anfälliger ist; eine Bedrohung für den einen ist immer auch eine Bedrohung für den anderen; ist dem einen die Kette gerissen, dann trifft das gleichzeitig auch für den anderen zu.

Nach Schiff kann man jede Form psychopathologischen Verhaltens als Ausdruck einer ungelösten, frühen, ungesunden Symbiose verstehen – und als Versuch, in der Gegenwart eine ungesunde Symbiose aufrecht zu erhalten oder erneut in Gang zu bringen.

Symbiose zweiter Ordnung

Einen Sonderfall stellt die Symbiose zweiter Ordnung (Schiff, 1975) dar, von Schlegel (1995) als *inverse Symbiose* beschrieben, die nicht selten „unter" einer komplementären Symbiose erster Ordnung (s.o., Abb. 6a) liegt. Sie ist einschneidender als die Symbiose erster Ordnung und entsteht häufig schon sehr früh mit Wurzeln in der Zeit vor, während und nach der Geburt. Zur Schlüsselkonstellation gehört typischerweise, dass die Hauptbezugsperson – zumeist die Mutter – zu dieser Zeit in ihren eigenen primären Bedürfnissen erheblich unterversorgt ist, sei es, dass sie an einem Erschöpfungssyn-

.... Nicht benutzte Ich-Zustände
———— Symbiose erster Ordnung
—·—·—·— Symbiose zweiter Ordnung

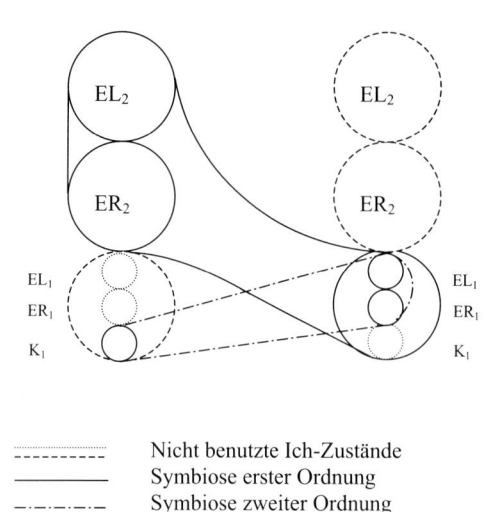

Abb. 6b: Regressiv belebte Symbiose zweiter Ordnung im Strukturmodell zweiter Ordnung

drom (burn out) oder einer perinatalen Depression oder Psychose leidet, oder sei es, dass sie selbst schwer somatisch erkrankt ist. Ihr Kind bekommt das mit seinem schon vorgeburtlich aktiven „Kleinen Professor" mit und passt sich im Sinne einer Skriptentscheidung daran an, unter Umständen auf Überlebensniveau, indem es zur Grundlage seines Lebensfahrplans macht, dass es zunächst seine eigenen primären Bedürfnisse hintan stellen oder gar auf sie verzichten muss, um seine Hauptbezugsperson in deren Unterversorgt-Sein zu schonen und ihr vorrangig die Chance zu geben „aufzutanken", um anschließend selbst komplementär symbiotisch versorgt werden zu können. Bezogen auf die später in Regression beteiligten Ich-Zustände können diese Zusammenhänge mit Abb. 6b verdeutlicht werden.

Familientherapeuten nennen diese Symbiose Parentifizierung – ein Kind hat für eine oder beide Elternpersonen Elternfunktion übernommen. Auf der Seite des Kindes kann sich das beispielsweise so auswirken, dass es für seine Eltern ein „Sonnenscheinchen" wird, „pflegeleicht" und überangepasst ist oder vorzeitig ernst und erwachsen wirkt; im Erwachsenenleben sind solche Personen dann oft die „geborenen Retter", nicht selten wie unter einem Zwang stehend, für andere da zu sein.

Im Unterschied zu einer komplementären Symbiose erster Ordnung, die kognitiv vom ER_2 gelöst werden kann, ist eine Symbiose zweiter Ordnung zwar kognitiv erkennbar, gewöhnlich aber kognitiv allein nicht zu lösen; es bedarf dazu meistens eines Vorgehens, das die alte Schlüsselkonstellation wieder belebt und sie durchzuarbeiten hilft (Regressionsarbeit, Neuentscheidung).

Symbiose 61

Kompetitive symbiotische Beziehungen

Meist geht eine kompetitiv-symbiotische Beziehung einer komplementär-symbiotischen Beziehung voraus, wie im Beispiel des Streits, den zwei Personen inszenieren, ehe sie aufs Tandem steigen. Wenn der Streit erst einmal entschieden ist, kann wieder eine komplementär-symbiotische Beziehung entstehen. Es tritt erst wieder *Rivalität* auf, wenn eine der beiden Personen genug davon hat, vorne oder hinten zu sitzen, oder wenn sie die Vorstellung entwickelt, dass die andere Person aufhören will Rad zu fahren. Im ersten Fall entsteht ein Streit über die Position, die man einnehmen will; im zweiten Fall soll der Streit verhindern, dass der andere absteigt oder weggeht. Streit zu inszenieren stellt dann einen Versuch dar, den anderen doch noch an sich zu binden und so die Bindung aufrecht zu erhalten.

Ein Rivalisieren auf Eltern-Ich-Eltern-Ich-Niveau kann folgendermaßen verlaufen:

A: Ich will am Steuer sitzen, du fährst immer viel zu schnell, und dann passiert noch ein Unglück.

B: Von wegen, lass mich mal fahren, wir müssen uns beeilen, sonst kommen wir zu spät.

Ein Rivalisieren auf Kind-Ich-Kind-Ich-Niveau kann wie folgt verlaufen:

A: Ich hab heute keine Lust, mich anzustrengen, koch' du heute mal.

B: Ne, ich habe die ganze Woche hart gearbeitet, und jetzt bin ich dazu viel zu müde.

Eine kompetitiv-symbiotische Beziehung kann folgendermaßen wiedergegeben werden:

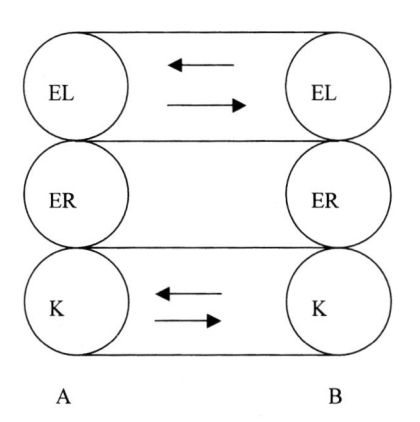

Abb. 7: Kompetitive Symbiosen im Funktionsmodell der Ich-Zustände

3.2 Umdefinieren und innerer Bezugsrahmen

Die internen Prozesse und die äußeren Erscheinungsweisen, die bei ungesunden symbiotischen Beziehungen auftreten, werden mit dem Begriff *Umdefinieren* zusammengefasst. Damit ist gemeint, dass man seinen einmal gebildeten *inneren Bezugsrahmen* aufrecht erhält, indem alles an Information, das ihm widerspricht, negiert oder so verdreht oder verzerrt wird, dass es „hineinpasst". Unter innerem Bezugsrahmen versteht man die Gesamtheit des zur Gewohnheit gewordenen Fühlens und Denkens einer Person, ihre habituelle Einstellung zu sich selbst, zu anderen, zum Leben und zur Welt – ihr Selbst-, Menschen- und Weltbild. Alle Ich-Zustände tragen zum Bezugsrahmen bei, und er beruht auf realistischen Informationen, auf Skriptentscheidungen sowie auf falschen oder fehlenden Informationen. Alle Menschen haben einen solchen Bezugsrahmen; er hat den Vorteil, dass er hilft, sich leichter und rascher in der Welt zu orientieren, und er vermittelt ein Gefühl von Sicherheit und Identität.

Umdefinieren kommt vielfach vor bei Menschen, die einen dysfunktionalen Bezugsrahmen haben und ungesunde symbiotische Beziehungen mit anderen eingehen. Je symbiotischer die Beziehung, desto häufiger und intensiver das Umdefinieren. Bemühungen anderer, hieran etwas zu verändern, können ihrerseits auch wieder umdefiniert werden. Durch Umdefinieren kann jemand sein Skript aufrecht erhalten. Jemand mit symbiotischem Bezugsrahmen wird das Bild, das er von sich und der Welt um ihn herum hat, aufrecht erhalten können, indem er beispielsweise denkt, dass er ohne Hilfe von anderen nichts kann, oder umgekehrt, dass andere ohne seine Hilfe zu nichts imstande sind. Alles was dem widerspricht, wird negiert oder verdreht.

Es wird also die Realität an den Bezugsrahmen angepasst statt umgekehrt.

Umdefinieren kann zu übertrieben positiven oder übertrieben negativen Auffassungen führen. Umdefinieren dieses Kapitels könnte folgendermaßen aussehen:
- Jemand fand schon lange, dass TA klasse ist; er sucht alle guten Elemente zusammen, schaltet sein selbstständiges Denken aus und akzeptiert kritiklos, was hier steht (eine komplementäre symbiotische Haltung).
- Jemand anders findet, dass TA nichts Neues ist. Diese Person liest sehr kritisch und beginnt eine Scheindiskussion über verschiedene Details, und zwar nicht so sehr, um sich eine eigene Meinung zu bilden, sondern vielmehr um die eigene negative Auffassung zu bestätigen (eine kompetitive symbiotische Haltung).

Das Aufheben ungesunder symbiotischer Beziehungen und das Revidieren von früheren Skriptentscheidungen, die den symbiotischen Beziehungen zu Grunde liegen, kann erst erfolgen, wenn man das Umdefinieren aufgibt und die Realität so sieht, wie sie vor den Augen liegt. In einer Reihe von Fällen wird der Betreffende selbst zu einer Korrektur seines Bezugsrahmens in der Lage sein, in anderen Fällen kann dies nur gelingen, wenn andere ihm behilflich sind, indem sie ihn mit seinem Verhalten konfrontieren und ihn auf seine eigenen Fähigkeiten und Verantwortlichkeiten hinweisen. Gruppenpsychotherapie auf Konfrontationsbasis ist hierzu ein geeignetes Mittel, insbesondere wenn diese Konfrontationen aus einem gegenseitigen, inneren Beteiligt-Sein und einer fürsorglichen Haltung heraus erfolgen. Wenn Konfrontationen dazu führen, ungesunde symbiotische Verhaltensweisen aufzugeben, hat man sowohl gut für sich selbst als auch für den anderen gesorgt; das Unterlassen solcher Konfrontationen ist krankhaltend.

Das Umdefinieren umfasst eine Reihe interner Prozesse und externer Erscheinungsweisen, wie in Abb. 8 aufgeführt:

Umdefinieren	
(interne Prozesse und externe Erscheinungsweisen, um eine dysfunktionelle Symbiose aufrechtzuerhalten oder in Gang zu bringen)	
INTERNE PROZESSE	**EXTERNE ERSCHEINUNGSSWEISEN**
- Mechanismus: *Discounting* (Ausblenden; abwerten)	Zwei Arten von *Beziehungen*: - Komplementär - Kompetitiv
- Rechtfertigung: *Grandiosität* (Übertreibung/ Untertreibung)	Zwei Arten von *Transaktionen*: - Tangential - Blockierend
- Form: *Denkstörungen* infolge von Überdetaillieren/ Übergeneralisieren/ exzessiv Phantasieren/ Eskalieren/ Denkblockaden	Vier *passive Verhaltensweisen*: - Nichtstun - Überanpassung - Agitiert-Sein - Gewaltanwendung/ Sich-unfähig-Machen
	Drei *soziale Rollen*: - Retter - Verfolger - Opfer

Abb. 8: Umdefinieren

3.2.1 Interne Prozesse

3.2.1.1 Der psychische Mechanismus des Discounting

„Discounting" lässt sich übersetzen mit Abwerten, Ausblenden oder Ausblenden; es bedeutet, dass man die Realität nicht nach ihrem Wert taxiert, sondern stark verkürzt, so wie es Discountwarenhäuser mit den offiziellen Preisen tun (oft, nachdem sie zunächst übertrieben wurden).

Es gibt zwei Formen von Discounting:
- Eine gesunde Form, bei der jemand, der mit Stimuli überschwemmt wird, allein die Dinge an sich heran lässt, die in einem bestimmten Moment für ihn relevant sind.
- Eine ungesunde Form, bei der jemand Reize, die relevant sind, beispielsweise für die Lösung eines Problems, systematisch negiert oder ihre Bedeutung systematisch über- oder unterschätzt.

Mit dem Begriff Discounting ist im Folgenden jeweils die ungesunde Form von Selektion gemeint.

Entstehen von Discounting

Discounting kann auf zweierlei Weisen entstanden sein, nämlich:
a. Durch Erlernen in der Erziehung.

BEISPIEL: *Wenn ein Kind voll Erstaunen einen Invaliden anschaut und ruft: „Mama, guck mal da, ein Mann mit einem Bein ...!" und die Mutter nur mit: „Nicht hingucken!" reagiert, dann blendet die Mutter in diesem Augenblick die Tatsache aus, dass ihr Kind etwas Besonderes sieht. Wenn die Mutter mit: „Nicht so lange hinzeigen!" reagiert, dann ist die Ausblendung viel weniger intensiv; das Kind darf dann etwas besonderes anschauen, aber nicht öffentlich die Aufmerksamkeit darauf hinlenken, indem es darauf zeigt.*

b. Durch die Entscheidung, selbst etwas zu tun.

BEISPIEL: *Wenn ein Kind zu seinen Eltern auf den Arm möchte, und wenn diese jedes Mal mit einer Weigerung reagieren, dann ist das schmerzlich für das Kind. Es ist auch schmerzlich, dass sein Bedürfnis unerfüllt bleibt. In einer solchen Situation kann ein Kind die Entscheidung fällen, das Bedürfnis, auf den Arm zu wollen, nicht mehr zu fühlen und dieses Bedürfnis in Zukunft systematisch auszublenden.*

Discounting-Matrix

Discounting kann auf *drei Gebieten* stattfinden, nämlich: Bei sich selbst, bei anderen und/oder bezüglich der gegebenen Situation.

Die *Aspekte*, die ausblendet werden können, sind:
- Reize (Stimuli) wie Daten, Signale, Informationen, Bedürfnisse, Gefühle, Gedanken, Verhaltensweisen bei einer Person selbst oder anderen, oder Reize aus der Umgebung, seien sie materiell (beispielsweise ein

Umdefinieren und innerer Bezugsrahmen   65

Situation

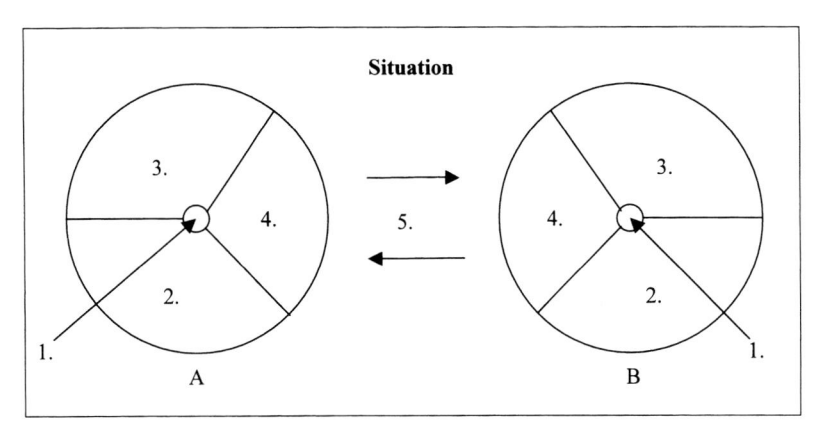

1. Bedürfnisse
2. Gefühle
3. Gedanken
4. Handlungen
5. Wechselwirkungen

Abb. 9: Kontext

Auto, Nebel, Regen) oder immateriell (beispielsweise bestimmte Gewohnheiten).
– Probleme einer Person selbst, bei anderen oder in der Umgebung.
– Vorhandene Optionen oder Wahlmöglichkeiten, um ein Problem zu lösen – sei es bei sich selbst, bei anderen oder in einer gegebenen Situation.

Diese drei Gebiete und die drei Aspekte zeigen sich in folgendem Kontext (Abb. 9):

BEISPIEL: *A will eine weite Reise unternehmen und wird von B zum Zug gebracht. Beide stehen und warten auf den Zug. Reize A: A fühlt sich traurig (A2) und denkt an die schwierige Zeit, der er entgegengeht (A3) und erzählt B hiervon (A4). Reize B: B fühlt Mitleid (B2) und denkt: „Was kann ich für dich tun?" (B3) und spricht A ermutigend zu (B4). Hierauf fühlt sich A irritiert (A2) und denkt: „Du kannst gut reden!" (A3) und sagt dies auch zu B (A4). Reize bezüglich der Situation: Dann kommt der Zug eingelaufen, und es entsteht folgendes Problem:*
Problem A: So will ich keinen Abschied nehmen.
Problem B: Wie rette ich mich aus dieser Situation, ohne A stehen zu lassen?
Problem A und B: Der Zug fährt in einer Minute ab, wie lösen wir das gemeinsam?
Option für A: Ich nehme den folgenden Zug und gehe mit B noch einen Kaffee trinken, notfalls nehme ich ein Taxi.
Option für B: Ich fahre mit bis zur nächsten Haltestelle, im Zug kann ich mit A noch ein bisschen weiterreden.
Option bzgl. der Situation: Den Schaffner fragen, ob er den Zug ein wenig warten lassen kann.

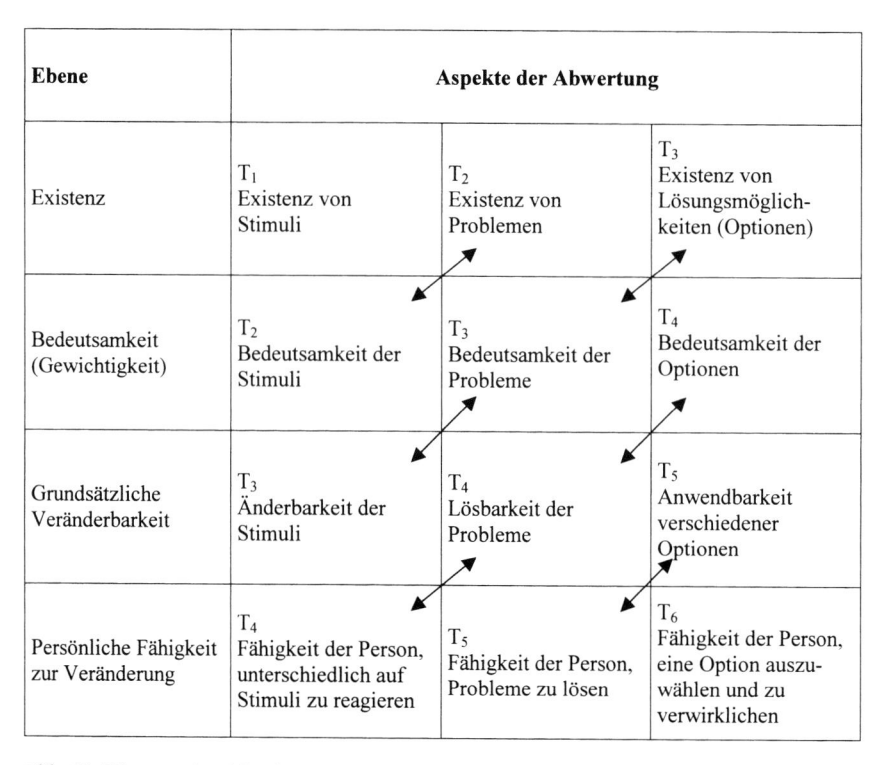

Ebene	Aspekte der Abwertung		
Existenz	T_1 Existenz von Stimuli	T_2 Existenz von Problemen	T_3 Existenz von Lösungsmöglichkeiten (Optionen)
Bedeutsamkeit (Gewichtigkeit)	T_2 Bedeutsamkeit der Stimuli	T_3 Bedeutsamkeit der Probleme	T_4 Bedeutsamkeit der Optionen
Grundsätzliche Veränderbarkeit	T_3 Änderbarkeit der Stimuli	T_4 Lösbarkeit der Probleme	T_5 Anwendbarkeit verschiedener Optionen
Persönliche Fähigkeit zur Veränderung	T_4 Fähigkeit der Person, unterschiedlich auf Stimuli zu reagieren	T_5 Fähigkeit der Person, Probleme zu lösen	T_6 Fähigkeit der Person, eine Option auszuwählen und zu verwirklichen

Abb. 10: Discounting-Matrix

Die Intensität, mit der jemand ausblendet, lässt sich ableiten aus der Tatsache, ob die Existenz, die Bedeutsamkeit, die Möglichkeiten der Veränderung oder die persönlichen Fähigkeiten hierzu ausgeblendet werden. Wenn wir diese *vier Ebenen* und die zuvor erwähnten drei Aspekte gegeneinander aufstellen, entsteht die *Discounting-Matrix*, wie sie in Abb. 10 wiedergegeben ist.

Beispiele von Discounting:
Rubrik I: Discounting der Wahrnehmung von Stimuli

Ein Alkoholiker, der nach Alkohol riecht und einen unsicheren Gang zeigt, kann sich folgender Ausblendungen bedienen:

- Es stimmt einfach nicht, dass ich nach Alkohol rieche (Ausblenden der Existenz des Reizes).
- Es stimmt wohl, aber es hat nichts zu bedeuten (Ausblenden der Bedeutsamkeit des Reizes).
- Es hat wohl etwas zu bedeuten, aber man kann nichts dran machen (Ausblenden der Veränderbarkeit).
- Es wäre schon etwas dran zu ändern, aber ich kanns nicht (Ausblenden der eigenen Fähigkeiten).

Rubrik II: Discounting von Problemen (problemlösendem Denken)
Derselbe Alkoholiker kann wie folgt seine Probleme Ausblenden:
- Dass ich Alkohol zu mir nehme ist kein Problem (Ausblenden der Existenz des Problems).
- Mein Alkoholkonsum ist zwar ein Problem, aber kein wichtiges (Ausblenden der Bedeutsamkeit des Problems).
- Es ist zwar ein wichtiges Problem, aber es ist nicht zu lösen (Ausblenden der Lösbarkeit des Problems).
- Das Problem ist zwar zu lösen, aber nicht von mir (Ausblenden der eigenen Fähigkeit, das Problem zu lösen).

Rubrik III: Discounting von Optionen (Umsetzen in Handlung)
Derselbe Alkoholiker kann wie folgt seine Lösungsmöglichkeiten ausblenden:
- Es gibt überhaupt keine Lösungsmöglichkeiten (Ausblenden der Existenz von Lösungsmöglichkeiten).
- Es bestehen vielleicht Lösungsmöglichkeiten, aber sie spielen alle keine Rolle (Missachtung der Bedeutsamkeit von Lösungsmöglichkeiten).
- Es gibt wohl Lösungsmöglichkeiten, aber sie sind nicht machbar (Ausblenden ihrer Anwendbarkeit).
- Es gibt wohl Lösungsmöglichkeiten, sie sind auch anwendbar, aber ich kann sie nicht realisieren (Ausblenden der eigenen Fähigkeit).

Discounting-Niveaus und Behandlungsphasen

In der Discounting-Matrix sieht man sechs Diagonalen; jede Diagonale stellt ein Discounting-Niveau dar, das mit einer entsprechenden Therapiephase (T) zu tun hat. Diese Therapiephasen unterliegen einer chronologischen Reihenfolge, was bedeutet, dass Phase 2 erst an der Reihe ist, wenn Phase 1 abgeschlossen ist. Es hat daher auch keinen Sinn, mit einem Alkoholiker über seine eigene Verantwortlichkeit, mit dem Trinken aufzuhören (T_6), zu sprechen, solange er beispielsweise seinen Alkoholmissbrauch als Tatsache ausblendet (T_1) oder solange er selbst nicht findet, dass es für ihn ein Problem ist (T_2) usw. Mithilfe der folgenden Fragen kann man herausfinden, auf welchem der sechs Niveaus Ausblendungen stattfinden.

T_1: *Identifizieren von Stimuli* (interne und externe).
Was ist passiert, was brauchst du, was fühlst du, was denkst du, was tust du, was willst du? Wenn nötig, Abfragen von Tatsachen und Ereignissen. (Alle Fragen auch im Hinblick auf die Situation und in Bezug auf den anderen stellen: Was braucht der andere, was fühlt der andere?)

T_2: *Identifizieren des Problems*
Was du gerade erzählt hast (T_1), ist das wichtig für dich oder den anderen, ist es ein Problem für dich oder den anderen?

T_3: *Identifizieren von Lösungen*

Denkst du, dass das, was du mir gerade erzählt hast (T_1) auch anders sein könnte? Wie wichtig ist das Problem für dich (den anderen)? Denkst du, dass es Lösungen (Optionen) gibt für dein Problem; wenn ja, welche?

T_4: *Identifizieren des Ziels*

Denkst du, dass du die Fähigkeit hast, die Probleme und ihre Ursachen, von denen du mir gerade erzählt hast (T_1 und T_2), zu beeinflussen, oder selbst anders darauf zu reagieren als bisher? Denkst du, dass das Problem lösbar ist? Denkst du, dass die Lösungen (Optionen), die du gerade erwähnt hast, relevant sind für die Lösung deines Problems?

T_5: *Identifizieren von Schwierigkeiten*

Denkst du, dass du in der Lage bist, Probleme zu lösen, und dass es Lösungsmöglichkeiten gibt für eine dauerhafte und befriedigende Veränderung?

T_6: *Identifizieren der Eignung zur Behandlung*

Denkst du, dass du selbst in der Lage bist, diese Lösungsmöglichkeiten so anzuwenden, dass dein Problem und das der anderen dauerhaft und befriedigend gelöst wird?

Diese Matrix mit den dazugehörigen Fragen ist gut anwendbar bei Personen, die sich schwer tun, problemlösend zu denken. Mit ihrer Hilfe kann nämlich recht exakt bestimmt werden, wo jemand in seinem Denkprozess systematisch etwas, das für die Lösung eines Problems wesentlich ist, ausblendet. Für Menschen mit „fehlender Krankheitseinsicht" kann so festgestellt werden, welche Informationen ihnen fehlen, und wie sie neue Informationen dann auch nicht anwenden. Therapeutisch gesehen ist dieser Zugang wichtig, weil das Aufheben von Ausblendungen zum Aufheben ungesunder, dysfunktioneller Symbiosen führt. Eine wichtige Zielsetzung der Behandlung ist daher, dass der Hilfesuchende selbst sein Problem, sein Ziel und ein Aktionsprogramm zu formulieren lernt. Indem er dies beispielsweise in einem Gruppengespräch zur Diskussion stellt, entsteht ein gemeinschaftlicher Denkprozess, wobei das eine Gruppenmitglied die Ausblendung des anderen konfrontieren und aufheben kann. Das Abschließen eines so genannten therapeutischen Vertrages (siehe 4. Kapitel *Psychotherapeutische Verträge zweiter Ordnung und Problemlösende Sanktionen*) bietet sich hier an. Wenn jemand (noch) nicht so weit ist, seine Problematik zu erkennen, dann kann das Formulieren der Gründe, die zur Aufnahme führen, ein erster Ansatz hierzu sein (T_1). Es gibt so genannte Problemlösungs-Formulare (siehe IX. Kapitel *Weitere spezielle Techniken*) die benutzt werden können, um eigene Ausblendungen schrittweise aufzuheben. Zu Beginn eines Veränderungsprozesses führt diese Zugangsweise kaum zu einer bleibenden Veränderung, wenn es sich um jemanden handelt, der viel ausblendet. Je stärker jemand ausblendet, umso mühsamer ist es, einen Veränderungsprozess in Gang zu bringen.

Das liegt in erster Linie daran, dass der Patient nicht oder kaum einsieht, dass das, was man in der Therapie lernt, auch außerhalb angewandt werden kann. Es gibt dann keinen oder wenig Generalisierungs-Effekt. Zum anderen verläuft die Veränderung bei hochgradigem Ausblenden mühsamer, weil die Beziehung zwischen Informationsverlust (der auftritt als Folge des Ausblendens) und der Intensität der Ausblendung nicht linear zu sein scheint.

Die Kurve zwischen Informationsverlust und Intensität der Ausblendung ist in Abb. 11 wiedergegeben. Diese Kurve illustriert, dass bei hochgradiger Ausblendung relativ mehr Informationsverlust auftritt und dass hier viel mehr Konfrontationen erforderlich sind, um ein Problem lösen zu können, als bei mäßig stark ausgeprägter Ausblendung.

Ein dritter Grund, warum Therapie mühsamer verläuft, liegt darin, dass „Stress" und die mit ihm einhergehenden Emotionen das Niveau der Ausblendung erhöhen. Und es ist auch so, dass Personen, die viel ausblenden, sich selbst damit in größere Stresssituationen bringen als solche, die wenig ausblenden. Psychotherapie auf emotionalem Niveau bei Personen mit Denkproblemen ist daher auch erst an der Reihe, wenn sie die Intensität ihres Ausblendens verringert haben. Erst dann können sie aus korrektiven emotionalen Ereignissen auch Lernerfahrungen machen, die sie generalisieren.

Im alltäglichen sozialen Umgang werden etwa 20% dessen, was Menschen zueinander sagen, ausgeblendet. Bei kontroversen Themen erhöht sich dies bis auf 50%, und wenn die Beteiligten dabei stark emotional reagieren, steigt die Quote bis auf 75%.

Gruppen, deren Teilnehmer gelernt haben, einander bei Ausblendungen zu konfrontieren, haben ein viel höheres Problemlösungsniveau als Gruppen, in denen dies unterbleibt – zumindest, wenn man erst einmal mit dieser Arbeitsweise vertraut ist. In einer solchen Gruppe ist es nämlich viel schwieriger, Information, die für die Lösung eines Problems relevant ist, systematisch zu negieren.

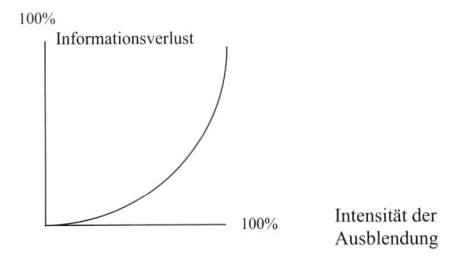

Abb. 11: Verhältnis zwischen Ausblenden und Informationsverlust

3.2.1.2 Rechtfertigung

Neben dem inneren Mechanismus des Ausblendens gilt es, einen weiteren inneren Prozess zu unterscheiden, nämlich die Rechtfertigung der ungesunden Symbiose. Diese Rechtfertigung geschieht durch Übertreiben bestimmter Aspekte und Untertreiben anderer Aspekte (*Grandiosität*). Man will sowohl für sich selbst als auch für die anderen einen akzeptablen Grund haben, mit ungesund symbiotischem Verhalten weitermachen zu können. So kann ein Alkoholiker behaupten, er trinke, weil er eine so schreckliche Jugend gehabt habe, weil er vor kurzem geschieden worden sei oder weil er unter Alkohol seine Gefühle äußern könne.

Obwohl in seinem Vorwand ein Quäntchen Wahrheit stecken kann, wird dies arg übertrieben, während die eigene Fähigkeit des Betroffenen, sein Problem auf eine gesunde Weise zu lösen, stark unterschätzt wird.

3.2.1.3 Denkstörungen

Ein dritter innerer Prozess betrifft die Denkstörungen. Immer wenn es in Anpassung an einen persönlichen Bezugsrahmen zu Ausblendungen kommt, impliziert dies auch, dass jeder Beteiligte zu unterschiedlichen Ergebnissen kommt.

Denkstörungen entstehen aus zwei Gründen:
– Man reagiert aus einem geschlossenen Bezugsrahmen heraus und nimmt neue Informationen nicht auf.
– Man reagiert gerade umgekehrt: Der eigene Bezugsrahmen wird zur Seite geschoben, und man passt sich an die jeweilige veränderte externe Realität an.

Denkstörungen sehen wir besonders in Form des *Überdetaillierens* wie auch des *Übergeneralisierens*, was bildlich gesprochen bedeutet, dass Menschen entweder „den Wald vor lauter Bäumen nicht sehen" oder „alles in einen Topf werfen". Grübeln kann als eine Sonderform des Überdetaillierens angesehen werden; das Denken ähnelt dem Abspielen einer „Platte mit Sprung". Darüber hinaus scheinen solche Personen oft irreale oder exzessive *Fantasien* zu haben über zukünftige Situationen und Ereignisse, und nicht selten kommt es zur *Eskalation* in immer schlimmer werdende Annahmen („aus einer Mücke einen Elefanten machen"). Auch *Denkblockaden* stellen eine Sonderform von Denkstörung dar.

Personen mit Denkstörungen tun sich schwer, relevante Fakten so zu integrieren, dass sie damit ihr Problem lösen können. Infolge dieser Denkstörungen schätzen Personen die Folgen ihres Verhaltens in zukünftigen Situationen nicht adäquat ein, und sie (und andere) landen immer wieder vor Überraschungen. Solange Ausblenden als interner Mechanismus angewandt wird, um eine ungesunde symbiotische Beziehung einzugehen oder fortzusetzen, lernt man auch nicht aus seinen Fehlern.

3.2.2 Äußere Erscheinungsweisen

Die erwähnten Prozesse finden im Inneren einer Person statt; sie sind nicht direkt sichtbar. Was wohl sichtbar ist, das sind die daraus resultierenden äußeren Erscheinungsweisen, wie sie in der rechten Rubrik der Abb. 8 aufgeführt sind:
- zwei Arten von *Beziehungen*: komplementär und kompetitiv
- zwei Arten *Transaktionen*: tangential und blockierend
- vier *passive Verhaltensweisen*: Nichtstun, Überanpassung, Agitiert-Sein, Gewaltanwendung/Sich-unfähig-Machen
- drei *soziale Rollen*: Retter, Verfolger, Opfer

3.2.2.1 Die zwei Arten von Transaktionen

Die komplementäre und die kompetitive Beziehung sind schon oben bei den zwei Arten von *Symbiosen* besprochen worden. (siehe 3.1.2.)

Um einen symbiotischen Bezugsrahmen aufrechterhalten zu können, werden zwei Arten von Transaktionen eingesetzt:

Tangentiale Transaktionen

Bei einer *tangentialen Transaktion* gibt B auf die Frage von A nicht direkt Antwort, sondern bewerkstelligt eine Verschiebung im Gespräch: B antwortet haarscharf an der Frage vorbei. Die Verschiebung erfolgt auf ein für B weniger bedrohliches Gebiet, sodass B seinen Bezugsrahmen und damit auch die symbiotische Beziehung aufrecht erhalten kann. Ein solches Gespräch kann stundenlang ohne Ergebnis verlaufen, weil ständig Aspekte in den Vordergrund kommen, die nicht relevant sind für die Lösung des anstehenden Problems.

Tangentiale Transaktionen finden beispielsweise statt, wenn eine Tasse zerbrochen ist und die Mutter fragt: „Wer hat das getan?"

Antwort 1: „Vor einer Stunde war sie noch ganz." (Diese Person vermeidet eine Antwort auf die Frage, indem sie von „wer" nach „wann" verschiebt.)

Antwort 2: „Gestern hat Peter eine Tasse zerbrochen." (Diese Person verschiebt von „wer jetzt" nach „wer gestern", bringt damit jemand anders in Verdacht, um sich selbst vor Verdacht zu schützen.)

Antwort 3: „Müssen wir darauf aufpassen?" (Für diese Person ist es nicht wichtig, wer die Tasse zerbrochen hat, sonder wer darauf aufpassen muss.)

Allen Antworten ist gemeinsam, dass die Mutter keine klare Antwort auf ihre Frage erhält.

Im therapeutischen Kontext ist es wichtig festzustellen, in welche Richtung jemand verschiebt, was er damit vermeidet, und welche Schlussfolgerungen man hieraus über seinen Bezugsrahmen ziehen kann.

Blockierende Transaktionen

Mit einer blockierenden Transaktion stoppt B das Gespräch, indem er eine Bemerkung macht oder eine Gegenfrage stellt, auf die A erst eingehen muss, ehe weiter gesprochen werden kann. Mit einer *blockierenden Transaktion* wird der Bezugsrahmen von A direkt herausgefordert.

BEISPIEL: *Der Therapeut sagt zu seinem Patienten: „Hör auf, so zu agitieren." Worauf der Patient sagt: „Ich agitiere nicht, ich klopf nur auf mein Knie zum Rhythmus von einem Lied in meinem Kopf." Mit dieser Bemerkung wird der Therapeut herausgefordert, seine Definition von Agitiert-Sein zu geben, sodass der Patient dies überzeugend genug findet. Solange das nicht erfolgt ist, kann er mit Klopfen weitermachen. Bei einer blockierenden Transaktion gibt es folgende Möglichkeiten:*

a. *Der eine passt sich an den Bezugsrahmen des anderen an. Beispiel: Therapeut: „Sorry, das habe ich nicht gewusst. Wie kommst du an diesen schönen Rhythmus?" Oder: Patient: „Sorry, du hast Recht, ich vermeide mit meinem Geklopfe bestimmte Gefühle."*
b. *Sie kommen zusammen zu einem anderen Bezugsrahmen; es ist weder Agitiert-Sein noch rhythmisches Klopfen, es ist beispielsweise eine Art und Weise, den anderen zu irritieren.*
c. *Sie hören auf, miteinander zu reden (weil ja doch nichts dabei herauskommt).*
d. *Das Gespräch eskaliert in einen heftigen Wortwechsel.*

Bei c. und d. entsteht auch eine physische Distanz; beide Personen erfahren die Nähe des anderen als unangenehm. Zwei Personen mit unterschiedlichem Bezugsrahmen erfahren einander als bedrohlich. Denn durch den großen Unterschied im Bezugsrahmen erscheint der andere unberechenbar, und es entsteht die Angst, dass der eigene Bezugsrahmen möglicherweise nicht mit der Realität übereinstimmt („Wer ist nun verrückt, er oder ich?"). Diese Frage beschäftigt einen solange, bis man eine befriedigende Antwort darauf gefunden hat und sich das eigene Verhalten oder das des anderen erklären kann. Das fortwährende Überprüfen unseres Bezugsrahmens an der Realität verschafft uns eine Form von Sicherheit; es ist ein Überlebensmechanismus, der schon Jahrmillionen effektiv zu sein scheint. Gesunde Menschen mit einem flexiblen Bezugsrahmen sind in der Lage, ihr Weltbild fortwährend zu verändern; Menschen mit einem starren Bezugsrahmen neigen dazu, bei Konfrontationen ihren Bezugsrahmen eher noch zu verabsolutieren als ihn zu verändern. Eine Veränderung ihres Bezugsrahmens erfahren sie als sehr bedrohlich. Sie brauchen viel Erlaubnis, Schutz und Potenz von anderen, um sich zu trauen, eine solche Veränderung vorzunehmen. Regressionstherapie auf Vertragsbasis bietet hierzu eine Reihe von Möglichkeiten.

3.2.2.2 Passive Verhaltensweisen

Menschen mit einem symbiotischen Bezugsrahmen bedienen sich folgender vier Arten von Verhaltensweisen:

Umdefinieren und innerer Bezugsrahmen

a. Nichtstun
b. Überanpassung
c. Agitiert-Sein
d. Wutausbruch, Gewaltanwendung oder Sich-unfähig-Machen (Selbstbeeinträchtigung)

Diese vier Verhaltensweisen nennen wir passive Verhaltensweisen, weil bei allen Vieren, selbst wenn b, c und d nach außen sehr aktiv wirken, nichts in Richtung gesunder Problemlösung unternommen wird; stattdessen wird eigenverantwortliches Verhalten unterlassen – jemand anders muss Verantwortung für eine Lösung übernehmen. Man provoziert oder manipuliert den anderen hiermit in eine Symbiose; er wird sozusagen eingeladen oder gezwungen, aufs Tandem zu steigen.

Nichtstun

Bei *Nichtstun* unternimmt eine Person keinerlei effektive Handlung; sie definiert ihr Problem nicht, sucht keine Lösung und denkt nicht logisch nach. Was sie wohl tut ist, das Problem „erfahren" (Äußerungen wie: „So empfinde ich nun einmal."). Diese Personen regen sich innerlich immer mehr auf, bis jemand eingreift, der zum Beispiel Vorschläge macht, auf die der andere auch hätte kommen können, womit die Symbiose „klickt", (wieder) hergestellt ist. Diese Vorschläge können durch die passive Person mir nichts dir nichts übernommen werden (= Überanpassung, s.u.). Wenn die passive Person die andere nicht dazu bewegen kann einzugreifen, dann stehen ihr immer noch Agitiert-Sein und Gewaltanwendung zur Verfügung. Kennzeichnend für *Nichtstun* ist, dass kaum von einem problemlösenden Denkprozess gesprochen werden kann.

Überanpassung

Personen mit *Überanpassung* reagieren stets so, wie sie glauben, dass andere es von ihnen erwarten, ohne hierbei selbst logisch nachzudenken. Anstelle des Problems wird die andere Person in den Mittelpunkt des Denkens gestellt. Im Unterschied zu Nichtstun wird hier maximal gedacht, allerdings nicht in logischen Gedankengängen, sondern als *Denken für den anderen*.

Agitiert-Sein

Unter *Agitiert-Sein* verstehen wir eine ziellose, ungerichtete, sich wiederholende (stereotype) körperliche Aktivität wie auf und ab Laufen, mit den Fingern trommeln, Kettenrauchen, Stottern usw. Das Denken ist verwirrt, die Person fühlt sich unbehaglich und irritiert andere, die dann eingreifen. Agitierten Menschen sagt man am besten: „Hör auf damit, setz dich hin oder sitz still und denk nach über ...". Alle anderen Arten von Intervention können eine Eskalation in Gang bringen in Richtung der 4. Form von passivem Verhalten, nämlich:

Wutausbruch, Gewaltanwendung oder Sich-unfähig-Machen (Selbstbeeinträchtigung)

In einem *Wutausbruch* entlädt man aufgestaute Energie mit der Konsequenz, dass andere notgedrungen eingreifen müssen. Beim Wutanfall fehlt das Denken vollständig, die Person kennt keine Grenzen und keine Verantwortlichkeit mehr mit der Folge, dass Schaden oder Verletzungen zugefügt werden. Nach einer solchen Energieentladung ist die Person oft sehr wohl wieder in der Lage, logisch nachzudenken. Gute Interventionen sind: *Dampfablassen (Restraining)*, wobei jemand mithilfe anderer am Boden so festgehalten wird, dass er sich körperlich und psychisch abreagieren kann, ohne sich selbst oder anderen weh zu tun. Diese Technik sollte zum Arsenal jedes Therapeuten oder Angehörigen des Pflegeberufes gehören, der mit aggressiven Patienten zu tun hat. Nach einer solchen Intervention fühlen Menschen sich zumeist entladen und leicht; sie sind zugänglich für neue Informationen und Zuwendung und neigen zu Überanpassung, was therapeutisch gesehen noch die Beste der vier passiven Verhaltensweisen ist, weil hier noch am meisten Denktätigkeit vorliegt und der Schritt zu eigenständigem Denken am ehesten erfolgen kann.

Wenn Menschen aufgrund ihrer früheren Entwicklung ein Verbot verinnerlicht oder entwickelt haben, Aggressivität zu äußern, dann können sie sich für „*Sich-Unfähig-Machen*" entscheiden. Hierbei erfolgen Überanpassung und ein Wutausbruch gewissermaßen gleichzeitig, sodass statt einer Explosion eine *Implosion* stattfinde, die sich äußern kann in vielfältigen Erscheinungen wie Migräne, Sich-Übergeben, Ohnmächtig-Werden usw.

3.2.2.3 Die drei sozialen Rollen

Die drei *sozialen Rollen* bilden das vierte äußerliche Kennzeichen des Umdefinierens. Personen mit einem symbiotischen Bezugsrahmen bedienen sich vor allem dreier sozialer Rollen, nämlich:
– Retter
– Opfer
– Verfolger.

Diese drei Rollen sind alle symbiotisch, weil sie einander auf ungesunde Art und Weise ergänzen. Sie stehen im Dienste psychologischer Spiele, und es ist wesentlich, sie von wirklich gesunden, problemlösenden Rollen zu unterscheiden. Hauptunterscheidungsmerkmal ist, dass alle Personen, die sich in den symbiotischen drei Rollen befinden, ihren Erwachsenen-Ich-Zustand nicht besetzt haben.

Retter

Ein *Retter* (R) macht und hält andere durch seine Hilfe abhängig. Er denkt, fühlt und handelt für andere, ohne dies zuvor mit den Betreffenden abzusprechen. Er fördert so deren Passivität und macht sich selbst schließlich unentbehrlich. Ein Retter kann erst als solcher in Aktion treten, wenn er ein oder mehrere Opfer gefunden oder gemacht hat. Einen Retter kann man mit einem Fahrlehrer vergleichen, der selbst hinter dem Steuerrad sitzen bleibt, während man eine wirklich hilfreiche Person vergleichen kann mit einem Fahrlehrer, der den Fahrschüler fahren lässt und erst eingreift in einem Moment, wenn etwas schief zu gehen droht. Eine wirklich hilfreiche Person reagiert also sinnvoll für jemand anderen, wenn sie in einem Moment eingreift, wenn der andere wirklich nicht in der Lage ist, sich selbstständig zu helfen; sie stellt den anderen entweder wieder auf die eigenen Beine oder bringt ihm bei, auf eigenen Beinen zu stehen.

Verfolger

Jemand, der Gefallen daran findet, andere an ihren schwachen Punkten zu packen oder mit Schuldgefühlen zu operieren, reagiert nicht wirklich zugunsten seiner selbst oder anderer, sondern er ist *Verfolger* (V), beispielsweise im psychologischen Spiel; „Hab' ich dich endlich" oder „Wenn du nicht wärst". – Eine Mutter hingegen, die berechtigterweise auf ihr Kind ärgerlich ist und ihm vorwirft, dass es ungezogen war, reagiert adäquat, nämlich aus Sorge zugunsten des Kindes und ihrer selbst.

Opfer

Ein *Opfer* (O) ist jemand, der sich wiederholt ins Wasser fallen lässt und so tut, als ob er nicht schwimmen kann. Er fängt zu schreien an in der Hoffnung, dass ihn andere aus dem Wasser holen und sich so ebenfalls nass machen. – Natürlich kann jemand auch wirklich zum Leidtragenden eines bestimmten Ereignisses geworden sein. Wenn jemand ins Wasser gefallen ist und wirklich nicht schwimmen kann, dann muss diese Person erst gerettet werden; doch dann sollte man ihr Schwimmunterricht vorschlagen oder geben.

Das Bemerkenswerte an diesen drei Rollen ist, dass die betreffenden Personen sich nicht bewusst sind, dass sie sich selbst und andere in einer Symbiose gefangen halten. Sie „erfahren" ihr Verhalten vielmehr als ganz angemessen und gesund. Personen, die außerhalb dieser Symbiose stehen, erkennen hingegen die symbiotischen Rollen leichter und nennen das entsprechende Verhalten zumeist manipulativ, unecht oder ein Spiel. Symbiotische Verhaltensweisen kommen in Gruppentherapien oder in therapeutischen Gemeinschaften daher auch eher ans Licht als in Einzeltherapien, zumal wenn man auf der Basis von Konfrontationen arbeitet.

```
Verfolger ─────────── Retter
         \         /
          \       /
           \     /
            \   /
             \ /
            Opfer
```

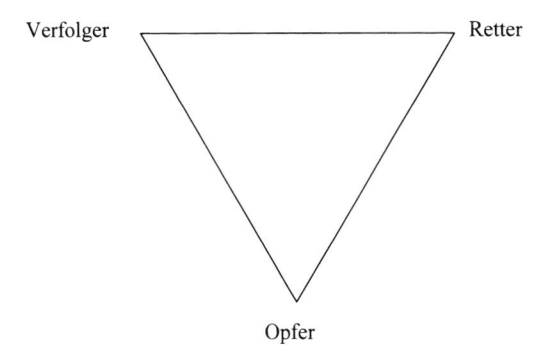

Abb. 12: Dramadreieck

Die drei sozialen Rollen (R, V, O) bilden ein integriertes Ganzes. Sie ergänzen einander (beispielsweise wenn ein Retter und ein Opfer zusammen eine komplementäre Symbiose bilden), oder sie sind unvereinbar, wie im Fall zweier Retter, die es beide besser zu wissen meinen als die dritte Person, die als Opfer abwartet (eine kompetitive Symbiose). Diese gesetzmäßige Beziehung, aufgrund derer symbiotisches Verhalten vorhersagbar wird, wurde von St. Karpman (1968) als so genanntes *Dramadreieck* herausgearbeitet, das in Abb. 12 wiedergegeben ist.

Dieses Dreieck zeichnet sich durch die Tatsache aus, dass man in ihm wie gefangen ist und jeweils nur die Wahl unter drei Möglichkeiten hat, nämlich der Rolle des Retters, des Verfolgers oder des Opfers. Wenn das Drama von drei Personen gespielt wird, bestimmt die Rollenwahl eines der Spieler auch die Wahl der anderen beiden. Wenn also jemand die Opferrolle wählt, werden die anderen entweder Verfolger oder Retter werden.

Das folgende *Beispiel* soll dies illustrieren; es veranschaulicht gleichzeitig, dass das Dramadreieck auch in Alltagssituationen anzutreffen ist:

Eine Mutter kauft im Ausverkauf einen Pullover für ihren Sohn. Es gibt nur noch blaue zu kaufen, und ganz kurz denkt sie daran, dass ihr Sohn blau nicht mag. Aber der Pullover ist ein Schnäppchen, und er ist so schön, dass sie ihn zu kaufen beschließt (Mutter: Retter). Zuhause angekommen geht sie nach oben und legt den Pullover als Überraschung auf sein Bett. Sie hofft, dass er sich darüber freuen wird und sie einen Kuss bekommt für die Überraschung. Sie wartet ab, was passiert.

Der Sohn kommt nach Hause, sieht den Pullover und reagiert ... wütend: „Du weißt doch, dass ich blau nicht mag und jetzt hast du schon wieder was Blaues gekauft!" (Sohn: Verfolger, Mutter: Opfer).

Die Mutter reagiert mit: „Und ich hatte so gehofft, dass du dich darüber freust, und jetzt krieg' ich das von dir zu hören, ich kann's euch auch nie richtig machen!" Sie beginnt zu weinen und beklagt sich über ihre undankbaren Kinder (Mutter: Hat die Opferrolle genommen). In diesem Moment schaltet sich der Vater ein, der in der Küche Kartoffeln schält, und schreit: „He, schrei' deine Mutter nicht so an! Geh' in dein Zimmer, du kriegst heute Abend nichts zu essen!" (In diesem Moment ist der Vater sowohl Verfolger des Sohnes als auch Retter der Mutter).

Der Sohn geht schimpfend nach oben. „Scheißkerl!", denkt er und fängt auf seinem Zimmer an zu weinen (Sohn wechselt von Verfolger zu Opfer.).

Nach ein paar Minuten geht ganz leise die Tür auf, und wer kommt herein ...? Wahrhaftig, Mutter kommt mit einem Tässchen Kaffee und sagt: „Das darfst du aber deinem Vater nicht sagen, ja? Wollen wir uns wieder vertragen?" (Die Mutter rettet ihren Sohn, verfolgt ihren Mann).

Anschließend geht die Mutter wieder nach unten und wird immer wütender auf ... ihren Mann. Sie geht zu ihm und sagt: „Du bist viel zu streng zu unserem Sohn gewesen. Jetzt liegt er oben auf seinem Zimmer und hasst dich." (Mutter: Verfolger, Vater: Opfer)

Der Vater reagiert ganz erstaunt auf seine Frau mit: „Aber Mama, ich hab' dir doch nur helfen wollen."

In diesem Moment ruft der Sohn von oben nach unten: „He, Mama, lässt du Papa wohl in Ruhe?" (Der Sohn rettet den Vater, verfolgt seine Mutter.)

In diesem kurzen Beispiel haben alle drei Personen wenigstens einmal die Rollen von Retter, Verfolger und Opfer eingenommen; die Dramatik im Spiel resultiert aus dem raschen Wechsel der Positionen.

Ein altes literarisches *Beispiel* ist das Volk Israel, das von Moses aus Ägypten geführt wurde. Moses war der Retter des Volkes Israel, das unter dem Verfolger Pharao litt und Opfer war. Nachdem sie ihre Freiheit erlangt hatten, irrten die Israeliten durch die Wüste und murrten. Sie beschuldigten Moses, sie in die Irre geleitet zu haben und wünschten sich, wieder bei den Fleischtöpfen Ägyptens zu sein. Die Rollen sind jetzt vollständig vertauscht: Das Volk klagt Moses an, Moses wird Opfer und der Pharao ist – in den Gedanken der Israeliten – der Retter.

Die Rollen des Dramadreiecks sowie alle übrigen, weiter oben erwähnten internen Prozesse und äußerlichen Erscheinungsweisen sind wieder zu finden in jeder Form von persönlichem oder Gesellschaftsdrama.

Die sozialen Rollen, die zu den äußeren Erscheinungsweisen des Umdefinierens gehören, sind von der Schiffschen Schule anders als hier wiedergegeben konzeptualisiert worden, nämlich als Umdefinierungs-Hexagon (Ken Mellor und Eric Schiff, Redefining, 1975a; Jacqui Lee Schiff, Cathexis Reader, 1975), das sechs verschiedene Rollen beschreibt. Da die Handhabung des Hexagons im Alltag deutlich schwieriger ist als die des Dramadreiecks, hat sich das Hexagon in der Praxis wenig durchgesetzt. Dies und die Tatsache, das Schiffs selbst (Jacqui Lee Schiff, Aaron Schiff, Eric Schiff, Frames of Reference, 1975) das Dramadreieck anwandten, gab den Ausschlag, für die hier vorliegende Darstellung das ältere und griffigere TA-Konzept des Dramadreiecks zu wählen.

3.2.2.4 Illustrationen zu den drei sozialen Rollen

VERFOLGER

Du bist ein unfähiger Therapeut! Du nutzt mir auch nichts!! Nichts, was du vorschlägst haut hin!!

vorwurfsvoll ⇄ arrogant

Quengel nicht so! Tu doch einmal wenigstens, was ich Dir sage!!

RETTER

Lass es mich für dich tun. Es ist nur zu deinem besten. Versuch doch mal...

Dramadreieck

gereizt | vorwurfsvoll | hilfloshaltende Hilfe | mitleiderweckend

Ich hau einfach ab. Ich hab so Angst vor dir. Ich halt das nicht mehr aus. Ja, aber ...

OPFER

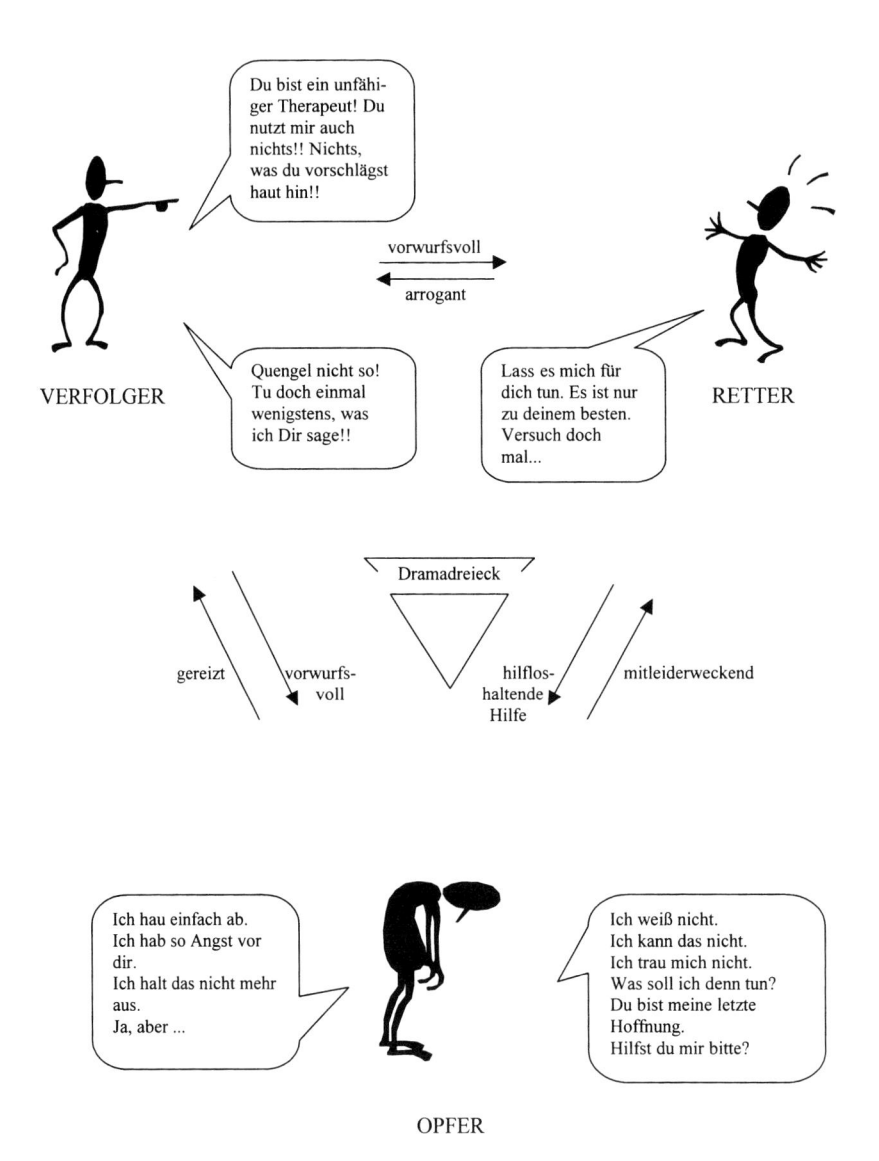

Ich weiß nicht. Ich kann das nicht. Ich trau mich nicht. Was soll ich denn tun? Du bist meine letzte Hoffnung. Hilfst du mir bitte?

Abb. 13: Symbiotische Rollen:
– soziale Ebene
– komplementär

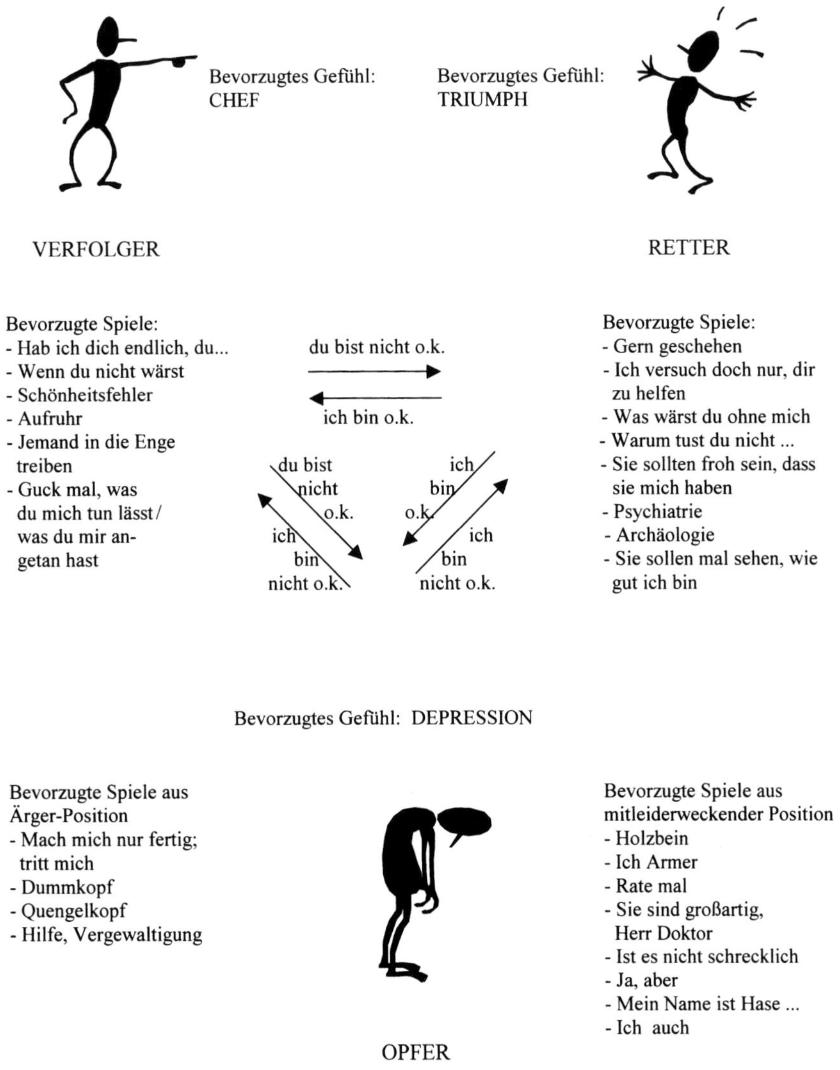

Umdefinieren und innerer Bezugsrahmen 79

Bevorzugtes Gefühl: **CHEF**

Bevorzugtes Gefühl: **TRIUMPH**

VERFOLGER

RETTER

Bevorzugte Spiele:
- Hab ich dich endlich, du...
- Wenn du nicht wärst
- Schönheitsfehler
- Aufruhr
- Jemand in die Enge treiben
- Guck mal, was du mich tun lässt / was du mir angetan hast

du bist nicht o.k. →
← ich bin o.k.

du bist nicht o.k. ich bin o.k.
ich bin nicht o.k. ich bin nicht o.k.

Bevorzugte Spiele:
- Gern geschehen
- Ich versuch doch nur, dir zu helfen
- Was wärst du ohne mich
- Warum tust du nicht ...
- Sie sollten froh sein, dass sie mich haben
- Psychiatrie
- Archäologie
- Sie sollen mal sehen, wie gut ich bin

Bevorzugtes Gefühl: DEPRESSION

Bevorzugte Spiele aus Ärger-Position
- Mach mich nur fertig; tritt mich
- Dummkopf
- Quengelkopf
- Hilfe, Vergewaltigung

Bevorzugte Spiele aus mitleiderweckender Position
- Holzbein
- Ich Armer
- Rate mal
- Sie sind großartig, Herr Doktor
- Ist es nicht schrecklich
- Ja, aber
- Mein Name ist Hase ...
- Ich auch

OPFER

Abb. 14: Symbiotische Rollen:
– psychologische Ebene
– komplementär

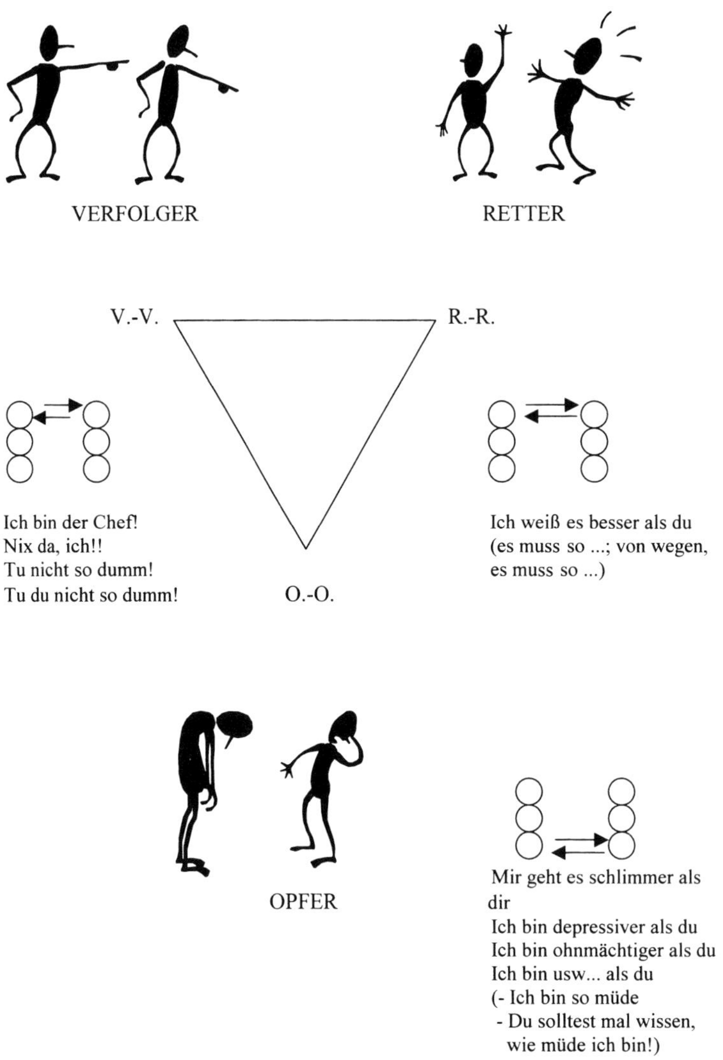

VERFOLGER   RETTER

V.-V.   R.-R.

Ich bin der Chef!   Ich weiß es besser als du
Nix da, ich!!   (es muss so ...; von wegen,
Tu nicht so dumm!   es muss so ...)
Tu du nicht so dumm!
                          O.-O.

                    OPFER

                                     Mir geht es schlimmer als
                                     dir
                                     Ich bin depressiver als du
                                     Ich bin ohnmächtiger als du
                                     Ich bin usw... als du
                                     (- Ich bin so müde
                                      - Du solltest mal wissen,
                                        wie müde ich bin!)

Abb. 15: Symbiotische Rollen:
– kompetitiv

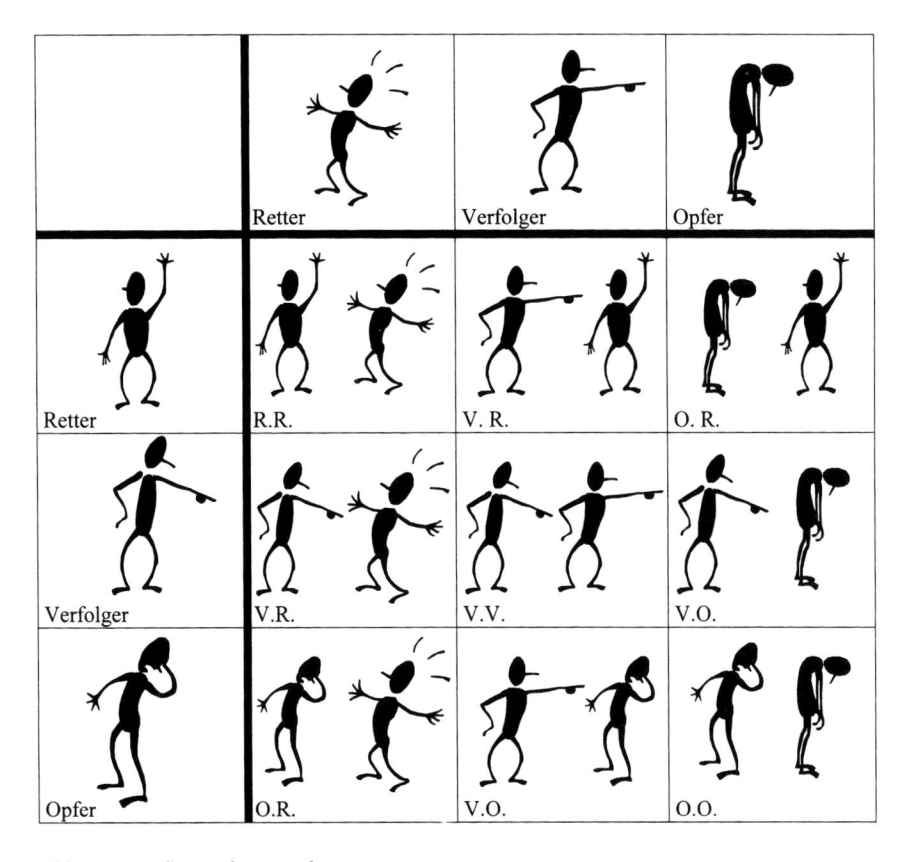

	Retter	Verfolger	Opfer
Retter	R.R.	V. R.	O. R.
Verfolger	V.R.	V.V.	V.O.
Opfer	O.R.	V.O.	O.O.

Abb. 16: Symbiotische Beziehungsarten

3.3 Literaturhinweise

Zur weiterführenden Lektüre für dieses Kapitel weisen wir auf folgende, im Literaturverzeichnis belegte Schriften hin:
Berne, E., 1964; Childs-Gowell, E., 1978; Gurowitz, Ed. M., 1978; Holloway, W.H., 1980; Jessen, F.M., R.Rogoll, 1981; Karpman, St. B., 1968; Kouwenhoven, M., 1977; Mellor, K. und E. Schiff, 1975; Mellor, K. und E. Schiff, 1975; Schiff, J. und B. Day, 1981; Schiff, J. und A. Schiff, 1969; Schiff, A. und J. Schiff, Passivity, 1971; Schiff, J., 1975; Schiff, J. et al, 1975; Schiff, J., 1978; Schlegel, L., 1993.

4. Psychotherapeutische Verträge zweiter Ordnung und Problemlösende Sanktionen

4.1 Einleitung

Problemlösende Sanktionen sind ein nützliches Werkzeug, um das Problem der sog. Drehtür-Psychiatrie anzugehen. In einer Reihe von Fällen ist es zu einem gewissen Grad möglich, diese Probleme, die oft als unbehandelbar gelten, zu lösen, und wir können gerade den Menschen helfen, die regelmäßig ihre psychotherapeutische Behandlung abbrechen. Eine zielgerichtete Behandlung kann zunichte gemacht werden durch den Gebrauch von Alkohol oder Drogen, durch Aggression, Selbstverstümmelung, durch psychotische Schübe wie auch durch Suizidversuche. Die Anwendung problemlösender Sanktionen hat es ermöglicht, eine zufrieden stellende therapeutische Beziehung aufrechtzuerhalten, auch wenn Patienten ihre Therapie „unterminieren", und so die Interessen auf Klienten- wie Therapeutenseite zu schützen.

Seit einer Reihe von Jahren werden therapeutische Verträge und problemlösende Sanktionen in „De Strook", einer Abteilung für Klinische Psychotherapie des psychiatrischen Krankenhauses Veldwijk in Ermelo (Niederlande) eingesetzt.

Wir wollen zunächst die Entwicklung in „De Strook" beschreiben, um den Prozess zu erhellen, für den problemlösende Sanktionen entwickelt wurden. Im Weiteren werden wir die praktische Anwendung problemlösender Sanktionen darstellen.

1971 beschloss das therapeutische Team von „De Strook", eine analytische Sprache zu finden, die sowohl von den Mitarbeitern als auch von den Patienten verstanden werden konnte. Nach einigem Suchen in verschiedenen therapeutischen Richtungen wurde beschlossen, zu diesem Zweck die Konzepte der Transaktionsanalyse (TA) zu nutzen.

1973 beschlossen klinische Mitarbeiter und die Direktoren von Veldwijk als Ergebnis einer Evaluation, TA in „De Strook" noch umfassender einzusetzen.

1974 begannen wir, mit therapeutischen Verträgen zu arbeiten. Mit der Einführung dieser TA-Konzepte wurden Patienten angeregt, ihre eigenen Probleme zu analysieren und über deren Lösungsmöglichkeiten nachzudenken. Dies führte zu mehr Ausgewogenheit in der Beziehung zwischen Therapeuten und Patienten. Ja, die Patienten präsentierten sogar häufig Lösungen, an die das Team noch gar nicht gedacht hatte. Da unsere Patienten nicht sehr „pflegeleicht" waren, erwiesen sich Diskutieren und Aushandeln als notwendige Bedingung für den Abschluss von therapeutischen Verträgen. Solange Therapeut und Patient den therapeutischen Vertrag ein-

Einleitung

hielten, entwickelte sich die Therapie gut, auch wenn es manchmal nötig war, den Vertrag zu ändern. Dennoch fanden wir uns nicht selten bald wieder in der unbefriedigenden Situation, wie wir sie früher schon erlebt hatten: Es war auffallend, dass Klienten immer wieder im Moment der Besserung aufgaben, und in kritischen Situationen des therapeutischen Prozesses liefen sie weg, griffen beispielsweise zu Alkohol, versuchten einen Suizid oder wurden psychotisch. Die Therapeuten konnten nicht viel mehr tun, als fieberhaft nach einer Lösung zu suchen. Zumeist waren diese Lösungen für den Patienten unannehmbar, und es resultierten Verlegung, erhöhte Medikation, Isolation usw. Natürlich erholten sich die Therapeuten auch wieder von ihrem Unbehagen solcher Vorfälle, es war aber das gerade Gegenteil einer problemlösenden Therapie.

1979 führten wir die Prinzipien der Therapeutischen Gemeinschaft ein; der Vertrag war nun nicht nur eine Vereinbarung zwischen einem Klienten und einem Therapeuten, sondern er bezog alle anderen Gruppenmitglieder mit ein. So wurden beispielsweise therapeutische Verträge nicht unterzeichnet, ehe nicht alle Gruppenmitglieder dem Inhalt zugestimmt und ihre Unterstützung im Prozess zugesichert hatten. Dieses Vorgehen erwies sich in der praktischen Arbeit als so effektiv, dass wir ein Jahr später so weit waren, einen *allgemeinen Konfrontationsvertrag* zu schließen:

Nach einer Vorlaufzeit von vier Wochen erklärte jeder Bewohner von „De Strook", dass er/sie so weit war, Konfrontationen anzunehmen, adäquat auf sie zu reagieren und das Verhalten anderer zu konfrontieren, „wenn sie nicht gut mit sich selbst und anderen umgingen". Die zuvor eher unbefriedigenden Patienten-Mitarbeiter-Treffs wandelten sich in sog. Konfrontationsrunden, in denen eine Glocke von Hand zu Hand weitergegeben wurde und jeder darüber sprach, wie er den allgemeinen Konfrontationsvertrag unterlaufen hatte.

1979 entschieden wir uns auch für den Einsatz von Regressionstherapie nach dem Vorbild des Cathexis-Institutes in Oakland, Kalifornien. I.R. der Transaktionsanalyse hatte Jacqui Lee Schiff, die Gründerin dieses Institutes, einen sauber anwendbaren Behandlungsplan für Personen mit präpsychotischer wie postpsychotischer Persönlichkeitsstruktur entwickelt. Einer ihrer Expatienten, Shea Schiff, den Jacqui adoptiert hatte, entwickelte ein ähnlich klares Behandlungsprogramm für Menschen mit soziopathischer Persönlichkeitsstruktur. Der Cathexis-Schule zufolge bietet Regression auf Vertragsebene ausgezeichnete Möglichkeiten, frühere, oft präverbale Skriptentscheidungen über sog. skriptkorrigierende Erfahrungen zu revidieren.

Die jüngste Entwicklungsphase von „De Strook" ist die der Einführung problemlösender Sanktionen. Denn obwohl es ein therapeutisches Klima und ein therapeutisches Repertoire gab, mit verschiedenen diagnostischen Kategorien umzugehen, erwies sich dies doch nur solange als effektiv, wie Verträge nicht gebrochen wurden. Durch die Einführung problemlösender

Sanktionen, wie wir sie in diesem Kapitel beschreiben, hofften wir, eine angemessene Lösung für diese Situation zu finden.

4.2 Problemdefinition

Das therapeutische Team von „De Strook" hatte oft den Eindruck, Sanktionen einsetzen zu müssen, wenn Patienten ihrem Behandlungsziel zuwider handelten. In der Praxis erwies sich aber, dass diese Sanktionen das Problem nur vergrößerten.

BEISPIEL: *Ein Alkoholiker, der während seiner Behandlung trotz gegenteiliger Abmachungen regelmäßig Alkoholrückfälle hatte, wurde schließlich entlassen – statt eine intensivere Behandlung zu bekommen. Mit dieser Maßnahme war die Therapie beendet, statt sie fortzuführen, und es war sehr wahrscheinlich, dass dieser Alkoholiker in Zukunft Schutz und Unterstützung eher in einer Bar als bei uns suchen würde. Wegen des negativen Effektes dieser Art von Interventionen behandelte das therapeutische Team Alkoholiker weniger und weniger gern – man hielt sie nicht für „motiviert". Aber nicht nur die Kneipe, auch die Therapeuten waren verantwortlich für den Fortbestand des Alkoholproblems: Wir schufen Probleme für unsere eigenen Patienten, indem wir uns selbst in eine der Rollen des psychologischen Spieles „Alkoholiker", wie Eric Berne (1964) es beschrieben hat, bugsiert hatten.*

4.3 Ziele

Die Literatur zu psychologischen Spielen zeigt uns, dass eine sog. Antithese den Therapeuten davor bewahren kann, in ein solches Spiel einzusteigen. In der praktischen Arbeit aber war es für uns schwierig, uns aus psychologischen Spielen herauszuhalten, besonders wenn sie hart gespielt wurden. Unser primäres Ziel bestand darin, die Therapie weiterführen zu können, ganz gleich wie. Im Weiteren zielten wir an, die Intensität der Therapie proportional zur abnehmenden Intensität der gespielten Spiele zu steigern, sodass das Problem gelöst statt vermehrt werden konnte.

4.4 Vorgehensweise

Über die Jahre hatten wir sehr viel theoretische Information gesammelt. Nachdem wir in Angriff genommen hatten, die therapeutische Beziehung sicher zu stellen, indem wir therapeutische Verträge einsetzten, fanden wir für das Problem der Vertragsbrüche schließlich eine Lösung in Form sog. Non-Verträge, ergänzt durch Sanktionen, die den Vertrag aufrecht erhielten und sich mehr mit Psychotherapie und Problemlösung befassten.

Wir wollen im Folgenden auf all diese Aspekte näher eingehen.

4.4.1 Literatur

Zahlreiche psychologische Spiele sind in Bernes Buch „Spiele der Erwachsenen" (1967) beschrieben. Jedes Spiel wird gespielt, um ein bestimmtes Ziel (These) zu erreichen. Im Spiel „Alkoholiker" kann dies beispielsweise sein: Fürsorge einzufordern, um anschließend abgelehnt und fortgeschickt zu werden – so wie es der Spieler (A) von seinen frühesten Jahren an erfahren haben mag.

Um das zu erreichen, wird ein zweiter Spieler (B) gebraucht. Es ist die Absicht von A, B dazu zu bringen, ein Hilfsangebot zu machen, und B dann so zu manipulieren, dass B ärgerlich und ohnmächtig wird und schließlich keine andere Alternative mehr sieht, als A fortzuschicken. Sowohl A wie auch B bestätigen am Ende eines solchen Spieles eine Reihe ihrer früheren Skriptentscheidungen. A kann am Ende überzeugt bleiben, dass ihn „niemand liebt", während B seine Idee bestätigt, dass er ein schlechter Helfer ist, und nach ein paar Jahren kann er davon überzeugt sein.

Watzlawick (1973) beschreibt in seinem Buch „Change" ähnliche Situationen wie Berne. All diese Situationen haben ein Charakteristikum gemeinsam, und zwar dass der Helfer mit Lösungsvorschlägen reagiert, die das Problem verstärken oder – wenn ausgeführt – ihrerseits ein Problem werden. Diese „Lösungen erster Ordnung" machen den Klienten unweigerlich „unbehandelbar", da sie exakt die These des Spieles bestätigen. „Lösungen zweiter Ordnung", wie Watzlawick sie vorschlägt, haben den umgekehrten Effekt und beenden dieses Dilemma. „Lösungen zweiter Ordnung" fallen aus dem Bezugsrahmen (Skript) des Klienten heraus. Watzlawick illustriert dies mit folgender Aufgabe: „Verbinde diese neun Punkte miteinander durch vier gerade Linien, ohne den Stift vom Papier zu heben." Die Aufgabe ist unlösbar, sofern man nicht den impliziten Bezugsrahmen verlässt; dann ist die Lösung plötzlich sehr einfach (siehe Abb. 17 und 18).

Die meisten Menschen sagen dann: „Oh, ich hab ja nicht gewusst, dass das erlaubt war." Und so zeigt sich, dass sie ihre Möglichkeiten einschränken, indem sie sich an die Regeln eines Spieles halten, das sie implizit als so vereinbart betrachten. Der Therapeut, der mit Alkoholikern arbeitet, scheint in ein Spiel mit ähnlich implizierten Regeln eingestiegen zu sein – und dann wird der Alkoholiker vorzeitig entlassen statt intensiver weiterbehandelt zu werden, wenn er wiederholt mit Alkohol rückfällig wird. Lösungen zweiter Ordnung wie die Verlängerung der Behandlungszeit und die Erfüllung des Bedürfnisses nach Versorgung sind dann von vornherein ausgeschlossen, weil sie aus dem Bezugsrahmen von Therapeut und Patient hinausfallen.

Auch in anderen therapeutischen Schulrichtungen hat man begonnen, mit Lösungen zweiter Ordnung Erfahrungen zu sammeln. Beispiele sind die Familientherapie auf systemtheoretischer Basis und die direktiven Thera-

o   o   o

o   o   o

o   o   o

Abb. 17: Konflikt zwischen Aufgabe und Bezugsrahmen

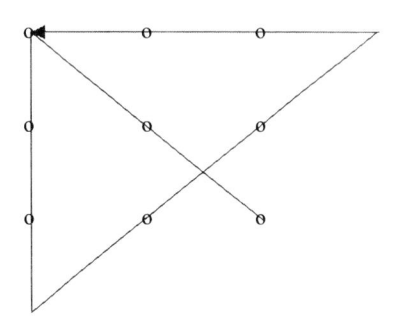

Abb. 18: Lösung durch Verlassen des Bezugsrahmens

pien. Doch obwohl deren Interventionen oft sehr erfindungsreich sind, scheinen sie eher auf Symptome als auf das Problem gerichtet zu sein. Und so wirken diese Interventionen – ähnlich den Antithesen zu einem psychologischen Spiel – eher recht ad hoc. In der Verhaltenstherapie wird mehr Wert gelegt auf den Aspekt, wieweit therapeutische Interventionen auch problemlösend sind. Brinkmann erklärt in Orlemans et al. (1978), Sanktionen müssten neben einem schutzvermittelnden vor allem einen therapeutischen Zweck haben. Sie müssten klar beschrieben werden und in ihrer Intensität fein abgestimmt sein, sodass der Klient ohne unmittelbare ernsthafte Konsequenzen die Glaubwürdigkeit des Therapeuten erleben könne.

Es ist erstaunlich, dass bislang die Idee der problemlösenden Sanktionen in der TA praktisch nicht entwickelt worden ist – trotz der Tatsache, dass die TA sich als eine Form von Psychotherapie auf Vertragsbasis darstellt. Dabei liegt es oft so nahe, bei Vertragsbruch problemlösende Sanktionen einzusetzen. Es ist auch erstaunlich, dass Steiner und Cassidy (1969) sowie Steiner (1974) betonen, dass therapeutische und rechtliche Verträge die gleichen Charakteristika haben – und Sanktionen nicht einmal erwähnen. Auch in Kouwenhoven (1977) ist die Idee der Sanktionen nicht weiter als bis zu solchen erster Ordnung aufgearbeitet. Erst nach der Veröffentlichung dieses

Artikels haben wir die Idee formuliert, dass Sanktionen primär der Problemlösung dienen.

4.4.2 Therapeutische Verträge

Der Einsatz therapeutischer Verträge ergab sich aus einem wachsenden Unbehagen während der jahrelangen „Arbeit an Problemen", ohne dass Einigkeit darüber bestand, um welche Probleme es ging, auf welche Art und Weise sie zu lösen wären und welches positive Ziel man dabei erreichen will.

Will man eine effiziente, vertragsorientierte Form von Psychotherapie anwenden, dann ist zunächst eine *Verhandlungsphase* erforderlich, in der der Wunsch nach Hilfe abgeklärt wird; dann erfolgt ein Therapieangebot, das diesem Wunsch entspricht, und schließlich wird eine Vereinbarung getroffen, in der beide Parteien sich wieder finden können.

Diese Vereinbarung soll die Dauer, den Ort und die Vorgehensweise der Therapie beschreiben und auch, was beide Parteien während dieser Zeit zu tun haben. Solche therapeutischen Verträge können auf unterschiedliche Weise geschlossen werden; der eine Therapeut wird dies mündlich, ein anderer schriftlich tun; manche bevorzugen einen Vertrag für jede Sitzung, während andere einen Vertrag über eine längere Zeit hin akzeptieren. Therapeutische Verträge können als eine Art Fahrplan betrachtet werden, um ein bestimmtes Ziel zu erreichen. Erst nach dieser kognitiven, Einsicht vermittelnden, strukturierenden Verhandlungsphase wird mit der eigentlichen *Therapiephase* begonnen, die zu skriptkorrigierenden Erfahrungen führt.

Vertragsänderungen sind jederzeit möglich, vorausgesetzt dass dies explizit geschieht wie in der anfänglichen Verhandlungsphase, und vorausgesetzt dass beide Parteien zustimmen.

4.4.3 Non-Verträge

Neben dem Abschluss wasserdichter Vereinbarungen über das, was Klient und Therapeut während der Therapie tun werden, ist es außerordentlich wichtig, einen Konsens darüber zu finden, was sie *nicht* tun werden. So wird es in den meisten Fällen wesentlich sein, beispielsweise von einem Alkoholiker zu erwarten, dass er zunächst aufhört zu trinken. Für den Patienten ist es wichtig zu wissen, dass der Therapeut die Behandlung nicht frühzeitig beendet oder den Patienten auf irgendeine Weise „aufgibt", z.B. durch Beendigung der Therapie, wenn er betrunken ist.

Vereinbarungen über aufzugebendes Verhalten, das den Effekt der Therapie untergraben könne, kann mit dem Schließen von „Hintertüren" verglichen werden. Der Abschluss eines therapeutischen Vertrages entspräche dann dem Öffnen einer Vordertür.

Sanktionen

Sanktionen sind ein wesentlicher Teil von Non-Verträgen. Das Sanktionieren (wörtlich „heiligen") eines Vertrages bedeutet in der Regel, dass beide Parteien das Einhalten des Vertrages so wichtig finden, dass sie die Vereinbarung durch eine klare Aussage darüber garantieren, wozu sie sich verpflichten, wenn einer gegen den Willen des anderen den Vertrag nicht erfüllt, oder wenn einer den Vertrag bricht.

Ein Vertrag ohne Sanktionen ist eher so etwas wie ein „gentlemen's agreement" oder ein Versprechen als eine bindende Vereinbarung. Denn wenn eine der beiden Parteien in einem solchen Fall ihrer Zusicherung nicht nachkommen, wird die andere Partei ärgerlich werden, hat aber bzgl. einer Entschädigung nichts in der Hand.

Die Folge ist, dass die Beziehung zwischen den beiden Parteien erheblich belastet ist, solange eine Wiedergutmachung nicht erfolgt. Eine psychotherapeutische Beziehung, die auf einer Absprache ohne Sanktionen beruht, ist eine offene Einladung zu Spielverhalten. Das kann so weit führen, dass beide Seiten ihre Motivation in einem solchen Ausmaß verlieren, dass sie letzten Endes einander loswerden wollen. Sinn der Sanktionen ist daher in erster Linie, die Beziehung zwischen den beiden Parteien wiederherzustellen, sodass die Therapie weitergehen kann.

Der therapeutische Effekt problemlösender Sanktionen

Werden „Hintertüren" identifiziert und geschlossen, steigert dies die Wahrscheinlichkeit, ein im therapeutischen Vertrag formuliertes positives Ziel auch zu erreichen. Wenn außerdem Einigkeit darüber besteht, dass im Falle eines Vertragsbruchs eine bestimmte Handlung als Konsequenz ausgeführt wird, die zur Lösung des zugrunde liegenden Problems führt, dann schafft dies eine tragfähige Beziehung, ganz gleich was in Zukunft geschieht.

Ein Patient, der direkt daran arbeitet, ein benanntes Ziel zu erreichen, wird dieses Ziel auch im Falle eines Vertragsbruchs erreichen können, indem er seine vereinbarten problemlösenden Sanktionen regelt – außer er verweigert sich, dies zu tun und zieht vor, sich damit selbst zu entlassen.

BEISPIEL: *Ein Alkoholiker entscheidet sich zu einem Kein-Alkohol-Vertrag und wählt als problemlösende Sanktion, sich massieren zu lassen. Dem liegt folgende Überlegung zugrunde: Bevor er mit dem Trinken anfängt, fühlte er sich kalt und leer. Im Zuge einer Besprechung mit seinem Therapeuten erkennt er, dass er möglicherweise ein stärkeres Bedürfnis nach Wärme hat, die ihm der Alkohol gibt, als nach Alkohol selbst. In seinen Therapievertrag hat er dies aufgenommen, und in seinem Verhaltensprogramm hat er eine Anzahl Mittel und Wege aufgeführt, wie er Wärme bekommen kann, ohne zu trinken. Eine Möglichkeit ist, sich körperlich berühren zu lassen, was in seinem früheren Leben selten geschah. Die Situation sieht jetzt so aus, dass er entweder direkt um Wärme bittet, und dann auch nicht zu trinken braucht, um dieses Bedürfnis zu stillen, oder wenn er dies nicht tut und von einem bestimmten Punkt an wieder zu trinken beginnt, dass er als Konsequenz seine Sanktion einzulösen hat.*

Man kann diesem Beispiel entnehmen, dass es in beiden Fällen einen therapeutischen Effekt gibt. Die so geschaffene Art von Double-bind-Beziehung wird immer einen positiven Effekt haben, es sei denn, jemand hält sich nicht an seine Vereinbarung oder nutzt andere Hintertüren. Wenn dies nicht schon im vornherein geschehen ist, können diese anderen Hintertüren jetzt immer noch geschlossen werden. Selbst wenn jemand die therapeutische Beziehung abbricht, bleibt immer noch die Möglichkeit, dass er zurückkommen kann, solange er willens ist, die Sanktion in kraft treten zu lassen, die vereinbart war.

Auf diese Weise ist die Beziehung sichergestellt, denn es ist nicht mehr nötig, Patienten aus der Therapie zu entlassen. Die Person, die den Vertrag gebrochen hat, ist auch dafür verantwortlich, die vereinbarte Sanktion einzulösen – andernfalls hat sie damit selbst ihre Behandlung beendet und sich selbst entlassen. Dann aber entfällt auch die früher nicht seltene Situation, dass eine „Entlassung aus disziplinarischen Gründen" besonders dramatisch und zuwendungsintensiv und damit skriptverstärkend ist.

Wenn ein Alkoholiker lieber ein Spiel, abgewiesen zu werden, anderswo weiterspielt, dann hat er sich damit entschieden zu gehen. Der Therapeut kann ihm Erlaubnis geben, zurückzukommen, wenn er sich entschieden hat, sein Spielverhalten aufzugeben. Das bedeutet, dass der Therapeut ihn nicht zurückweist, sondern es erfolgt Entlassung gegen therapeutischen Rat. Dies ist gewöhnlich weniger traumatisch als eine Entlassung, bei der man als unbehandelbar gilt. Zudem kann der Betreffende immer noch umdenken und eine Neuaufnahme beantragen, um dann die Behandlung abzuschließen.

Auch für den Therapeuten ist diese Position günstiger. Seine Gefühle von Hilflosigkeit werden weniger intensiv sein, denn er hat schließlich mehr Alternativen anzubieten. Außerdem hat er sich nicht verführen lassen, dem Klienten die Entscheidung über den Ausschluss von weiterer Behandlung abzunehmen, und er vermeidet damit, die Retter- oder die Verfolger-Rolle in Karpmans Drama-Dreieck zu übernehmen (1968).

4.4.4 Die therapeutische Gemeinschaft

Wenn man die Prinzipien einer therapeutischen Gemeinschaft nutzt, schafft man eine Situation, in der es nicht nur um ein Abkommen zwischen einem Therapeuten und einem Klienten geht, sondern um eine Übereinkunft zwischen allen Team- und Gruppenmitgliedern. Die Effektivität der gebotenen Behandlung kann so beträchtlich gesteigert werden, insbesondere da therapeutische Verträge erst unterzeichnet werden, wenn nicht nur der Therapeut sondern auch alle Gruppenmitglieder mit dem Inhalt einverstanden und bereit sind, daran mitzuarbeiten.

Vertragsübertretungen oder Nachlässigkeiten werden von Gruppenmitgliedern beispielsweise viel rascher bemerkt und konfrontiert als von einem einzigen Therapeuten.

Um zu vermeiden, dass das gegenseitige Konfrontieren von Klienten angesehen wird als Verrat, als nicht solidarisch zu sein usw., kann ein „allgemeiner Konfrontationsvertrag" geschlossen werden. Das Unterlassen von Konfrontationen wird in diesem Rahmen interpretiert als „den anderen krank halten" oder als „einen geheimen Vertrag mit jemandem haben".

Für die Einführung eines allgemeinen Konfrontationsvertrages ist es wesentlich, dass es täglich Gelegenheit gibt, einander zu konfrontieren, indem beispielsweise ein „Patienten-Mitarbeiter-Treff" einberufen wird. Hier können alle Konfrontationen, die unterblieben sind, oder auf die nicht adäquat reagiert wurde, eingebracht werden. Ein „Patienten-Mitarbeiter-Treff" bekommt so einen stark problemlösenden Charakter, insbesondere wenn diese Zusammenkunft erst dann beendigt wird, wenn alle mitgeteilten Probleme an Ort und Stelle gelöst sind, oder wenn es eindeutige Absprachen darüber gibt, dass die Betroffenen am folgenden Tag von sich aus auf sie zurückkommen werden.

4.5 Das Aufdecken von Sabotagemöglichkeiten

Es gibt zwei grundsätzliche Möglichkeiten, Sabotagen aufzudecken, und zwar indem man den Patienten direkt danach fragt – oder durch den Einsatz der sog. Skriptanalyse.

Schon von den frühesten Kontakten mit Klienten an ist es möglich, neben der Bitte an sie, ihren Wunsch nach Hilfe deutlich zu machen, sie selbst danach zu befragen, wie sie ihre Behandlung untergraben könnten. Die meisten reagieren hierauf mit Überraschung. Oft verstehen sie die Frage nicht, oder was mit ihr gemeint ist. Nach einem konkreten Beispiel aber sind sie in der Lage, eine ganze Reihe solcher Sabotagemöglichkeiten zu benennen, oder sie reagieren empört, weil sie es für unangemessen halten, solche Fragen offen zu stellen. Wenn wir unsere Art, mit problemlösenden Sanktionen zu arbeiten und deren Bedeutung für den Klienten erneut erklären, dann scheint selbst der misstrauischste Patient bereit zu sein, ein paar Geheimnisse gegen Vertrauen einzutauschen.

Schließlich wird die Person gefragt, welches ungelöste Problem hinter dem Verlangen nach Sabotage verborgen liegt. Wenn das geklärt ist, kann die Empfindung dieses Verlangens als Signal statt als Bedrohung angesehen werden.

BEISPIEL: *Jemand untergräbt seine Behandlung, indem er in wesentlichen Momenten davon läuft, und ist bereit, einen „Nicht-weglaufen-Vertrag" zu schließen. In diesem Vertrag erklärt er, dass er nicht weglaufen oder wegbleiben wird, beispielsweise nach einer Wochenendbeurlaubung nach Hause, auch wenn er das Verlangen danach fühlt.*

Dem Patienten ist deutlich geworden, dass er dieses Verlangen spürt, wenn er viel allein gewesen ist, und dann macht sich die Vorstellung breit, zu anderen nicht dazuzugehören. Um dem vorzubeugen, isoliert er sich lieber selbst von anderen Gruppenmitgliedern. Auf der Basis dieser Einsicht entscheidet er sich für zwei Non-Verträge, nämlich einen „Nicht-weglaufen-Vertrag" und einen „Sich-nicht–isolieren-Vertrag". In diese Verträge ist das Verlangen nach Sabotage als ein Signal integriert. Der Klient erklärt beispielsweise, dass er, wenn er das Verlangen nach Sabotage spürt, zu einem der Mitarbeiter oder einem Gruppenmitglied geht und darüber spricht, sodass er seine Isolierung beenden kann.

Neben der direkten Befragung nach Sabotagemöglichkeiten (und der anschließenden Möglichkeit, über problemlösende Sanktionen nachzudenken) gibt es noch eine tiefere Vorgehensweise, Sabotagemöglichkeiten aufzudecken, und zwar mithilfe der Skriptanalyse. Diese Methode basiert auf Annahme, dass Menschen in ihren frühesten Jahren emotionale Schlüsse ziehen und Entscheidungen treffen, die so eingreifend sind, dass sie den Rest des Lebens ihren Einfluss behalten und zu einem großen Teil ihren Lebensplan (Skript) bestimmen.

Solche Skriptentscheidungen legen sowohl die Grenzen als auch den Inhalt des Bezugsrahmens einer Person fest. Sie können positiv oder negativ sein. Positive Entscheidungen führen zu Wachstum, Autonomie, Kreativität und einem flexiblem Bezugsrahmen, der sich ändern und weiten kann, und in einem solchen Fall spricht man von einem *Gewinner*. Negative Skriptentscheidungen führen zu verlangsamtem Wachstum, zu Abhängigkeit und stereotypem Verhalten, um die Richtigkeit früherer Entscheidungen zu bestätigen. Das nennt man ein Verliererskript. Sowohl Grenzen wie Inhalt des Bezugsrahmens sind auf diese Weise festgelegt. Alles, was aus diesem fixierten Bezugsrahmen herausfällt, wird als lächerlich, nutzlos, gefährlich, sektiererisch oder tabu angesehen, während all das, was zum Bezugsrahmen passt, niemals infrage gestellt wird. Die Verhaltensweisen, die diese negativen Skriptentscheidungen bestätigen und verstärken – z.B. psychologische Spiele – werden Skriptverhalten genannt. Jedes Skript verfügt über seine eigenen, spezifischen Spiele. Diese Spiele beginnen mit einem bestimmten Öffnungszug und haben ein vorhersagbares Ergebnis. Mithilfe dieses Spieles kann man sich selbst, die Mitmenschen und die Welt berechenbar machen mit der Folge, dass frühere Entscheidungen sich zu Überzeugungen auswachsen. In der Behandlung ist es daher absolut erforderlich, die eigenen Skriptentscheidungen und die der Klienten zu kennen, um die Gefahr zu vermeiden, durch seine Arbeit Skriptentscheidungen zu verstärken, anstatt sie zu verändern.

Sanktionen erster Ordnung (wie die Entlassung eines Alkoholikers) entsprechen zumeist dem skriptbedingten Bezugsrahmen von Therapeut und Patient. Der Therapeut fühlt sich dann unfähig, den betreffenden Alkoholiker zu behandeln, während sich der Alkoholiker verlassen fühlt.

Sanktionen zweiter Ordnung fallen aus dem skriptbedingten Bezugsrahmen heraus. Sie können zu „skriptkorrigierenden Erfahrungen" führen – in manchen Fällen auch für den Therapeuten! Für beide kann es der erste Anstoß sein, ihren Bezugsrahmen zu ändern.

Die Skriptanalyse selbst kann mithilfe besonderer Fragebögen erfolgen, wie z.B. dem von McCormick (1971). Solche Fragelisten enthalten z.B. Fragen wie: „Was dachten deine Eltern, als sie dich in der Wiege sahen? Warst du willkommen? Wurdest du nach jemandem benannt, und beinhaltete das bestimmte Erwartungen?" Der Nachteil solcher Listen ist oft, dass der Patient sagt, er habe an so frühe Zeiten keine Erinnerung, oder das Gegenteil ist der Fall, sodass man durch riesige Informationsmengen verwirrt wird.

Eine weitere Art von Skriptanalyse wurde von T. Kahler und H. Capers publiziert (1974). Sie entwickelten das Modell des *Miniskripts*, das für sie das gesamte Lebensskript darstellt. Zum Erstellen des Miniskriptes nutzt man alle beobachtbaren Verhaltensweisen im „Hier und Jetzt".

4.6 Voraussetzungen zum Schließen von Non-Verträgen

Wir können keine Non-Verträge gegen den Willen von Patienten schließen, denn alles hängt davon ab, ob sie einen solchen Vertrag auch wollen und in der Lage sind, ihn effektiv zu nutzen. Es ist wichtig, dass sie den Sinn eines solchen Non-Vertrages und dessen Wert für sie selbst sehen und verstehen. Solange dies nicht der Fall ist, kann man nur darauf hinweisen, dass eine Behandlung ohne Non-Vertrag schwierig oder gar unmöglich ist. Insofern ist die Bereitschaft, einen Non-Vertrag zu schließen, eine Voraussetzung für die Aufnahme zur Behandlung in „De Strook".

Alle Non-Verträge, die vor der Aufnahme geschlossen werden, beziehen sich auf einen Zeitraum von vier Wochen. Während dieser vier Wochen wird von dem Patienten erwartet, dass er sich als Gast verhält, und wenn er seinen Vertrag bricht, ist es an ihm, die passenden Sanktionen zu organisieren. Sanktionen während dieser vier Wochen beziehen sich lediglich auf einen sozialen Level, nicht auf einen psychologischen (Skript-)Level. Nach vier Wochen sind die „Gäste" ausreichend über unsere Arbeitsweise informiert und können entscheiden, ob sie ihre Behandlung auf dieser Basis weiterführen wollen, und welche Non-Verträge sie zu diesem Zweck für nötig halten. Wenn sie weitermachen wollen, stellen sie einen offiziellen Antrag, der von den Mitarbeitern diskutiert und an die Gruppenmitglieder weitergegeben wird. Wenn dem Behandlungswunsch zugestimmt wird, findet ein Initiationsritual statt, in dem das neue Gruppenmitglied offiziell erklärt, dass er oder sie bereit ist, selbst aus einer fürsorglichen Position heraus zu konfrontieren, sich selbst konfrontieren zu lassen und auf Konfrontationen angemessen zu reagieren.

Unsere Grundannahme geht davon aus, dass Menschen auf diese Weise lernen, für sich selbst und andere zu sorgen. Dieser „Ehrenkodex" gilt natürlich sowohl für Gruppenmitglieder wie Mitarbeiter. Im Grunde ist diese Art von Deklaration samt begleitender Sanktionen seit Jahrhunderten schon praktiziert worden. Man kann nur Mitglied bestimmter religiöser oder anderer Gemeinschaften werden, wenn man mit den Grundannahmen dieser Gemeinschaft übereinstimmt, wenn man das Gefühl hat, dass die Gemeinschaft einem gut tut, und wenn man bekundet, dass man bereit ist, am gemeinsamen Ziel mitzuarbeiten. Verhaltensweisen, die diesen Zielen und dem „Ehrenkodex" widersprechen, werden als sündhaft oder Sakrileg betrachtet. Eine Person, die diesen Kodex bricht, verliert in der Folge ihre Vertrauenswürdigkeit und wird aus der Gemeinschaft ausgeschlossen. Dieser Ausschluss wird nur dann aufgehoben, wenn sich die Person bereit erklärt, einen Akt der Wiedergutmachung (ein sog. Opfer) zu vollziehen. Solche Handlungen versetzen – ebenso wie problemlösende Sanktionen – die Person in die Lage, sich zu rehabilitieren, den Vertrauensverlust zu beenden und so ihren Platz in der Gemeinschaft wiederzugewinnen (B. de Blot, 1979).

Problemlösende Sanktionen haben *fünf Charakteristika*:
1. Sie schließen die Erlaubnis ein, dass es heute nicht mehr nötig ist, früheren Einschärfungen und Gegeneinschärfungen zu gehorchen; auf dieser Basis kann jemand seinen Bezugsrahmen ändern. Diese Erlaubnisse sollten der Behandlungsphase des Klienten entsprechen.
2. Bestimmte konkrete Verhaltensweisen werden beschrieben, die wie eine „Vordertür"geöffnet werden können – wie z.B. auf jemanden zuzugehen, um Zuwendung zu bitten oder sie zu geben, durch Sich-Haltenlassen (Holding) usw.
3. Der Zuwendungs-Haushalt wird so verändert, dass der Klient sich in eine Ich-bin-o.k.-Du-bist-o.k.-Lebensposition hineinentwickelt und Verwirrung und Depression durch Kooperation ersetzt.
4. Sie enthalten eine Antithese für psychologische Spiele, die der Klient bisher zur Aufrechterhaltung seines Skriptes eingesetzt hat. Diese Antithese hält ihn davon ab, in seinen Endauszahlungsgefühlen (rackets) zu landen, sodass sein Rabattmarkenbuch nicht voller und voller wird mit all den Risiken, die das einschließt.
5. Sie führen zu einer skriptkorrigierenden Erfahrung als Basis dafür, dass ungesundes, symbiotisches Verhalten in ein flexibleres, realistischeres und autonomes Verhaltensrepertoire verwandelt werden kann. Problemlösende

Sanktionen fallen gewöhnlich aus dem Bezugsrahmen des Patienten heraus und sind zweiter Ordnung.

BEISPIEL: *Ein heroinabhängiger junger Mann war bereit, einen „Keine-Drogen-Vertrag" zu schließen, der eine Sanktion, sein Haar kurz schneiden zu lassen, einschloss. Auf den ersten Blick schien dies eine problemlösende Sanktion zu sein, denn so wie er sein Haar trug, war es unübersehbar, dass er ein Junkie war, und er setzte dies ein, um sich deutlich von seinen Gruppenmitgliedern zu distanzieren. Alle fünf Wochen wurde dieser Vertrag evaluiert, und er schien effektiv zu sein, bis der Klient nach einem Jahr zugab, dass er immer noch weiche Drogen konsumierte. Er hatte dies bisher noch nicht erzählt, weil es für ihn zu verletzend und demütigend gewesen wäre, sein Haar kurz schneiden zu lassen. Erst jetzt wurde uns klar, dass diese Sanktion zu keiner skriptkorrigierenden Erfahrung führen konnte: Wir hatten sie viel zu früh im Behandlungsprozess eingeführt, und sie enthielt zu wenig Erlaubnisse.*

Dieses Beispiel verdeutlicht auch, dass Verträge zweiter Ordnung mit problemlösenden Sanktionen, die ja einem vertragsbrüchigen Patienten helfen sollen, sich wieder in den Therapieprozess einzufädeln, keine Sanktionen enthalten sollten, die der Patient noch nicht ausprobiert hat, oder die sogar einen größeren therapeutischen Schritt von ihm verlangten, als er bisher unternommen hat.

4.7 Anwendung

Im nächsten Teil werden wir die verschiedenen Arten von Non-Verträgen näher beschreiben, wie wir sie in „De Strook", unserer stationären Abteilung für Psychotherapie auf der Basis einer therapeutischen Gemeinschaft mit einer Kapazität für 32 vollstationäre und zusätzliche tagesklinische Patienten, eingesetzt haben. „De Strook" liegt inmitten der Gebäude der psychiatrischen Klinik, „Veldwijk" im Zentrum der Niederlande. Die durchschnittliche Behandlungszeit beträgt ein Jahr; das Durchschnittsalter liegt bei 28 Jahren mit einer Streubreite von 14–45 Jahren.

Diagnostisch können *drei Kategorien* von Patienten unterschieden werden:
a. Personen mit einer prä- oder postpsychotischen Persönlichkeitsstruktur („verrücktes Eltern-Ich-System"),
b. Personen mit soziopathischer Persönlichkeitsstrukrur (nicht vorhandenes oder minimales Eltern-Ich-System) und
c. Personen mit neurotischer Persönlichkeitsstruktur.

Zum Zeitpunkt der Abfassung dieses Kapitels haben 32 Patienten von „De Strook" insgesamt 130 Non-Verträge abgeschlossen; im Durchschnitt vier pro Person, wenigsten zwei, maximal sieben. Gelegentlich hat auch ein Mitarbeiter, nachdem er wiederholt konfrontiert wurde, sich zu einem Non-Vertrag entschlossen – meistens ein „Nicht-,Retten'-Vertrag". Alle Mitarbeiter und alle Patienten haben sich ausdrücklich bereit erklärt, einen

Anwendung

allgemeinen Konfrontationsvertrag einzuhalten („Ich werde mich Konfrontationen stellen, adäquat auf sie reagieren und auch andere konfrontieren bei Verhalten, das gegen das Ziel des Betreffenden oder der gesamten Gemeinschaft verstößt").

Die *Non-Verträge* verteilen sich folgendermaßen:
26 Nicht-weglaufen-Verträge
24 Kein-Suizid-Verträge
18 Sich-nicht-isolieren-Verträge
16 Keine-Drogen/Alkohol-Verträge
12 Keine-Selbstverstümmelung-Verträge
 7 Keine-Aggression-Verträge
 7 Sich-nicht-psychotisch/verwirrt-machen-Verträge

Neben diesen sieben Kategorien, die 110 der 130 Verträge abdecken, gibt es spezielle Formen von Nicht-Verträgen, die im Verlauf der Behandlung geschlossen werden. Sie können Essgewohnheiten betreffen (fünf mal), den Gebrauch von Abführmitteln oder anderen nicht verordneten Medikamenten (drei mal), zwanghafte Handlungen (zwei mal), symbiotisches Verhalten (wie „retten", vier mal), Ärger provozierendes Verhalten (zwei mal), sexuelles Ausagieren (zwei mal) und andere in rivalisierendes Verhalten einzuladen oder solches Verhalten selbst zu zeigen (zwei mal).

Alle diese Verträge werden mit Sorgfalt formuliert und in schriftlicher Form allen Gruppenmitgliedern und Mitarbeitern zur Genehmigung vorgelegt. Nach der Diskussion von Anmerkungen erfolgt die definitive Zustimmung, und der Vertrag wird unterschrieben und datiert, und die Dauer des Vertrages bzw. der Zeitpunkt einer Evualuierung wird festgelegt (mindestens alle fünf Wochen). Der Vertrag wird dann in einer Mappe aufbewahrt, die allen Mitgliedern der Gemeinschaft zugänglich ist.

Eventuelle Vertrags-Übertretungen werden täglich in der so genannten Klingelrunde (dem früheren „Patienten-Mitarbeiter-Treffen") bekannt gegeben. Dazu wandert eine Glocke von Hand zu Hand, und die Person, welche die Glocke gerade hat und einsetzt, kann sprechen. Die Betreffenden teilen dann mit, welchen Vertrag sie gebrochen haben, was sie dazu geführt hat, und welches die persönlichen Sanktionen sind. Wenn die Person die Glocke weitergibt, ohne einen eigenen Vertragsbruch bekannt gegeben zu haben, kann die nächste Person, die davon weiß, sie mit dieser Abwertung (discount) konfrontieren. In diesem Fall könnte es ein doppelter Verstoß sein, nämlich einerseits einen Vertrag gebrochen zu haben – und andererseits eine Information zurückzuhalten, was oft als eine passive Form des Lügens betrachtet werden kann. Die nächste Person, die von einem Vertragsbruch weiß und die vorangegangene Person nicht damit konfrontiert, dass sie dies nicht selbst bekannt gegeben hat, bevor sie die Glocke weiter gegeben hat, ist ebenfalls unzulässig nachlässig, weil sie sich ihrerseits nicht an den allgemeinen Konfrontationsvertrag hält. Die nächste Person wird dann die beiden vorherigen konfrontieren. Alle Personen, die konfrontiert wurden, haben dann ihre Nachlässigkeit zu erklären und müssen ihre eigenen Sanktionen binnen der nächsten 24 Stunden regeln. Am nächsten Tag überprüfen wir, ob dies zufrieden stellend durchgeführt wurde, und ob die betreffenden Personen damit ihren Platz in der Gemeinschaft wieder einnehmen können.

Hand in Hand mit diesen problemlösenden Sanktionen auf psychologischer Ebene gibt es natürlich gewöhnliche Sanktionen auf sozialer Ebene – wie das Bezahlen oder Reparieren von Schäden, Begrenzung der Bewegungsfreiheit usw. Solche Sanktionen sind in der Hausordnung formuliert und gelten für alle.

Formulierung von Non-Verträgen

Um lange Diskussionen über unterschiedliche Interpretationen des Textes nach Vertragsbruch zu vermeiden ist es wichtig, Non-Verträge sehr spezifisch zu formulieren. Es ist wichtig, dass der Patient seinen Vertrag selbst schreibt, klar und einfach, was die Möglichkeit von „Schlupflöchern" und Missverständnissen so weit wie möglich ausschließt. Über die Jahre hin haben wir folgende Methode entwickelt, einen Text zu gestalten:
a. Name des Vertrages.
b. Die Erklärung, für eine festgelegte Zeit und i.R. einer festgelegten Zeit und i.R. einer festgelegten Örtlichkeit spezielles Verhalten, das die Therapie untergraben könnte, zu unterlassen.
c. Die Formulierung des Problems einschließlich der Umstände, unter denen der Patient das Verlangen fühlt, den Vertrag zu untergraben, wohin dieses Verlangen führt und was der Patient damit vermeidet.
d. Die Formulierung von Verhaltensweisen, die helfen können, dieses Verlangen zu vermeiden, zu verringern oder zu überwinden.
e. Problemlösende Sanktionen, die man regelt oder ausführt, wenn man die unter Punkt d. aufgeführten Verhaltensweisen unterlassen hat.
f. Datum und Unterschrift des Patienten und des Mitarbeiters, der diese Formulierung unterstützt, nachdem Vorschläge und Kommentare seitens anderer Gruppenmitglieder berücksichtigt und durchgearbeitet worden sind.

BEISPIEL: NICHT-WEGLAUFEN-VERTRAG: *Während meiner Behandlung in „De Strook" werde ich nicht einfach weggehen oder nach Wochenenden oder Beurlaubungen wegbleiben. Dies gilt für sieben Tage die Woche, 24 Stunden am Tag. Ich spüre das Verlangen wegzugehen oder wegzubleiben wenn ich ärgerlich bin. Dann kümmert mich nichts mehr, und ich will nach Hause. Anstatt wegzulaufen, wenn ich ärgerlich bin, werde ich dies mitteilen und darüber sprechen, und wenn ich mich nicht erleichtert fühle, werde ich einen Teppichklopfer/Bataka nehmen und meine Aggression abbauen. Wenn ich mich alleine fühle, werde ich zu einem Mitbewoh-*

ner oder Mitarbeiter gehen und mitteilen, wie ich mich fühle; ich werde dafür sorgen, dass mein Bedürfnis (gehalten zu werden; Zuwendung zu bekommen) erfüllt wird. Wenn ich diesen Vertrag breche und weglaufe oder wegbleibe, werde ich mich an folgende Adresse wenden ... Ich möchte nicht geholt werden/ich möchte geholt werden.*

Sanktionsarten

Die Vielfalt problemlösender Sanktionen beruht auf der jeweiligen therapeutischen Richtung, die man verfolgt. Die im Folgenden beschriebenen Sanktionen sind speziell entwickelt worden für unsere auf TA-Prinzipien basierende therapeutische Gemeinschaft, in der wir viel mit Regressionstherapie arbeiten. Diese Regressionstherapie geht von der Annahme aus, dass „Hier-und-Jetzt"-Lösungen nicht effektiv genug sind (für unsere Klientel), und dass es nützlich sein kann, Patienten für eine kurze Zeit auf die Altersstufe zurückzubegleiten, in der eine frühere Skriptentscheidung getroffen wurde. Mithilfe der Regressionsarbeit ist es oft möglich gewesen, eine frühere Entscheidung umzuentscheiden – neu zu entscheiden („reculer pour mieux sauter"). Die von uns benutzten Sanktionen haben oft regressiven Charakter. Es ist ein beträchtlicher Vorteil, auf diese Weise das Gefühl der Bedrohung, das durch einen Vertragsbruch entsteht, reduzieren zu können, sodass sich die Haltung der übrigen Gruppenmitglieder von Unwilligkeit zu Fürsorglichkeit wandelt. Eine eigene Sanktion durchzuführen ist einem Heilungsritual auffallend ähnlich.

Häufig benutzte *Sanktionen* sind:

Gehalten-Werden (Holding; 80-mal).

Dies ist die häufigste Sanktion bei Non-Verträgen. Holding ist eine Technik, bei der ein Mitarbeiter einen Patienten auf eine ähnliche Art hält, wie eine Mutter ihr Baby.

Abgesehen von der symbolischen Bedeutsamkeit, sich jemandem anzuvertrauen, erfährt die Person, die gehalten wird, bedingungslose Annahme, was das Urvertrauen des Patienten steigert und seine Angst vor Ablehnung mindert. Mit diesem Vorgehen kommt man oft an unterdrückte Gefühle von Traurigkeit heran. Ausführlichere Beschreibung unter *Weitere spezielle Techniken* am Ende des Buches.

Eine Runde Zuwendung geben und Augenkontakt eingehen (15 mal).

Auch mit dieser Sanktion geht eine Art Regression einher, aber nicht zu einem so jungen Alter wie beim Gehalten-Werden. Diese Sanktion zielt darauf, Beziehung zu halten oder wieder herzustellen.

Gebadet werden (acht mal).

In früheren Zeiten war dies der erste Pflegeakt, der nach der Aufnahme in ein Krankenhaus durchgeführt wurde; und es ist jetzt als problemlösende Sanktionen wieder eingeführt worden. Anthropologen und Theologen gefällt die Vorstellung, jemanden zu baden, nachdem er den Ehrenkodex gebrochen hat und den Schaden wieder gut gemacht hat, weil es ein reinigendes, heilendes Ritual ist. Jemanden zu baden gibt der Person körperliche Wärme, und es ist sehr geeignet für Menschen, die buchstäblich oder im übertragenen Sinne sich damit schwer tun, sich (mit ihren Bedürfnissen) zu zeigen. Besonders für Personen, die sich ausgesprochen schwer damit tun, sich zu gestatten, dass man sich um sie kümmert, ist es eine ganz exzellente Sanktion – ebenso ausgezeichnet wie für Personen, die kaum ihren eigenen Körper akzeptieren können – wie beispielsweise bei Magersüchtigen.

Wärme bekommen (acht mal).
Diese sehr einfache Sanktion, die z.B. darin besteht, 24 Std. am Tag begleitet zu werden, kann von Gruppenmitgliedern durchgeführt werden. Dabei sitzt jemand dicht neben der Person, oder ihr gegenüber auf dem Boden, und stellt körperlichen Kontakt her. Es ist eine Sanktion für Anfänger und für die meisten Menschen geeignet, die Schwierigkeiten mit Berührung haben.

Massage (sechs mal).
Eine Sanktion, die den Betreffenden erlaubt, massiert zu werden, um wieder in Kontakt mit den eigenen körperlichen Gefühlen zu kommen; massiert werden vor allem die Körperteile, in denen sich die meiste Spannung angesammelt hat, was oft zu Entspannung und Befreiung von Gefühlen oder einem Gefühl der Erleichterung führt.

Begleitet werden für 24 Stunden am Tag (sechs mal).
Dies ist eine Sanktion, die ein präventives Element beinhaltet, und sie wird insbesondere dann eingesetzt, wenn ein Patient dazu tendiert, psychotisch oder suizidal zu werden. Sie reduziert die Angst, alleingelassen oder überwältigt zu werden, und es ist nicht notwendig, immer psychotischer zu werden, um sich zu überzeugen, dass doch jemand da ist. Diese Sanktion umfasst 24 Stunden am Tag, bis das Problem gelöst ist. Wir bitten solche Patienten oft, ihren Morgenmantel zu tragen, um ihnen klar zu machen, dass etwas Ernsthaftes vorliegt, und auch um sie vom Weglaufen abzuhalten.

Auszeit (Time-out, „In der Ecke stehen" (fünf mal).
Diese Sanktion ist speziell für Menschen mit Denkstörungen gedacht. Jemand, der alle nötigen Informationen hat, es aber weiter ablehnt, über eine Lösung eines Problems nachzudenken, kann, wenn er es wünscht, einen Auszeit-Vertrag machen. In diesem Vertrag erklärt er, dass ein Mitarbeiter ihn mit einer speziellen Frage „in die Ecke" stellen darf. Dem Patienten ist es während dieser Zeit nicht erlaubt, mit dem Mitarbeiter zu sprechen, und er muss in der Ecke stehen, bis er seine Antwort gefunden hat. Solche Auszeit-Verträge haben eine symbolische Bedeutung: Wenn jemand die zur Verfügung stehenden Informationen nicht nutzt, nicht problemlösend denkt, ist dies ein Widerstandsverhalten, und die Person entfernt sich damit von der Gruppe; steht sie in der Ecke, kann sie selbst gegen ihren Widerstand

Anwendung

angehen; wenn sie sich entschieden hat, ihren Widerstand fallen zu lassen, kehrt sie wieder zur Gruppe zurück. Der Vorteil der Auszeit ist, dass der Patient nicht wirklich abgesondert wird, wie es bei Isolation der Fall wäre, und er kann jeden Moment entscheiden, wieder zurückzukommen. Ein solcher Vertrag ist besonders geeignet für Personen, die stur sind und „dumm" spielen. Ausführlichere Beschreibung unter *Weitere spezielle Techniken* am Ende des Buches.

Flasche geben (fünf mal).
Eine Flasche warme Milch zu trinken ist eine Regressionstechnik, die dazu dient, jemanden in Kontakt zu seinem körperlichen Inneren zu bringen, das oft das psychologische Innere spiegelt, und damit die eigene Identität einer Person. Manchmal wirkt es, als ob jemand die Milchflasche auch benutzt, um im psychologischen Sinne Nahrung und Nährendes von einer anderen Person aufzunehmen. Die Flasche geben wir zusammen mit „Holding". Oft kann dabei eine tief eingenistete Traurigkeit emportauchen. Die Flasche ist besonders geeignet für Personen mit oralen Problemen, mit Identitätsproblemen und für die, die sich weigern, Wärme von anderen anzunehmen.

Körperliches Streicheln (vier mal).
Beim Streicheln liegt jemand auf dem Rücken und wird unter der Leitung eines Mitarbeiters von jedem in der Gruppe gestreichelt (etwa zehn Personen). Streicheln ist besonders gut geeignet für Menschen, die dazu neigen, äußere Reize auszublenden, oder die sich in einer Gruppe irritierend verhalten. Manche Gruppen überraschen ihre Mitarbeiter zu deren Geburtstagen mit einem Streichelangebot.

Wut ablassen mit Teppichklopfer/Bataka (drei mal).
„Dampfablassen" ist eine Technik, bei der jemand Wut abbauen kann, wobei diese Person von neun anderen Personen so auf dem Boden festgehalten wird, dass sie all ihre aggressiven Gefühle ausdrücken kann, ohne sich oder andere zu verletzen. Diese Technik ist vor allem für Personen geeignet, die grandiose Fantasien über das Ausmaß ihrer eigenen Wut haben. Patienten, die davon ausgehen, dass sie keine Kraft haben und nicht laut werden können, sollten eher den Teppichklopfer/Bataka benutzen – sie werden bald überrascht sein über den lauten Krach, den sie durch das Schlagen hohler Objekte hervorrufen können. Allerdings sollte man mit Manikern keine solche Wutarbeit machen, weil das ihre grandiosen Fantasien nur noch steigern würde.

Andere überzeugen.
Wenn jemand den Effekt der von ihm geregelten Sanktionen untergräbt, wird er sich wiederum in eine Position bringen, in der Behandlung nicht

mehr möglich ist. In diesem Fall ist „andere überzeugen" eine Chance, Behandlung wieder zu ermöglichen. „Andere überzeugen" bedeutet, dass der Patient während der Klingelrunde außerhalb des Kreises sitzt und die übrigen Gruppenmitglieder davon überzeugt, dass er es mit seiner eigenen Behandlung sehr ernst meint und dass er genügend Energie dafür aufbringen wird. Wenn alle von dem, was er sagt, überzeugt sind, kann er seinen Platz in der Gemeinschaft wieder einnehmen. Man hat drei Chancen, andere zu überzeugen, jeweils für maximal zehn Minuten. Wenn der Patient es nicht schafft, gilt er damit als entlassen und kann um eine neue Aufnahmeprozedur bitten.

Alle diese Sanktionen dürfen wegen ihrer therapeutischen Effekte nur von qualifizierten Mitarbeitern ausgeführt werden, sofern es nicht speziell anders lautend geregelt ist (wie z.B. beim Wärme-Geben oder beim Begleiten über 24 Std. am Tage).

Jemanden zu berühren darf niemals in sexueller Absicht geschehen. Das ist auch der Grund, warum Sanktionen so oft wie möglich in Gegenwart anderer durchgeführt werden, sodass es ausreichend soziale Kontrolle gibt und über jedes Anzeichen von Sexualität gesprochen werden kann. Weil viele Menschen es schwierig finden, zwischen Berührung und Sexualität zu unterscheiden, haben wir uns entschieden, Sexualität innerhalb der therapeutischen Gemeinschaft zu verbieten. Das bringt mit sich, dass Patienten es jetzt wagen, einander in viel freierer Weise körperlich zu berühren, denn sie brauchen nicht mehr Angst zu haben, dass der andere Sex mit ihnen haben will.

Bleibt noch festzuhalten, dass es wichtig ist, klar zu machen, dass Gruppenmitglieder immer auch direkt um Einlösung der Sanktionen, die sie gewählt haben, bitten können, und zwar um zu vermeiden, dass ein Vertrag als Vorwand, z.B. eine Massage zu bekommen, gebrochen wird

Beispiele von Non-Verträgen

Existenzielle Grundposition: Ich bin nicht o.k., du bist o.k.

Alle Sabotagearten, die eingesetzt werden, um sich selbst zu schaden, fallen in diese Kategorie; dazu gehören Suizid, Alkoholmissbrauch, Drogenabhängigkeit, Selbstverstümmelung, Selbstverwahrlosung, Essensverweigerung.

Ein *Beispiel* für einen *Kein-Suizid-Vertrag*:

Während meiner Behandlung in „De Strook" werde ich keinen Suizid verüben und keinen Suizidversuch unternehmen, weder versehentlich noch mit Absicht. Dies gilt für sieben Tage die Woche, 24 Stunden am Tag.

Ich fange an, Suizidgedanken zu haben, wenn ich meine Bedürfnisse fühle. Dann ekele ich mich vor mir selbst, denke, niemand mag mich, fühle mich ärgerlich, verzweifele, fühle mich ängstlich, traurig, verlassen und sehe keine Lösung mehr. Ich vertraue dann niemanden mehr und weigere mich, jemanden anzusprechen. Dann blockiere ich meine Gefühle, habe zu nichts mehr Lust, und andere lassen mich kalt.

Um zu vermeiden, dass ich anfange, Suizidgedanken zu haben, werde ich auf jemanden zugehen und mitteilen, was in mir los ist, um damit Druck abzulassen. Ich werde sagen, dass ich meine Gefühle blockiere und nicht mehr reden will und den Kontakt mit der Realität verliere. Dann werde ich um Zuwendung bitten, z.B. durch Holding oder Massage, bis ich mit meinen Gefühlen und meinen echten Bedürfnissen wieder in Berührung komme.

Sanktion: 14 Tage Hand in Hand Begleitung; Holding und eine Flasche.

Existenzielle Grundposition: Ich bin o.k., du bist nicht o.k.

Alle Sabotagearten, die eingesetzt werden, um anderen zu schaden, fallen in diese Kategorie: Gewaltandrohung, Gewalttätigkeit, Stehlen, Mord.

Ein *Beispiel* für einen *Keine-Gewalt-Vertrag*:

Während meiner Behandlung in „De Strook" werde ich keine verbale oder körperliche Gewalt anwenden oder mit Gewalt drohen. Ich fühle das Verlangen, aggressiv oder gewalttätig zu werden, wenn ich Ärger angestaut habe. Dann fühle ich den Drang, mit Schlagen, Stoßen oder mit Gegenständen um mich zu werfen anzufangen. Um zu vermeiden, dass ich diesen Drang spüre, werde ich meinen Ärger und meine Wut wenn nötig durch „Dampfablassen" ausdrücken.

Sanktionen: – Schaden reparieren; für andere etwas Angenehmes tun.
– Mir ein Bad geben lassen.
– Holding.

Existenzielle Grundposition: Ich bin nicht o.k., du bist nicht o.k.

Diese Kategorie besteht aus allen Sabotagearten, bei denen man sich selbst wie auch anderen schadet: Sich psychotisch oder verwirrt machen oder machen lassen; weglaufen, Selbstisolierung.

Ein *Beispiel* für einen *Keine-Psychose-Vertrag*:

Während meiner Behandlung in „De Strook" werde ich mich selbst nicht verwirrt oder psychotisch machen. Dies gilt sieben Tage die Woche, 24 Stunden am Tag. Ich fühle das Verlangen, mich verwirrt oder psychotisch zu machen, immer dann, wenn ich an schlimme Situationen oder schreckliche Dinge, die ich erfahren habe, denke. Ich erlebe dann so verschiedene Gefühle zur gleichen Zeit, dass ich mich damit überschwemme.

Statt mich verwirrt oder psychotisch zu machen, werde ich zu einem Gruppenmitglied oder einem Mitarbeiter gehen und erzählen, was in mir vorgeht. Geschieht es bei Nacht, werde ich aufschreiben, was in mir vorgeht, und es am nächsten Tag jemanden lesen lassen und darüber sprechen.

Sanktionen: Mit einer klaren Frage in der Ecke stehen, bis ich die Antwort weiß, und dann Holding. Dieser Vertrag umfasst also auch einen Auszeit-Vertrag: Ich werde mir selbst erlauben, ohne Diskussionen in die Ecke gestellt zu werden, wenn ich auf Fragen nicht angemessen reagiere. Durch meine Weigerung zu denken mache ich andere ärgerlich, anstatt mein Problem zu lösen. In der Ecke werde ich über die richtige Antwort auf die gestellte Frage nachdenken. Wenn ich sie weiß, werde ich aus der Ecke kommen, und meine Antwort der Person sagen, die die Frage gestellt hat. Wenn die Antwort richtig ist, bleibe ich aus der Ecke heraus, und ich versöhne mich mit der Person, die auf mich ärgerlich war.

4.8 Ergebnisse

Die Einführung problemlösender Sanktionen hat zu folgenden Ergebnissen geführt:
- Seit der Einführung von Non-Suizid-Verträgen vor sieben Jahren hatten wir keine Selbstmorde, während es vorher durchschnittlich einen Selbstmord pro Jahr gab. Während der Niederschrift dieses Kapitels unternahm eine Klientin einen Selbstmordversuch; es stellte sich heraus, dass die Formulierung ihres Non-Suizid-Vertrages nicht wasserdicht war. Sie hatte in ihrem Vertrag „versprochen", keine Selbstmordversuche zu unternehmen – womit ein tatsächlicher Suizid nicht ausgeschlossen war. Außerdem war das Wort „versprechen" nicht gut gewählt; es wäre besser gewesen, von einer Vereinbarung zu sprechen (ein Versprechen wird vom Kind-Ich gegeben, eine Vereinbarung wird vom Erwachsenen-Ich getroffen, wenn Eltern-Ich und Kind-Ich einverstanden sind). Sie unternahm ihren Suizidversuch exakt, bevor die Behandlung für die 14-tägigen Sommerferien unterbrochen werden sollte. Mehrere Mitarbeiter waren in Ferien, und der Krankenpfleger, mit dem sie am meisten Kontakt hatte, hatte seinen letzten Arbeitstag. Auf psychologischer Ebene könnten wir hier auch von einem Vertragsbruch seitens der Mitarbeiter sprechen, denn die Patientin war in sehr intensiver Behandlung, was eine Unterbrechung zu diesem Zeitpunkt nicht erlaubte;
- Schaden an Menschen, Möbel und am Gebäude verringerte sich Jahr für Jahr, dass es im sechsten Jahr nach Einführung von Non-Verträgen keinerlei Schaden mehr gab;
- der Einsatz von Medikamenten wurde weniger und weniger notwendig. Außer den Mitarbeitern waren jetzt auch Gruppenmitglieder mehr und mehr bereit, Lösungen aus ihrer eigenen Erfahrung heraus vorzuschlagen und sich z.B. an einer Hand-in-Hand-Begleitung zu beteiligen;
- der Krankenstand wegen körperlicher Krankheit ging für Mitarbeiter

wie Bewohner Jahr für Jahr zurück, bis er im sechsten Jahr nach Vertragseinführung die tiefste Rate des gesamten Krankenhauses aufwies;
- die drei Isolierzimmer wurden immer weniger für ihren ursprünglichen Zweck gebraucht und dienten immer mehr für Extrabetten einerseits oder Regressionstherapie andererseits;
- die Rückfallhäufigkeit nahm gleichmäßig ab. Vor einigen Jahren wollten ehemalige Bewohner manchmal wieder aufgenommen werden, um die neuen Behandlungstechniken kennen zu lernen, die wir einsetzten. Gegenwärtig benötigen Patienten, die ihre Behandlung regulär beenden, gewöhnlich keine Nachsorge oder weitere Behandlung mehr. Es erwies sich aber als notwendig, die intensive vollstationäre Behandlung um einen tagesklinischen Behandlungszeitraum zu vervollständigen;
- die Zahl von Patienten, die als mit unserem Programm nicht behandelbar auf geschlossene Abteilungen zurückverlegt werden mussten, reduzierte sich auf ein oder zwei pro Jahr;
- die Anforderungen für eine Aufnahme auf unserer Station konnten reduziert werden auf „bereit und imstande, Verträge zu schließen und im Falle eines Vertragsbruches die vereinbarten Sanktionen zu regeln",
- die Stundenzahl, die für Besprechungen aufgebracht wurde, verringerte sich um die Hälfte, weil die meisten Probleme unter den Bewohnern selbst oder während der Klingelrunde gelöst wurden;
- die Abteilung ist mehr zur Ruhe gekommen. Die Tatsache, dass unsere Sanktionen nährender und eher liberal als strafend und einschränkend sind, ließ die Atmosphäre freundlicher werden. Probleme eskalieren zu lassen wird jetzt als Bruch des Ehrenkodex „sorge gut für dich selbst und für andere" angesehen. Wenn jemand zu eskalieren beginnt, kann man manchmal einen Bewohner sagen hören: „Wenn du verrückt spielen willst, dann tue das woanders, aber nicht in einer psychiatrischen Klinik, wo mit Verträgen gearbeitet wird."

4.9 Abschließende Bemerkungen

Störende oder abweichende Verhaltensweisen kann man unter Umständen durch das Einsetzen von Non-Verträgen vermeiden – und das macht eine Psychotherapie oft überhaupt erst möglich.

Gleichwohl besteht die Gefahr, damit zu viel des Guten zu tun, nämlich überzustrukturieren. Darunter ist zu verstehen, dass alles, was einigermaßen abweichend erscheint, unmittelbar durch Vertrag vermieden werden soll. Dadurch kann aber auch eine wichtige Beobachtungsquelle verloren gehen, und es kann passieren, dass Patienten auf immer mehr Non-Verträgen „sitzen". Das könnte auf die Dauer ein Eiertanz werden mit der Folge, dass sie immer unsicherer werden könnten, ob sie nun einen Vertrag übertreten haben oder nicht. Selbstverständlich ist das nicht der Sinn der Verträge. In einem solchen Fall ist es sinnvoll herauszufinden, welche Non-Verträge tatsächlich notwendig sind – und welche vonseiten der Therapeuten zur Vermeidung eigener Verantwortlichkeit benutzt werden.

Auch beim Brechen von Non-Verträgen taucht die Gefahr des Überdetaillierens oder der Überanpassung auf. Wenn beispielsweise ein Patient einen Vertrag bricht, dies mitteilt und lediglich seine Sanktionen regelt ohne zu erzählen, was wirklich vorgefallen ist, welches Problem es zum Zeitpunkt des Vertragsbruchs für ihn gegeben hat und wie er das nächste Mal darauf anders reagieren wird.

Eine weitere Falltür betrifft Patienten, die negative Zuwendung provozieren, indem sie sich in der Klingelrunde sehr schwer tun, sodass die übrigen Anwesenden irritiert sind. Bei solchen Patienten ist es vernünftig, ihnen das Publikum zu nehmen und ihnen an einem anderen Ort und zu einem anderen Zeitpunkt positive oder negative Zuwendung zu geben, wobei dies dann nicht auf Kosten der Zeit und Energie der Mitpatienten geht. Wie erwähnt ist es auch wichtig zu wissen, dass Patienten gelegentlich Verträge brechen mit dem Ziel, dann ihre Sanktionen einzulösen: Sie beziehen daraus eine Form von Erlaubnis und sprechen ihren Therapeuten auch darauf an, dass sie ein Recht auf Zeit und auf Aufmerksamkeit haben.

Dabei sind zwei Aspekte von Belang: Sanktionen müssen zwar einerseits binnen 24 Stunden eingelöst werden; das heißt aber nicht, dass der Therapeut dafür andere Absprachen, z.B. mit Patienten, die keinen Vertrag gebrochen haben, aufschieben müsste. Wenn der eine Therapeut keine Zeit hat, dann muss der Patient bei einem anderen nachfragen. Andererseits muss man im Auge behalten, ob ein Vertrag auch wirklich problemlösend ist; dabei kann es sich beispielsweise um eine Sanktion handeln, die noch aus der Anfangszeit der Therapie stammt und einfach nie eingestellt worden ist. Dann ist es natürlich sinnvoll, den Vertrag zu evaluieren und die Sanktionen zu ändern. Und in solchen Fällen ist es jederzeit hilfreich, dem Patienten ausdrücklich Erlaubnis zu geben, das, was als Sanktion formuliert ist, auch tun zu können, ohne erst einen Vertrag zu brechen. Das Abschließen von Non-Verträgen ist ein Vorgehen, das sowohl von den Therapeuten als auch von den Patienten eine Haltung fordert, die stark von der klassischen Arzt-Patienten-Beziehung abweicht.

Wenn solche Verträge sorgfältig, mit Respekt, Konsequenz und Flexibilität geschlossen und eingehalten werden, dann kann in vielen Fällen der Einsatz klassischer Machtmittel überflüssig werden.

Ich möchte noch eine bemerkenswerte Beobachtung erwähnen: Die Einführung der Regressionstherapie und der problemlösenden Sanktionen führte zu verschiedensten Reaktionen seitens der übrigen Mitarbeiter im Krankenhaus. Besonders die Aspekte der körperlichen Berührung, jemanden „in die Ecke zu stellen", die Flasche zu geben und auch andere Techniken führten zu einer Flut von Anschuldigungen, Klatsch und Kritik – insbesondere von Personen, die noch nie auf unserer Abteilung waren. Als unsere Behandlungsergebnisse deutlich besser wurden, nahm auch die Kritik zu. Man drohte uns sogar Ermittlungen bzgl. unserer Behandlungsweise an.

Wie eingangs erwähnt, fallen unsere Behandlungsmethoden weitgehend aus dem Bezugsrahmen der meisten sozialen und psychiatrischen Berufe heraus. Das könnte erklären, warum unser Ansatz gefährlich, „hospitalisierend", nutzlos und sektiererisch genannt wurde – und all dies auffälligerweise im Zusammenhang damit, dass unser Vorgehen von Kollegen, die im üblichen Bezugsrahmen arbeiteten, überhaupt nicht diskutiert wurde.

Das transaktionsanalytische Instrument der Non-Verträge ist – ohne den Aspekt der problemlösenden Sanktionen – im deutschen Sprachraum ausführlich von K.-H. Schuldt (1984, 1988) und im angloamerikanischen Sprachraum neuerdings von T. White (1999) dargestellt worden.

5. Neubeeltern – oder therapeutische Regression

Dieses Kapitel gibt Erfahrungen wieder, die nicht an der Abteilung „De Strook" gewonnen wurden, die M. Kouwenhoven leitete, sondern an der Klinik „De Viersprong" in Halsteren. Die Autoren sind *Mark Bolten*, Klinischer Psychologe, Leiter der Klinik für klinische Kurzzeitpsychotherapie und wissenschaftlicher Hauptmitarbeiter der Fachgruppe klinische Psychologie und Psychotherapie der katholischen Hochschule Tilburg, sowie *Nol de Jong*, Psychologischer Psychotherapeut an der Erwachsenenabteilung von „De Viersprong" in Halsteren.

5.1 Regression in der Transaktionsanalyse

Für Eric Berne liegt das Hauptziel der Transaktionsanalyse in der strukturellen Neuordnung und Reintegration von Ich-Zuständen (1961). Beide Begriffe beschreiben ein Behandlungsergebnis.

Gewöhnlich machen wir in unserer klinischen, praktischen Arbeit eine grobe Unterscheidung zwischen „Anpassung" und „tiefer Veränderung". Der Anpassungsprozess beinhaltet eine Enttrübung (decontamination) des Erwachsenen-Ichs, d.h. das Aufgeben von Vorurteilen und verzerrten Wahrnehmungen wie auch das Wiederentdecken von vergessenen oder unterdrückten Reaktionsmöglichkeiten. Fast immer beginnt eine Behandlung hiermit, und manchmal ist sie damit zugleich auch schon beendet. Es kann sich hier aber auch ein weiterer Weg öffnen und einen tiefen Wandel auslösen: Konflikte werden gelöst, Traumata durchgearbeitet und Entwicklungsdefizite nachgeholt. Energie wird frei für die Entfaltung neuer Möglichkeiten. In der TA nennen wir das die Befreiung im Sinne von Entwirrung (deconfusion) des Kind-Ichs.

Gibt es einen besseren Weg, das Kind-Ich aus seiner Verwirrung (confusion) zu befreien, als es direkt anzusprechen? Berne beschreibt „Regressionsanalyse" (1961) als eine Methode, die dem Therapeuten erlaubt, direkt mit dem Kind-Ich des Patienten zu kommunizieren, nachdem sie sich über das entsprechende Lebensalter geeinigt haben: „Du kannst jedes Alter wählen, aber unter acht". Er beschreibt kurz die Wirkung dieser Technik und erwähnt verschiedene Aspekte, die wir in diesem Kapitel erörtern werden: Lockerung von Abwehrhaltungen, Zugang zu verdrängtem Material usw. Berne erkennt die Stärken dieser Technik ebenso wie ihre Risiken, ist aber in späteren Publikationen nicht mehr auf sie zurück gekommen, weil ihm bewusst war, dass diese Art von Kommunikation aufseiten des Therapeuten eine bestimmte Einstellung erfordert. Im Umgang mit dem Kind-Ich werden kognitive Funktionen weniger wichtig. Da Berne aber seine eigenen Grenzen und Stärken kannte, vertraute er die Weiterentwicklung dieser Methode einer Person mit ausgesprochen mütterlichen Fähigkeiten an – Jacqui Lee Schiff, die seine Schülerin war. Der Begriff „Regressionsanalyse" wurde aufgegeben.

Schiff (1969) führte eine neue Methode in die Behandlung von Schizophrenen ein, nämlich das Neubeeltern und wurde dabei von Berne unterstützt. In Nicht-TA-Begriffen bedeutet dies das Einfügen von konstruktiven Verboten und Geboten anstelle derer, die das kleine Kind von Eltern-Personen übernommen hat, und die sich als destruktiv herausgestellt haben. Das Kind hat die Wucht dieser alten elterlichen Botschaften mit seinem vorlogischen Denken aufgenommen entsprechend der Situation, als es in seinem Überleben noch vollkommen abhängig vom Sender dieser Botschaften war. Um wirksam zu sein, müssen neue Botschaften demnach gleich mächtig sein, und sie müssen in einer ähnlichen Situation gegeben werden, indem der Patient beispielsweise auf eine prälogische Stufe früher Kindheit regrediert. In Regression kann Neubeelterung dieser Art am wirkungsvollsten geschehen. Beide Konzepte, Regression wie Neubeeltern, sind eng miteinander verbunden, denn Therapie bedeutet hier mehr oder weniger – und beim Neubeeltern der Schiffs voll und ganz – ein „Runderneuern" der elterlichen Funktionen, die zuvor verinnerlicht worden waren. Patienten geben im Verlauf eines solchen Therapieprozesses sowohl hilfreiches wie auch schädigendes Verhalten auf, das sie eingesetzt hatten, um sich entweder zu schützen oder um für sich zu sorgen. Durch dieses Aufgeben werden sie abhängig von anderen, und Regression stellt sich ein.

Entscheidend bei der Neubeelterungs-Technik ist der Aspekt, dass die Regression geleitet sein muss. Nicht-geleitete Regression würde zum Chaos führen, unter Umständen zur Psychose – einem Zustand, aus dem heraus es unmöglich wäre zu arbeiten. Nach Schiff (1969) ist Regression nur dann therapeutisch sinnvoll, wenn der Patient einwilligt, „klein zu werden", nicht aber, wenn sie Folge einer Dekompensation, verursacht durch inneren oder äußeren Stress, ist. Dies ist aber nur möglich, wenn der Patient eine gute Beziehung zu seinem Therapeuten hat. Er kann die Erlaubnis, „klein zu werden", nur annehmen, wenn er der Person vertraut, die weiterhin „groß bleibt". – Das ist jedoch nicht der einzige wichtige Faktor; Leidensdruck spielt eine Rolle, und vor allem seine Fantasien über die Zukunft (Schiff, 1975). Sie sind nämlich unzutreffend, denn sie spiegeln seine Erwartung einer neuen Symbiose; Übertragung ist hier die Übertragung einer symbiotischen Beziehung.

In einem ersten Schritt geht Jacqui L. Schiff mit in die Symbiose hinein, indem sie Erlaubnis zur Regression gibt und selbst die Elternrolle übernimmt – eine Art, „das (psychologische) Spiel mitzuspielen". Dem folgt eine „Verwöhnungszeit" für den Patienten, indem ihm nahezu alle Wünsche erfüllt werden. In unserer Abteilung gehen Patienten während dieser Zeit ins Bett und lassen sich von Mitpatienten versorgen. Sie regredieren auf eine konfliktfreie Entwicklungsstufe. Es braucht einige Fantasie, sich das Verhalten einer erwachsenen Frau oder eines Mannes in Regression vorzustellen: 24 Stunden am Tag zeigt ein Patient das Verhalten eines Babys oder Kleinkindes, und physiologische Bedürfnisse wie Schlaf und Saugreflexe passen sich an den neuen Zustand an. Diese Form von Regression zeichnet sich dadurch aus, dass das Verhalten einer Person durchgehend vom Kind-Ich-Zustand bestimmt wird. Die Diagnose „Kind-Ich" kann nach unseren Erfahrungen auf vier Ebenen gesichert werden: Verhaltensbezogen, phänomenologisch, entwicklungsgeschichtlich (historisch) und sozial.

Gut – der Patient ist nun ein kleines Kind geworden, was nun? Sobald falsche Erwartungsfantasien auftauchen, werden sie mit der neuen Realität in Form von neuen Elternpersonen konfrontiert. Diese neuen Elternpersonen, beispielsweise Therapeut zusammen mit anderen Mitpatienten, setzen eine befreiende Strategie ein, die sich völlig von dem, was die biologischen Eltern gewöhnlich taten, unterscheidet, denn jetzt erlauben sie der Symbiose, sich aufzulösen. Darin besteht das Wesen des Neubeelterns. Der Therapeut unterbindet das psychologische Spiel, dessen Züge darauf zielen, die (frühe, ungesunde) Symbiose aufrecht zu erhalten. Dies geschieht in einer Atmosphäre völliger Akzeptanz des Kind-Ichs, auf das entsprechend seinen Wünschen und Bedürfnissen eingegangen wird, und das Schutz und Erlaubnis erfährt – die Gegenmittel der früheren, destruktive Botschaften. In diesen gesamten Prozess investiert das Kind-Ich des Patienten all die magische Stärke, die ein junges Kind einer erwachsenen Elternperson zukommen lässt. Obwohl ein solches Vorgehen manchen erschrecken mag, halten wir es lediglich für eine Klarstellung dessen, was in jeder effektiven Psychotherapie geschieht. Therapeuten können die charismatische Aura, die Patienten ihnen verleihen, nicht völlig zurückweisen – und für wesentliche Veränderung ist sie unumgänglich. Sie schwindet, wenn die Übertragung durchgearbeitet ist. Auch bei der Neubeelterung müssen Eltern ihre Macht und ihren Einfluss aufgeben, wenn die Adoleszenz erreicht ist, genauso wie in jeder üblichen Pubertät.

Inzwischen wächst das Kind-Ich des Patienten weiter heran. Die neuen Eltern und die neue Umgebung erlauben diesem Kind-Ich, sich zu entwickeln. Es kostet zwar auch eine Menge Energie, die Sorge für ein Kind zu übernehmen. Aber es ist auch sehr lohnend. In unserer Abteilung beobachten wir manchmal über mehrere Monate hin, wie Patienten in Regression all ihre Entwicklungsstufen durchlaufen, in chronologischer Reihenfolge, mit den Konflikten, Fixierungen und traumatischen Erlebnissen, die zu jeder gehören. Dafür hat Schiff (1969) die Bezeichnung „Entfaltung der Psychose" geprägt, die für recht unglücklich gehalten wird. Denn die Regression ist ständig begleitet, und die Traumata werden durchgearbeitet, wenn sie ins Erleben kommen. Dennoch hat diese Formulierung einen Sinn, wenn man die halluzinatorische Wucht des Wiederdurchlebens anschaut, die typisch für ein Kind des entsprechenden Alters ist. Solche Entwicklungen sind entscheidende Punkte in der Behandlung. In der Vergangenheit waren es die wesentlichen Faktoren, die den Patienten hinderten, sich zu entwickeln. Heute befreien sie ihn.

Gouldings zufolge (1976) ist ein Kind kein hilfloses Opfer in seiner Umgebung; es ist aktiv und trifft Entscheidungen, um aus der Patt-Situation (impasse) herauszukommen, die es als Folge seines Konfliktes erfährt. Weil es für das Erleben des Kindes eine Frage von Leben und Tod ist, wird dies auch Überlebensentscheidung genannt. Aus diesem Blickwinkel können neurotische Lösungen als sinnvoll verstanden werden, ja als klare Auswege angesichts solcher Schwierigkeiten, denen ein kleines Kind sich gegenüber sieht. Im weiteren Verlauf ändern sich zwar die Umstände, aber an der Überlebensentscheidung wird festgehalten. Ein Kind, das von einem Vater geschlagen wurde, wenn es ihm nahe kam, hat entschieden: „Ich werde nie wieder nahe sein." Obwohl diese Entscheidung damals sinnvoll war, ist sie es heute nicht mehr, weil der Vater in seiner gegenwärtigen Umgebung keine Rolle mehr spielt. Aber eine solche unter den damaligen Umständen getroffene Entscheidung kann nicht einfach leichthin revidiert werden. Denn es ist schließlich das Kind-Ich, das die Entscheidung traf, und für eine Neuentscheidung muss dieses Kind-Ich begleitet und überzeugt werden. Dieses Kind-Ich muss sich vor allem erst einmal sicher fühlen, bevor es wagen kann, die quälenden Ereignisse der Vergangenheit noch einmal anzuschauen. Wir stimmen mit James (1974) überein, dass das Kind-Ich beschließt, welche Botschaften es verinnerlicht und welche nicht. Natürlich werden alte Botschaften niemals völlig gelöscht; worum es beim Neubeeltern geht ist, dass das Kind-Ich – also der Patient in Regression – neue

Botschaften aufnimmt. Und die werden natürlich im Widerstreit zu den alten, früher verinnerlichten stehen. Letztendlich entscheidet das Kind-Ich, ob es den alten oder den neuen Botschaften gehorchen will. In diesem Sinne hat der Patient das letzte Wort. Die Überlebensentscheidung in der ursprünglichen Patt-Situation war ganz und gar Sache des Kind-Ichs; und nun liegt es bei eben diesem Kind-Ich, sie zu ändern oder nicht.

Zusammengefasst kann man sagen, dass das Neubeeltern ein Prozess ist, der die Bedürfnisse des Kind-Ichs im Patienten erfüllt. Außerdem werden neue Botschaften angeboten, die dem Kind-Ich im Patienten die Möglichkeit eröffnen, auf neue, andere Weise Beziehung zu sich selbst und zu seiner Umgebung aufzunehmen.

5.2 Charakteristika einer Regressionsbehandlung in einer therapeutischen Gemeinschaft

Man kann die Arbeitsweise in einer gut funktionierenden psychotherapeutischen Gemeinschaft mit dem Balanceakt eines Seiltänzers vergleichen: Links ist Sicherheit, rechts Konfrontation. Beide müssen in Balance zueinander gehalten werden. Überwiegt Konfrontation, dann resultieren Unglücke – wie Weglaufen oder Suizid. Gibt es zu viel an Sicherheit, dann schonen die Mitglieder der Gemeinschaft einander übermäßig, und es findet keine Neuorientierung, keine Konfrontation oder skriptkorrigierende Erfahrung statt.

Therapeutische Regression und ebenso das Neubeeltern werden in unserer therapeutischen Gemeinschaft erst durch folgende Elemente möglich:
1. Struktur
2. Die Verantwortlichkeit jedes Einzelnen
3. Solidarität und Bezogenheit
4. Abhängigkeit
5. Toleranz
6. Spaß für alle Beteiligten

Struktur

Einen wichtigen Strukturaspekt stellt der zentrale Platz dar, den die Therapiegruppe einnimmt. Da es keine individuellen Therapieprogramme gibt, ist eine stabile Gruppe bei jeglicher Form von Therapie ständig anwesend. Seitens des Teams ist die Struktur ebenso klar: Jeder Mitarbeiter hat seine spezifischen Aufgaben, was u.a. an räumlichen Grenzen sichtbar wird. Die gesamte therapeutische Gemeinschaft ist insofern übersichtlich, als es sieben Gruppen zu je acht Teilnehmern gibt, die einander zumindest vom Sehen her kennen, gewöhnlich aber auch mit Namen. Der Mitarbeiterstab ist klein, alle sieben Gruppen haben einen Beschäftigungstherapeuten, einen Bewegungstherapeuten, ein Team von fünf Soziotherapeuten (Krankenschwestern und Sozialarbeiter, die während des Alltags in der Gemeinschaft anwesend sind) und vier Psychotherapeuten, von denen einer der Sprecher für das Personal und der Koordinator ist. Auch die Zeitstruktur ist einfach und eindeutig, denn die therapeutischen Aktivitäten folgen einem festen Plan.

Die Verantwortlichkeit jedes Einzelnen

Jeder Patient kennt seine Verantwortlichkeiten. I.R. der Abteilung obliegt ihnen das Einkaufen, die Auswahl und Zubereitung sowie das Servieren des Essens, und sie verwalten auch das Essensgeld. Sie können auch von Mitpatienten und Mitarbeitern angesprochen werden in Bezug auf Geld, Verwaltung und Benutzung von Einrichtungsgegenständen, Küche, Geschirr, Bücherei, Pflanzen und Tiere, und sie übernehmen auch kleinere Instandhaltungsarbeiten in Arbeits- und Schlafräumen. Sie sind auch für nicht materielle Verantwortlichkeiten zuständig: Weiterleiten von Mitteilungen, auf die „Atmosphäre" achten, Einführen neuer Patienten, Absprachen mit den Mitarbeitern, Ausflüge und andere soziale Aktivitäten, regelmäßiges Auswerten der Therapieergebnisse für jeden Patienten. Natürlich spielt die gegenseitige Verantwortung innerhalb ein und derselben Therapiegruppe eine besonders große Rolle; sie ist gleichzeitig nicht zu trennen von

Solidarität und Bezogenheit

Unter diesem Gesichtspunkt sollen nur Aspekte ausgewählt werden, die für die stationäre Psychotherapie spezifisch sind. Es ist offensichtlich, dass ein kontinuierliches Zusammenleben die nötigen Bedingungen für häufige und tiefe Konfrontationen schafft – ja es führt geradewegs dazu. Das französische Sprichwort „keiner ist ein Held für seinen Kammerdiener" gilt hier sinngemäß, denn niemand kann seine Fassade vor Mitmenschen, die mit ihm in einer Gruppe sind oder den Schlafraum teilen, sehr lange aufrecht erhalten.

Kurz nach der Aufnahme geht es den Patienten für eine Weile subjektiv besser; aber um den dritten Monat ihres Aufenthaltes herum erleben sie oft eine Krise – nicht immer, doch häufig. Zu diesem Zeitpunkt wird Solidarität für unsere Patienten entscheidend.

Ja wir sehen als Mitarbeiter auch Konfrontation als Zeichen von Solidarität und gegenseitiger Bezogenheit. Die Kultur in unserer Einrichtung sieht jedenfalls vor, dass jeder, der durch eine wirkliche Krisensituation geht, auch mit genügend Raum, Zeit, Aufmerksamkeit, Zuspruch und Beistand von Mitpatienten rechnen kann. Letztere fühlen praktisch immer, wo echte Sorge endet und wo psychologische Spiele und Einschmeicheln aus der Retterposition beginnen. Mit den Katzen in unserer Einrichtung geht man da vergleichsweise weniger feinfühlig um.

Tragfähigkeit

Es gibt nur eine einzige Grenzsetzung, wenn ein Patient in einer Krise Unterstützung braucht. Selbst wenn Mitpatienten den Krisenaspekt einer psychotischen Dekompensation, einer hypomanischen Phase oder eines Ausagierens i.S. von zerstören, sich betrinken oder weglaufen sehr gut erkennen, so gibt es gelegentlich doch Fälle, in denen es keine angemessene Reaktion mehr gibt. Dann kann aus einem zeitweiligen Sich-Ausklinken aus der Gemeinschaft (Gruppe, gemeinsamer Raum oder gesamte psychotherapeutische Gemeinschaft) etwas Endgültiges werden. Ob es in solchen Situationen noch gangbare Alternativen gibt, hängt ab von der Tragfähigkeit der Gruppe, die wiederum mit der Gruppenkohäsion zusammen hängt.

Toleranz

Das allgemeine Toleranzniveau bei Frustration hängt hauptsächlich von der Möglichkeit ab, über die Frustration mit anderen im Austausch zu sein. Den meisten ist es unmöglich, für ein psychotisches Gruppenmitglied länger als drei oder vier Stunden intensiv zu sorgen. Oder: Obwohl es vertretbar ist, einen Weggelaufenen ein oder zweimal wieder zurückzubringen, ist unseres Erachtens die Grenze erreicht, wenn die Mitarbeiter nicht mehr ausreichend in ihrer eigenen Therapie präsent sein können.

Der eher soziologische Aspekt von Toleranz ist ebenso wichtig: Was ist in dieser speziellen Gruppe akzeptabel und was nicht? So ist beispielsweise die Weigerung, sich selbst zu hinterfragen oder die eigene Meinung offen mitzuteilen, eine Einstellung, die auf längere Sicht in unserer psychotherapeutischen Gemeinschaft nicht geduldet wird.

Und noch eine weitere Bemerkung zu Frustrationstoleranz: Sie hängt sehr deutlich mit der gemeinsamen Geschichte der Betroffenen zusammen, denn die meisten sind sehr wohl bereit, Mühe und Unannehmlichkeit für einen Partner, mit dem sie in einer Beziehung stehen, auf sich zu nehmen, nicht aber für einen Fremden.

Spaß für alle Beteiligten

Ein letztes Element, das als unabdingbare Voraussetzung für das Neubeeltern in einer psychotherapeutischen Gemeinschaft betrachtet werden muss, ist der Spaß. Die Regressionen auf Vertragsbasis, und insbesondere die, die während der letzten zwei Jahre in unserer Einrichtung stattgefunden haben, variieren weitgehend in ihrer Intensität wie in ihrem „Realismus". Für einige Patienten bedeuteten sie kaum mehr als einen vorübergehenden

Rückzug in den Schlafraum; von außen gesehen – was persönliche Kontakte und Aktivitäten im Alltag betraf – veränderte sich kaum etwas. Bei anderen verlief die Regression mehr i.S. einer „Altersregression", wie man sie von Hypnose kennt, einschließlich drastischer Veränderungen bezogen auf die ganze Person: Ihre Haltung, Stimme, Psychomotorik, Eigenheiten, Kontaktaufnahme usw.

Solche Veränderungen sind vertragsgemäß, also erwünscht, beabsichtigt, zweckdienlich. Die Sorge für einen „Säugling", der 1,73m misst, muss dem, der sie übernimmt, auch die ein oder andere Form von Vergnügen bereiten – oder zumindest stark die ethologischen Wurzeln des Brutpflegereflexes ansprechen. Wer als Gruppenmitglied oder Mitarbeiter der jeweiligen Woche diese Aufgabe mit übernahm, empfand wirklich ein solches Vergnügen. Man brauchte sie nur zu beobachten, wie sie gerade eine Geschichte erzählten, die „Kleinen" fütterten, mit ihnen spielten oder eine „Kinderspielgruppe" organisierten.

Bezüglich des Neubeelterns haben wir uns ausdrücklich für den schon bestehenden Rahmen entschieden. Wie eine Patientin (Anonmya, 1978) in ihrem anonymen Entlassungsbericht mitteilte, hat sie den Beitrag des Personals zur Regressionsbehandlung so erlebt, als wenn jede einzelne Handlung ausschließlich auf sie abzielte. Dennoch ist es lohnender, wenn Neubeelterung in einer Gruppe und durch sie geschieht, insbesondere weil sich dadurch Übertragung und Gegenübertragung mehr verteilen. Außerdem besitzt eine Gruppe mehr Motivation, Unterstützungskraft, Toleranz, Solidarität und – vorbewusste – Information über den betreffenden Patienten. Schließlich ermöglichen uns diese Gruppenvorteile auch, ein unangenehmes Paradox zu vermeiden. Bevor uns dies klar war, hatten wir einige Versuche mit Regressionsbehandlung unternommen, indem wir die Patienten buchstäblich aus ihrer Gruppe herausgerissen hatten. Sie wurden in einen separaten Raum gebracht und von Mitarbeitern behandelt. Dies bewirkte eine regelrechte Verstärkung von Misstrauen der inneren therapeutischen Kraft der Gruppe und ihren Teilnehmern gegenüber. Diesen Fehler haben wir nicht wiederholt: Der regredierte Patient bleibt Mitglied seiner Gruppe. Wenn Patienten zu regredieren beabsichtigen, kündigen sie es verbal oder nonverbal an. Das wird dann in der Gruppentherapie oder individuell besprochen. Viele Details wie Alter, maximale Regressionsdauer, gewünschte Versorgung, evtl. Einschränkung der Bewegungsfreiheit während einer Regressionsphase und schließlich das gewünschte Verhalten vonseiten der Gruppe und der Mitarbeiter einschließlich des Therapeuten werden geklärt. Dies ist die Vertragsphase, und die Transaktionen zwischen Patient und Therapeut erfolgen von Erwachsenen-Ich zu Erwachsenen-Ich.

BEISPIEL: *Louis gibt an, dass er fünf Jahre alt sein möchte. Er begründet es damit, dass er in seiner Behandlung seit einiger Zeit einen Stillstand erlebt. Die Gruppe und der Therapeut sind einverstanden. Louis ist ein steifer, förmlicher, zurückhaltender Mann, der schon in jahrelan-*

ger Behandlung war, auch stationär, und zwar wegen zwangsneurotischer Symptome. Jetzt will er nicht mehr an den verschiedenen therapeutischen Aktivitäten teilnehmen sondern spielen, und vor allem einmal gar nichts müssen. Es wird ihm erlaubt, sich einen Teddybär zu kaufen. Während der Anfangsphase zu seiner Regression liegt er mit seinem Teddy im Bett und schläft viel. Er äußert sein enormes Bedürfnis nach Gesellschaft und genießt es, dass seine Gruppenmitglieder mit ihm spielen, ihm Geschichten vorlesen usw. Aber er zeigt sehr wenig Eigenaktivität. Die Gruppenmitglieder sind abwechselnd bei ihm.

5.3 Die Rolle des Therapeuten

Es dürfte inzwischen klar geworden sein, dass bei der hier beschriebenen Regressionsbehandlung der Therapeut zwar bewusst in die Gegenübertragung einsteigt, aber ohne die Neutralität eines Psychoanalytikers, der die Wünsche und Fantasien eines Patienten weder annimmt noch zurückweist. Im Gegenteil, hier geht der Therapeut auf die „neurotischen" Bedürfnisse des Patienten ein. Und es ist auch folgerichtig, denn wenn die konkrete Realität der Ich-Zustände als Basis für das therapeutische Vorgehen angenommen wird, dann steht der Therapeut einem Kind gegenüber. Aufgrund seines Wissens und seiner Erfahrung im therapeutischen Prozess hat er dann die Wahl, das Kind-Ich im Patienten von seinem eigenen Erwachsenen-Ich, Kind-Ich oder Eltern-Ich aus anzusprechen. Während der Vertragsphase muss es das Erwachsenen-Ich sein, aber für die wirkliche Behandlungsphase besetzt der Therapeut sein Eltern-Ich, um von hier aus mit dem Patienten umzugehen. Das therapeutische Gespräch verläuft dann natürlich auch anders als gewohnt. Der Therapeut spielt mit dem Patienten, der die Situation gut genug versteht, dass er selbst seine Bausteine, Farbstifte, Spielsoldaten usw. mitbringt. Oder er spielt allein auf dem Boden, während der Therapeut liest oder einen Bericht schreibt. Ist die Regression tiefer, und liegt der Patient beispielsweise im Bett, dann muss der Therapeut ihn täglich besuchen. Ganz natürlich entwickelt sich auch körperlicher Kontakt, und er muss nicht notwendigerweise vom Patienten aus initiiert werden. Auch ist das fürsorgliche Eltern-Ich des Therapeuten nicht der einzige aktive Ich-Zustand, denn es gilt auch, Forderungen zu stellen und Grenzen zu setzen. Einem regredierten Patienten, der einmal mit seinem Spielzeug während einer Gruppensitzung einen Heidenlärm machte, wurde schließlich vom Therapeuten gesagt: „Hans, ich möchte nicht, dass du Radau machst, wenn wir miteinander reden!"

Der Therapeut achtet auf alle Hinweise für Wachstum und Entwicklung wie z.B., dass der Patient nicht mehr im Bett bleiben möchte, dass er neues Spielzeug haben möchte, dass er sich weigert, wie gewohnt früh zu Bett zugehen oder dass er Bilder anschaut und später sogar selbst lesen will.

Übertragungs- und Gegenübertragungs-Transaktionen spielen sich nicht nur zwischen Therapeut und Patient ab, sie schließen auch die übrigen Gruppenmitglieder und Mitarbeiter oder auch die Gruppe als Ganzes mit ein. Es ist die Aufgabe des Therapeuten, den gesamten Prozess im Auge zu behalten: Richtet ein Patient beispielsweise alle seine rebellischen Kind-Ich-Reaktionen auf eine einzige Person? Und wenn ja – ist dies ein Wiederholungsmuster, oder findet auch eine Entwicklung statt?

Der Therapeut ist sich auch sehr wohl bewusst, dass alle seine Transaktionen mit anderen Gruppenmitgliedern sorgfältig und mit weit geöffneten Augen seitens des regredierten Kind-Ichs im Patienten beobachtet werden. Wir glauben, dass nicht zuletzt auf diese Weise viele neue, positive Elternbotschaften den Patienten indirekt erreichen.

Der Therapeut muss imstande sein, im Nachhinein sein eigenes Verhalten exakt zu reflektieren – ebenso wie er rasch und von Augenblick zu Augenblick in der Lage sein muss zu diagnostizieren, welcher Ich-Zustand seitens des Patienten ihm gegenüber aktiv ist. Die Entscheidung, ein Kind-Ich vom eigenen fürsorglichen oder aber kritischen Eltern-Ich aus anzusprechen, muss oft im Bruchteil einer Sekunde getroffen werden. Es gibt freilich auch eine Faustregel: Je jünger das Kind-Ich, umso mehr braucht es bedingungslose, positive Zuwendung, und das heißt ein fürsorgliches Eltern-Ich.

Unsere Erfahrung hat uns gelehrt, dass es nicht zweckdienlich ist, i.R. unseres Settings mehrere Regressionsverträge zur selben Zeit zu haben. Um jedem Vertrag gerecht werden zu können braucht der Therapeut ein gutes Team, in dem er Unterstützung, Kritik und Gemeinschaft erfährt. Und ebenso muss er in der Lage sein, auf unterschiedlichen Ebenen mit den Gruppenmitgliedern eines Patienten umzugehen, denn einmal ist er deren Gruppentherapeut, dann aber mit ihnen zusammen auch Co-Therapeut für den regredierten Patienten, und das erfordert Flexibilität und Scharfsinn.

5.4 Fallbeispiel

Bevor Petra zu uns überwiesen wurde, hatte sie vier Monate zur Beobachtung in einer Klinik für Epilepsie verbracht. Da sie unter Absencen, Konzentrationsproblemen und Perioden eingeschränkten Bewusstseins litt, verletzte sie sich oft selbst, indem sie stürzte, sich an Gegenständen stieß oder sich verbrannte. Es fiel auch auf, dass sie manchmal erhöhte Temperatur hatte, ohne dass ein Infektionsherd identifiziert werden konnte. Der Verdacht auf Epilepsie wurde nicht bestätigt, und man vermutete das Vorliegen neurotischer Mechanismen, denn es fiel auf, wie gleichgültig sie war, und wie sie ihre Gefühle durch Rationalisierung unterdrückte. Infolge dessen wurde sie an ein Psychotherapie-Zentrum überwiesen.

Natürlich hatte ihre Geschichte damit nicht begonnen. Sie war per Kaiserschnitt auf die Welt gekommen, wobei sie am Kopf mit einem Skalpell verletzt wurde und „blutüberströmt" das Tageslicht erblickte. Zuhause

Fallbeispiel

wurden alle Krankheiten solange wie möglich ignoriert, und als Petra auf der Realschule regelmäßig Absencen bekam, wurde dies zuhause mit den Worten „Jeder ist mal nicht so ganz fit im Kopf" abgetan. Ähnlich wurde reagiert, als die Situationen problematischer wurden: Chronische Erkältung; pseudoepileptischer Anfall und anschließende siebenwöchige Aufnahme in einer Universitätsklinik; Anfall in einer Straßenbahn: eine Nacht stationäre Aufnahme; dann das Gleiche auf der Straße – erneut für eine Nacht stationär; unter ein Auto gekommen; wiederholt auf die Polizeiwache gebracht, bis sie wieder zu sich kam. Darüber schrieb sie: Meine Eltern halfen mir nicht bei der Suche nach den Ursachen ... Ich finde, das ist kein Leben für eine 23-jährige Frau."

Bei der Aufnahme in unsere Einrichtung sahen wir ein schlampig gekleidetes, blasses Mädchen, das seine Probleme bagatellisierte. Körperlich gebe es keine Beschwerden außer Verstopfung, die sie selbst mit Rohkostdiät in den Griff kriegen wollte. Wenn sie Absencen zeigte, beschrieb sie das als: „Ich war gerade mal nicht da." Und dies scheint auch die exakteste Beschreibung ihres Problems zu sein: Sie sieht aus, als wäre sie eigentlich gar nicht richtig da. Wir fingen an, ihre Absencen wie auch ihre andren Beschwerden als Konversions-Symptome aufzufassen. Neben einer ödipalen war auch eine anale Dynamik wahrnehmbar, z.B. in ihrer sthenisch-trotzigen Weigerung, wichtig zu sein. So wandelte sich unsere Hypothese von Epilepsie zu Konversionshysterie.

In ihrer Gruppe zeigte sie sich zunächst stark angepasst, und sie befasste sich hauptsächlich damit, Spannungen zwischen anderen Gruppenmitgliedern zuzudecken. Wir entschlossen uns zu nutzen, was Petra zeigte – und ein Behandlungsvertrag zum Thema „Gut für sich selbst sorgen" wurde geschlossen. Fast unmittelbar darauf wurde sie krank: Eine der aus der Anamnese bekannten mysteriösen Krankheiten ohne nachweisbare Infektion, aber mit Fieber. Sie hatte offensichtlich Probleme damit, krank zu sein und es zu akzeptieren, versorgt zu werden. Auch hier legte sie Gleichgültigkeit an den Tag, und die Konfrontation mit dieser Tatsache beschleunigte sichtbar die Behandlung. Petra erkannte, welche elterlichen Verbote bzgl. ihres gesamten Gefühlslebens sie verinnerlicht hatte. Sie unterdrückte nicht nur den Ausdruck oder auch schon das Bewusstwerden ihrer eigenen Gefühle, sie versuchte auch, den Ausdruck von Gefühlen bei anderen zu unterbinden. Nur eine graue, monotone Stimmung schien ihr erlaubt zu sein.

Petra fing jetzt an, auf die abgespaltenen Teile in ihrer Person neugierig zu werden. Allerdings stieß der Versuch, mit üblichen Mitteln hier auf Entdeckungsreise zu gehen, auf erhebliche Hindernisse: Unvorhersehbare Absencen und längere Zeiten von Bewegungslosigkeit. Daher überlegten wir die Möglichkeit, sie regredieren zu lassen. Dazu brauchten wir aber die Zustimmung von verschiedenen Seiten. Zunächst musste ihre Therapiegruppe einverstanden sein, sie als kleines Kind zu akzeptieren. Ihr Therapeut diskutierte die Konsequenzen von Petras Regression mit den Gruppenmitgliedern so, wie Eltern miteinander diskutieren würden. Das Regressionsalter war ungewiss, und man hatte sich auf Probleme mit dem Füttern, mit Inkontinenz, mit präverbaler Kommunikation usw. einzustellen. Die Gruppe fing an, an der Vorstellung gefallen zu finden, und es entstand etwas wie in einer Familie, die sich auf die Ankunft eines neuen Kindes vorbereitet.

Auch die Zustimmung der Mitarbeiter war notwendig. Das allgemeine Vorgehen war schon bekannt, und wir hatten auch einiges an Spielzeug, Bilderbüchern und Kinderspielen vorrätig. Aber wichtiger war die Bereitschaft, einen Erwachsenen als Kind zu sehen und damit angemessen und stimmig umzugehen. Petra schloss mit ihrem Therapeuten einen Vertrag, klein zu werden – einschließlich einer Klausel, ihr wirkliches kalendarisches Alter wieder einzunehmen, wenn der Therapeut sie darum bat. Gleich darauf wurde sie wieder krank. Im Unterschied zu früher akzeptierte sie jetzt aber, versorgt zu werden, wenn auch zunächst noch schwankend, aber sie genoss dann doch immer deutlicher die Situation. Und die, von denen sie versorgt wurde, genossen, durch Petras Reaktionen ermutigt, es mehr und mehr, sie zu verwöhnen.

Petra bat ihren Therapeuten, an ihr Bett zu kommen. Die Diagnose war einfach: Petra war nicht viel älter als drei Jahre. Sie benutzte Kindersprache (vor der Aufnahme war ihr Sprachniveau das einer Studentin vor dem Staatsexamen), sprach ihn das erste Mal mit Du an – mit hoher Stimme und kindlicher Mimik, und sie gestikulierte beim Sprechen. Es überraschte ihn vor allem zu sehen, wie viel Farbe ihr Gesicht bekommen hatte. Und sie rief bei ihm elterliche Gefühle wach. Sie bat ihn, ihr eine Geschichte vorzulesen. Und als er zustimmte, stellte sich heraus, dass sie schon eine ausgesucht hatte: Die ungehorsame Mäuseprinzessin, die von einer Hexe in eine große weiße Katze verzaubert worden war.

Nach einer Woche verließ sie das Bett. Sie hatte in der Zwischenzeit ein Stofftier als unzertrennlichen Freund adoptiert. Zwei bemerkenswerte Tatsachen waren zu beobachten: Erstens waren ihre Absencen verschwunden; vor ihrer Regression konnte jeder diese Momente von geistiger Abwesenheit, wenn sie nicht ansprechbar war, drei- bis viermal pro Tag bemerken; dieses Symptom verschwand wie Schnee in der Sonne und trat auch später nicht mehr auf. Und zweitens hatte sie offene Aggressivität in ihr Repertoire aufgenommen, wenn auch schwankend und abhängig von der Tiefe ihrer Regression. In der Anfangsphase war die Regression noch nicht stabil, was uns ermöglichte zu sehen, wie Petra, wenn sie sich als ganz klein erlebte, ärgerlich auf andere wurde und rebellisch über ihre Mutter sprach. Wenn sie dieses Alter nicht halten konnte und die Grenze von etwa fünf, sechs Jahren überschritt (dies erschien uns wie eine Inkorporationsgrenze), sprach sie nicht mehr mit externen Eltern, sondern es schien ein innerer Dialog mit einem verinnerlichten Eltern-Ich stattzufinden, wodurch ihre Aggression zu Traurigkeit wurde. Aggressivität und Traurigkeit waren abwechselnd wahrzunehmen, von der unterschiedliche Tiefe ihrer Regression berichtete uns Petra selbst.

Schließlich stabilisierte sich die Regression bei einem Alter von drei Jahren, einer prätraumatischen Zeit, in der sie Brüder und Schwestern, Onkel und Tanten unter denen entdeckt, die sich in der Einrichtung um sie kümmerten. Es wurde mit ihr gespielt, sie bekam Geschichten vorgelesen, und sie wurde zu Bett gebracht. Und den Mitpatienten und Gruppenmitgliedern wurden ihre eigenen Fähigkeiten und Grenzen bewusst, für andere zu sorgen und spielerisch damit umzugehen. Diese Zeit, die etwa zwei Wochen dauerte, wurde sichtlich von Petra und ihrer Umgebung genossen.

Doch dann wurde es auch Zeit, sich zu entwickeln und mit Barrieren aufzuräumen. Petra hatte in ihrem Regressionsvertrag ihrem Therapeuten und ihren Mitpatienten eine Menge Macht über sich gegeben. Ihr Therapeut schlug nun vor, dass Petra sich mit jemandem aus ihrer Gruppe ein paar neue Kleidungsstücke kaufen sollte, wobei er ihr Botschaften gab wie: „Du kannst hübsch sein, ohne immer brav und anständig sein zu müssen." Petra erinnerte ihre Kindheit, oder vielmehr wiedererlebte sie vergangene Ereignisse als Kind, und sie erzählte aus ihrer Kinderperspektive, wie sie ein „Vorzeigekind" sein musste, vorbildlich, bewegungslos und makellos. Während sie ihre Mutter früher als akkurate, ständig putzende Frau beschrieben hat, die schnell mit Schuldgefühlen bei der Hand war, wurde jetzt das Bild einer zwangsneurotischen Frau immer deutlicher.

Die folgenden Therapiegespräche waren nicht mehr immer nur leicht und locker. Erinnerungen kamen hoch, wie sie in einem Kinderbettchen, das an allen Seiten zu war, weinte, ohne dass jemand nach ihr schaute. Sie schloss daraus, dass Weinen nichts bringt. Ihre frühe Kindheit bekam ein recht anderes Profil, als es in der Krankengeschichte beschrieben war. Verdrängtes kam an die Oberfläche. Gefühlsäußerungen wurden von der Mutter ignoriert, krank sein etwas weniger, aber es schien die beste Art und Weise zu sein, überhaupt noch Aufmerksamkeit zu bekommen. Körperliche Beschwerden konnte die Mutter am schwersten übersehen, es sei aber an Mutters Reaktionen auf die später aufgetretenen Absencen erinnert.

All diese Gespräche, in der Gruppe wie auch einzeln, führt Petra zunächst aus ihrer regredierten Position heraus, als Kind. Gleichwohl nimmt sie an allen Therapieformen wie Bewegungs- und Beschäftigungstherapie weiter teil, wenn auch mit einem neu entdeckten Gefühlsleben. Die größten Schwierigkeiten hat sie anfänglich mit der Teilnahme am therapeutischen Hausdienst: Als Gruppe versorgt man einmal alle sieben Wochen die anderen Gruppen mit Kochen, Einkaufen, Tisch-Decken, Abwaschen, Schlüsseldienst, Telefondienst, Wäsche-Waschen, Blumen und Fische versorgen usw. Später hilft sie bei der Hausarbeit aus ihrer jeweiligen Regressionsposition und hilft beim Abräumen, beim Geschirrspülen, wie Kinder das eben tun, oder sie spielt einfach in der Küche, wenn andere aus ihrer Gruppe dort beschäftigt sind. Sie entdeckt die Rolle, die ihre Mutter in ihrem Leben gespielt hatte, und traut sich immer heftiger, ihre Empörung darüber zu äußern, wie sehr ihre Mutter ihr Einschränkungen auferlegt hatte, weil sie selbst so ängstlich war. In Psychodramasitzungen arbeitet Petra diese Situationen durch, und es kommt zu regelrechten Entladungen von altem Ärger.

Inzwischen entwickelte Petra sich weiter – sie war jetzt vom inneren Erleben her vier, und das wurde gehörig gefeiert. Und zwar erstmals so, wie sie sich es immer gewünscht hatte, mit Torte und vier Kerzen und Singen und allem, was zu einem solchen Fest dazugehört. Es war eine Freude für die ganze Klinik: An Wochenenden wurden Ausflüge in den Zoo oder an den Strand organisiert, natürlich mit Eimerchen und Schüppchen. Man ist auch rechtzeitig wieder zurück, denn Petra muss früh zu Bett, sie hat viel Schlaf nötig und schläft anfangs auch mittags ein Stündchen. Die Mitarbeiter sehen mit Begeisterung, wie Petra sich zu einem lebhaften, lebendigen und feinfühligen Mädchen entwickelt.

Etwa 20 Wochen nach Abschluss des Regressionsvertrages, als Petra ein Regressionsalter von acht bis neun Jahren erreicht hat, entdeckt sie eine zunehmende Neugier auf Jungen. In den Gesprächen über ihre Vergangenheit kam Sexualität nicht vor, und auch keinerlei Beziehung zu einem Freund oder einer Freundin; in der Krankengeschichte erwähnte sie ihren Ekel vor jeder Form von Berührung. Aber das Thema Sexualität ging einher mit einer Denkblockade. Und diese Blockade trat ein zweites Mal auf während eines Einzelgespräches. Ihren Therapeuten anzuschauen setzte Angst frei. Und von anderen berührt, insbesondere gestreichelt zu werden, assoziierte sie mit Im-Stich-gelassen-Werden. Sie ist sich bewusst, dass ihr Gehemmt-Sein mit ihrem Vater zusammen hängt, der für sie regelrecht fühlbar im Raum anwesend ist. Ihr Therapeut unterstützt sie in ihrer Auflehnung gegen den Vater, und mit sehr viel Energie sagt sie ihrem Vater, der mittlerweile fast wie halluziniert anwesend zu sein scheint, dass er weggehen solle. Danach kann sie wieder denken, und sie erinnert sich, dass ihr Vater mit ihr über Sex gesprochen hatte und möglicherweise auch etwas getan hatte, das sie vergessen musste. Kurz darauf entdeckt Petra in einer Psychodramagruppe für sich selbst, wie ihr Vater sie zu sexuellem Umgang gezwungen hatte, wie ihre Mutter davon wusste und sie anwies, das Ganze zu vergessen. All dies, wohlgemerkt, aus der Regression heraus in einer psychodramatischen Szene. Danach fühlt sie sich schmutzig und wäscht sich unter einer symbolisch reinigenden Dusche völlig sauber.

Dann kommt Petra zu ihrem Therapeuten, der ihr sagt, dass sie angenehm duftet, und will auf seinen Schoß; dies ist das erste Mal, dass der Therapeut körperlichen Kontakt mit ihr hat. Im Anschluss daran wird Berührung zwischen ihr und den Mitpatienten zunehmend wichtiger. Körperlichkeit wird ein neues Thema in ihrer Behandlung. Petra entdeckt ihren Körper, und ihr Therapeut empfiehlt ihr, darüber mit anderen Frauen zu sprechen. Sie besucht ein Solarium.

Petra fühlt sich inzwischen 13–14-jährig und „kommt in die Pubertät". Wir beschließen, den Regressionsvertrag zu beenden – es sind keine speziellen Methoden oder Versorgung mehr nötig. Sie hat zehn Jahre ihrer Kindheit in sechs Monaten durchlebt. Während all dieser Zeit hat sie ihren Widerstand und ihre psychologischen Spiele zugunsten tatsächlicher Beachtung ihrer Bedürfnisse und kindlichen Wünsche aufgegeben.

In der nun folgenden „Pubertätsphase" erfolgt ein kleiner Rückfall; sie probiert noch einmal aus, ob ihre Pathologie von früher noch funktioniert. Sie wehrt sich dagegen, eine erwachsene Frau zu werden, flirtet aber mit den Jungen im Garten. Ambivalentes Mädchen, das dabei ist, aus dem Haus zu gehen.

Ein halbes Jahr nach der Entlassung aus unserer Einrichtung erfolgte eine Nachfolgesitzung. Petra ist eine attraktive Frau geworden, und wir sind stolz darauf, dass sie unsere „Tochter" gewesen ist.

5.5 Verträge und Indikationen: Schlussbemerkungen

Unserer Erfahrung mit der hier beschriebenen Form von Regressionsbehandlung umfasst zwölf Patienten im Verlauf von $1^1/_2$ Jahren. Es ist jedoch zu wenig, um Indikationsgebiete scharf abgrenzen zu können. Allerdings sind einige Grundzüge deutlich geworden: So ist es unmöglich, sich auf klassische Diagnosen zu beziehen. Die Diagnosen unserer Regressionspatienten umfassten Konversionshysterie, Masochismus und Borderline-Syndrom. Auch schwankte die Tiefe und Dauer der Regression beträchtlich, und so erstaunt es nicht, dass die Entwicklungsstufe, in der Fixierungen auftraten, keine Indikationshilfe war.

Die Symptome geben ein etwas klareres Bild: Flache Affekte, Überanpassung, Depersonalisation, wie sie zu Beginn meist vorlagen, verschwanden bei Beendigung der Regressionsphase. Die Transaktionsanalyse konzeptualisiert dieses Phänomen als zuvor abwesendes oder unterdrücktes freies Kind-Ich. Die Erlaubnis zu regredieren wird offensichtlich als Einverständnis erlebt, Gefühle zu haben, man selbst zu sein.

Einige weniger erfolgreiche Erfahrungen ermöglichten es uns, Kontraindikationen schärfer zu fassen: Wenn ein Patient sich selbst in einer Opferrolle präsentiert und der Therapeut die komplementäre Retterrolle besetzt (Karpman, 1968), kommt ein „Neubeelterungs-Spiel" in Gang, das auf verschiedenste Art eskalieren kann – z.B. in Form vorzeitiger Beendigung des Vertrages oder sogar als kompletter Behandlungsabbruch. Das betont die

Wichtigkeit eines „guten" Vertrages, und darunter verstehen wir, dass die Vereinbarung klar und frei von versteckten Absichten ist. Wir gehen damit sehr sorgfältig um. Sinn und Chancen einer Regressionsbehandlung werden auf allen Ebenen besprochen, insbesondere innerhalb der Mitarbeiterschaft und in den Patientenbesprechungen, wobei es vor allem um Konsequenzen und praktische Aufgaben geht. Von soziotherapeutischer Seite wird aktive Mitarbeit gefordert. So fungieren Mitarbeiterstab einerseits und die Behandlungsgruppe andererseits wie ein Detektor für Fußangeln und Fallen. Dass ein Vertrag frei von versteckten Absichten sein muss, bezieht sich auf Trübungen (Kontamination) in der Persönlichkeit des Patienten: Er muss imstande sein, Realität zu überprüfen, Dinge zu objektivieren und zu bewerten, und das auf logischer und prälogischer Ebene. In der Transaktionsanalyse wird dies die Funktion der Neopsyche genannt, und die Fähigkeit dazu ist in der Regression bedeutsam, um Skriptbeschlüsse revidieren und neu entscheiden zu können. U.a. ist dies ein Grund dafür, warum wir mit Regressionsbehandlung nicht sofort beginnen. Erst muss die Enttrübungsarbeit geleistet werden, ehe ein Regressionsvertrag geschlossen werden kann. Und es ist natürlich auch notwendig, dass es eine gegenseitige, vertrauensvolle Beziehung zwischen Patient, Gruppe und Mitarbeiterschaft gibt.

Gegenstand des Vertrages ist die Vereinbarung, dass der Patient sich klein werden lässt, mit der Klausel, dass die Regression beendet wird, wenn der Therapeut darauf besteht. Das geschieht beispielsweise, wenn die Behandlung von Mitpatienten durch die Regression behindert wird, aber auch, wenn die Balance zwischen Gratifikation und therapeutischem Effekt nicht stimmt. Die Gruppe unterzeichnet den Vertrag mit, und damit ist gewissermaßen die gesamte Gemeinschaft mit einbezogen, und es ist gleichzeitig eine Zusage, für den Patienten zu sorgen.

Zusammenfassend lässt sich sagen, dass Neubeelterung eine biologisch erwachsene Person behandelt, als wäre sie ein kleines Kind, und es werden Normen und Regeln aufgestellt, entsprechend der Tiefe der Regression. Es geht darum, dass der betreffende Patient Gelegenheit bekommt, seinem Regressionsalter entsprechend am bestehenden Therapieangebot teilzunehmen.

Die Auswirkungen dieser neuen Behandlungsform innerhalb unserer psychotherapeutischen Gemeinschaft waren enorm. An typischen Aspekten sollen hier nur die wichtigsten erwähnt werden:
– Die Bewusstheit einer gemeinschaftlichen Aufgabe nahm zu, und ebenso die Einsicht in die Notwendigkeit von Kooperation.
– Die Erlaubnis, Spaß zu haben, spontan zu sein und zu spielen, breitete sich unter allen Patienten aus: Psychotherapie ist nicht nur Kummer und Qual oder zumindest eine sehr ernste Sache.
– Übertragungsphänomene werden schärfer und deutlicher, und zwar

nicht nur vertikal, sondern auch horizontal (vergl. in diesem Zusammenhang den Begriff der multilateralen Übertragung [Schaffer und Galinski, 1976]).
– Gut für sich und andere zu sorgen wurde zunehmend wichtig – ein außerordentlicher Gewinn für Patienten, bei denen Verwahrlosung eine zentrale Rolle spielte. Viele Männer entdeckten ihr fürsorgliches Eltern-Ich.

Insgesamt hat das Neubeeltern einzelner Patienten einen vitalisierenden Effekt auf unsere gesamte psychotherapeutische Gemeinschaft.

5.6 Übersicht über weitere TA-spezifische Techniken der Arbeit mit dem Eltern-Ich

Neben der hier beschriebenen Schiffschen Technik des Neubeelterns hat die Transaktionsanalyse eine ganze Reihe weiterer, sehr potenter Verfahren entwickelt, die der funktionalen wie strukturellen Veränderungsarbeit mit dem Eltern-Ich dienen. Am bekanntesten sind vielleicht der Selbstbeelterungs-Ansatz von Muriel James, das Eltern-Interview von John McNeel sowie die Minimale und Maximale Eltern-Ich-Lösung von Sharon R. Dashiell. Die folgende, chronologische Literatur-Liste soll dem Leser eine eigene Orientierung ermöglichen; die genauen Belege finden sich im Literaturverzeichnis am Ende dieses Buches:

Dorothy N. Kaufmann and Jack Kaufmann (1972). The Source of Parenting Behavior: An Exploratory Study.
Michael Breen (1973). Supplemental Parenting for the Kick me Player.
Muriel James (1974, 1977). Self Parenting – Theory and Process.
Russel E. Osnes (1974, 1981). Spot Reparenting (Punktuelles Neubeeltern).
John McNeel (1976). The Parent Interview.
Suzanne R. Dunn (1978, 1979). Renurturing (Hegen: Ein Prozess für die Lösung von Engpässen dritten Grades).
Sharon R. Dashiell (1978, 1981). The Parent Resolution Process: Reprogramming Psychic Incorporations in the Parent (Eltern-Ich-Lösung: Neuprogrammierung psychischer Bestandteile des Eltern-Ichs).
James Noce (1978). A Model for the Collective Parenting Function of Therapeutic Communities (Alcoh.Reha.Progr).
Marta Vago and Barton W. Knapp (1977). Parenting: Protection for Growth.
Joan Kahn-Schneider (1978, 1981). Second Order Structure of the Parent (Strukturanalyse zweiter Ordnung des Eltern-Ichs. Ihre Verwendung in der Therapie).
Ken Mellor and Graham Andrewartha (1980, 1981). Reparenting the Parent in Support of Redecisions (Neubeeltern des Eltern-Ichs zur Unterstützung von Neuentscheidungen).
Ken Mellor (1980). Reframing and the Integrated Use of Redeciding and Reparenting (Die Integration von Neuentscheidungs-Arbeit und Neubeeltern zur Veränderung des Bezugsrahmens).
Ken Mellor (1980, 1981). Impasses: A Developmental and Structural Understanding (Impasses: Ihre Entwicklung und ihre Struktur).
Solon D. Samuels (1981). Parent Ego States: Can a Therapist Take One to Lunch?
Arthur S. Oblas (1981). The Parent Interview and Indirect Suggestion.
Francisco Del Casal et al. (1982). Defective Parenting and Reparenting.
Anthony White (1983). Three Chair-Parenting.
Anne Mitchell (1983). Parent-Grafting: A Second Chance at Utter Reliability.
T.E.Wilson, T.L. White and R.G. Heiber (1985). Reparenting Schizophrenic Youths in a Hospital Setting.

Reese Price (1986). Hypnotic Age Regression and the Reparenting of Self.
Petruska Clarkson and Sue Fish (Client material – Renee Walinets) (1988). Rechilding: Creating a New Past in the Present as a Support for the Future.
Margaret K. Moroney (1989). Reparenting Strategies in Transactional Analysis Therapy: A Comparison of Five Methods.
Charlotte Christoph-Lemke (1991). Therapie mit den inneren Eltern.

II. Cathexis-Theorie: Schiffsche Entwicklungspsychologie, Entwicklungspsychopathologie und Nosologie

1. Psychische Störungen im Verständnis der Cathexis-Theorie

1.1 Einleitung

Innerhalb der Transaktionsanalyse (TA) kann man verschiedene Schulen unterscheiden (Barnes, 1977; Wilson und Kalina, 1978). Eine davon ist die so genannte Cathexis-Schule; sie basiert auf den Ideen von Jacqui Lee Schiff (Cathexis bedeutet im psychoanalytischen Sinne so viel wie Besetzung mit psychischer Energie, Peters, 1974). J. L. Schiff hat mit ihrer Schulrichtung die Basis für die Entwicklung einer TA-Theorie über krankhafte Persönlichkeitsstrukturen gelegt (Schiff, 1977c).

Ihre Ideen zur Behandlung von Menschen mit ernsten, oft psychotischen Erscheinungen haben zu einem Behandlungsprogramm geführt, in dem Regressionstherapie einen wichtigen Platz einnimmt. Dieses Programm wurde unter anderem angewandt im Cathexis-Institute in Oakland, Kalifornien (Schiff, 1975). Eines ihrer Adoptivkinder, Shea Schiff, entwickelte später eine Theorie, die auch auf Personen mit soziopathischer Persönlichkeitsstruktur Bezug nimmt.

Über Vorlesungen, Workshops, Trainings und Supervisionen sind ihre Ideen auch in Europa – und damit auch in den Niederlanden – bekannt geworden. Angewandt wird die Cathexis-Theorie dort schon seit Jahren klinisch und poliklinisch. Die Erfahrungen damit sind positiv. Außer Therapeuten können auch Klienten diese Information benutzen. Es hat sich herausgestellt, dass Klienten nach dem Kennenlernen dieser Cathexis-Theorie fähig sind, sich selber bis zu einem bestimmten Grade zu diagnostizieren, sofern sie dabei von sachkundigen Therapeuten begleitet werden. Oft ist die Einsicht, die sie dadurch bekommen, ein erster Schritt, ihre komplexe und zuvor unverstandene Problematik lösen zu können (Bierenbroodspot, 1977). Es stellt sich immer wieder heraus, dass es sehr wichtig ist, erst eine gute Diagnose zu stellen, und zwar nicht, um Menschen ein Etikett zu verpassen, sondern um ihre tieferliegende Problematik zu beschreiben.

Danach kann dann zielgerichtet und präzise an einer Lösung gearbeitet werden.
  Die Cathexis-Theorie wird in zwei Teile aufgeteilt, und zwar in:
– Die Theorie der *psychotischen Persönlichkeitsstrukturen*, basierend auf Problemkonstellationen, die vor dem ersten Lebensjahr entstanden ist (Menschen mit einer solchen Persönlichkeitsstruktur können unter Stress mit einem psychotischen Erscheinungsbild reagieren);
– die Theorie *soziopathischer Persönlichkeitsstrukturen*, basierend auf Problemkonstellationen, die nach dem zweiten Lebensjahr entstanden ist (diese Menschen neigen dazu, unter Stress mit Erscheinungen wie Unzuverlässigkeit, Autoritätskonflikten und Suchtverhalten zu reagieren).

Die *psychotischen Persönlichkeitsstrukturen* werden im Kapitel über das kranke Eltern-Ich-System beschrieben, die *soziopathischen Persönlichkeitsstrukturen* werden in dem Kapitel über das abwesende und minimale Eltern-Ich-System. Die *neurotischen Persönlichkeitsstrukturen* werden in der Cathexis-Theorie nicht als eigenständige, abweichende Struktur behandelt. Einerseits, weil andere TA-Schulen sich damit schon ausführlich beschäftigt haben (Barnes, 1977), andererseits weil im Cathexis-Institut keine neurotischen Patienten behandelt wurden. Allerdings werden schon einige neurotische Varianten von den psychotischen und soziopathischen Persönlichkeitsstrukturen unterschieden. Sie werden im Kapitel über das neurotische Eltern-Ich-System beschrieben.

1.2 Psychodiagnostik

Die Frage nach der Diagnostik kann von verschiedenen Standpunkten aus beantwortet werden. Man kann beispielsweise von einem syndromalen oder einem ätiologischen Standpunkt aus diagnostizieren.

Syndromale Diagnostik

Bei der syndromalen Diagnostik stehen das Verhalten und die Symptome, die jemand zeigt, im Vordergrund. Symptome, die regelmäßig gemeinsam vorkommen, nennt man ein Syndrom.
  Im Diagnostic Statistical Manual (DSM-IV, Saß et al., 1998, ähnlich auch die International Classification of Diseases ICD der WHO, Dilling et al., 1991, die in Deutschland im Gesundheitssystem bindend ist) wird ein Klassifikationssystem beschrieben, dass auf Symptomen von Krankheitsbildern basiert. Laut DSM ist eine Depression beispielsweise erst ein Krankheitsbild, wenn bestimmte Symptome sich während einer bestimmten Periode gezeigt haben. Von Schizophrenie kann ebenso erst gesprochen wer-

den, wenn während einer bestimmten Periode Halluzinationen und Wahnerscheinungen auftreten. Diese Art der Diagnostik gibt eine Antwort auf die Frage, welches Krankheitsbild jemand zeigt, aber sie geht nicht auf die Entstehungsweise dieses Bildes ein. Diese syndromale Diagnostik kann man gut benutzen zum Klassifizieren von Krankheitsbildern, beispielsweise zwecks Aufstellen von Statistiken. Auch für die Behandlung von Symptomen ist der Einsatz dieser Art von Diagnostik hilfreich.

Ätiologische Diagnostik

Bei der ätiologischen Diagnostik steht die Art und Weise der Entstehung einer Schädigung oder Persönlichkeitsstörung im Vordergrund. Mittels dieser Art von Diagnostik ist es möglich, die Diagnose Schizophrenie zu stellen, ohne dass alle Bedingungen des DSM-V erfüllt sind.

BEISPIEL: *Zwei Personen haben in ihrer Jugend eine gleichartige, krankmachende Entwicklung durchgemacht. Dies hat bei beiden zu der gleichen krankhaften Persönlichkeitsstruktur geführt. Die eine Person reagiert regelmäßig psychotisch, weil sie nicht weiß, wie sie in schwierigen Situationen bestehen kann. Diese Person fällt dann bei beiden Diagnoseschemata, dem syndromalen und dem ätiologischen, beispielsweise unter die Kategorie Schizophrenie. Die andere Person jedoch war imstande, den kranken Teil ihrer Persönlichkeitsstruktur zu kompensieren; sie hat Wege entwickelt, womit sie einer Psychose vorbeugen oder sie auf ein Minimum beschränken kann. Bei der syndromalen Diagnostik fällt dieses Erscheinungsbild dann nicht unter Schizophrenie, weil es keine Halluzinationen und Wahnvorstellungen während einer bestimmten Periode – wie im DSM-V beschrieben ist – zeigt. Ätiologisch-diagnostisch gesehen sprechen wir bei dieser Person wie auch bei der Ersten von Schizophrenie. Die Lebensgeschichte, die Skriptentscheidungen und die Struktur der Persönlichkeit sind bei beiden größtenteils gleich. Auch das psychotherapeutische Vorgehen wird bei beiden Personen nahezu gleich sein. Der einzige Unterschied bei der Behandlung liegt darin, dass bei der ersten Person ein Bekämpfen der Symptome notwendig ist, bevor man psychotherapeutisch arbeiten kann; häufig ist bei solchen Patienten auch eine medikamentöse Unterstützung wünschenswert; am Ende der Behandlung kann diese Medikation oft wieder abgebaut werden.*

1.3 Psychodiagnostik und Entwicklungsphasen

Die Psychodiagnostik, wie sie von Schiffs durchgeführt wird, ist ätiologischer Art. Dabei geht man von der Voraussetzung aus, dass in der psychologischen Entwicklung etwas schief gegangen sei, wodurch eine Abweichung in der Persönlichkeitsstruktur entstanden ist. Die folgenden Fragen stehen im Mittelpunkt:
– Was ist früher verkehrt gelaufen?
– In welcher Entwicklungsphase hat es stattgefunden?
– Zu welchen Abweichungen in der Persönlichkeitsstruktur hat dies geführt?
– Welche Beschwerden und Symptome sind die Folge hiervon?

– Auf welche Art und Weise kann man die Abweichung jetzt noch korrigieren?

Bei der Beantwortung dieser Fragen kann eine Orientierung an der zeitlichen Zuordnung der in Regression wieder belebten Ich-Zustände, wie in Abb. 19 in Anlehnung an Levin-Landheer (1982) und Childs-Gowell (1979) skizziert, hilfreich sein.

In jeder Phase gibt es Zeiten, in denen bestimmte Bedürfnisse besonders wichtig sind, und in denen bestimmte Aufgaben gelernt werden müssen (so genannte sensible Phasen). Hierbei können Probleme entstehen, die bezeichnend für die jeweilige Phase sind. Man kann in einer bestimmte Phase stecken bleiben, wenn:
– die spezifischen Bedürfnisse dieser Phase nicht befriedigt werden;
– die spezifischen Aufgaben nicht gelernt werden;
– die Probleme, die sich ergeben, nicht gelöst werden.

In einer der ersten Phasen gibt es beispielsweise eine Zeit, in der das Kind lernen muss, Abstände richtig einzuschätzen. Ein kleiner Gegenstand, der in der Nähe steht, erscheint dem Kind zu Anfang größer als ein großer Gegenstand, der weiter entfernt ist. Die wirklichen Verhältnisse lernt das Kind erst kennen, wenn es zu dem weiter weg gelegenen Gegenstand hinkrabbeln kann, um dann seine Wahrnehmung von diesem Standpunkt aus an der Realität zu überprüfen. Wenn das Kind sich in dieser kritischen Zeit nicht fortbewegen kann, ist es möglich, dass später Wahrnehmungs- und Interpretationsstörungen entstehen. Wenn ein Kind in einer solchen kritischen Periode die spezifischen Entwicklungsaufgaben lernt, wird psychische Energie frei für die folgenden Entwicklungsaufgaben.

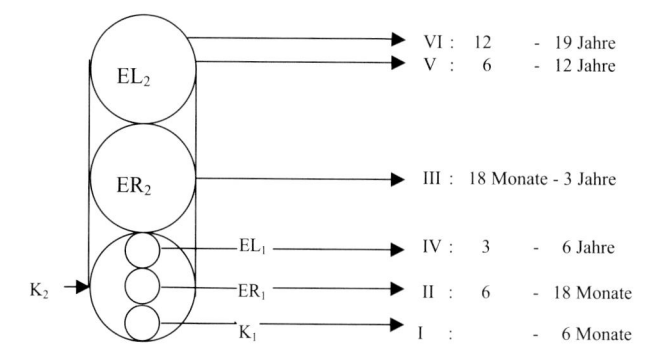

Abb. 19: Zeitliche Zuordnung der in Regression wieder belebten Ich-Zustände
ER_1 bedeutet in dieser Abbildung die frühen Anfänge des ER_2

Psychodiagnostik und Entwicklungsphasen 127

Die moderne entwicklungspsychologische Forschung beschreibt immer differenzierter, welche Entwicklungsleistungen Kleinkinder erbringen, sodass die Vorstellungen, welche Entwicklungsleistungen ein Kind etwa in welcher Entwicklungszeit vollbringt, sich ständig wandeln. Dadurch werden ältere Konzepte zum Teil überholt (wie etwa das Konzept des natürlichen Autismus, vgl. Dornes, 1993), andere werden ergänzt und modifiziert. So ist etwa der Hunger-Sättigungs-Zyklus sicher auch weiterhin bedeutsam, ist aber zu ergänzen durch die Befunde zur frühen Eltern-Kind-Interaktion (Rauh, 1982). Gerade die aktuelle Forschung bestätigt wiederum die Sinnhaftigkeit älterer theoretischer Konzepte in ihrem gedanklichen Kern, wie z.B. bei der Annahme einer sensiblen Periode des Kontaktes zwischen Mutter und Kind gleich nach Geburt (Grossmann, Thane und Grossmann, 1981; zitiert nach Rauh, 1982). So scheint es auch bei sich veränderndem Kenntnisstand der Forschung sinnvoll, im psychopathologischen Denken weiter davon auszugehen, dass nicht zu ihrer Zeit vollzogene Integrationsschritte oder nicht gelöste Entwicklungsaufgaben Folgeprobleme nach sich ziehen (vgl. Esser, 2000).

Bleibt das Kind in einer bestimmten Entwicklungsphase stecken, dann ist die Wahrscheinlichkeit groß, dass es in der darauf folgenden Entwicklungsphase ebenso wenig imstande ist, die neuen Aufgaben zu meistern. Auf jeden Fall ist es dafür weniger gut ausgerüstet. Jemand, der in einer bestimmten Phase stecken geblieben ist, wird später als Überlebensmechanismus symbiotische Beziehungen mit anderen eingehen. Er wird dies solange tun, bis das spezifische Bedürfnis dieser Phase doch noch befriedigt wird, die Entwicklungsaufgabe doch noch gelernt wird und die diesbezüglichen Probleme doch noch gelöst werden. Erst dann kann das Wachstum wieder eintreten und die Symbiose aufgehoben werden.

In der Praxis kommt es selten vor, dass jemand in einer bestimmten Phase vollständig stecken geblieben ist; meistens entwickelt man bestimmte Fertigkeiten wohl, andere hingegen nicht. Daraus kann ein schie-

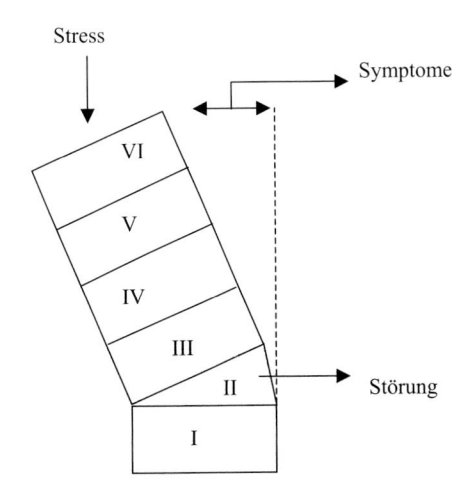

I-VI: Entwicklungsphasen oder -stufen

Abb. 20: Ungesunde Entwicklung

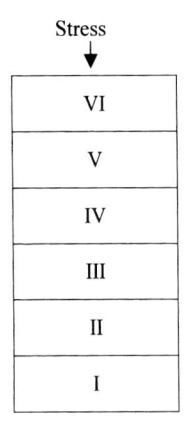

I-VI: Entwicklungsphasen oder -stufen

Abb. 21: Gesunde Entwicklung

fes Wachstum resultieren, was Konsequenzen für alle folgenden Phasen hat, wie Abb. 20 illustriert.

Anmerkung zur Abbildung 20: Die römischen Ziffern kennzeichnen das Prinzip der aufeinander aufbauenden Entwicklungsschritte; sie müssen im jeweiligen Fall inhaltlich entsprechend gefüllt werden.

Aufgrund dieses schiefen Wachstums wird jemand mit ungesunder Entwicklung unter Stress eher aus dem Gleichgewicht geraten als jemand mit einer gesunden Entwicklung (siehe Abb. 21).

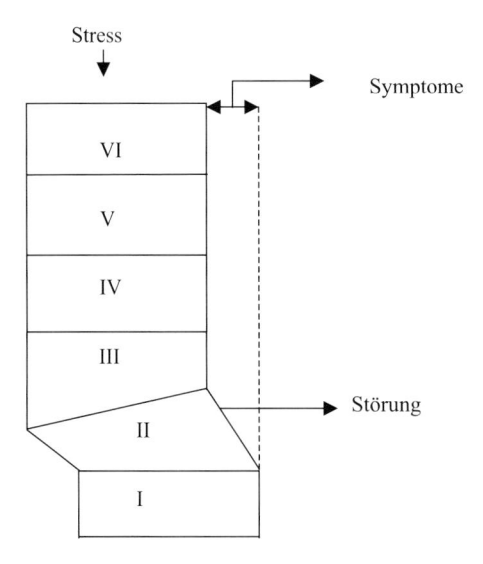

I-VI: Entwicklungsphasen oder -stufen

Abb. 22: Kompensierte ungesunde Entwicklung

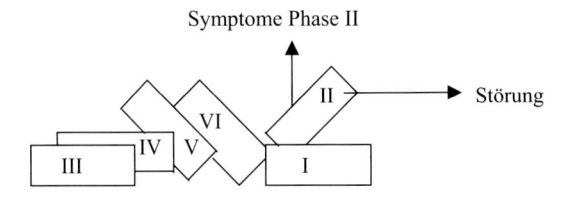

Schlüsselkonstellation und Skriptbildung   129

```
           Symptome Phase II
                  ↑
              ╱╲ ╱╲
             ╱  ╳  ╲   II
            ╱ ╱ VI╲ ╲ ╱╲
           ╱ ╱    ╲ ╲╳  ╲ ──→ Störung
   ┌─────┬╱─╲IV V╱╲╱    ╲
   │ III │ ╲ ╱   ╳   I   │
   └─────┴──╳───╱─╲──────┘
```

I-VI: Entwicklungsphasen oder -stufen

Abb. 23: Massiv dekompensierte ungesunde Entwicklung

Ein schiefes Wachstum, das sich in einer frühen Phase entwickelt hat, kann in einer späteren Phase kompensiert werden, wie aus Abb. 22 zu ersehen ist.

BEISPIEL: *In einer bestimmten Entwicklungsphase muss ein Kind lernen, dass es nicht (mehr) das Zentrum der Welt ist und dass es auf andere Rücksicht nehmen muss. Wenn ein Kind diese Entwicklungsaufgabe nicht erlernt und seine Fantasie, das Zentrum der Welt zu sein, nicht aufgibt, wird es jedes Mal mit Ärger darauf reagieren, wenn andere sich weigern, ihm dauernd nachzugeben. Jemand kann eine solche unaufgelöste Problematik beispielsweise dadurch kompensieren, dass er später einen Beruf oder eine Funktion auswählt, worin er eine so zentrale Position einnimmt, sodass alle anderen erst mit ihm sprechen müssen, bevor sie etwas unternehmen können. Auf diese Art und Weise kann jemand seine Fantasie, das Zentrum der Welt zu sein, aufrechterhalten. Niemand wird in einer solchen Situation eine frühere Entwicklungsstörung vermuten. Erst beim Verlust einer solchen Funktion wird die entsprechende Entwicklungsproblematik offenbar, und Symptome können sichtbar werden. Anstelle der bisherigen Kompensation tritt jetzt eine Dekompensation ein (siehe Abb. 23).*

1.4 Schlüsselkonstellation und Skriptbildung

Beim Entstehen einer abweichenden Persönlichkeitsstruktur spielen mehrere entwicklungspsychologische Faktoren eine Rolle. Dies sind:
– Die Schlüsselkonstellation,
– die Dauer und Intensität der Schlüsselkonstellation,
– die Skriptbeschlüsse und
– die Skriptbotschaften und Skriptentscheidungen.

Neben diesen entwicklungspsychologischen Faktoren können auch andere Faktoren eine Rolle spielen, beispielsweise erbliche und biologische Faktoren. Auf Letztere soll im Folgenden nicht weiter eingegangen werden.

Die Schlüsselkonstellation

Die Annahme, dass bestimmte Ereignisse in einer bestimmten Entwicklungsphase zu einer bestimmten abweichenden Persönlichkeitsstruktur führen, ist schwer zu beweisen. Wenn man jedoch dem nachgeht, wie sich ein Patient an bestimmte frühere Situationen heute erinnert oder in der Therapie wieder belebt, dann scheint häufig eine deutliche Verbindung zu bestehen. *Das subjektive Erleben eines Geschehens* kann nämlich von der Art und Weise, wie das Ereignis tatsächlich stattgefunden hat, abweichen (vgl. Kapitel zur Entwicklungstheorie). Die spezifische Art, wie sich Patienten an frühere Schlüsselsituationen erinnern oder neu beleben, führt zu der Vermutung, dass diese Erinnerung im Grunde wiederholte Erfahrungen, die sich häufig über längere Zeiträume erstreckten, stellvertretend symbolhaft verdichtet und dann subjektiv als *das* oder *das eine* Schlüsselereignis erscheint. Diese symbolhafte Verdichtung einstmals „verstreuter" realer Erfahrungen eröffnet wiederum einer ebenfalls symbolhaft verdichtenden therapeutischen Zugangsweise wie der Neubeelterung die Möglichkeit nachhaltiger Wirkung.

Schiffs haben ihre Patienten nach ihren Erlebnissen in den verschiedenen Entwicklungsperioden befragt. Hierbei stellte sich heraus, dass im nachhinein gesehen spezifische, traumatische Erlebnisse in einer kritischen Periode die Basis oder den Schlüssel bilden können für das Entstehen einer abweichenden Persönlichkeitsstruktur. Diese so genannten Schlüsselkonstellationen sind für sie eines der Kriterien, worauf sie ihre Diagnose gründen. Die nähere Beschreibung der Schlüsselkonstellationen wird bei der Beschreibung der unterschiedlichen abweichenden Persönlichkeitsstrukturen erfolgen.

Die Dauer und Intensität der Schlüsselkonstellationen

Schlüsselkonstellationen müssen nicht immer zu einer abweichenden Persönlichkeitsstruktur führen. Dies hängt neben der Entwicklungsphase, in der sie stattgefunden haben, auch von der Häufigkeit und der Intensität dieser Konstellationen ab.

– Eine Schlüsselkonstellation kann nur einmal vorgekommen sein.

BEISPIEL: *Ein Kind hat sich im Stich gelassen gefühlt, als seine Mutter für eine Woche ins Krankenhaus aufgenommen wurde. Wenn es keinen anderen Grund hat, dieses Erlebnis aufrechtzuerhalten, kann es die Erinnerung daran isolieren. Dazu entwickelt es unterschiedliche Mechanismen, womit das Erlebnis vom Rest seiner Persönlichkeit getrennt wird.*

– Schlüsselkonstellationen können sich auch während einer bestimmten Entwicklungsphase systematisch wiederholt haben. In diesem Fall ist es für ein Kind schwierig, das Erlebnis zu isolieren, und ein schiefes Wachstum in dieser Entscheidungsphase kann die Folge sein.

BEISPIEL: *Ein Kind, das sich in einer kritischen Phase regelmäßig von seiner Mutter im Stich gelassen gefühlt hat, kann in dieser Zeit bestimmte Schlüsse ziehen über Versorgung, Frauen, Abhängigkeit und Ähnliches, die auch den Rest seiner Persönlichkeit beeinflussen.*

– Schlüsselkonstellationen können sich systematisch in allen Entwicklungsphasen ergeben, jedes Mal auf eine andere Art und Weise. Die Folge ist, dass alle Aspekte der Persönlichkeit, die sich *nach* der ersten Schlüsselkonstellation entwickeln, beeinflusst werden (siehe Abb. 20).

Was die Intensität der Schlüsselkonstellation angeht, so ist der Einfluss von besonders starken Erlebnissen natürlich größer als der von Erlebnissen geringer oder mäßiger Intensität.

Hier bestätigt die moderne Entwicklungspsychopathologie zum einen die Schiffsche Annahme, dass erst wiederholte und in folgenden Entwicklungsphasen wiederkehrende schwierige Konstellationen eine pathologische Entwicklungsabweichung erwarten lassen. Zum anderen ergänzt sie sie um die Erkenntnis, welche moderierenden und kompensatorischen Einflüsse z.B. Unterstützungsmöglichkeiten und Ausweichmöglichkeiten im Umfeld haben, wenn sie dem Kind zugänglich sind (Kusch, 1993).

Skriptbeschlüsse

Aufgrund der Schlüsselkonstellationen kann ein Kind *vorläufige Beschlüsse* über sich selbst, über andere und über die Welt ziehen.

Dies stimmt überein mit dem, was Berne (1961) das unbearbeitete Skript (Skript-Protokoll) nennt. Diese vorläufigen Beschlüsse können, wenn sie immer wieder bestätigt werden, später zu einer bestimmten *Skriptentscheidung* führen. Letzten Endes können diese Skriptentscheidungen zu einer *Skriptüberzeugung* heranwachsen (Erskine und Zalcman, 1979).

Hier wird die Nähe zu Bowlbys Konzept der working models (Bowlby, 1969) besonders deutlich, wie wir sie in Bezug zur entwicklungspsychopathologischen Forschung oben vorgestellt haben (s.o. Kapitel I-2, *Eine transaktionsanalytische Metatheorie* ...).

Skriptbotschaften und Skriptentscheidungen

Das Verhältnis zwischen der Information, die die Eltern in Form verschiedenster Botschaften an ihre Kinder weitergegeben haben, und den Skriptentscheidungen ist eine komplizierte Sache, über die mehrere plausible Theorien bestehen. Schiff geht von dem folgenden Modell aus: Sowohl der Vater als auch die Mutter verfügen über Erwachsenen-, Eltern- und Kind-Ich. Aus den entsprechenden Ich-Zuständen heraus geben sie Botschaften an ihre Kinder in Form von Informationen, Erwartungen, Gefühlen, Auffassungen und Verhaltensweisen. Diese Skriptbotschaften oder Elternbotschaften werden vom Kind in seinem Eltern-Ich gespeichert (Abb. 24).

Diese Zuordnung entspricht den oben entwickelten Vorstellungen über das exteropsychische Subsystem. Andere Autoren, wie etwa Steiner (1974), ordnen die Botschaften der Eltern nicht nur dem Eltern-Ich des Kindes zu, sondern auch dem Erwachsenen-Ich und dem Kind-Ich. Solche Konzepte erschweren aus den oben diskutierten Gründen eine Zuordnung entwicklungspsychologischer und psychopathologischer Modelle, während Schiffs Modell dieser Zuordnung entgegenkommt.

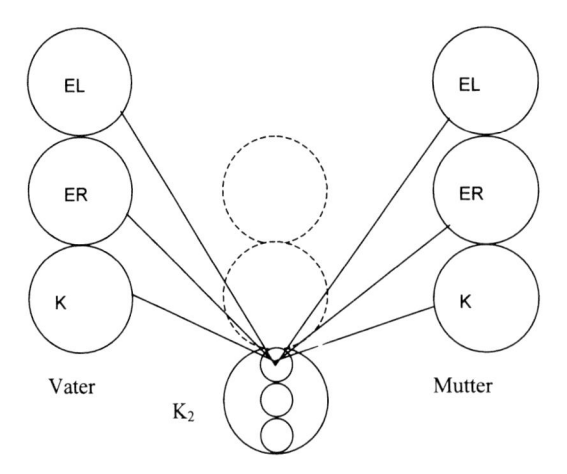

Abb. 24: Skriptmatrix nach Schiff im Strukturmodell der Ich-Zustände

Im Allgemeinen können Skriptbotschaften die vorläufigen Beschlüsse, die ein Kind aufgrund des Erlebens früher Schlüsselkonstellationen gefällt hat, entweder verstärken oder abschwächen. Wenn die Skriptbotschaften zu einer Bestätigung der vorläufigen Beschlüsse (oder, mit Bowlby, der working models) des Kindes führen, dann ist die Chance groß, dass es auch Skriptentscheidungen in dieser Richtung treffen wird. In einer solchen *Skriptentscheidung* werden alle drei Elemente, nämlich die Schlüsselkonstellation, die vorläufigen Beschlüsse und die Skriptbotschaften aufeinander abgestimmt. Dies ist größtenteils die Integrationsarbeit des kindlichen neopsychischen Systems, die sich später in der therapeutischen Arbeit als Ich-Zustand des „Kleinen Professors" (ER_1) zeigt. Wenn dieser Ordnungsprozess einmal vollzogen ist, hat das Kind von diesem Moment an sozusagen die beste Art und Weise entdeckt, um zu überleben, und es wird diese Art und Weise in Zukunft stets automatisch anwenden. Damit entsteht in diesem Entwicklungsbereich eine Entwicklungsblockade oder -fixierung – oder, um mit Berne zu sprechen, ein archaisches Relikt. Denn die automatische Anwendung der Überlebensstrategie ist der beobachtbare Ausdruck dafür, dass die Integration (und damit Aufhebung) der Skriptentscheidung in einen weiterführenden Entwicklungsschritt unterbleibt bzw. scheitert. Beim erwachsenen Patientin lässt sich dann die Gruppe seiner davon betroffenen Kind-Ich-Zustände wie in Abb. 25 differenzieren.

Hier wird jetzt eine wichtige Verbindung zwischen Entwicklungstheorie und Pathologie deutlich. Die Skriptentscheidung selbst hat die Qualität einer unter den gegebenen äußeren und innerpsychischen Umständen angemessenen Integrationsleistung und ist somit Ergebnis neopsychischer Verarbeitungsprozesse. Die dann folgende automatisierte stereotype Anwen-

Schlüsselkonstellation und Skriptbildung 133

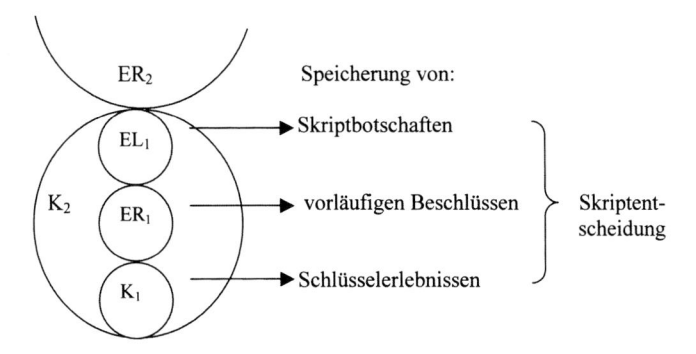

Abb. 25: Strukturanalyse zweiter Ordnung
Anmerkung zu Abb. 25: EL_2, ER_2 und K_2 bezeichnen die drei Gruppierungen von Ich-Zuständen des Erwachsenen, wobei EL_1, ER_1 und K_1 die Gruppe der Kind-Ich-Zustände nochmals phänomenologisch untergliedern. Die Ziffer 1 weist dabei auf frühe Ursprünge bzw. Fixierungen dieser Ich-Zustände hin (1 gleich früher bzw. zuerst)

dung (nach dem Motto „never change a winning team") zeigt in entwicklungspsychologischer Sicht, dass die nächsten Integrationsleistungen *nach* der Skriptentscheidung nicht mehr vollzogen werden, sodass die Skriptentscheidung nicht mehr aufgehoben und dadurch eigentlich erst zum archaischen Relikt wird. Nicht die Skriptentscheidung, sondern das defensive Verharren in ihr leitet den pathologischen Entwicklungsverlauf ein. Dies kann umso mehr der Fall sein, wenn in nachfolgenden Entwicklungsphasen die problematischen Schlüsselkonstellationen erneut auftreten: Die „Richtigkeit" des defensiven Verharrens in der einmal gefundenen Lösung findet so ihre subjektive Bestätigung.

Mit diesem Pathologieverständnis werden die modernen entwicklungspsychologischen Befunde sowohl der großen Vielfalt prospektiv erforschter Entwicklungsverläufe (wie sie Cornell, 1988, in die transaktionsanalytische Diskussion eingebracht hat) ebenso integrierbar wie die Erforschung pathologischer Entwicklungsverläufe von Cicchetti (1990) und Noam (1998).

Gewinnen oder Verlieren

Nach Schiff (1979) wird die Struktur der Persönlichkeit zum großen Teil durch die Beziehung mit den primären Versorgern, meistens der Mutter, geformt. Ihre An- oder Abwesenheit, ihre Skriptbotschaften und die Art und Weise, wie sie für sich selbst und ihre Kinder sorgt, stehen im Vordergrund der meisten Schlüsselkonstellationen. Der Beschluss, mit einer bestimmten Persönlichkeitsstruktur zu gewinnen oder zu verlieren, wird auf der Basis der Erfahrungen mit dem sekundären Versorger, meistens dem Vater, gefällt. Er vertritt mit seiner Person in der Familie die Außenwelt. Wenn ein

Kind in der Beziehung zu seinem sekundären Versorger lernt, erfolgreich zu sein, dann wird dieses Kind, wenn es diese Erfahrung später bezüglich anderer Personen in der Außenwelt generalisiert, ein erfolgreiches Leben führen können trotz seiner abweichenden Persönlichkeitsstruktur. Lernt das Kind jedoch in der Beziehung zu seinem Vater zu verlieren, dann ist die Gefahr groß, dass das Kind diese Erfahrung später generalisiert und es sich auch im Hinblick auf andere als Verlierer herausstellen wird. Sowohl die Väter von ausgesprochenen Verlierern als auch die von Gewinnern verhalten sich sehr konkurrierend (competitive). Der Vater eines Verlierers wird in Konkurrenz mit seinen Kindern gehen, um besser zu sein als sie. Dieser Vater kann es nicht akzeptieren, dass seine Kinder ihn übertrumpfen. Ein solcher Vater bringt seinem Sohn beispielsweise Schachspielen bei und hat dann Spaß daran, solange er gewinnt oder er seinen Sohn gewinnen lässt – bis der Sohn eines Tages den Vater besiegt und der Vater aussteigt. Auf diese Weise lernt das Kind, Misserfolg mit Nähe und Erfolg mit Verlassen-Werden zu koppeln. Der Vater eines Gewinners ist zumeist ebenso konkurrierend eingestellt wie der Vater eines Verlierers. Dieser Vater aber beginnt erst dann Spaß am Wettkampf zu bekommen, wenn er in seinen Kindern einen tüchtigen Gegenspieler findet. Er lehrt seine Kinder, wie sie erfolgreich sein können, sowohl in Beziehung zu ihm als auch in Beziehung zur Außenwelt.

Die Entscheidung zu gewinnen oder zu verlieren ist manchmal auf bestimmte Gebiete, beispielsweise Schachspielen, beschränkt. Deshalb ist es möglich, dass jemand auf dem einen Gebiet sehr erfolgreich ist und auf einem anderen dauernd verliert. Es sind auch Variationen der Skriptentscheidung zu verlieren oder zu gewinnen möglich; es gibt Menschen, die beschlossen haben, beim Verlieren zu gewinnen (die außerordentlich erfolgreichen Verbrecher beispielsweise) oder beim Gewinnen zu verlieren (ein scheiternder Präsident).

1.5 Persönlichkeitsstrukturen

Man kann allgemein vier Gruppen von Persönlichkeitsstrukturen unterscheiden, und zwar Menschen mit:
– gesunder Persönlichkeitsstruktur
– psychotischer Persönlichkeitsstruktur
– soziopathischer Persönlichkeitsstruktur
– neurotischer Persönlichkeitsstruktur.

Bei allen vier Gruppen findet sich eine Kind-Ich-Struktur wie in Abb. 25 wiedergegeben. Der Inhalt der Schlüsselkonstellationen, der vorläufigen Beschlüsse, der Skriptbotschaften und der Skriptentscheidungen ist jedoch für jede Gruppe unterschiedlich.

1.5.1 Gesunde Persönlichkeitsstruktur

Jemand mit einer gesunden Persönlichkeitsstruktur hat in seiner Entwicklung positive, wachstumsfördernde Skriptentscheidungen gefällt. Meistens basieren sie auf einer (ziemlich) gesunden Entwicklung und auf positiven Skriptbotschaften. In jeder Entwicklungsphase werden die spezifischen Bedürfnisse befriedigt und die Entwicklungsaufgaben gelernt, sodass genug Energie für die folgende Phase verfügbar ist. Frühere Traumen werden in der jeweiligen Periode bearbeitet und die entsprechenden Probleme werden gelöst. Dies ist Ausdruck dafür, dass innerpsychisch der Prozess der Integration von Skriptentscheidungen im nächsten Schritt gelungen ist, sodass ein archaisches Relikt nicht zu entstehen braucht oder bald wieder integriert und damit aufgehoben wird. Dadurch ist jemand imstande, autonom zu funktionieren. Berne (1966) findet, dass Intimität, Kreativität und Spontaneität dabei wesentlich sind. Schiff (1975) legt Nachdruck auf die Fähigkeit, Probleme zu lösen und adäquat auf die Umgebung zu reagieren.

Jemand mit abweichender Persönlichkeitsstruktur kann im Verlauf einer rekonstruktiven Form von Psychotherapie die früheren Skriptentscheidungen korrigieren und auf diese Weise immer noch zu einer Person mit gesunder Persönlichkeitsstruktur heranwachsen (spätere Integration archaischer Relikte, s.o.).

1.5.2 Psychotische Persönlichkeitsstruktur

Bei den psychotischen Persönlichkeitsstrukturen geht es um Abweichungen, die auf Schlüsselkonstellationen basieren, die vor dem zweiten Lebensjahr stattgefunden haben. Diese Konstellationen können sich in allen darauf folgenden Entwicklungsphasen systematisch wiederholt haben. Die Skriptbotschaften führen zu einer Bestätigung der Beschlüsse, die das Kind aus der Schlüsselkonstellation gezogen hat. Die Wiederholung der Schlüsselkonstellationen verstärkt das defensive Verharren in der einmal getroffenen Skriptentscheidung. Auf die Dauer kann so ein aufeinander abgestimmtes, internes System entstehen, auf das äußere Einflüsse keinen Einfluss mehr haben. Äußere Reize werden dann so umdefiniert (Mellor und Schiff, 1975a), dass sie zum internen, geschlossenen Bezugsrahmen passen (Schiff, 1975). Auf der phänomenologischen Ebene zeigt sich dies als doppelte Trübung: Der Erwachsenen-Ich-Zustand (ER_2) wird durch den Eltern-Ich-Zustand (EL_2) und den Kind-Ich-Zustand (K_2) getrübt. Wenn der Druck auf jemanden mit einem solchen System zunimmt, wird diese Trübung größer, und es können schließlich psychotische Erscheinungen auftreten. Bei der psychotischen Persönlichkeitsstruktur müssen also nicht

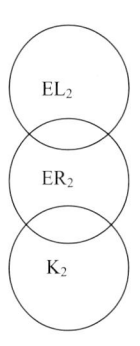

Abb. 26: Psychotische Persönlichkeitsstruktur im Strukturmodell der Ich-Zustände

immer manifeste psychotische Erscheinungen vorliegen. In der Literatur wird diese Struktur deshalb auch prä- oder postpsychotisch genannt (van Eck, 1984). Schiff (1969) benutzt den Begriff *krankes Eltern-Ich-System* (crazy Parent-system). Mit anderen Worten: Es handelt sich um *funktionelle Psychosen*, also Psychosen, die auf entwicklungspsychologischen Faktoren beruhen.

1.5.3 Soziopathische Persönlichkeitsstruktur

Bei der soziopathischen Persönlichkeitsstruktur geht es um Abweichungen, die auf Schlüsselkonstellationen beruhen, die nach dem zweiten Lebensjahr erfolgt sind. Da sich das neopsychische System dann schon (zum Teil) ent-

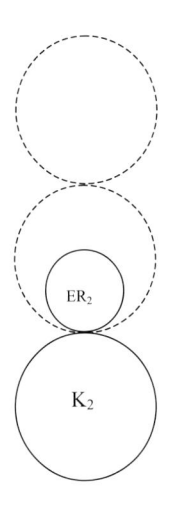

Abb. 27: Soziopathische Persönlichkeitsstruktur I im Strukturmodell der Ich-Zustände

wickelt hat, werden diese Personen später auch unter Stress meistens keine psychotischen Erscheinungen zeigen. Der Erwachsenen-Ich-Zustand zeigt also insofern eine ausreichende Realitätkontrolle. Es liegt keine Trübung von Ich-Zuständen vor, wie es bei den kranken Strukturen der Fall ist. Wohl aber ist der Erwachsenen-Ich-Zustand gering ausgebildet, und Eltern-Ich-Zustände bilden sich kaum, wodurch zahllose Fehleinschätzungen entstehen.

Es liegt mithin kein Krankheitsbild wie bei den psychotischen Strukturen vor, sondern es handelt sich eher um eine Defizitstruktur.

1.5.4 Neurotische Persönlichkeitsstruktur

Bei der neurotischen Persönlichkeitsstruktur geht es um Abweichungen, die auf Schlüsselkonstellationen basieren, welche sich einmalig ereignet haben und in späteren Entwicklungsphasen nicht systematisch verstärkt wurden. Diese Schlüsselkonstellationen werden vom Rest der Persönlichkeit isoliert. Dies zeigt sich in partiellen Ausschlüssen im Eltern-Ich-Zustand und im Kind-Ich-Zustand, wie in Abb. 28 wiedergegeben. Mittels Umdefinieren können diese Ausschlüsse aufrecht erhalten werden (Mellor und Schiff, 1975). Hier zeigt sich eine deutliche Nähe zu Anna Freuds Konzeption der Abwehrmechanismen (A. Freud, 1964).

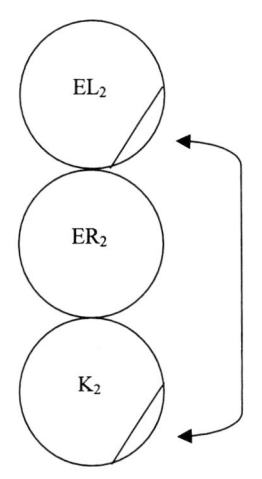

Abb. 28: Neurotische Persönlichkeitsstruktur im Strukturmodell der Ich-Zustände

1.6 Die Ernsthaftigkeit der abweichenden Strukturen

Es ist wichtig, sich beim weiteren Lesen darüber im Klaren zu sein, dass man von abweichender Persönlichkeitsstruktur ersten, zweiten und dritten Grades sprechen kann (Abb. 29). Jemand mit paranoider Struktur ersten Grades wird sich beispielsweise etwas misstrauisch verhalten; jemand mit paranoider Struktur zweiten Grades wird dies viel stärker tun und beispielsweise sich wiederholt hierdurch in seinen Beziehungen festlaufen, während jemand mit paranoider Struktur dritten Grades alle Erscheinungen zeigen wird, die im Abschnitt über die paranoide Persönlichkeitsstruktur besprochen werden. Die Ernsthaftigkeit der abweichenden Struktur wird unter anderem bestimmt durch die Intensität der Schlüsselkonstellationen, die Intensität der Skriptbotschaften und das Ausmaß, in dem Skriptentscheidungen bestätigt und verstärkt wurden und zu Überzeugungen geworden sind. Sie ist auch vom Ausmaß abzuleiten, in dem jemand seine Wahlmöglichkeiten ausblendet (discounting of options, Mellor und Schiff, 1975). Bei der abweichenden Struktur ersten Grades wird nur ein geringer Anteil von Wahlmöglichkeiten ausgeklammert; bei abweichenden Strukturen zweiten Grades ist das Ausmaß viel größer, während bei abweichenden Strukturen dritten Grades ein geschlossenes System vorliegt. Letzteres bedeutet, dass alle Wahlmöglichkeiten, die außerhalb des skriptgemäß festgelegten Bezugsrahmens liegen, entweder verleugnet oder umdefiniert werden, sodass sie wieder zum Bezugsrahmen passen. Den Zusammenhang zwischen der Ernsthaftigkeit der Struktur und dem Ausmaß der Ausblendung von Wahlmöglichkeiten kann man folgendermaßen abbilden:

Therapeutisch gesehen sind Menschen mit abweichender Struktur ersten Grades viel leichter zugänglich als Personen, die eine zwei- oder drittgradige Abweichung aufweisen. Bei Persönlichkeitsstörungen dritten Grades ist eine langfristige und systematische Psychotherapie indiziert, da sie immer auf *Skriptentscheidungen* basieren, die *auf Überlebensniveau getroffen* und später mit viel Energie unverändert beibehalten wurden; viele therapeutische Interventionen werden hier ausgeblendet oder dem abwei-

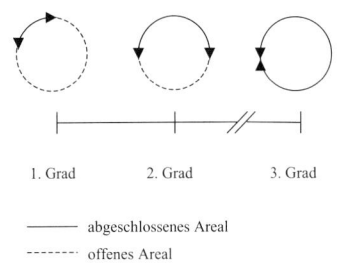

1. Grad   2. Grad   3. Grad

——— abgeschlossenes Areal
------- offenes Areal

Abb. 29: Zusammenhang zwischen der Ernsthaftigkeit der Struktur und der Ausblendung von Möglichkeiten

chenden Bezugsrahmen angepasst, weshalb einsichtsorientierte Therapie oft keinen Effekt hat. Nach Enttrübung des Erwachsenen-Ich-Zustandes ist eine geleitete Regressionstherapie auf ein Regressionsalter, in dem das System noch nicht geschlossen war, zu erwägen.

Eine Beurteilung der Ernsthaftigkeit der abweichenden Struktur kann nicht aufgrund der Intensität der Symptome erfolgen, wie im Folgenden erklärt werden soll.

1.7 Intensität der Symptome

Die Intensität der Symptome, die jemand zeigt, stimmt nicht immer mit der Ernsthaftigkeit der abweichenden Struktur überein. Eine abweichende Struktur dritten Grades braucht nicht automatisch zu Symptomen dritten Grades zu führen. Es ist beispielsweise sehr gut möglich, dass jemand seine Abweichung in einer späteren Entwicklungsphase kompensiert hat. Ob er dann Symptome zeigt, ist unter anderem abhängig von Folgendem:

a. Dem Ausmaß, in dem das neopsychische System funktionsfähig ist. Das äußert sich darin, dass Erwachsenen-Ich-Zustände zur Verfügung stehen, mit denen Fantasien an der Realität gemessen werden, Vorschläge, Ideen und Informationen aufgenommen und verarbeitet werden können und mit denen logisch, problemlösend gedacht werden kann.

b. Der Menge an Stress, die jemand erleidet im Verhältnis zu der Menge, die jemand vertragen kann (vgl. das Konzept der differenziellen Vulnerabilität, Zubin und Spring, 1977). Besonders unerwartete, unerwünschte Veränderungen im Leben können viel Stress verursachen (kritische Lebensereignisse, Filipp, 1990). Auch Psychotherapie kann eine Quelle von Stress sein. Mithilfe von stressreduzierenden Techniken kann man die Symptome verringern.

c. Den Beziehungen, die jemand hat. Manche Menschen tendieren dazu, Beziehungen mit Personen einzugehen, die skriptverstärkenden Einfluss auf sie haben. Andere dagegen entscheiden sich dafür, solche Beziehungen zu lösen und suchen sich Menschen, die fähig sind, sie in ihrem Veränderungsprozess zu unterstützen.

Außerdem gibt es biologische, physiologische und/oder erbliche Faktoren, die auf die Symptome Einfluss nehmen können, wie beispielsweise der Einsatz von Medikamenten.

1.8 Mechanismen: Symptome ohne tiefgreifende Störung

Jemand kann auch Symptome haben, ohne dass eine abweichende Persönlichkeitsstruktur vorliegt. Dabei ist an Verhaltensweisen zu denken, die beispielsweise beruhen auf:

a. Anpassungsschwierigkeiten; hierbei denken wir beispielsweise an jemanden, der Alkohol missbraucht als Reaktion auf plötzlichen Stress, ohne dass beispielsweise von einer soziopathischen Persönlichkeitsstruktur die Rede ist.
b. Nachahmung; jemand zeigt ein abweichendes Verhalten von unterschiedlicher Intensität, um in eine Patientenrolle zu kommen oder darin zu bleiben.
c. Konditionierung; hierbei geht es um angelernte, abweichende Verhaltensmöglichkeiten, meistens Vermeidungsverhalten. Dies kommt beispielsweise bei Phobien, abweichendem Essverhalten, Zwangshandlungen und ähnlichem vor. Der Betreffende belohnt sich selbst dadurch, dass er, solange er Symptome zeigt, eine Ausrede hat, um Bedrohliches nicht fühlen oder tun zu müssen. Die vermeintliche Bedrohung kann immer größere Formen annehmen, da die zugrunde liegenden Fantasien nicht an der Realität gemessen werden.

Wenn man ein Verhalten zeigt, dass typisch für bestimmte Krankheitsbilder ist, aber nicht auf der dazu passenden, abweichenden Persönlichkeitsstruktur basiert, wird dies von Schiff *„Mechanismus"* genannt. Jemand kann beispielsweise paranoide Mechanismen und Symptome zeigen in einer Umgebung, in der er eine Woche zuvor überfallen wurde. Er verhält sich dann, als ob er eine paranoide Persönlichkeitsstruktur habe. Es liegt jedoch keine frühere Schlüsselkonstellation vor, es wurden auch keine spezifischen Skriptbotschaften gegeben, und es wurden früher keine paranoiden Skriptentscheidungen getroffen. Ein solcher Mechanismus spielt sich mithin auf sozialem Niveau ab.

An dieser Stelle wird nochmals die ätiologische Orientierung der Schiffschen Diagnostik und ihre Bedeutung deutlich. Die Diagnose einer Störung zielt nach Schiff auf eine pathologische Entwicklung der Persönlichkeitsstruktur. Auf sie können die Symptome hinweisen; die vorliegenden Symptome allein sind aber für den Rückschluss auf eine zugrunde liegende Persönlichkeitsstörung nicht hinreichend. Hierfür werden möglichst harte Daten über die Entstehungsgeschichte der Störung und die damit verbundenen Schlüsselkonstellationen benötigt.

1.9 Bezugsrahmen und Eltern-Ich-System

Der *Bezugsrahmen* ist ein autonomes System, mit dessen Hilfe man Geschehnisse, Erfahrungen und Empfindungen – kurz gesagt alles, was wir in und um uns wahrnehmen – einordnen und bewerten kann. Er ist ein flexibles Netzwerk aus Interpretationsregeln, Ein- und Zuordnungsregeln und Bewertungsregeln. Der Bezugsrahmen steuert, welche Wahrnehmung wir registrieren oder nicht weiter beachten, welche Signale wir als bedrohlich oder harmlos bewerten, und welche Erlebnisse uns zu Veränderungen veranlassen. Der Bezugsrahmen bildet sozusagen unser privates Funktionsmodell von der Welt und vom Leben mit seinen Regeln und Gesetzmäßigkeiten. Er beinhaltet sämtliche Verfahrensregeln unseres Wahrnehmens, Erlebens, Denkens und Verhaltens, die im Gesamt unseren subjektiven Kosmos konstituieren. Diese Verfahrensregeln stiften Sinn und Zusammenhang, sind handlungsorientiert und handlungsleitend.

Der Bezugsrahmen kann sich verändern und sich auf wechselnde innere und äußere Realitäten einstellen.

Ein Aspekt des Bezugsrahmens wird in der Schiffschen Theorie besonders herausgestellt: Der handlungsleitende Aspekt. Er beinhaltet Ziele, Werte und Normen und bringt sie in einen subjektiv sinnvollen Zusammenhang. Sie sind nach bestimmten Kriterien organisiert und zeigen eine bestimmte Rangordnung. Damit bildet der handlungsleitende Aspekt des Bezugsrahmens auch den Sinnhorizont unseres Tuns und richtet es aus wie ein innerer Kompass. Diesem wesentlichen Teil des Bezugsrahmens widmet Schiff spezielle Aufmerksamkeit und fasst ihn im Konzept des Eltern-Ich-Systems zusammen.

Das Eltern-Ich-System

Zur Selbststeuerung des Ich-Systems (Bezugsrahmen und Eltern-Ich-System) siehe auch oben unter 2.5 im Kapitel *Eine transaktionsanalytische Metatheorie der Persönlichkeitsentwicklung* (S. 44).

Danach ist das Eltern-Ich-System durch einen Ordnungs- und Abstimmungsprozess zustande gekommen, der während der Entwicklung des Betreffenden erfolgt ist. Ein System zu entwickeln hat den Vorteil der Energieeinsparung und Funktionsverbesserung.

BEISPIEL: *Ein Vertreter, der sein Tagesprogramm und seine Route systematisch einteilt, kann viel mehr Kunden besuchen und trotzdem weniger ermüdet nach Hause kommen als ein Vertreter, der spontan durch das Land fährt. Wenn ein Vertreter so viele Kunden wie möglich besuchen will, wird er sein Programm anders einteilen, als wenn er an diesem Tage so viel wie möglich verkaufen will. Im letzten Fall werden die Kunden, die viel kaufen, eine größere Priorität bekommen als Kunden, die wenig abnehmen.*

Auch der Inhalt des Eltern-Ich-Systems wird nach bestimmten Kriterien systematisch geordnet. Ein solches System sorgt für Kontinuität und lässt das Verhalten von Personen vorhersehbar erscheinen.

Diagnostische Einteilung von Eltern-Ich-Systemen

Das Eltern-Ich-System erhält etwa ab dem 6. Lebensjahr seine innere Logik, und seine Teile werden ab dieser Zeit nach dieser Logik systematisch miteinander verbunden. Es wird in dieser Qualität also erst entwickelt, wenn die Persönlichkeit bereits über die grundlegenden Fähigkeiten der Realitätsverarbeitung verfügt. Abweichungen in der bisherigen Entwicklung wirken sich somit auf die Art des Eltern-Ich-Systems aus. Die Konsequenzen einer schiefen Entwicklung sieht man in der Folge am deutlichsten in den Eltern-Ich-Zuständen einer Person. Daher eignet sich das Elternsystem gut als Klassifikationsmittel für abweichende Persönlichkeitsstrukturen.

Diagnostisch gesehen können verschiedene Arten von Eltern-Ich-Systemen unterschieden werden:
a. Voll entwickelte Eltern-Ich-Systeme. Sie können unterteilt werden in:
   – Gesunde Eltern-Ich-Systeme
   – Abweichende Eltern-Ich-Systeme
   – Neurotische Eltern-Ich-Systeme
   – Kranke Eltern-Ich-Systeme
b. Minimale Eltern-Ich-Systeme
c. Abwesende Eltern-Ich-Systeme

Wenn diese Eltern-Ich-Systeme auf einer Geraden aufgezeichnet werden, dann entsteht folgendes Bild:

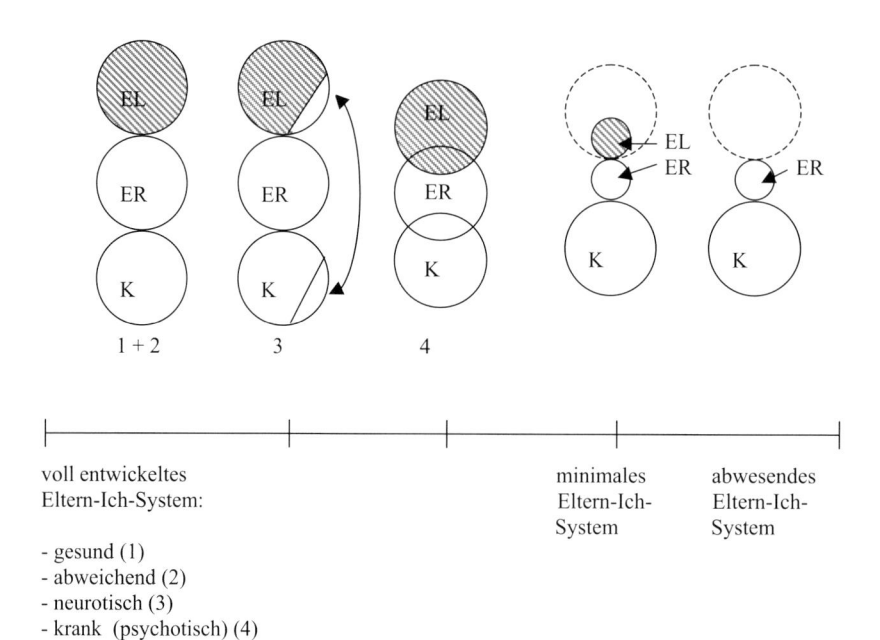

voll entwickeltes
Eltern-Ich-System:

- gesund (1)
- abweichend (2)
- neurotisch (3)
- krank (psychotisch) (4)

minimales
Eltern-Ich-System

abwesendes
Eltern-Ich-System

Abb. 30: Überblick über Eltern-Ich-Systeme (schraffiert) und die korrespondierenden Beeinträchtigungen der Erwachsenen- und Kind- Ich-Zustände

Bezugsrahmen und Eltern-Ich-System 143

In Abb. 31 wird eine Übersicht gegeben über die chronologische Entwicklung der Persönlichkeitsstrukturen und der dazugehörigen Eltern-Ich-Systeme.

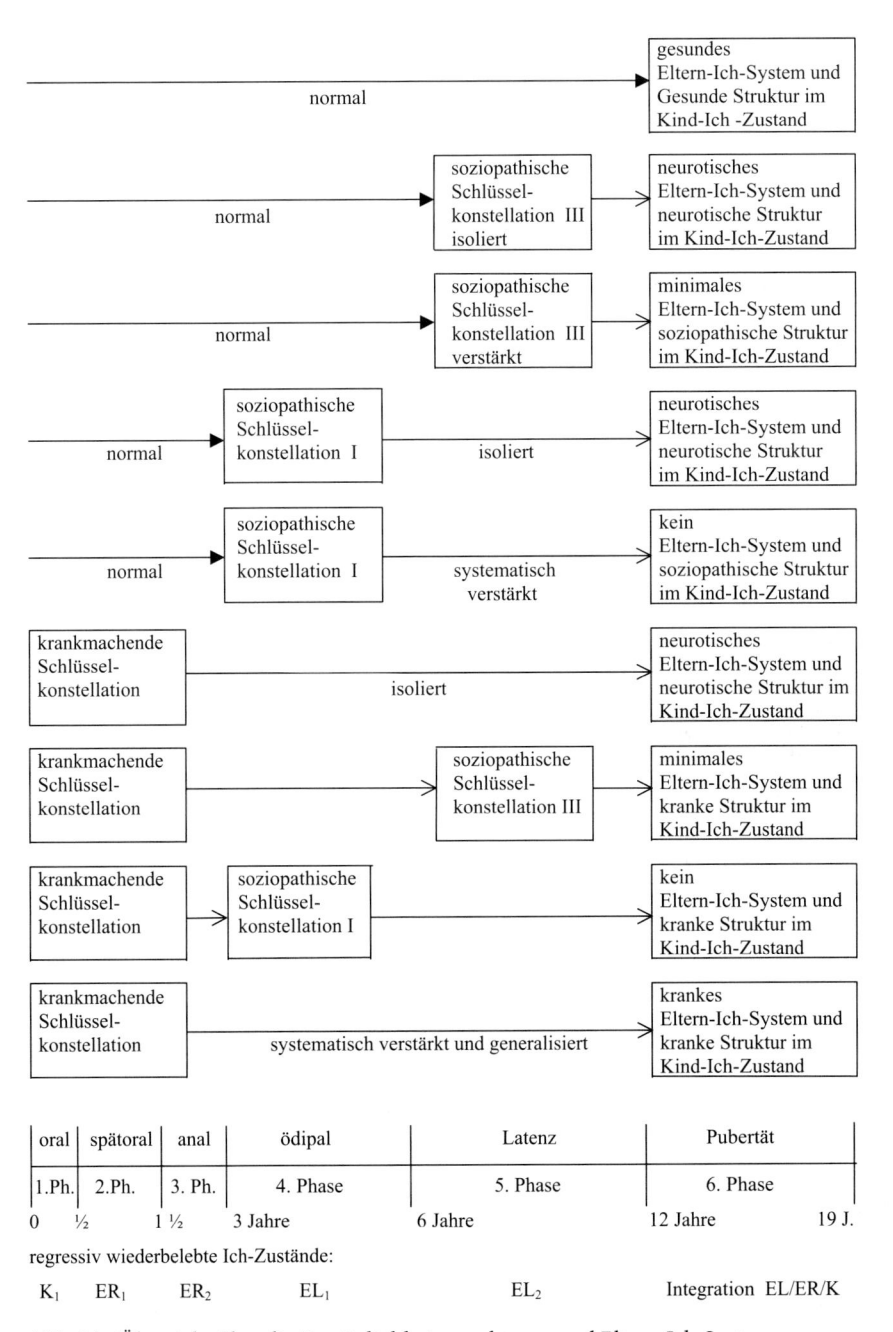

			Ergebnis
		normal	gesundes Eltern-Ich-System und Gesunde Struktur im Kind-Ich-Zustand
	normal	soziopathische Schlüsselkonstellation III isoliert	neurotisches Eltern-Ich-System und neurotische Struktur im Kind-Ich-Zustand
	normal	soziopathische Schlüsselkonstellation III verstärkt	minimales Eltern-Ich-System und soziopathische Struktur im Kind-Ich-Zustand
normal	soziopathische Schlüsselkonstellation I	isoliert	neurotisches Eltern-Ich-System und neurotische Struktur im Kind-Ich-Zustand
normal	soziopathische Schlüsselkonstellation I	systematisch verstärkt	kein Eltern-Ich-System und soziopathische Struktur im Kind-Ich-Zustand
krankmachende Schlüsselkonstellation		isoliert	neurotisches Eltern-Ich-System und neurotische Struktur im Kind-Ich-Zustand
krankmachende Schlüsselkonstellation	soziopathische Schlüsselkonstellation III		minimales Eltern-Ich-System und kranke Struktur im Kind-Ich-Zustand
krankmachende Schlüsselkonstellation	soziopathische Schlüsselkonstellation I		kein Eltern-Ich-System und kranke Struktur im Kind-Ich-Zustand
krankmachende Schlüsselkonstellation		systematisch verstärkt und generalisiert	krankes Eltern-Ich-System und kranke Struktur im Kind-Ich-Zustand

oral	spätoral	anal	ödipal	Latenz	Pubertät
1.Ph.	2.Ph.	3. Ph.	4. Phase	5. Phase	6. Phase
0	½	1 ½	3 Jahre	6 Jahre	12 Jahre — 19 J.

regressiv wiederbelebte Ich-Zustände:

K_1 ER_1 ER_2 EL_1 EL_2 Integration EL/ER/K

Abb. 31: Übersicht über die Persönlichkeitsstrukturen und Eltern-Ich-Systeme

Nach der Beschreibung des gesunden Eltern-Ich-Systems soll näher eingegangen werden auf:
- das kranke Eltern-Ich-System,
- das abwesende, minimale und abweichende Eltern-Ich-System,
- das neurotische Eltern-Ich-System.

Die Beschreibung dieser Eltern-Ich-Systeme findet anhand der Entwicklungsphasen statt (Abb. 19).

Für jedes dieser Eltern-Ich-Systeme ist generell eine bestimmte Therapieform indiziert:
- Für das kranke Eltern-Ich-System eine geleitete Regressionstherapie;
- für das abwesende oder minimale Eltern-Ich-System positive Aufregung, intensive Konfrontationen und Korrektur des skriptverstärkenden Denkens;
- für das neurotische Eltern-Ich-System Neuentscheidungstherapie, Gestalttherapie, Erlaubnistherapie und gruppendynamische Formen der Psychotherapie.

Genauere Angaben sind bei den einzelnen Störungsbildern zu finden.

2. Das gesunde Eltern-Ich-System

2.1 Definition

Ein gesundes Eltern-Ich-System zeichnet sich durch ein hochwertig organisiertes System von Normen und Werten aus. Dieses System ist autonom, das heißt, es ist flexibel und stellt sich auf wechselnde interne und externe Realitäten ein.

Die verschiedenen Normen und Werte sind *nach bestimmten Kriterien organisiert*. Diese Kriterien zeigen eine bestimmte Rangordnung. Eines dieser Kriterien ist beispielsweise Ehrlichkeit. In Friedenszeiten wird jemand mit diesem Kriterium nicht stehlen. In Kriegszeiten wird jemand mit einem autonomen Eltern-Ich-System in bestimmten Situationen die Rangordnung seiner Kriterien neu ordnen können. Es ist dann beispielsweise gut möglich, dass jemand aufgrund der veränderten Realität sich Dinge aneignet, die ihm nicht gehören, um zu überleben.

Die Rangordnung dieser Kriterien basiert bei einem gesunden Eltern-Ich-System auf der Philosophie: Sorge gut für dich selber und die anderen.

2.2 Entwicklung

Die Entwicklung eines gesunden Eltern-Ich-Systems (manifestiert in EL_2) beruht darauf, dass die Person gesunde Botschaften sammeln und die dahinter liegenden Absichten begreifen konnte. Wichtige Vorformen des Eltern-Ich-Systems entwickeln sich im Alter zwischen 3 und 6 Jahren. Das Kind beherrscht weitgehend seine Muttersprache und kann damit sein Denken von der konkreten Erfahrung lösen. Es ist die Zeit, in der das Kind beginnt, sich in die Rolle anderer hineinzuversetzen. Es kann dabei ganz in der anderen Rolle aufgehen und hat gleichzeitig schon genug Ich-Bewusstsein um zu wissen, dass das eigene Ich nicht identisch mit der eingenommenen Rolle ist („Ich bin jetzt der Löwe".... „jetzt bin ich wieder die Lisa"). Damit kommt auch die Zeit, in der sich Eltern amüsiert und entsetzt im kindlichen Rollenspiel den Spiegel vorhalten lassen müssen. Diese geistige Entwicklungsleistung macht es auch möglich, dass hier erstmals klar unterscheidbare Ich-Zustände zu beobachten sind, wie wir sie sonst bei Erwachsenen zu beobachten gewohnt sind. Denn die neue Qualität des Reflexions- und Abstraktionsvermögens im kindlichen Denken, die etwa ab dem 3. Lebensjahr erworben ist, lässt nicht nur die Rollenwechsel im kindlichen Spiel gut mit verfolgen. Parallel dazu ist auch eindeutiger mitzuerleben, wenn die Ich-Zustände wechseln. Korrespondierend mit den für diese Altersphase typischen Vater-Mutter-Kind-Spielen lassen sich besonders Eltern-Ich-Zustände jetzt gut beobachten.

Wenn erwachsene Patienten Eltern-Ich-Zustände diese Zeit regressiv wieder beleben, werden diese regressiv wieder belebten Ich-Zustände strukturanalytisch in EL_1 zusammengefasst.

Eine gesunde Entwicklung in dieser Phase zwischen 3 und 6 Jahren setzt voraus, dass alle vorausgegangenen Phasen auch adäquat durchlaufen wurden. In dieser Phase verfügt ein Kind schon über die Anfänge eines solide informierten Erwachsenen-Ich-Zustandes (ER_2); es sucht herauszufinden, welche Absichten seine Eltern mit ihren Erwartungen und Botschaften haben. Wenn das Kind diese dahinter liegenden Absichten einmal entdeckt hat, dann wird die Anpassung an die Forderungen und Erwartungen der Umwelt einfacher, und es wird Energie für die Entwicklung eines Eltern-Ich-Systems verfügbar. Entdeckt das Kind die dahinter liegenden Absichten nicht, dann bleiben die Reaktionen aus der Umgebung für das Kind unvorhersehbar. Es hat dann nicht die Fähigkeit entwickelt, Reaktionen anderer einzuschätzen. Es reagiert auch selbst inkonsequent und trifft Entscheidungen, die weder für es selbst noch für andere gut sind.

BEISPIEL: *Ein Kind im Alter von 5 Jahren wird durch die Eltern einen Moment allein zu Hause gelassen. Sie haben das Kind folgendermaßen instruiert: „Wenn es klingelt, darfst du nicht aufmachen; wenn angerufen wird, darfst du das Telefongespräch annehmen." Nachdem die Eltern weggegangen sind, wird nicht angerufen, auch nicht geklingelt, aber es klopft jemand an das Fenster. Das Kind weiß jetzt nicht, was es tun soll, da die Eltern die hinter ihren Instruktionen liegende Absicht nicht erklärt haben. Wenn die Eltern dies getan hätten, beispielsweise indem sie sagen, dass sie nicht wollen, dass andere Menschen während ihrer Abwesenheit in die Wohnung kommen, dann hätte das Kind gewusst, was es in diesem Fall hätte tun können.*

Solange ein Kind kein System in den Erwartungen, die an es gestellt werden, entdeckt, reagiert es auf einzelne Skriptbotschaften. Dies kann zu stark inkonsequentem Verhalten führen, beispielsweise wenn die Eltern erklären, warum ein Kind nicht stehlen darf und nicht erklärt haben, warum es nicht lügen darf. Ein Kind wird sich u.U. anpassen und tatsächlich nicht stehlen, aber lügen, ohne darin einen Widerspruch zu sehen.

Die Entwicklung eines eigenen autonomen Eltern-Ich-Systems ist vergleichbar mit dem Aufräumen eines Kellers, der voll mit altem Gerümpel ist (archaische Relikte im archaeopsychischen Subsystem, die mit den entsprechenden Skriptbotschaften verknüpft sind). Von Zeit zu Zeit werden bestimmte Botschaften von der Person selbst überprüft. Skriptbotschaften, mit denen die Person nicht einverstanden ist, werden beiseite gelegt, während wertvolle Botschaften bejaht werden und einen Platz auf dem Speicher bekommen (Eltern-Ich-System). Auf diese Weise entsteht ein System von Normen und Werten auf der Basis einer Reihe wohl überlegter Kriterien. Bei diesem Prozess spielt die Fantasie eine wichtige Rolle. Mithilfe der Fantasie kann man einschätzen, was die Konsequenzen eines bestimmten Verhaltens sind, und man kann Regeln zu Normen und Werten generalisieren. Außerdem kann man so zukünftige Fehler vermeiden. Die Entwicklung eines gesunden Eltern-Ich-Systems manifestiert sich im Erwachsenenalter in folgender Gruppierung der Ich-Zustände (Abb. 32):

Die Gruppierungen der Ich-Zustände sind klar von einander abgegrenzt, aber nicht isoliert, und in regressiven Zuständen lassen sich dem Regressionsalter entsprechend ebenfalls alle drei Gruppen von Ich-Zuständen (EL, ER, K) beobachten.

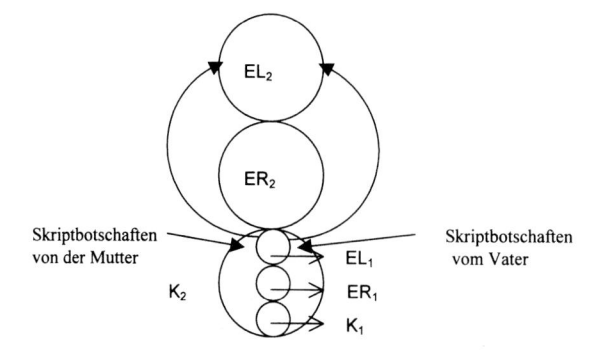

Abb. 32: Die Entwicklung eines gesunden Eltern-Ich-Systems im Strukturmodell der Ich-Zustände

3. Das kranke Eltern-Ich-System

3.1 Definition

Auffallend bei unserer Beschreibung des kranken Eltern-Ich-Systems ist der Gebrauch der früheren, klassischen Begriffe für Krankheitsbilder wie Hebephrenie, Paraphrenie, Katatonie u.Ä. Diese klassischen und inzwischen teilweise ungebräuchlich gewordenen Begriffe werden gewählt, weil sie in ihrer ursprünglichen Bedeutung viel Übereinstimmung zeigen mit den Kategorien, wie sie im Cathexis-Institute definiert wurden. Hierbei werden die typischen psychiatrischen Symptome wie Halluzinationen, Weinen, Lachen oder inkohärentes Sprechen, so wie sie in der Zeit von Kraepelin und Bleuler wesentlich waren, weitgehend außer Acht gelassen. Diese Symptome kommen zurzeit kaum noch vor, da sie unter dem Einfluss von Medikamenten schnell verschwinden. Was jedoch übrig bleibt, ist das dysfunktionelle Verhalten. Dieses Verhalten wird von Medikamenten nicht beseitigt und nimmt gerade in der Psychotherapie einen zentralen Platz ein.

3.2 Entwicklung

Alle Persönlichkeitsstrukturen, die wir unter dem Begriff „krankes Eltern-Ich-System" zusammenfassen, beruhen auf bestimmten *Schlüsselkonstellationen*, die sich vor dem zweiten Lebensjahr ereignet haben. Diese Schlüsselkonstellationen sind für jedes Krankheitsbild unterschiedlich. Aufgrund solcher Schlüsselkonstellationen kann ein Kind Schlüsse über sich selbst, andere und die Welt um sich herum ziehen. Wenn diese *prälogischen Schlüsse* später durch *krankmachende Skriptbotschaften* und durch *neue, bestätigende Erfahrungen* verstärkt werden, dann kann ein Kind zu einem bestimmten Zeitpunkt eine *Skriptentscheidung* treffen. Von diesem Moment an liefert auch das Kind selbst einen Beitrag dazu, seine einmal getroffenen Entscheidungen zu bestätigen.

Kennzeichnend für das *kranke Eltern-Ich-System* ist, dass die Problematik schon entstanden ist, bevor das Kind zu einem ersten begrifflich-abstrakten Denken in der Lage war (Alter 3 bis 6 Jahre, siehe oben). Dies hat zur Folge, dass Patienten diese Problematik oft schwer in Worte fassen können, und dass verbale Therapien wenig Effekt haben. Bei zunehmendem Stress kann die Problematik im Kind-Ich (bzw. im archaeopsychischen System) so groß werden, dass der Erwachsenen-Ich-Zustand so getrübt wird, dass sich (rand-)psychotische Erscheinungen zeigen. Wenn auf der Basis der abweichenden Struktur im Kind-Ich (archaeopsychischem System) auch ein krankes Eltern-Ich-System aufgebaut wird, dann bilden der Eltern-Ich-Zustand und der Kind-Ich-Zustand ein geschlossenes System. Sie sind immer mehr nur aufeinander bezogen und schließen die Wahrnehmung der äußeren Realität immer mehr aus. Unter Stress wird dann zumeist der Erwachsenen-Ich-Zustand sowohl vom Kind-Ich-Zustand als auch vom Eltern-Ich-Zustand getrübt, und dann ist es möglich, dass der Betreffende die Realitätskontrolle verliert und psychotisch reagiert.

Ein krankes Eltern-Ich-System entsteht nur, wenn die Schlüsselkonstellation in jeder darauf folgenden Phase verstärkt wird. Dies ist beispielsweise der Fall, wenn die Eltern auch ein krankes Eltern-Ich-System haben und dies in Form krankmachender Erwartungen und unpassender Informationen an ihr Kind weitergeben. Meistens ist dies der Fall bei Eltern, die ihre eigene Problematik nicht gelöst haben und sie auf ihre Kinder übertragen. Das kann darin resultieren, dass das Kind der „identifizierte Patient" wird oder sich als „Helfer" entwickelt, um den Eltern bei der Lösung ihrer Problematik behilflich zu sein. Dies ist für das Kind ein Überlebensmechanismus; sobald die Eltern ihre Probleme auf diese Weise entschärft haben, sind sie ja wieder als Eltern für ihr Kind verfügbar. Das Kind passt sich notgedrungen an diese krankmachenden Skriptbotschaften an in der Hoffnung, dass es dann eine Existenzberechtigung hat. Menschen mit einem kranken Eltern-Ich-System haben in ihrer Kindheit und Jugend viel Mangel erlitten; sie haben es lebend überstanden – und damit ist oft schon alles gesagt.

Wenn es keine systematische Verstärkung der Schlüsselkonstellationen in späteren Entwicklungsphasen gibt, oder wenn das Kind sich weigert, sich daran anzupassen, dann ist es möglich, dass die Störung auf eine kranke Struktur im Kind-Ich (archaeopsychischen System) beschränkt bleibt. Der Betreffende entwickelt dann beispielsweise überhaupt kein Eltern-Ich-System, ein minimales Eltern-Ich-System oder ein neurotisches Eltern-Ich-System.

Die Skriptbotschaften und die Anpassungen des Kindes sind bei Menschen, die ein krankes Eltern-Ich-System haben, folgende:

Skriptbotschaften:
– Du bist nicht o.k.
– Die Welt ist schlecht.
– Eltern gehen vor.

Die *Skriptentscheidungen* (Anpassungen), die das Kind als Reaktion auf diese Botschaften gewählt hat, um überleben zu können, sind:
– Ich bin nicht o.k. (ha, ha, ha).
– Ich habe Angst vor dieser Welt.
– Eltern gehen vor.

Die Skriptbotschaften werden später in das (kranke) Eltern-Ich-System aufgenommen. Diese Botschaften und die Skriptentscheidungen des Kindes behindern die Entwicklung eines problemlösenden Denkens im Erwachsenen-Ich-Zustand.

Wenn die Persönlichkeitsstruktur sich schließlich voll entwickelt hat, entsteht folgendes Bild der drei Ich-Zustände:

Botschaften an das Kind:
„Du bist nicht o.k.."
„Eltern gehen vor."
„Die Welt ist schlecht."

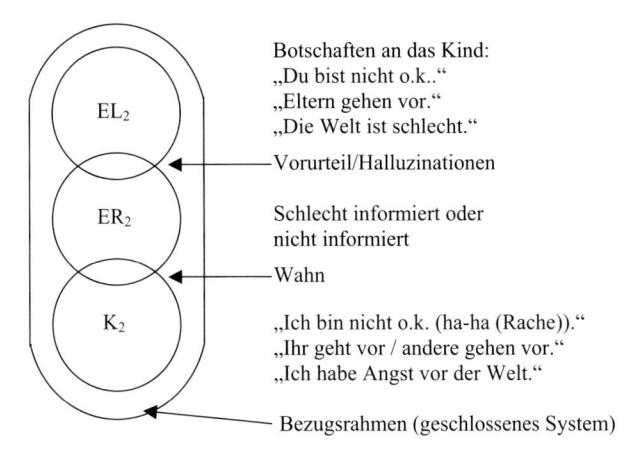

EL₂

← Vorurteil/Halluzinationen

ER₂

Schlecht informiert oder nicht informiert

← Wahn

K₂

„Ich bin nicht o.k. (ha-ha (Rache))."
„Ihr geht vor / andere gehen vor."
„Ich habe Angst vor der Welt."

← Bezugsrahmen (geschlossenes System)

Abb. 33: Ich-Zustände bei psychotischer Persönlichkeitsstruktur im Strukturmodell der Ich-Zustände

3.3 Kennzeichen des kranken Eltern-Ich-Systems

Du bist nicht o.k

Die Skriptbotschaft „du bist nicht o.k." wird insbesondere dann vermittelt, wenn ein Kind Bedürfnisse und Gefühle zeigt, mit denen seine Eltern nicht umgehen können, während das Kind selbst aber noch nicht dazu imstande ist, diese Gefühle und Bedürfnisse zu leugnen. In späteren Lebensphasen wird das Kind sie dann leugnen in der Hoffnung, dann wieder o.k. zu sein. Das bedeutet, dass das Leugnen eigener Bedürfnisse und Gefühle bei Menschen mit einem kranken Eltern-Ich-System öfter im Dienst des Angenommen-Werdens und Überlebens steht. Diese „Nicht-o.k.-Position" des Kindes kann später durch die Eltern noch verstärkt werden durch Attributionen wie: „Du bist genauso wie Tante Minni, die hat auch so dicke Beine." Tante Minni ist dann meistens eine Person, der von den Eltern ebenfalls eine „Nicht-o.k.-Position" zugedacht wird. Diese Attributionen werden oft an Aspekte geknüpft, die das Kind nicht verändern kann, beispielsweise bestimmte körperliche Kennzeichen. Die Art und Weise, wie die „du bist nicht o.k."-Botschaft weitergegeben werden kann, ist beispielsweise folgende: Ein Kind sagt zu seinen Eltern, dass es sein Taschengeld sparen will, um ein Fernrohr zu kaufen. Der Vater reagiert darauf: „Guck erst mal, dass du gut für den Hund sorgen kannst." Dies ist eine sehr verwirrende Botschaft, da der Vater verschiedene Dinge durcheinander bringt:
– Etwas wollen (sparen für ein Fernrohr) und etwas können (den Hund versorgen).
– Etwas wollen (sparen für ein Fernrohr) und etwas nicht wollen (den Hund versorgen).

Ein anderes Beispiel ergibt sich, wenn Eltern zu ihrem Kind immer wieder sagen: „Lass die Hände davon, sonst geht es kaputt." Dann lernt das Kind nicht, wie es etwas nehmen kann, ohne es zu zerbrechen. Die Folge ist, dass das Kind ungeschickt wird und oft, wenn es etwas anfasst, tatsächlich etwas kaputtmacht. Die wirkliche Ursache liegt also in der Tatsache, dass die Eltern keine Anweisungen geben, wie es mit zerbrechlichen Dingen umgehen kann. Aufgrund solcher Botschaften kann das Kind zu dem Ergebnis kommen, dass irgendetwas mit ihm grundlegend verkehrt sein muss, ohne dass es weiß, was das genau ist. Ein Kind hat beispielsweise draußen mit seinen Freunden gespielt und kommt schmutzig nach Hause. Wenn die Mutter dann sagt: „Warum verhältst du dich nicht so wie alle anderen Kinder?" meint sie damit die Kinder, die sich nicht schmutzig gemacht haben. Aber das sagt sie nicht. Für das Kind ist ihre Reaktion unbegreiflich, denn es hat sich den ganzen Tag genau wie seine Freunde verhalten, und die haben sich auch schmutzig gemacht.

Wenn die Botschaft „du bist nicht o.k." auf unterschiedliche Weise systematisch wiederholt wird, zieht das Kind zu einem bestimmten Zeitpunkt den Schluss: „Was ich auch tue, ich tauge doch nichts." Und von nun an ist das sein Skriptglaube über sich selbst.

Die Welt ist schlecht

Auch diese Botschaft kann auf verschiedene Weise weitergegeben werden und hat das gleiche Element von Unveränderlichkeit und Unlösbarkeit wie die erste Botschaft.

BEISPIEL: *Eine Familie wohnt in einer schönen, ruhigen Gegend, wo selten etwas Gefährliches passiert. Der Vater der Familie übt jedoch Karate und Judo und erzählt seinen Kindern, dass sie niemals in das elterliche Schlafzimmer hereinkommen sollen, ohne vorher anzuklopfen. Er sagt dazu, dass, wenn sie doch ohne Anklopfen hereinkommen, er aufwachen und erschrecken und sie ermorden könnte, ohne sich bewusst zu sein, dass es seine eigenen Kinder seien. Der Schluss, den ein Kind daraus zieht, kann sein: „Sieht die Welt auch noch so schön und ruhig aus, jeden Moment ist Gefahr zu erwarten, und darauf kann man sich am besten durch Judo und Karate vorbereiten; aber das ist auch nicht ungefährlich."*

EIN ANDERES BEISPIEL: *Eine Mutter hat Angst, dass ihrem Kind etwas passiert, und sie hält das Kind klein und abhängig, um zu verhindern, dass es Dinge tut, für die sie keine Lösung weiß. So lernt das Kind nicht Rad zu fahren, zu telefonieren und mit dem Bus zu fahren. In einem bestimmten Moment findet die Mutter, dass das Kind alt genug für diese Dinge ist. Sie lässt das Kind dann ohne weitere Anweisung all dies auf eigene Faust tun. Die Folge ist, dass das Kind Unfälle verursacht und die Welt als schlecht und bedrohlich erlebt.*

Eltern gehen vor

Bei dieser Botschaft geht es im Wesentlichen darum, dass die einzige Art und Weise, wie man von den Eltern akzeptiert werden kann, darin besteht, alles zu tun, was die Eltern von ihren Kindern erwarten. Der Grund hierfür ist, dass die Eltern selber viele unerfüllte Bedürfnisse haben und von ihrem

Kind erwarten, dass es darauf Rücksicht nimmt und in jedem Fall erst die Bedürfnisse der Eltern befriedigt, bevor es selbst an die Reihe kommt.

Im letzten Beispiel hält die Mutter ihr Kind klein und abhängig, weil sie selber Angst hat und nicht nachvollziehen kann, welche Bedürfnisse ihr Kind hat. Aber auch wenn sie das könnte, würden ihre Bedürfnisse und Gefühle an erster Stelle stehen. Wenn sie dann auf einmal denkt, dass ihr Kind alt genug ist, lässt sie es Dinge tun, die es noch nicht gelernt hat, und solange sie das nicht nervt, lässt sie ihr Kind einfach machen, selbst wenn es lebensgefährlich ist.

BEISPIEL: *Ein Junge von neun Jahren spielt auf einer Baustelle und wird ernsthaft verletzt. Mit gebrochenem Bein kommt er ins Krankenhaus; seine Eltern werden geholt und kommen zusammen mit den Großeltern zum Krankenhaus. Mutter fällt in Ohnmacht, als sie ihr Kind sieht und wird daraufhin von ihrem Kind weggenommen und zum anderen Ende des Ganges gebracht. Jeder beschäftigt sich mit der Mutter. Der Junge liegt inzwischen weinend vor Schmerzen im Bett, woraufhin der Großvater zu ihm kommt und ihm sagt, dass er aufhören soll zu weinen, da seine Mutter das nicht ertragen kann. – Auch in anderen Situationen und auf andere Art und Weise kann diese Mutter mit ihren Kindern rivalisieren. Beispielsweise indem sie selber Probleme schafft und dabei eskaliert, sodass andere (oder ihr Kind) für sie sorgen müssen. Dies tut sie, da sie nicht weiß, wie sie für ein Kind sorgen soll. Für ein solches Kind gibt es in diesem Fall wenig Wahlmöglichkeiten.*

Ich bin nicht o.k. (ha, ha, ha)

Ein Kind passt sich vollständig an die Skriptbotschaften an, die es bekommen hat, aber dennoch kommen immer wieder bestimmte Grundbedürfnisse hoch wie Hunger oder das Bedürfnis nach Versorgung und Zuwendung. Auch wenn die Eltern ihrem Kind deutlich machen, dass es nicht o.k. ist, Hunger zu haben, dann weiß das Kind doch auf einer sehr primitiven Ebene, dass da etwas nicht stimmt. Das Kind hat dann eine „Doublebind"-Situation; wenn es aufhört zu essen, stirbt es, und wenn es isst, läuft es Gefahr, dass die Eltern es nicht mehr akzeptieren, und wird es ebenfalls nicht überleben. Die einzige Art und Weise, wie das Kind seine Eltern wissen lassen kann, dass es nicht mit ihren Erwartungen einverstanden ist, besteht darin, dass es etwas zu viel an Gehorsam zeigt. Es verletzt dann ihr System nicht, sorgt aber dafür, dass es ihnen Leid tun wird und sie dafür büßen. Viel krankes Verhalten beruht auf dieser Überanpassung, auf die ein hämisches Lachen folgt (ha, ha, ha).

BEISPIEL: *Ein Kind wird frühmorgens von seinen Eltern geweckt, und sie sagen, dass es mal richtig ordentlich den Rasen mähen soll. Das Kind gehorcht, aber es mäht nicht nur das Gras, sondern auch alle Blumen und Pflanzen, sodass die Eltern ihren Auftrag bereuen und das Kind nie wieder um etwas Vergleichbares bitten werden.*

EIN ANDERES BEISPIEL: *Ein Kind wird regelmäßig nachts vor Angst wach. Es träumt, dass nachts schreckliche Dinge mit ihm passieren. Der Vater kommt aus seinem Bett und sagt: „Hör mal gut zu, die Nacht ist nichts Schlimmes, es kann nichts passieren. Geh wieder schlafen und mach uns nachts nicht mehr wach." – Ein halbes Jahr später ist die Familie auf Reisen und* übernachtet in einem Hotel. Der Junge wird wach, weil er Lärm im Zimmer hört. Der Junge bemerkt, dass fremde Menschen da sind, aber er weckt seine Eltern nicht. Am nächsten Tag stellt sich heraus, dass alle Fotoapparate und Schecks gestohlen sind. Der Junge tat zwar genau, was sein Vater ihm gesagt hatte, aber so, dass es den Vater ärgerte. Das Kind wusste zwar vage, dass sein Vater diese Art Situation nicht gemeint hat, trotzdem stellte er sich dumm. Eigentlich war er ärgerlich auf seinen Vater, weil der ihn damals nachts nicht beruhigen wollte.

Im Zusammenhang mit einer Psychotherapie ist es wichtig, den Betreffenden in einem solchen Falle trotzdem dafür verantwortlich zu machen, dass er nichts unternommen hat, den Diebstahl zu verhindern. Mit Entschuldigungen und Berufung auf Unwissenheit soll man sich nicht zufrieden geben. Viel effektiver ist es, den Betreffenden den Schaden ersetzen zu lassen, auch wenn dies zwei Jahre dauert. Dies ist die bessere Weise, einer Reaktion aus der Ha-ha-ha-Position vorzubeugen. Solche Reaktionen aus der Ha-ha-ha-Position können sich in jeder therapeutischen Beziehung zeigen. Viele Menschen mit einem kranken Eltern-Ich-System versuchen ab und zu, ihren Therapeuten zur Verzweiflung zu bringen, um so von ihren eigenen Unlustgefühlen wegzukommen. Suizidversuche, Selbstbeschädigungen, körperliche Gewalt, Drohungen wegzulaufen oder sich bei Dritten über die Therapie zu beklagen, passen häufig in diese Position. In einem solchen Fall wird es häufig wenig Möglichkeiten geben, auf jemanden positiv zuzugehen. Das Schließen von Non ... Verträgen mit problemlösenden Sanktionen ist dann häufig die einzige Möglichkeit.

Ich habe Angst vor dieser Welt

Die Umgebung hat einen so nachteiligen Einfluss auf das Kind, dass es mit Angst reagiert. Es kann nicht mit angemessener Versorgung durch die Eltern rechnen. In vielen Momenten, in denen die meisten Kinder eine natürliche, versorgende Reaktion der Eltern erfahren, bekommen diese Kinder sie gerade nicht. Dies hat zur Folge, dass sie ihre Bedürfnisse verdrängen oder verleugnen müssen, was ihre Flexibilität stark einengt.

Eltern gehen vor

Auch wenn ein Kind weiß, dass die Bedürfnisse und Gefühle seiner Eltern vorgehen, hat es dennoch Unterstützung nötig. Ein Kind, dem klar ist, dass es mit seinen Problemen bei seiner Mutter nicht landen kann, geht dann beispielsweise zu seinem Vater, sogar wenn der mit einer Ohrfeige reagiert. Das ist immer noch weniger schlimm als die Reaktion einer eskalierenden Mutter, die u.U. ohnmächtig wird, sodass ihr Kind für sie sorgen muss. Therapeutisch gesehen kann die Skriptentscheidung „Eltern gehen vor" auch einen Ausweg öffnen, um Eskalationen zuvorzukommen.

BEISPIEL: *Eine Therapeutin wird von der Krankenschwester gerufen, da einer der Patienten psychotisch geworden ist. Es handelt sich um einen schweren, gefährlichen Mann von 120 kg und einer Größe von fast zwei Metern. Er steht in der Ecke des Zimmers und wirkt drohend und erregt. Es sieht so aus, als ob es Opfer geben werde. Die Therapeutin kennt diesen Mann kaum; das Einzige, was sie weiß ist, dass der Mann ein krankes Eltern-Ich-System hat. Sie bittet die anderen Patienten und Pfleger, die hinzugekommen sind, sie mit diesem Mann allein zu lassen und sagt zu ihm: „Hör auf, so zu drohen, du machst mir Angst!" Daraufhin sackt er wie ein Pudding zusammen. Dann geht sie in eine Ecke des Zimmers, setzt sich auf den Boden und sagt zu ihm, dass er sich zu ihr setzen darf, um sich halten zu lassen. Er kommt auf sie zu und schmiegt sich an sie. Daraufhin sagt sie, dass sie ihm zu trinken geben wolle, aber auf der geschlossenen Abteilung. Sie fragt ihn, ob er mitkommen wolle, woraufhin er ihre Hand festhält und mitgeht. Auf der geschlossenen Abteilung stehen eine Anzahl Pfleger, bereit, in Aktion zu treten. Der Mann sieht dies und hebt die Therapeutin schnell in die Luft. Glücklicherweise begreift sie, dass er sie vor den Pflegern beschützen will und sagt: „Du brauchst keine Angst zu haben, sie tun mir nichts." Die Therapeutin bittet die Pfleger, wegzugehen, woraufhin er sie wieder auf den Boden setzt. Dann gehen sie weiter zu einem Isolierraum, wo die Therapeutin ihm zu trinken gibt.*

Was diese Therapeutin tat war, dass sie sich in das kranke System des Patienten einklinkte und seinen Entschluss „Eltern gehen vor" benutzte. Danach ging sie auf sein Bedürfnis nach Sicherheit und Versorgung ein. Schließlich ließ sie sich durch ihn beschützen, wodurch die Beziehung erhalten blieb und sie ihm anschließend auch die versprochene Versorgung bieten konnte. – In diesem Fall ging es um eine bedrohliche Eskalation. In allen anderen Fällen ist es wichtig, dem Betreffenden deutlich zu machen, dass nicht das Bedürfnis des Therapeuten sondern das des Patienten Vorrang hat. Der Therapeut ist für die Patienten da und nicht umgekehrt.

Der Erwachsenen-Ich-Zustand

Der Erwachsenen-Ich-Zustand von Personen mit einem kranken Eltern-Ich-Systems ist meist schlecht informiert. Die Information ist überwiegend einseitig und basiert beispielsweise auf Informationen aus Zeitungen, wodurch immer wieder bestätigt wird, wie schlecht die Welt ist. Außerdem ist der Erwachsenen-Ich-Zustand kontaminiert durch den Kind-Ich- und den Eltern-Ich-Zustand. Diese Kontamination nimmt unter Stress immer mehr zu, sodass die Ausblendung der Realität immer größer wird. In einem solchen Fall sind Berührung, Beruhigung, das Herstellen von Hand- und Augenkontakt und das Überprüfen von Fantasien wichtige Mittel, um den Kontakt mit der Realität aufrechtzuerhalten oder wieder herzustellen. Die einseitige Information, die im Erwachsenen-Ich-Zustand gespeichert ist, nimmt häufig noch dadurch zu, dass jemand nur für gleichartige Information offen ist. Solche Personen fühlen sich beispielsweise hingezogen zueinander oder zu ungewöhnlichen religiösen Sekten, denn so können sie ihre Ideen über sich, die andern und die Welt bestätigen. Was sie jedoch eigentlich brauchen sind neue, skriptkorrigierende Erfahrungen, wodurch vom Kind-Ich-Zustand aus ein Durchbruch aus ihrem geschlossenen System stattfinden kann.

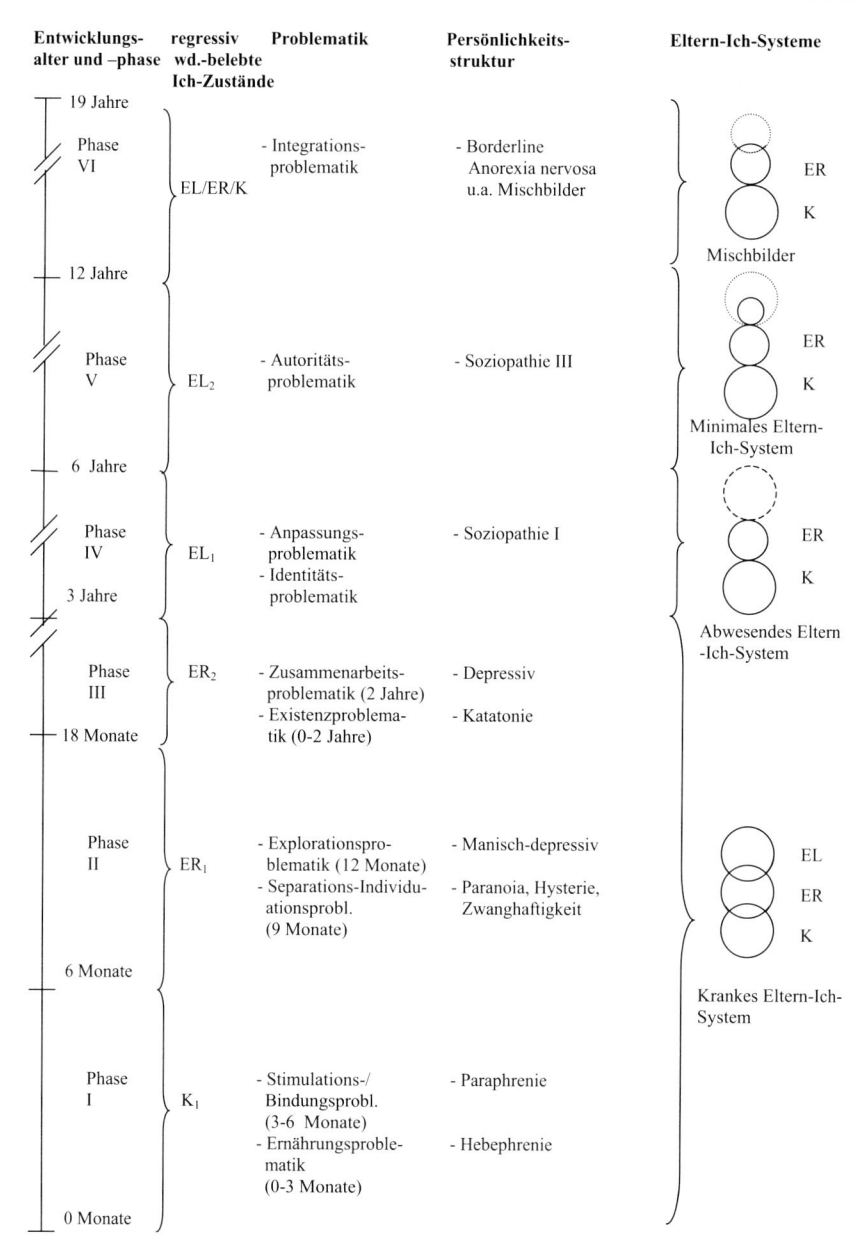

Entwicklungs-alter und –phase	regressiv wd.-belebte Ich-Zustände	Problematik	Persönlichkeits-struktur	Eltern-Ich-Systeme
19 Jahre				
Phase VI	EL/ER/K	- Integrations-problematik	- Borderline Anorexia nervosa u.a. Mischbilder	ER / K Mischbilder
12 Jahre				
Phase V	EL_2	- Autoritäts-problematik	- Soziopathie III	ER / K Minimales Eltern-Ich-System
6 Jahre				
Phase IV	EL_1	- Anpassungs-problematik - Identitäts-problematik	- Soziopathie I	ER / K Abwesendes Eltern-Ich-System
3 Jahre				
Phase III	ER_2	- Zusammenarbeits-problematik (2 Jahre) - Existenzproblema-tik (0-2 Jahre)	- Depressiv - Katatonie	
18 Monate				
Phase II	ER_1	- Explorationspro-blematik (12 Monate) - Separations-Individu-ationsprobl. (9 Monate)	- Manisch-depressiv - Paranoia, Hysterie, Zwanghaftigkeit	EL / ER / K Krankes Eltern-Ich-System
6 Monate				
Phase I	K_1	- Stimulations-/Bindungsprobl. (3-6 Monate) - Ernährungsproble-matik (0-3 Monate)	- Paraphrenie - Hebephrenie	
0 Monate				

Abb. 34: Entwicklungsphasen und Persönlichkeitsstörungen
Legende:
Erste Spalte: Lebensalter, in dem die jeweilige Schlüsselkonstellation wirksam ist
Zweite Spalte: Korrespondierende, in der Regression erscheinende Ich-Zustände der erwachsenen Patienten
Dritte Spalte: phasenspezifische Entwicklungsaufgabe
Vierte Spalte: Persönlichkeitsstruktur und Krankheitsbilder
Fünfte Spalte: Eltern-Ich-System und korrespondierende Ich-Zustände

Diese neuen Erfahrungen wirken anfangs lebensbedrohlich und werden später, wenn sie positiv erfahren werden, isoliert und gehütet statt generalisiert. Anstatt die eine neue, positive Erfahrung als Anregung für eine weitere positive Erfahrung zu benutzen, wird der Spieß umgedreht: Man will keine weiteren positiven Erfahrungen mehr machen, da man Angst hat, die vorausgegangenen wieder zu verlieren.

Das logische Denken kann durch Dekontamination in Gang gebracht werden. Dies ist ein schwieriger Prozess, da Denken auch eine Anpassungsfunktion ist. Außerdem ist die natürliche Neugierde des freien Kind-Ich-Zustandes, aufgrund derer ein spontaner Denkprozess zustande kommen könnte, bei solchen Menschen ebenso unterdrückt wie viele andere ihrer Bedürfnisse und Gefühle.

3.4 Übersicht: Entwicklungsphasen, Persönlichkeitsstörungen, Eltern-Ich-Systeme und korrespondierende Ich-Zustände

Die Beschreibung der verschiedenen Persönlichkeitsstörungen erfolgt anhand der Entwicklungsphasen der Persönlichkeit (siehe Abb. 19). Hier erfolgt zunächst eine Übersicht, die inhaltlich in den folgenden Kapiteln III bis VIII entfaltet wird (Abb. 34).

4. Deckpathologie, Regression, Behandlungsstufen

4.1 Deckpathologie

Die weiter unten genauer beschriebenen vier schizophrenen Persönlichkeitsstörungen (hebephrene, paraphrene, paranoide und katatone Struktur) können, wie aus den Abb. 31 und 34 zu ersehen ist, im Sinne einer „Deckneurose" mittels einer ganzen Reihe anderer Psychopathologien *abgewehrt* werden, wozu in erster Linie die Soziopathie I (abwesendes Eltern-Ich-System) gehört, dann aber auch die manisch-depressive, die hysterische, die zwanghafte, die depressive, die soziopathische Struktur III (minimales Eltern-Ich-System), die als Mischbilder beschriebenen Störungen der Anorexia nervosa und der Borderline-Problematik und schließlich unterschiedlichste psychosomatische Krankheitsbilder. Das bedeutet mit anderen Worten, dass man bei nicht-psychotischen Störungs- und Krankheitsbildern nicht mit Sicherheit vorhersagen kann, ob sie „nur" das sind, als was sie in Erscheinung treten, oder ob sich eine ernstere Pathologie (krankes Eltern-Ich-System) darunter verbirgt. Dies ist einer der Gründe, warum es sich bei *allen* Psychopathologien empfiehlt, respektvoll mit Widerstand umzugehen.

4.2 Regression

Menschen können auf natürliche Weise regredieren, wie beispielsweise im Schlaf, oder auch geplant und bewusst, um sich zu erholen. Dies ist zumeist unproblematisch. Sie können auch reaktiv regredieren, insbesondere wenn unerwartet ein altes, nicht verheiltes Trauma durch ein gegenwärtiges Erleben berührt wird. Und es gibt auch organisch bedingte Regressionen, wie nach einem Schlaganfall.

4.2.1 Regression bei schizophrener Persönlichkeitsstruktur

Nach Schiff (1975) können Personen mit einem kranken Eltern-Ich-System, wie es bei den weiter unten beschriebenen vier Schizophrenieformen vorkommt, extremer regredieren; diese Form von Regression ist ein biologisch-gesamtorganismischer, nicht nur ein psychologischer Vorgang: Bei Frauen setzt die Menstruation aus, Männer haben keine Ejakulation mehr, und es treten wieder infantile Reflexe wie Babinski und Saugreflex auf. In solchen Regressionen können sich Schizophrene auch von ihrem bisherigen Eltern-Ich (exteropsychischen Subsystem; Eltern-Ich-System) in einem Ausmaß distanzieren, dass er anschließend nicht mehr verfügbar erscheint (s.u. III. 2.7). Nicht-Schizophrene können nicht in so umfassender Weise regredieren; bei ihnen hat Regression eher den Stellenwert eines Rollenspiels. Diese Fähigkeit Schizophrener, so fundamental regredieren zu können, wurde in den ersten Jahren der Cathexis-Arbeit therapeutisch genutzt, um im Rahmen von Regressionen, die zum Teil viele Monate andauerten, die frühen Lebensphasen mit ihren Schlüsselkonstellationen erneut – und diesmal mit der Möglichkeit, dabei gesunde Erfahrungen zu machen – zu durchleben (Schiff, J. L., B. Day, 1970). Dabei wird in jeweils drei bis vier Wochen der Regression etwa ein Lebensjahr „durchlaufen". Diese Technik wurde, da sie enorme Anforderungen an den Einsatz und die Ressourcen aller Beteiligten stellte, später zugunsten einer *fraktionierten Regressionsarbeit auf Vertragsbasis* aufgegeben. Andererseits können nach Schiff solch fundamentale Regressionen mit Energieentzug aus dem Eltern-Ich unter großem Stress auch spontan auftreten, beispielsweise in psychiatrischen Krankenhäusern, und die Fähigkeit der Patienten, anschließend in Überanpassung an die im Klinikalltag erlebten Bezugspersonen ein neues Eltern-Ich-System zu verinnerlichen, hat in vergangenen Zeiten nicht selten zu den „perfekten" Zuständen von Binnensozialisation geführt; vergl. auch *Die hebephrene Persönlichkeitsstruktur* (Kapitel III-2).

In neuerer Zeit ist ein ganzes Heft des Transactional Analysis Journals dem Thema Regression und (Neu-)Beeltern gewidmet worden. Es finden sich hier unter anderem Artikel von AutorInnen, die in den 60er und 70er-

Jahren erfolgreich bei J. L. Schiff in Therapie waren. Und es werden auch Aspekte des Themas offen und kontrovers diskutiert. (T. B. Novey, 1998)

4.2.2 Regressionstherapie

Wie man bei eher als neurotisch einzuschätzender Thematik mittels *Regressionsanalyse* zu „frühen Szenen" und „Schlüsselszenen" sowie zu Neuentscheidungen gelangt, auch mithilfe von Traumbearbeitung (und analog hierzu auch ausgehend von funktionellen Symptomen), hat Shephard D. Gellert (1974, 1975, 1976) anschaulich beschrieben.

Im Unterschied dazu erfolgt *Regressionstherapie* bei Personen mit schwereren Persönlichkeitsstörungen erst nach ausreichender *Enttrübung* des Erwachsenen-Ichs und entsprechenden *Verträgen* wie *Sich-nicht-verrückt-Machen*. Ihr *Ziel* ist das Nachholen von Entwicklungs- und Wachstumsdefiziten sowie das Erreichen von *Neuentscheidungen*.

Nach den bisher vorliegenden Erfahrungen gibt es für *Regressionstherapie* folgende *Indikationen*:
– Abwesendes und abweichendes EL_2
– Spezielle Probleme bei der Erziehung, z. B. Mutter berührte ihr Kind nicht
– Präverbale Problematik, d.h. vor der Entwicklung des ER_2
– Bestimmte Entwicklungsstufen wurden übersprungen – beispielsweise des Krabbeln
– oder andere Bedürfnisse und Aufgaben einer Stufe wurden nicht erfüllt, z.B. keine Freunde
– Unzureichende Korrekturen seitens der Eltern – wie keine Grenzen gesetzt, keinen Gehorsam erwartet.

Kontraindikationen liegen vor, wenn
– das ER_2 zu klein oder (noch) zu getrübt ist,
– Regression zwecks Vermeidung eingesetzt wird (jemand regrediert immer wieder *vor* die gestörte Entwicklungsphase),
– die Grenzen zwischen den Ich-Zuständen zu labil sind,
– Skriptentscheidungen durch Regressionsarbeit verstärkt werden,
– eigene Eltern damit nicht o.k. gemacht werden sollen und
– bei fortbestehender Neigung zu Psychose.

Als *Voraussetzung* für Regressionsarbeit muss jemand in der Lage und willens sein, nicht außerhalb der Regressionsgruppe zu regredieren, sein ER_2 zu besetzen, sobald dies gesagt wird und nicht in Spielverhalten abzugleiten; außerdem soll die Person bereit sein, im Anschluss an jede Regressionssitzung das Erlebte zu evaluieren und die nächste Sitzung zu planen sowie das Gelernte zu generalisieren.

Die *Regressionsarbeit selbst* erfolgt nur auf Vertragsbasis und nur innerhalb der Regressionsgruppe, und zwar entweder, um eine spezielle Thematik oder Problematik zu explorieren (einmal zwei Stunden pro Woche), oder für ein oder zwei Regressionstage (Tag und Nacht), um etwas Korrigierendes zu tun. Beides kann auch abwechselnd erfolgen.

4.3 Fünf Behandlungsstufen

Die Psychotherapie der Persönlichkeitsstrukturen mit krankem Eltern-Ich-System, insbesondere der vier schizophrenen und der manisch-depressiven Struktur, erfolgt zumeist in einem stationären oder halbstationären Setting; sie verläuft in fünf Stufen (R. R. Kiltz, 1981).

Enttrübung

Zu diesem Zeitpunkt sind die meisten Patienten noch nicht in der Lage, einen differenzierten Behandlungsvertrag einzugehen; sie bitten die therapeutische Gemeinschaft, ihnen zu helfen, gesund zu werden und erklären sich gleichzeitig bereit, die Regeln der Einrichtung einzuhalten und sich nach seinen Kräften für die eigene Gesundung und die Gemeinschaft einzusetzen.

Hilfreich für die *Enttrübungsarbeit* ist es, wenn so wenig wie möglich Medikamente gegeben werden, die Patienten gute Informationen bekommen (z.B. gut lesbare TA-Literatur) und wenn man sie ermutigt, Fragen zu stellen; aber auch die Erlaubnis, andere berühren zu dürfen, um die eigenen Körpergrenzen zu erfahren, und in der Gegenwart kindliche Grundbedürfnisse spezifiziert und erfüllt zu bekommen ist sinnvoll. Darüber hinaus werden die Trübungen des Erwachsenen-Ich durch krank machende oder krank haltende Inhalte im Eltern-Ich sowie im Kind-Ich, wie sie bei Behandlungsbeginn vorliegen, diagnostiziert und i.R. eines allgemeinen Konfrontationsvertrages immer wieder ins Bewusstsein gebracht, bis sie hinlänglich entschärft sind und das Erwachsenen-Ich einigermaßen selbstständig arbeitet. In dieser Phase wird den Patienten beispielsweise wiederholt gesagt, dass sie es selbst sind, die sich Angst machen; dass es ein Irrtum ist zu glauben, dass Eltern immer an erster Stelle seien, und dass die Welt nur furchtbar sei. Es wird vermittelt, dass es in Ordnung ist, eigene Gefühle und Bedürfnisse zu haben und sie zu erfahren, und auch, dass man gleichzeitig fühlen und denken kann. „Du kannst deine Probleme lösen." Gegen Ende dieser Phase, die bis zu einem Jahr dauern kann, arbeiten die drei Ich-Zustände separat voneinander. Der kindliche Glaube, grundsätzlich nicht o.k. zu sein sowie grandiose Überzeugungen sind aber noch nicht aufgelöst („entwirrt"), und „verrücktmachende Botschaften" sind noch vorhanden. – Dies ist noch nicht Psychotherapie im engeren Sinne, denn Psychotherapie setzt eine funktionsfähige Persönlichkeit voraus. Am Ende dieser Stufe *kennen* die Patienten ihr System und ihre basale neediness, sie liegen aber noch komplett vor. Ist im Laufe dieser Stufe eine ausreichend stabile Behandlungsbeziehung entstanden, dann folgte in der frühen, klassischen Phase der Cathexisarbeit der

*Energieentzug aus dem Eltern-Ich (Ausschluss [exclusion]
oder Decathexis)*

Dies erfolgt typischerweise durch den aus enormem Leidensdruck motivierten Entschluss, sich vom alten Eltern-Ich-System zu lösen. Manche Patienten *schalten ihr Eltern-Ich ab bzw. aus* vergleichbar einem Radio, das ausgestellt ist, dessen Stromkabel aber noch in der Steckdose steckt (exclusion); manche tun es einschneidender, indem – im Bild des Radios bleibend – der Stecker aus der Steckdose gezogen wird, sodass in Zukunft keine „Sendungen" aus dem Eltern-Ich mehr empfangen werden können; wieder andere tun es noch einschneidender, indem sie – bildlich – das Stromzufuhrkabel aus dem Radio reißen (Decathexis). Nach J. Schiff sind zu solch drastischen Eingriffen in die eigene Psyche nur Personen mit psychotischer Persönlichkeitsstruktur in der Lage, und zwar angesichts des enormen Leidensdruckes, unter dem diese Klientel steht. Der Vorgang selbst erfolgte meist in Form einer Visualisierung, indem beispielsweise die Eltern weggehen, immer kleiner werden und ganz verschwinden, während der Patient seine Wut über sein erlittenes Leid äußert und sie gehen lässt. Manche Patienten haben aber auch sämtliche zugängigen alten Eltern-Ich-Botschaften störender, quälender und unbrauchbarer Art aufgeschrieben und symbolisch das entsprechende Papier verbrannt oder die Sätze auf einer Tafel weggewischt. Der wesentliche Aspekt ist der, innerlich Kontakt zu haben mit dem, was wehtut, es zu sammeln und sich davon zu trennen. – Die beschriebene Decathexis bringt deutliche Probleme in der innerpsychischen Energiebalance mit sich; der Zustand der Patienten ist jetzt sehr instabil mit einem Energieüberschuss für das freie Kind-Ich mit seinen Gefühlen, seinem Bedürfnis an Schlaf, an schmusen und daran, Dinge zu tun usw.

Oft ist nach dieser Art von *Energieentzug aus dem Eltern-Ich-System* auch das, was an gesunden Verhaltensregeln (Verhalten im Straßenverkehr, Vorsichtsmaßnahmen bei Sportarten usw.) vorhanden war, mit verloren gegangen, sodass in der anschließenden Behandlungsphase besonders auf den Wiedererwerb solcher Kompetenzen geachtet werden muss. Dieser Zeitpunkt in der Behandlung erfordert daher sehr viel an äußeren Ressourcen im Sinne von Struktur, Information und Unterstützung für die Patienten!

I.R. der „Europäisierung" der Cathexisarbeit wurden die sehr drastischen Formen von „Abschaltung" des bisherigen Eltern-Ichs mehr und mehr aufgegeben zugunsten einer *komplementären* Eltern-Ich-Arbeit, bei der bisherige Eltern-Ich-Inhalte durch therapeutische modifiziert und ergänzt wurden. Dies geschieht vor allem während der Phase der

Inkorporation eines neuen Eltern-Ichs

Neue, gesunde elterliche Botschaften werden jetzt durch *Rollenspiele* psychodramatischer Art und *Teilregressionen* auf Vertragsbasis verinnerlicht. Dabei ist wichtig, immer wieder zu überprüfen, was aufgenommen wurde. Während dieser Behandlungsstufe verspüren viele Patienten eine große innerliche Erleichterung. Diese Phase ist oft nach etwa neun Monaten abgeschlossen, was sich darin zeigt, dass Patienten jetzt wirklich anfangen, sich aus ihrem eigenen Eltern-Ich heraus zu verhalten. Testpsychologisch wirken sie jetzt gesund, und sie neigen dazu, die Behandlung zu beenden.

Einsichtsorientierte Arbeit: Skriptarbeit

Bis zu dieser Behandlungsstufe liegt immer noch ein Konflikt zwischen den neuen Eltern-Ich-Inhalten und dem alten Kind-Ich-Glauben und Kind-Ich-Verhalten vor. Neues Eltern-Ich und Erwachsenen-Ich haben inzwischen aber gemeinsam genug Gewichtigkeit, um das Kind-Ich mit seinen alten Glaubenssystemen zu überzeugen. Das Kind-Ich einerseits und Erwachsenen-Ich sowie Eltern-Ich andererseits müssen einander jetzt kennen und verstehen lernen im Sinne eines gesunden inneren Dialoges; das Kind-Ich muss lernen, von seinem Eltern-Ich etwas zu fordern, und das Eltern-Ich muss lernen, für sein Kind-Ich gut zu sorgen. Therapeutischerseits werden die Patienten in dieser Phase konfrontiert, wenn sie ihr neues Eltern-Ich *nicht* benutzen. Dies ist oft die schwierigste Behandlungsphase, und viele Patienten neigen wieder dazu, die Behandlung abzubrechen. Therapeutischerseits werden *einsichtsorientierte Arbeit* und *Teilregression auf Vertragsbasis* eingesetzt. Diese Behandlungszeit ähnelt in gewisser Hinsicht der Adoleszenz und ist noch recht instabil.

Abschluss

Diese Stufe ähnelt dem jungen Erwachsenenalter; die Patienten sind zumeist nicht mehr in stationärer oder teilstationärer Betreuung und arbeiten ambulant auf, was an psychotherapeutischer Arbeit noch notwendig ist, und zwar oft bei anderen Therapeuten als denen, die sie durch die ersten vier Stufen begleitet haben. Dazu kann auch das Aufarbeiten von Problemen aus der „zweiten Kindheit" gehören, denn Patienten können sehr wohl auch Probleme ihrer „neuen Eltern" verinnerlicht haben. Sie bauen auch einen neuen Bekannten-, eventuell auch einen neuen Familienkreis auf. Die Klärung der Realbeziehung zu den leiblichen Eltern steht an ebenso wie die Entscheidung, wie der Kontakt zu den „Therapieeltern" in Zukunft gehandhabt werden soll.

Um im Folgenden phasenspezifische Entwicklungsaufgaben und die Problematik zu beschreiben, die bei Nicht-Erfüllung daraus resultieren kann, fließen eine Reihe entwicklungspsychologischer Konzepte in wechselseitiger Ergänzung ein: Bowlbys Bindungskonzept (Bowlby, 1969), Eriksons Konzept der Entwicklungskrisen (Erikson, 1966), Mahlers Individuationstheorie (Mahler, Pine und Bergman, 1975) und das Konzept der Entwicklungsaufgaben nach Havighurst, in dem eine Reihe von Aspekten der vorgenannten Ansätze integriert ist (Havighurst, 1963).

III. Entwicklung, Störung und Behandlung: Erste Entwicklungsphase (0 bis 6 Monate)

1. Die erste Entwicklungsphase

Man geht heute davon aus, dass die erste Entwicklungsphase schon vor der Geburt beginnt; sie dauert ungefähr bis zum sechsten Lebensmonat. Regrediert ein Patient in diese Phase, so zeigt sich der Kind-Ich-Zustand (K_1) im Kind-Ich-Zustand: Die Quelle aller psychischen Energie. In diesem Teil des Kind-Ich-Zustandes belebt er dann alle Grundbedürfnisse (wie das Bedürfnis nach Trinken, Essen, Schlafen und dergleichen) und alle damit verbundenen Originalgefühle.

In der kindlichen Entwicklung sind diese Gefühle zunächst noch undifferenziert und zeigen sich in zwei Formen: Unlust, solange die Bedürfnisse unbefriedigt sind, und Lust, wenn die Bedürfnisse befriedigt werden. Bald differenzieren sich diese Gefühle in Wut, Angst, Freude, Traurigkeit und körperliche Gefühle (zur Entwicklung der Gefühlsdifferenzierung vgl. etwa Sroufe, 1979a, 1982). In dieser Phase hat ein Kind ein starkes Bedürfnis nach Versorgung und bedingungsloser Anerkennung, und es schöpft Befriedigung aus der Abhängigkeit von dem, mit dem es sich verbunden fühlt. Später fühlt man sich aus dem entsprechenden Teil des Kind-Ich-Zustandes heraus motiviert zu leben, zu wachsen und zu genießen.

Motivations-Phase oder frühorale Phase (bis 6 Monate)

Entwicklungsthemen: Motivation dazusein (Existenz)
Bedürfnisse/Gefühle

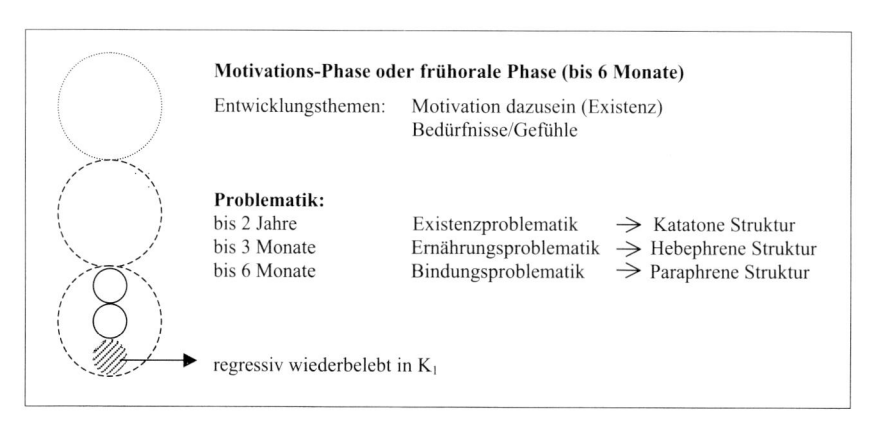

Problematik:
bis 2 Jahre	Existenzproblematik	→ Katatone Struktur
bis 3 Monate	Ernährungsproblematik	→ Hebephrene Struktur
bis 6 Monate	Bindungsproblematik	→ Paraphrene Struktur

regressiv wiederbelebt in K_1

Abb. 35: Erste Entwicklungsphase: 0–6 Monate

1.1 Merkmale

Bedürfnisse

Die Bedürfnisse in dieser Phase kreisen um die Erlaubnis da zu sein, zu essen, zu trinken, auszuscheiden und eine regelmäßige Versorgung sowie eine angenehme Temperatur zu haben. Wenn diese Versorgung regelmäßig erfolgt, entsteht ein bestimmter Zyklus, der damit beginnt, dass das Kind Unlustgefühle zeigt (meistens durch Schreien), und der mit Zufriedenheit, Lust und Ruhe endet. Dieser *Versorgungszyklus* (Bowlby, 1969; vgl. auch Zaslow, 1981) ist die Basis für späteres problemlösendes Verhalten. Außerdem hat das Kind ein starkes Bedürfnis nach positiver, bedingungsloser, körperlicher Zuwendung, auch abgesehen von den Mahlzeiten. Das Kind lernt durch das Stillen und durch die Berührung zwei Grenzen kennen: Eine interne und eine externe. Die interne Grenze erfährt das Kind während des Stillens als ein Gefühl der Sättigung. Die externe Grenze wird durch die Haut dargestellt; durch Berührung lernt das Kind, wo es selbst aufhört und ein anderer anfängt.

Das Bewusstsein dieser zwei Grenzen ist wesentlich für die Entwicklung der eigenen Identität. Außerdem findet das Kind es angenehm, sich zu bewegen, geschaukelt zu werden, getragen und angefasst zu werden (Montagu, 1980).

Gefühle

Das Kind erlebt Lust durch Befriedigung und Unlust und Wut, wenn Befriedigung ausbleibt. Die Haut ist das empfindsamste Gebiet, besonders um den Mund herum und im Mund. In dieser Phase ist ein Kind noch nicht in der Lage, Grenzen zu ziehen zwischen seinem eigenen Fühlen und dem der Beziehungsperson. Gefühle der Mutter können an das Kind weitergegeben werden und umgekehrt (Schiffs nennen das „shifting feelings").

Denken

Der Denkprozess ist noch wortlos und nicht logisch. Er besteht vermutlich aus sich verknüpfenden Erinnerungsspuren (im Sinne von Bowlbys working models, Bowlby, 1969), die durch die Wahrnehmungen und Gefühle des Kindes ausgelöst und angeregt werden, und vollzieht sich in inneren Bildern.

Verhalten

Das Verhalten des Kindes ist auf Bindung gerichtet. Das Kind ist damit beschäftigt, eine gesunde Symbiose mit dem primären Versorger (meistens der Mutter) einzugehen. Die moderne Forschung zur frühen Eltern-Kind-Interaktion bestätigt in einer Fülle von Befunden diese Bindungsorientierung sowohl in der Verhaltensausstattung als auch im aktiven Kontaktverhalten. Überblicke geben z.B. Stern et al. (1977) und Dornes (1993; vgl. auch Oerter und Montada, 1995).

1.2 Entwicklungsaufgaben

In dieser Phase stehen drei wichtige Entwicklungsaufgaben im Mittelpunkt: Geboren werden (wollen), lernen, seine Grundbedürfnisse zu befriedigen und lernen, sich zu binden.

- *Geboren werden*: Hierbei geht es nicht um den körperlichen sondern auch um einen psychologischen Geburtsprozess (Mahler et al., 1975). Es ist wichtig, dass das Kind die Welt als angenehmen, warmen und wohltuenden Ort erfährt (Leboyer, 1975).
- *Befriedigung der Grundbedürfnisse:* Das Kind lernt seine Bedürfnisse zu befriedigen, indem es seine Unlustgefühle äußert. Dies ist die Basis für die Bindung an den primären Versorger.
- *Bindung:* Hierbei geht es nicht nur um Bindung auf der Basis von füttern und versorgen, sondern auch um eine psychologische Bindung: Es geht um die psychologische Bedeutung des anderen.

Diese Form von Bindung kann abgekoppelt sein von der Ernährung (Bowlby, 1969).

1.3 Die Rolle des primären Versorgers

In dieser Phase ist ein bedingungsloses Annehmen der Existenz des Kindes und seiner Bedürfnisse und Gefühle wichtig.

Wenn eine Mutter auf Unlustäußerungen mit adäquater Versorgung reagiert, dann lernt ihr Kind, dass es selbst auf diese aktive Art und Weise dazu beitragen kann, dass seine Bedürfnisse befriedigt werden. Beim Stillen ist es wichtig, dass das Kind auch die Umgebung als angenehm erfährt; in einem ruhigen Zimmer, mit einer entspannten, ausgeruhten Mutter, die genügend Zeit hat, mit ihrem Kind zu kuscheln, es anzufassen, zu tragen und zu bewegen und mit ihm zu sprechen. Augenkontakt und Haut-zu-Haut-Kontakt sind hierbei wichtig.

Manche Mütter reagieren schon, bevor ihr Kind schreit, beispielsweise weil sie es nach einem bestimmten Zeitschema füttern. Dies ist nicht zu empfehlen, da das Kind so nicht lernt, selbst die Initiative zu ergreifen, um seine Bedürfnisse befriedigt zu bekommen (Seligman, 1975). Ebenso wenig ist es ratsam, das Kind lange schreien zu lassen; das Kind kann dann seine Bemühungen, seine Bedürfnisse befriedigt zu bekommen, aufgeben, und es kann auch später diesbezüglich passiv bleiben. In beiden Fällen erlernt es den *primären Versorgungszyklus* nicht.

1.4 Allgemeine Probleme

Bedürfnisse

Wenn eine Mutter nicht oder nicht adäquat auf die Unlustäußerungen ihres Kindes reagiert, kann es dazu übergehen, seine Bedürfnisse abzuspalten. Das führt dazu, dass es auch später Bedürfnisse und die damit einhergehenden körperlichen Signale nicht mehr fühlt und zwischen Lust- und Unlustgefühlen nicht unterscheidet. Wenn ein Kind über- oder unterernährt wird, ist es möglich, dass es auch später kein Gefühl von Sättigung oder Befriedigung wahrnimmt. Das kann dazu führen, dass man zu wenig oder zu viel isst und/oder trinkt. Wenn eine Mutter sofort auf Unlustäußerungen reagiert, lernt ihr Kind nicht, die Befriedigung seiner Bedürfnisse zeitlich aufzuschieben, und es entwickelt später eine niedrige Frustrationstoleranz.

Gefühle

Wenn das Kind Gefühle unterdrückt oder leugnet, entstehen körperliche Spannungen. Hierdurch können körperliche Beschwerden und Hypo- oder Hyperreflexie auftreten. D.h., dass auf den einen Stimulus nicht oder kaum reagiert wird, während ein anderer eine extreme Reaktion auslöst. Schreck kann beispielsweise eine übermäßig starke, körperliche Reaktion hervorrufen. Das körperliche Abwehrsystem kann unzulänglich funktionieren, wodurch Infektionskrankheiten auftreten können. Diese Menschen tun sich unter Umständen auch schwer, Kälte und Wärme wahrzunehmen. – Menschen, die Probleme in dieser Phase haben, beschreiben ihre Gefühle häufig mit folgenden Begriffen: Müde sein, keine Lebenslust haben, keine Freude erfahren, nichts genießen können, alles als sinnlos erfahren. In dieser Phase kann Angst vor Intimität entstehen. Diese Angst beruht darauf, dass es dieser Person schwer fällt, Grenzen zu ziehen. Man unterscheidet dann nicht mehr zwischen seinen eigenen Gedanken, Gefühlen und Handlungen und denen einer anderen Person (so genannte Fusionsangst). Auch die Grenze zwischen Innen- und Außenwelt wird nur mit Mühe oder gar nicht gezogen.

Verhalten

Verhaltensprobleme aus dieser Phase zeigen sich in Passivität, besonders wenn es um die Äußerung von Unlustgefühlen und um die Befriedigung von Bedürfnissen geht. Das kann zur Folge haben, das man später nichts unternimmt, um seine Bedürfnisse zu befriedigen, dass man die interne und externe Realität leugnet, abhängig wird (Alkohol, Drogen, Essstörungen) oder suizidales Verhalten zeigt. Wenn der Körperkontakt früher nur während des Fütterns stattfand, dann lernt ein Kind, Essen und Berührung miteinander zu assoziieren. Wenn das Bedürfnis, berührt zu werden, später nicht befriedigt wird, wird es häufig übermäßiges Essverhalten zeigen. Dasselbe gilt auch für das Trinken.

Psychologische Spiele aus dieser Phase sind unter anderem Verstecken; Suchtkrank; Haut-und-Knochen (Anorexie); Fettleibig; Mein Name ist Hase (Dumm).

Allgemeine Entwicklungsprobleme in dieser Phase führen zu Erscheinungsbildern, die weitgehend dem entsprechen, was unter schizoider Persönlichkeitsstruktur *verstanden wird, und auch* Essstörungen *haben hier oft einen Teil ihrer Wurzeln. Charlotte Daellenbach (2001) hat als Herausgeberin zum Thema des* Schizoiden Prozesses *ein ganzes Heft des Transactional Analysis Journals zusammengestellt. (Anmerkung des Übersetzers)*

1.5 Spezifische Persönlichkeitsstörungen

In der Zeit bis zum sechsten Lebensmonat kann die Basis für drei spezifische Persönlichkeitsstörungen gelegt werden:

Ab der Geburt: Die katatone Persönlichkeitsstruktur.

Wenn das Kind mehr oder weniger stark erfährt, dass die Welt ein entsetzlicher Ort zum Leben ist, kann es später den Entschluss fassen, dass es „lieber nicht geboren worden wäre". Die hierdurch entstehende Existenzproblematik kann zu einer katatonen Persönlichkeitsstruktur führen. In extremen Fällen schließt sich dann der Patient vollständig von der Außenwelt ab und erstarrt. Eine katatone Struktur zeigt sich erst um die Zeit des zweiten Lebensjahres und wird deshalb weiter unten bei der Problematik der Zweijährigen beschrieben. Das Thema der Schlüsselkonstellation ist – ähnlich wie bei der paranoiden Persönlichkeitsstruktur – *Ablehnung*.

Von der Geburt bis 3 Monate: Die hebephrene Persönlichkeitsstruktur.

Wenn Schreien nicht zu einer Befriedigung der Grundbedürfnisse (beispielsweise nach Essen, Trinken, Berührung) führt, dann fehlt dem Kind eine Basis, später auch andere Bedürfnisse zu befriedigen. Es kann dann den Entschluss fassen, diese Bedürfnisse zu leugnen und ihre Signale auszublenden. Dies kann zu einer hebephrenen Struktur fuhren. Das Thema der Schlüsselkonstellation ist hier *Verlassenheit*.

Von 3 bis 6 Monate: Die paraphrene Persönlichkeitsstruktur.

Neben einer Bindung über die Versorgung ist auch eine psychologische, emotionale Bindung wichtig. Wenn diese Bindung nicht zustande kommt, kann dies die Basis für eine paraphrene Struktur sein. Das Schlüsselkonstellations-Thema ist hier *Einsamkeit*.

2. Die hebephrene Persönlichkeitsstruktur

Die *hebephrene Persönlichkeitsstruktur* ist die primitivste Persönlichkeitsstörung, weil die dazugehörige Schlüsselkonstellation schon vor dem dritten Lebensmonat stattfindet und mit extrem abweichenden Anpassungen Hand in Hand geht. Kennzeichnend für Menschen mit einer solchen Störung sind ihr überangepasstes Verhalten und die Tatsache, dass sie gelernt haben, *durch passives Verhalten ihre Bedürfnisse zu befriedigen*. Probleme werden von ihnen ebenso geleugnet wie die körperlichen Signale, die anzeigen, dass ihre Bedürfnisse nicht befriedigt sind. Sie haben eine ungenügend entwickelte Identität und kaum ein Bewusstsein von Grenzen.

2.1 Schlüsselkonstellation (6 Wochen bis 3 Monate; regressiv wieder belebt in K_1)

In den ersten Wochen nach der Geburt beginnt ein Baby, sich an den primären Versorger zu binden, meistens die Mutter. Zwischen Mutter und Kind wächst eine gesunde, symbiotische Beziehung, wobei die Mutter die Bedürfnisse des Kindes befriedigt. Das Kind signalisiert, wenn es etwas braucht, unter anderem indem es schreit. Auf diese Art und Weise entsteht ein *Versorgungszyklus* mit einer festen Reihenfolge (Bowlby, 1969; Zaslow, 1981): Zuerst erfährt das Baby eine bestimmte Unlust, beispielsweise in Form körperlicher Signale (wie Schmerz, Kälte und Hunger). Als Reaktion darauf beginnt das Kind zu schreien, worauf die Mutter reagiert und herausfindet, was das Kind braucht. Anschließend tut sie etwas, um das Bedürfnis zu befriedigen. Der letzte Schritt besteht darin, dass das Kind die Befriedigung als Lust erlebt und dann einschläft. Das Stillen/Füttern spielt beim Erlernen dieses Versorgungszyklus eine wichtige Rolle. In diesem Fall sind die Schritte: Unlust (Hunger) – Schreien – Reaktion der Mutter (Stillen/Füttern) – Saugen – Lustgefühle – Befriedigung – Schlaf. Bei Menschen mit hebephrener Struktur ist schon sehr früh etwas Fundamentales bei der Bildung der gesunden Symbiose mit der Mutter schief gegangen. Der normale Versorgungszyklus ist von Anfang an gestört. Das Baby erfährt keine Befriedigung in der Beziehung zur Mutter, da ihre Versorgung unregelmäßig und unvorhersehbar ist. Jeden Moment kann es sein, dass sie aufhört, für ihr Kind zu sorgen. Dies ist in diesem Alter eine lebensbedrohliche Situation, da ein Kind noch vollständig von der Sorge der Mutter abhängig ist.

BEISPIEL: *Ein junges Mädchen wird ungewollt schwanger. Sie selbst wollte das Kind nicht behalten und hatte geplant, die Schwangerschaft abzubrechen. Ihre Familie war jedoch sehr dagegen und zwang sie, die Schwangerschaft auszutragen. Der Konflikt schaukelte sich so hoch, dass sie beschloss, alleine zu wohnen und den Kontakt mit der Familie abzubrechen. Inzwischen war es zu spät für eine Abtreibung. Als das Kind geboren wurde, stand sie vor der*

Aufgabe, alleine für ihr Kind zu sorgen, ohne Unterstützung von ihrer Familie. Dazu war sie jedoch nicht in der Lage. Wenn das Kind zu schreien anfing, schlug sie es oder steckte es in einen Schrank, bis es zu schreien aufhörte. Erst wenn das Kind still war, gab sie ihm zu essen. Es lernte so, nicht mehr zu schreien und passiv und überangepasst zu reagieren. Nur auf diese Art und Weise konnte es von seiner Mutter überhaupt Nahrung bekommen.

Bei der hebephrenen Entwicklung reagiert ein Kind also sehr extrem, um die Symbiose mit der Mutter aufrechtzuerhalten. Es lernt, dass Passiv-Sein das beste Mittel ist, um zu überleben. In diesem Alter scheinen solche Babys lernen zu können, verschiedenste Prozesse zu beherrschen, was bei normalen Babys nicht vorkommt. Diese Babys haben gelernt, ihre Unlustgefühle wie Hunger usw. auszuschalten. Diese Leugnung von Hunger ist für sie noch die am wenigsten unangenehme Situation. Dies kann sich auch in verschiedenen anderen Situationen zeigen, beispielsweise beim Stillen. Es sind verschiedene Situationen denkbar, in denen ein kräftiges Saugen die Milchproduktion bremst, beispielsweise bei einer Brustentzündung, die dann schmerzt. Auch gibt es viele Frauen, die nicht wissen, dass ein Saugen an der Brust sexuelle Gefühle und Kontraktionen der Gebärmutter verursacht. Wenn sie vor diesen sexuellen Gefühlen Angst haben und unsicher bezüglich ihrer Funktion als Mutter sind, dann ist es möglich, dass sie hierauf ihre Aufmerksamkeit besonders fixieren. Durch die Spannungen, die dies bei ihnen hervorruft, wird die Milchproduktion gehemmt. Je stärker ein Kind in einem solchen Fall saugt, desto weniger Milch kommt. Füttern mit der Flasche wäre in diesem Fall eine gute Alternative. Wenn die Mutter jedoch um jeden Preis weiter stillt und nicht „aufgeben" will, weil sie ihrem Kind auf diese Weise eine gute Mutter sein will, kann dies die Basis für eine spätere hebephrene Entwicklung bilden. Um zu überleben, lernt das Kind, seinen Saugreflex buchstäblich umzudrehen. Zwischen 6 Wochen und 3 Monaten lernt es, dass es umso mehr Milch bekommt, je weniger kräftig es trinkt (Passiv-Sein). Das Verhalten, das diese Babys entwickeln, steht also jedem normalen Überlebensmechanismus entgegen, und es entsteht eine widersprüchliche Situation: Um seine Bedürfnisse befriedigt zu bekommen, muss das Kind sie abspalten und leugnen. Manchmal gehen die Babys hierin so weit, dass sie ihr Hungergefühl vollständig ausschalten, aufhören zu saugen und sterben. Wenn das Kind es jedoch schafft, diese Situation zu überleben, kann dies der Anfang eines widersprüchlichen Interaktionsmusters zwischen Mutter und Kind sein.

Auch andere Situationen, in denen die primären Bedürfnisse des Kindes nicht befriedigt werden, können die Basis für eine hebephrene Struktur bilden. Bezeichnend ist, dass der Versorgungszyklus gestört und umgekehrt wird. Das kann auch der Fall sein, wenn ein Baby erheblich an Verdauungsstörungen leidet. Es lernt dann, Versorgung und Schmerzen aneinander zu koppeln, statt Versorgung mit Lustgefühlen zu verknüpfen.

Wesentlich an der Schlüsselkonstellation ist das *Alleingelassen-Wer-*

den. Das geschieht auf andere Art als bei Zurückweisung und Ablehnung, wie sie bei späteren Entwicklungsstörungen vorkommen. Bei dem Alleingelassen-Werden verschwindet der Versorgende und kommt nicht mehr zurück. Das Baby kann nichts dafür und kann auch wenig daran verändern. Bei Ablehnung ist im Gegensatz dazu meistens ein Anlass im Verhalten des Kindes selber zu finden. Die extremen Anpassungen, die ein in diesem Sinne alleingelassenes Kind schon sehr früh vollziehen muss, haben auch Einfluss auf die Entwicklung des Nervensystems. Es sieht so aus, als ob das Kind die Leugnung dadurch aufrechterhält, dass es bestimmte Verbindungen zwischen den beiden Gehirnhälften über das Corpus callosum nicht vollzieht und dann wie jemand mit zwei separaten Gehirnhälften funktioniert – ähnlich split-brain-Patienten. Lernprozesse erfahren nach J. Schiff (mündliche Mitteilung) keine Generalisierung, und es resultiert eine persistierende Dichotomie. Und umgekehrt gilt: „*Selbstachtung, Selbstkontrolle und Selbstvertrauen entwickeln sich in dem Bewusstsein, dass der Körper als ein zuverlässiges Gebilde existiert, und rühren von einer guten Integration des Nervensystems her. Wenn es erst einmal erreicht ist, dass die beiden Körperhälften zweckmäßig gemeinsam handeln können, entwickelt sich eine ganz natürliche Zuordnung der beiden Seiten des Körpers zu denen des Gehirns. ... (Doch) bevor die unterschiedlichen Hirnabschnitte sich spezialisieren können, müssen sie miteinander gearbeitet und jeder Einzelne mit den anderen in Verbindung gestanden haben* (A. J. Ayres, 1998[3], S. 105, 113)."

2.2 Separations-, Individuations- und Explorationsphase (6–18 Monate; regressiv wieder belebt in ER₁)

In der Explorationsphase untersucht ein Kind die Welt. Bei der hebephrenen Entwicklung bekommt es hierzu jedoch kaum Gelegenheit. Es wird von sich aus weniger dazu geneigt sein, sich zu bewegen und beispielsweise nicht hinter der Mutter her zu krabbeln, wenn sie aus dem Zimmer geht, weil es gelernt hat, dass nur das Nichts-Tun und Ein-liebes-Baby-Sein die Beziehung mit der Mutter aufrechterhalten kann. Außerdem wird das Kind häufig durch die Eltern mechanisch eingeengt oder immobilisiert. „Piaget und andere Autoren weisen immer wieder darauf hin, dass die geistige Entwicklung des Säuglings und Kleinkindes während der ersten achtzehn Monate von der Fähigkeit abhängt, sich normal zu bewegen. Die normale motorische Entwicklung hat ihrerseits wieder Rückwirkungen auf die Umwelt und stimuliert diese, angemessen zu reagieren (I. Flehmig, 1990[4], S. 40)."

BEISPIEL: *Ein Studienrat und seine Frau wollten verhindern, dass ihr Kind aus dem Laufstall heraus kommt. Sie hatten die Gewohnheit, den Laufstall von morgens früh bis abends spät zwischen Schrank und Decke fest zu klemmen. Das Kind wurde auf diese Art und Weise daran gehindert, seine Umgebung zu untersuchen, Dinge anzufassen und anzuschauen.*

Wenn ein Kind unzureichend Gelegenheit erhält, seine Umgebung zu untersuchen, können daraus später Wahrnehmungsstörungen entstehen. Wenn jemand seine Hand hochhält und sie mit einem Stuhl vergleicht, der weiter hinten im Zimmer steht, dann sieht die Hand größer als der Stuhl aus, aber man weiß, dass dies in Wirklichkeit nicht so ist. Wenn man als Kind nie zum Stuhl hin krabbeln durfte, um die wirkliche Größe der Hand mit der eines Stuhles zu vergleichen, dann hat man auch später Schwierigkeiten, dies zu realisieren. Linkshänder mit einer hebephrenen Struktur sind sensomotorisch gut koordiniert, während Rechtshänder mit hebephrener Struktur Schwierigkeiten mit Situationen haben, für die räumliches Sehen notwendig ist, wie beispielsweise beim Legen eines Puzzles, sie sind aber sehr geschickt beim Reimen und mit Wortspielen (zu den Mehrleistungen schizophrener Patienten siehe etwa Hartmann und Rohmann, 1984; 1988). – Schiff hat festgestellt, dass ihre aus Indien stammenden hebephrenen Patienten als Kind selten mechanisch eingeengt wurden.

2.3 Kooperations- und Trotzphase (18 Monate bis 3 Jahre; regressiv wieder belebt in ER_2)

In dieser Phase entdecken Kinder normalerweise, dass sie in einer Welt mit anderen leben, und dass in dieser Welt nicht immer alles nach ihrer Nase geht. Vor dieser Phase bekamen sie alles, was sie wollten, aber jetzt merken sie, dass es Grenzen gibt, und dass sie auch auf andere Rücksicht nehmen müssen. Das ruft Wut und Traurigkeit hervor. Durch solche Konflikte mit ihrer Umgebung erfahren sie allmählich, wo Grenzen liegen, und wie sie auf eine sozial akzeptable Art und Weise mit ihren eigenen Bedürfnissen und den Wünschen anderer umgehen können. Das Kind ist in dieser Phase alt genug, um nachdenken zu können und sich an Dinge zu erinnern. Die Eltern stellen immer mehr Anforderungen und ermuntern ihr Kind, sein Gedächtnis zu gebrauchen, nachzudenken und auf dieser Grundlage eine Wahl zu treffen.

Bei der hebephrenen Entwicklung hat ein Kind schon früh gelernt, sich überangepasst zu verhalten, ohne selbst nachzudenken und selbst eine Wahl zu treffen. Außerdem erlebt dieses Kind es als bedrohlich, wenn es wütend ist, und es wird in der Familie wenig oder gar nicht auf Wut reagiert. Deshalb vermeidet das Kind den Konflikt mit der Umgebung und lässt sich nichts anmerken (beispielsweise psychologisches Spiel „Dumm").

2.4 Ödipale Phase (3–6 Jahre; wieder belebt in EL_1)

Bei der hebephrenen Entwicklung entsteht in dieser Phase viel Verwirrung bezüglich der sexuellen Identität.

BEISPIEL: *Ein Mädchen mit einer hebephrenen Struktur hatte die Vorstellung, dass der Unterschied zwischen Jungen und Mädchen nur mit den Namen zu tun hat. Als sie in der ersten Klasse der Grundschule Probleme mit Rechnen hatte, schnitt sie ihre Haare ab und ließ sich seitdem Peter nennen, weil sie dachte, so besser rechnen zu können, weil ihrer Meinung nach Jungen rechnen können und Mädchen nicht. – Bezeichnend ist außerdem, dass solche Kinder in dieser Phase häufig zu dem Schluss kommen, dass ihre Mutter sie tot wünscht und sie darum verhungern lassen will. Sie haben Angst, dass ihr Vater sie töten wird, um der Mutter einen Gefallen zu tun. Dies kann man sowohl von männlichen wie von weiblichen Patienten mit einer hebephrenen Struktur hören. Es kommt jedoch selten vor, dass der Vater wirklich gewalttätig ist.*

Diese Patienten erleben ihre Eltern nicht pauschal, sondern in einer sehr spezifischen Weise als enorm bedrohlich. Sie erleben eine enge Verknüpfung zwischen Bedrohung und bestimmten Ich-Zuständen, aus denen heraus die Eltern ihnen gegenübertreten. Sie erzählen immer wieder, dass der Vater sie aus seinem Eltern-Ich-Zustand heraus töten wird, und dass die Mutter ihnen aus ihrem Kind-Ich-Zustand heraus den Tod wünscht. Deshalb versuchen sie, einen männlichen Therapeuten als Vaterfigur in seinem Kind-Ich-Zustand festzuhalten, beispielsweise durch Lieb-Sein und Verführerisch-Tun. Eine Therapeutin als Mutterfigur finden sie gerade in ihrem Kind-Ich-Zustand am bedrohlichsten, sodass sie ihr gegenüber sich so verhalten, dass sie Eltern-Ich-Reaktionen provozieren, beispielsweise dadurch, dass sie Absprachen nicht einhalten.

2.5 Latenzphase (6–12 Jahre; wieder belebt in EL$_2$) und Pubertät (12–19 Jahre)

Manche Menschen mit einer hebephrenen Struktur lernen ihre Sexualität öffentlich so einzusetzen, dass sie dafür Beachtung ernten, oder aber um die Energie abzulassen, die sie durch das Unterdrücken ihrer Wut gesammelt haben. Sie sind sich meistens ihrer sexuellen Bedürfnisse bewusst, unterdrücken sie aber, denn sie erleben sie genauso wie andere Bedürfnisse als schlecht. Durch ihre Neigung zur Regression ist die psychologische Entwicklung dieser Personen und damit auch ihre körperliche Reifung verzögert. Bei Frauen tritt die Menstruation spät ein, Männer bekommen oft keine Ejakulation. Zumeist sehen Menschen mit einer hebephrenen Struktur sehr jung aus, und die sekundären Geschlechtsmerkmale sind mangelhaft entwickelt. In der Pubertät kommen dann häufig zum ersten Mal die Probleme ans Licht. In dieser Phase richten sich gesunde Kinder nach außen und lösen sich von ihren Eltern. Bei einer hebephrenen Entwicklung bedeutet das aber eine Bedrohung der (ungesunden) symbiotischen Beziehung zwischen Kind und Eltern. Aufgrund des starken Ausmaßes an Leugnung, wie es in der Familie systematisch eingesetzt wird, fehlt dem Kind die notwendige Information, um unabhängig von der Familie zurecht kommen zu können. Was zuhause wahr ist, scheint außerhalb der Familie nicht wahr zu sein und umgekehrt. Das Kind reagiert auf diese bedrohliche Situation mit Eskalation, beispielsweise durch epileptische Anfälle, Wutausbrüche oder andere bizarre Verhaltensweisen.

2.6 Spätere Persönlichkeitsmerkmale

Leugnung von Hunger

Der Mangel an Hungergefühlen ist das wichtigste diagnostische Kriterium. Wenn jemand mit einer hebephrenen Struktur gefragt wird, ob er Hungergefühle kennt, wird er zunächst von einer überangepassten Haltung aus zustimmend antworten. Wenn man jedoch weiter fragt, wie er denn weiß, dass er jetzt essen muss, dann kommen merkwürdige, vage Antworten wie: „Weil es jetzt Zeit ist zu essen" oder „Weil ich Kopfschmerzen bekomme". Ein Hungergefühl im Magenbereich kennen sie eigentlich nicht. Wenn sie eine Weile nichts gegessen haben, brauchen sie so viel Energie, um ihre Hungergefühle zu unterdrücken, dass sie schnell verwirrt werden und die Gefahr eines plötzlichen aggressiven Ausbruchs zunimmt. Deshalb ist es besser, ihnen zunächst etwas zu essen zu geben, wenn sie dabei sind, verwirrt zu werden.

Leugnung von Schmerz

Personen mit einer hebephrenen Struktur haben als Baby gelernt, Versorgung und Schmerz aneinander zu koppeln. Das ist eine sehr frühe und tief greifende Anpassung, aufgrund derer sie nicht lernen, Versorgung und Lust miteinander zu assoziieren. Schmerz ist für sie eine Art Befriedigung und nicht unangenehm. Sie vermeiden ihn nicht. Er hat für sie aber keine sexuelle Bedeutung, wie dies bei Masochismus der Fall sein kann. Sie können ihre Bedürfnisse nach Versorgung dadurch befriedigen, dass sie sich beispielsweise mit einer Zigarette verbrennen. Dieses bizarre Verhalten ist für andere uneinfühlbar. Viele Menschen mit einer hebephrenen Struktur beklagen sich darüber, dass sie sich unverstanden fühlen, und dass die Welt für sie unverständlich und fremd ist. Eine Folge der Leugnung des Schmerzes ist, dass sie auch keinen Unterschied zwischen positiver und negativer Zuwendung machen. Sie haben gelernt, alle Reize als befriedigend zu erfahren, ganz gleich, ob es sich um Versorgung oder Verwundung handelt. Manche haben zahllose Narben von Schnittwunden an den Armen. Selbstverstümmelung hat meist nicht das Ziel, sich zu beschädigen oder gar zu töten. Sie selbst geben zwei Gründe dafür an: Neugierde und Erregung. Weil sie so viele körperliche Gefühle leugnen, haben sie keine Ahnung, was sich in ihrem Inneren abspielt. Sie suchen sehr konkret danach, indem sie sich beispielsweise ihre Arme aufschneiden, bis Blut herauskommt. Wenn sie das Blut sehen, werden sie erregt und sind begeistert. Sich zu schneiden ist für sie eine positive Zuwendung, weil es für sie keinen Unterschied zwischen Lust- und Unlustgefühlen gibt. Dies ist einschneidender als der masochistische Mechanismus, den beispielsweise Menschen mit paraphrener Struktur haben: Diese Menschen haben geradezu Angst vor Schmerz und setzen Masochismus als Kontrollmechanismus ein. Hebephren Strukturierte haben im Gegensatz dazu gerade keine Angst vor Schmerzen und zeigen kein Vermeidungsverhalten. Eine Veränderung ihres Verhaltens ist eher die Folge von Langeweile, als dass es mit Vermeidung zu tun hat. Vermeidungsverhalten entsteht bei normaler Entwicklung wahrscheinlich zwischen der 6. und 12. Woche. Es gibt Hinweise aus Tierversuchen, dass wenn in dieser kritischen Periode Schmerz und Lustgefühle gleichzeitig anwesend sind, sie auch später miteinander verbunden bleiben und nicht mehr zu entkoppeln sind (Harlow, 1958, 1962; Harlow et al., 1966). Möglicherweise ist dies auch bei Personen mit hebephrener Struktur der Fall.

Mehrere Patienten mit hebephrener Struktur haben probiert, ausschließlich Schmerz zu erfahren, indem sie sich schwere elektrische Schläge zugefügt haben. Sie konnten jedoch ein Lächeln nicht verheimlichen und erlebten die Schmerzen als eine Art von Lust. Dies ist auch der Grund dafür, dass sie psychologische Spiele einsetzen, die ja bei allen Beteiligten zu unangenehmen Gefühlen führen. Sie verstehen nicht, warum andere Menschen ihnen dann aus dem Weg gehen. Bei diesen psychologischen Spielen geht es darum, wer die Unlustgefühle erfährt.

BEISPIEL: *Eine Patientin bespricht ihre sexuellen Probleme und findet, dass es an der Zeit ist, eine Beziehung mit einem Mann einzugehen. Sie ist schon jahrelang in Behandlung, und es sieht wirklich so aus, als ob sie reif dazu wäre. Sie hat schon viel Information über Sexualität gesammelt und neue Anpassungen gelernt. Sie ist so weit, jetzt auch sexuelle Erfahrungen zu machen.*
Eines Tages erzählt sie, dass sie den Vorschlägen des Therapeuten folgend Kontakt mit einem Mann gehabt hat. Der habe sie jedoch geschlagen und misshandelt. Ihrer Erzählung nach sieht es so aus, als ob sie nichts falsch gemacht habe, und dass sie nicht wissen konnte, dass dieser Mann für sie gefährlich sein konnte. Sie wirkt aufgeregt und sagt, dass sie nicht mehr in Kontakt mit ihren sexuellen Gefühlen sei. Sie sagt auch, dass sie jetzt so ängstlich sei, dass sie ihre sexuellen Gefühle ausgeschaltet habe, und dass sie die nächsten Monate nicht mehr daran denken möchte. Nachdem zuvor viel Zeit und Energie für sie aufgebracht wurde, ist jetzt die Frage, wer auf den Unlustgefühlen sitzen bleibt, sie oder der Therapeut.

Dieses Beispiel zeigt, dass es für den Patienten keine Rolle spielt, wer auf den Unlustgefühlen sitzen bleibt: Ebenso wie ein Baby von drei Monaten, das in seiner Erlebniswelt nicht von seiner Mutter getrennt ist, machen Hebephrene auch keinen Unterschied zwischen ihren eigenen Gefühlen und denen der Eltern oder der Elternfiguren. Auch können diese Personen häufig auf eine unglaublich extreme Art und Weise ihre körperlichen Prozesse beeinflussen. Wenn sie mit einer seltsamen Geschichte über etwas Körperliches ankommen, ist es ratsam, dies nicht sofort als Äußerung ihrer psychotischen Erlebniswelt zu sehen, sondern dem nachzugehen, was daran wirklich stimmen könnte.

BEISPIEL: *Ein junger Mann mit hebephrener Struktur klagte über ein seltsames Gefühl in seinem Bauch. Man wusste von ihm, dass etwas Schlimmes vorliegen konnte, wenn er über etwas klagte. Bei der medizinischen Untersuchung zeigte er alle Symptome einer akuten Blinddarmentzündung wie Schmerzen, Schwellungen, muskuläre Abwehr und Fieber. Als er ins Krankenhaus kam, waren alle Beschwerden verschwunden, sodass der Chirurg sich weigerte zu operieren.*

Es wurde deutlich, dass dieser Patient aus Angst vor der Aufnahme ins Krankenhaus alle Schmerzen „weggedrückt" hatte. Der Therapeut, der ihn begleitete, wusste ihn davon zu überzeugen, dass er die Schmerzen wieder zulassen musste. Zehn Minuten später waren alle Schmerzerscheinungen wieder da, und er wurde sofort operiert. Bei der Operation wurde ein entzündeter Blinddarm gefunden, der dabei war durchzubrechen.

Patienten mit hebephrener Struktur können auch andere erlernte Gefühle wie die Empfindung von heiß oder kalt auf hohem Niveau abspalten.

Leugnung von Wut

Häufig hört man von Personen mit hebephrener Struktur, dass sie nie wütend sind. „Ich wütend – worüber sollte ich wütend sein? Ich mag jeden und jeder mag mich." Solche typischen Reaktionen klingen sehr naiv und übertrieben. Dieses Verhalten entsteht, wenn ein Baby von den ersten Lebensmonaten an gelernt hat, lieb und nicht lästig zu sein, und wenn dies auch später in der Familie systematisch verstärkt wird. Befremdendes Lachen wird häufig anstelle der geleugneten Wut gezeigt, bis es plötzlich – scheinbar unerwartet – zu einem Wutausbruch kommt.

Leugnung von Traurigkeit

Menschen mit einer hebephrenen Struktur fühlen sich eher selten traurig oder depressiv. Das lernen sie meist erst während ihrer Behandlung kennen.

BEISPIEL: *Eine Patientin rief einmal in Panik an, um zu erzählen, dass sie ein so schreckliches Gefühl habe. Bei Nachfrage sah es am ehesten nach einer leichten Depression aus. Als man ihr das sagte, wurde sie unglaublich wütend und wollte wissen, warum ihr das passieren müsse, während sie dabei war, gesund zu werden. Sie musste zwischen dem Akzeptieren ihrer Depression oder dem Zurückfallen in ihre hebephrene Pathologie wählen.*

Traurigkeit ist das Gefühl, das Hebephrene am häufigsten shiften (delegieren).

Struktur des Kind-Ich-Zustandes

Menschen mit einer hebephrenen Struktur haben gelernt, bestimmte Teile ihrer Innenwelt voneinander und von der Außenwelt abzuspalten. Dieses Spalten hilft ihnen, ihren Leugnungsmechanismus aufrechtzuerhalten. Sie haben ihre Kind-Ich-Zustände in zwei Teile gespalten, die sie sorgfältig voneinander getrennt halten. Der eine Teil umfasst das liebe, überangepasste, verführerische, anziehende, oberflächliche und naive Kind, das sexuelle Gefühle kennt. Der andere Teil umfasst den Hunger, den Schmerz, die Wut und die Traurigkeit. Dieser Teil wird vollständig abgespalten, um überleben zu können. Sobald Hebephrene hiermit in Kontakt kommen, neigen sie zu impulsivem, mörderischen oder suizidalen Verhalten. Diese zwei Teile werden voneinander getrennt gehalten durch einen Zwischenbereich mit befremdendem Lachen, Wortspielereien, Reime-Schmieden und Verwirrtheit. Dieses Verhalten ist ein Zeichen dafür, dass es ihnen schwer fällt, die Trennung noch länger aufrechtzuerhalten. Gelingt es ihnen auf diese Art und Weise nicht, dann setzen sie einen weiteren Mechanismus ein, nämlich Agitiert-Sein.

Sie erleben dies als ein intensives Gefühl, das einem elektrischen Kribbeln ähnelt. Dies ist ein weiteres wichtiges Signal dafür, dass ein Durchbruch in den wütenden, mordlustigen Teil ihres Kind-Ichs droht, aus dem heraus sie sehr gewalttätig werden können. Ihr Verhalten sieht wie ein paranoider Wutanfall aus, ist aber viel gefährlicher. In einem solchen Moment machen sie keinen Unterschied mehr zwischen Menschen und Dingen und haben überhaupt keine Hemmungen, jemanden zu verletzen oder gar umzubringen. Sie schlagen einen Menschen dann genauso leicht zusammen wie einen Stuhl. Besonders für Frauen sind sie in solchen Momenten sehr gefährlich, da ihre Aggression insbesondere auf Mutterfiguren gerichtet ist. Auch was die Erinnerung anbelangt sind beide Teile vollständig getrennt. Aus dem einen Teil heraus leugnen sie im Nachhinein, was sie aus dem anderen Teil heraus getan haben.

Die Struktur des Kind-Ichs (der Kind-Ich-Zustände) sieht wie folgt aus (Abb. 36):

lieb, überangepasst, ängstlich ← → Leugnung von Hunger, Schmerz, Traurigkeit, Wut

→ befremdendes Lachen

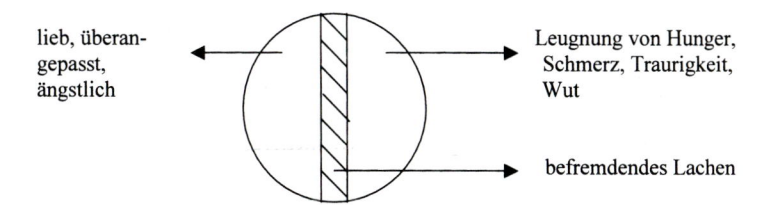

Abb. 36: Hebephrene Struktur: Funktionale Kind-Ich-Zustände im K_2

Manchmal werden die zwei Teile weiter aufgespalten, und es entstehen mehrere Teilpersönlichkeiten, jede mit ihren eigenen Merkmalen, ihrer Erlebniswelt und ihren Erinnerungen.

Gesamte Persönlichkeitsstruktur

Die beschriebenen Spaltungsprozesse setzen sich in der Bildung von zwei getrennten Eltern-Ich-Systemen fort, wie in Abb. 37 wiedergegeben.

Das eine Eltern-Ich-System behauptet, dass die Person sterben muss, sobald sie mit einem der abgeschlossenen Gefühle wie Schmerz, Hunger, Wut oder Traurigkeit in Verbindung kommt. Dieser *mörderische Elternteil* umfasst eine Reihe von Botschaften, die für einen Außenstehenden unwichtig erscheinen, jedoch für den Kind-Ich-Zustand einer Person mit hebephrener Struktur sehr wichtig sind. Nehmen wir beispielsweise den Ausspruch: „Wir wollen hierüber nicht mehr sprechen." Das bedeutet für eine solche Person, dass sie sterben wird, wenn sie doch darüber spricht. Die Bedeutung von solchen Botschaften ist also viel größer, als es die Worte vermuten lassen. *Das andere Eltern-Ich-System* steht in Kontakt mit dem freundlichen, verführerischen, überangepassten, lieb-süß-naiven Teil des Kindes. Es umfasst nutzlose, einfältige Informationen und spricht häufig in *Klischees*, beispielsweise „Weisheit kommt mit den Jahren" oder „Wer was aufbewahrt, der hat was davon" oder „Wenn du nicht freundlich sein kannst, dann sag lieber nichts". Manchmal sind die Klischees nicht einmal zutreffend. Wenn man aus einem religiösen Milieu kommt, sitzen in diesem Elternteil auch häufig oberflächlich-religiöse Botschaften. – Beide Eltern-Ich-Systeme haben kaum innerlichen Zusammenhang. Sie sind sozusagen zerbröckelt. Das

einfältiges EL
("sweet and silly"),
klischeehaft, u.U.
oberflächlich
religiös

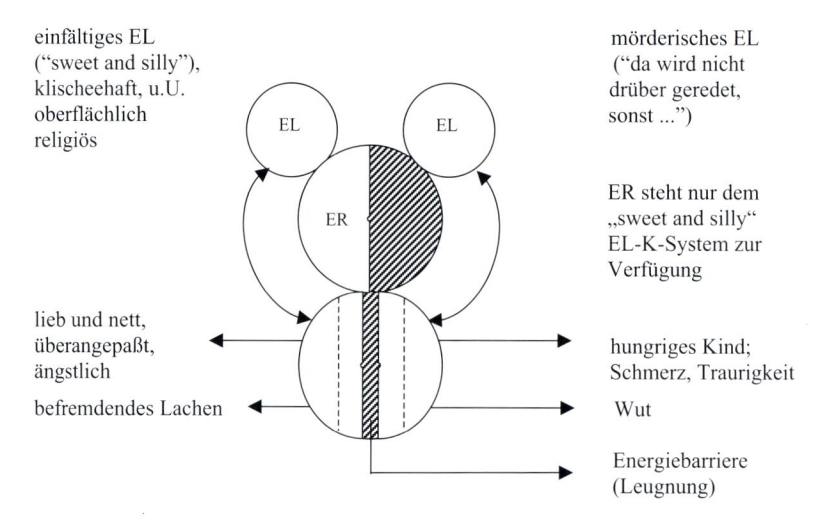

mörderisches EL
("da wird nicht
drüber geredet,
sonst ...")

ER steht nur dem
„sweet and silly"
EL-K-System zur
Verfügung

lieb und nett,
überangepaßt,
ängstlich

hungriges Kind;
Schmerz, Traurigkeit

befremdendes Lachen

Wut

Energiebarriere
(Leugnung)

Abb. 37: Hebephrene Persönlichkeitsstruktur: Funktionale Ich-Zustände

liegt daran, dass Menschen mit einer hebephrenen Struktur nicht davon ausgehen, dass Dinge logisch zusammenhängen; sie haben kein Problem mit widersprüchlichen, nicht zusammenpassenden Botschaften. Dass diese beiden Elternteile eine so zerbröckelte Struktur haben, hat den Vorteil, dass bei der Behandlung einzelne Stücke ungesunder Elterninformationen leicht durch andere, gesunde ersetzt werden können. Es wird nämlich nicht als gegensätzlich erfahren, dass neue Informationen nicht zum Rest des kranken Eltern-Ich-Systems passen. Es kann also nicht von einem logischen Eltern-Ich-System gesprochen werden, sondern es existieren viele Systeme nebeneinander. Gegensätze werden dadurch aufgelöst, dass sie in unterschiedliche Teile aufgespalten werden, die dann sozusagen ihr eigenes Leben führen.

2.7 Behandlung

Allgemeine Grundsätze

Bei der Behandlung von Patienten mit hebephrener Struktur sollte man bedenken, dass man es mit Menschen zu tun hat, die eine stark abweichende Erlebniswelt haben. Sie leben in einer Welt ohne Hunger und Schmerz, und sie sind imstande, verschiedene Körperprozesse zu beherrschen. Sie erwarten nicht, dass die Welt auf eine logische, vorhersehbare Art und Weise funktioniert. Was in einem Moment wahr ist, kann im nächsten schon nicht mehr wahr sein. In ihrem Erleben gibt es keine allgemein gültige Realität; sie wird durch denjenigen, der in diesem Moment die Macht hat, besonders über das Essen, bestimmt. Das bedeutet, dass der Therapeut nicht von seinen eigenen Erfahrungen und seinem eigenen Einfühlungsvermögen ausgehen kann, um zu verstehen, was der Patient erlebt. Außerdem haben Menschen mit dieser Struktur die Fähigkeit, haarscharf genau einzuschätzen, was der Therapeut von ihnen erwartet, um sich dann wie ein Chamäleon anzupassen. Aus dieser überangepassten Position heraus spielen sie das so genannte *Erwartungsspiel*, indem sie versuchen, den Therapeuten in seinen Eltern-Ich-Zustand zu bringen, um sich dann an seine Erwartungen anzupassen. Auf diese Weise schaffen sie ein sinnloses und destruktives Verhaltensmuster, das auf den Erwartungen – oder auf den fantasierten Erwartungen – des Therapeuten basiert. Sie sind nicht im Kontakt mit dem, was ihr eigenes Kind-Ich braucht. Anschließend machen sie sich aus der „Ich bin nicht o.k., ha-ha-ha"-Position über ihn lustig, um so ihre Unlustgefühle an ihn weiterzugeben (shiften).

Beispiel: Eine Patientin sollte nach Indien reisen, um dort jemanden abzuholen. Sie war schon weit fortgeschritten in ihrer Behandlung. Auf dem Flughafen wird ihre Tasche mit Pass, Ticket und Geld gestohlen. Das Gepäck war schon aufgegeben, aber sie hatte ihr Ticket nicht und *konnte also nicht mit fliegen. In Sommerbekleidung musste sie sich im winterlichen New York neue Papiere besorgen, um doch noch ihre Reise fortsetzen zu können. Täglich hatte sie telefonischen Kontakt mit der Einrichtung, in der sie behandelt wurde. Da sie überhaupt keine warme Kleidung bei sich hatte, wurde ihr sofort Geld geschickt. Nach einigen Tagen stellte sich zufällig heraus, dass sie noch 500 $ in Travellerschecks bei sich hatte, die sie mitgenommen hatte, um sie in Indien umzutauschen. Sie hatte die Schecks nicht angerührt und blieb in ihrem Sommerkleid, da man ihr gesagt hatte, die Schecks erst in Indien zu gebrauchen.*

Um nicht auf dieses Erwartungsspiel hereinzufallen, muss man bei der Behandlung immer wieder nachvollziehen, was die Motivation des Patienten ist, etwas zu tun. Hierbei kann man beispielsweise folgende Vorgehensweise anwenden:

Den Patienten bitten, *alle Erwartungen aufzuschreiben*, von denen er denkt, dass der Therapeut sie in Bezug auf den Patienten hat. Dann soll er alle Informationen aufschreiben, die er in diesem Zusammenhang vom Therapeuten bekommen hat, was dieser präzise gesagt hat und in welchem Zusammenhang. In einem weiteren Schritt muss er überprüfen, ob die Erwartungen, von denen er ausgegangen ist, mit der Realität übereinstimmen. Wenn dies nicht der Fall ist, muss er den Therapeuten fragen, was dessen Erwartungen in Wirklichkeit sind. Schließlich muss er benennen, warum er sich an die Erwartungen anpassen will oder warum nicht. – Wenn der Therapeut mit einem Patienten einen *Non-Aggressions-Vertrag* abschließt, dann geschieht dies zumeist in der Absicht, seine eigene Sicherheit zu garantieren. Die Motivation des Patienten kann aber eine andere sein, beispielsweise die, dass er bei Gewalttätigkeit weniger positive Zuwendung bekommt. Die Motivation des Patienten unterscheidet sich dann von der des Therapeuten, und das ist wichtig. Denn wenn die Motivationen gleich sind, dann ist es für den Patienten schwieriger, eine Grenze zwischen sich und dem Therapeuten zu ziehen. Auch die Separation der Gefühle des Patienten und des Therapeuten ist wichtig. Der Patient muss lernen, dass er jemand anders ist und andere Gefühle hat als der Therapeut. Damit ist er bei der Problematik angekommen, die zu einem neunmonatigen Kind passt. In diesem Alter merkt ein Kind nämlich, dass es einen Unterschied zwischen ihm und seiner Mutter gibt. Das Beispiel des Erwartungsspiels macht deutlich, dass Patienten mit einer hebephrenen Struktur dazu neigen, Unlustgefühle wie Wut und Traurigkeit an den Therapeuten weiterzugeben. Solange das nicht aufgelöst ist, ist es vernünftig, keine enge Beziehung mit ihnen einzugehen und Situationen, in denen sie den Therapeuten verletzen können, zu vermeiden. Wie aus dem Vorangehenden deutlich wird, spielt in der Behandlung bei Patienten mit dieser Struktur das Durchbrechen der Passivität und der Überangepasstheit eine wichtige Rolle. Ein anderer wichtiger Punkt ist, dass diese Menschen Probleme (mit ihren Gefühlen, Mitmenschen und sich selbst) lösen, indem sie sie verleugnen. Sie tun dies durch Spalten und dadurch, dass sie sehr extrem reagieren, also extrem angepasst, lieb und nett oder extrem gewalttätig sind. Die Behandlung muss darauf abzielen, extreme Positionen zu vermeiden und die verschiedenen Teile wieder miteinander in Kontakt zu bringen und zu integrieren. Dies muss sehr langsam, Schritt für Schritt, geschehen. Extreme therapeutische Prozeduren, die der Leugnung und der Spaltung in die Hand arbeiten könnten, sind deshalb zu vermeiden.

Im Unterschied zu den meisten anderen Persönlichkeitsstörungen ist es nicht ratsam, Hebephrene im Zusammenhang mit einer *Regressionstherapie* aufzufordern, ihr Eltern-Ich-System auf ein Mal „auszuschalten" (Decathexis). Dies würde nämlich in ihre Pathologie passen, Probleme zu verdrängen. Besser ist es, sie aufzufordern, „Platz zu machen" für einen neues Eltern-Ich-System. Ein neues und ein altes Eltern-Ich-System können dann zunächst nebeneinander bestehen, worauf das neue langsam den Platz des alten einnimmt.

Bevor man mit einer Regressionstherapie beginnt, müssen drei Bedingungen erfüllt werden:

a. Der Patient muss sich als eigenständiges Individuum und separat von anderen erleben. Wenn dies noch nicht der Fall ist, kann der Patient in die Pathologie des drei Monate alten Babys zurückfallen und darin stecken bleiben. Und bis heute ist nicht bekannt, wie man jemanden hieraus wieder zurückholen kann. Eine solche *pathologische Regression* kann sich spontan einstellen; wahrscheinlich ist dies ein Mechanismus, der unbeabsichtigt auch in psychiatrischen Einrichtungen auftritt und zur schier unkorrigierbaren Chronifizierung von Patienten wesentlich beiträgt.

b. Der Leugnungsmechanismus muss so weit abgebaut sein, dass der Patient im Kind-Ich-Zustand beide bisher gespaltenen Teile gleichzeitig erfahren kann, also sowohl Angst auf der einen und Traurigkeit, Wut und Schmerz auf der anderen Seite; und es muss ihm deutlich sein, dass Unlustgefühle sich von Lustgefühlen unterscheiden.

c. Das Erwartungsspiel muss aufgelöst sein. Der Patient muss angeben können, was seine eigenen inneren Motive sind, etwas zu tun oder zu lassen.

Die Regressionstherapie beginnt damit, erst einmal die Persönlichkeit von einem Alter von neun Monaten an aufzubauen. Ziel ist, die gewollte Trennung zu etablieren. Erst später wird dann der jüngere Teil (ab drei Monaten) behandelt. Wichtig ist dabei, dass der gesunde Versorgungszyklus: Unlust – Schreien – Reaktion der Mutter – Lust – Befriedigung doch noch gelernt wird.

Bedürfnisse

Die Leugnung der Bedürfnisse nimmt einen zentralen Platz ein, besonders die Leugnung des Bedürfnisses zu essen. Viele Hebephrene haben Probleme mit dem Essen. Dies kann sich in allen möglichen Formen wie Anorexie, Bulimie oder dem Essen von merkwürdigen, nicht essbaren Dingen äußern. Deswegen ist es wichtig, darauf zu achten, dass sie regelmäßig und gezielt essen. Dafür ist häufig viel Druck und Konfrontation nötig, auch über längere Zeit. Das Essen erfahren sie als lebensbedrohlich, und sie werden auf verschiedenste Art und Weise versuchen, dies zu vermeiden. Das ist einer der wichtigen Punkte, in denen der Therapeut bereit sein muss, einen Streit einzugehen und nicht nachzugeben. Wenn sie während ihrer Behandlung wieder ihr Bedürfnis zu essen erfahren konnten, Hunger fühlen und hierauf mit Essen reagieren, dann fühlen sie danach häufig Wut hochkommen. Der Abbau der Leugnung geht Hand in Hand mit dem Freiwerden von verdrängten Emotionen. Umgekehrt kann das Sich-Weigern zu essen darauf hinweisen, dass der Patient wütend ist und dadurch, dass er nicht isst, hochkommende Wutgefühle zu vermeiden sucht.

Das Erleben von Hungergefühlen und ihrer Befriedigung kann als Stimulation dienen, um sich anderer Bedürfnisse bewusst zu werden, wie des Bedürfnisses nach körperlichem Kontakt und Versorgung, des Bedürfnisses nach Raum und Bewegung. Wie weiter oben schon beschrieben ist es wichtig, dass diese Personen lernen, selbst anzugeben, dass sie ein Bedürfnis haben, bevor seitens der Umgebung reagiert wird. Viele Menschen mit einer hebephrenen Struktur haben während ihrer Behandlung ein starkes Bedürfnis zu saugen. Manchmal ist hierfür einiges an Erfindungsgeist nötig, um dieses Bedürfnis auf eine gesellschaftlich annehmbare Art und Weise zu befriedigen.

BEISPIEL: *Eine Frau mit hebephrener Struktur, die Medizin studiert, musste an vier Tagen in der Woche anderthalb Stunden hin und zurück zur Universität fahren. Während dieser Zeit saugte sie an einem Schnuller. Dies fiel dermaßen auf, dass andere Autofahrer sie anstarrten. Deshalb machte sie ein Schild, das sie hochhielt, wenn andere Menschen sie anschauten, auf dem stand: „Bin gerade dabei, mit Rauchen aufzuhören."*

Gefühle

Die brave, freundliche, überangepasste Seite ihrer gespaltenen Persönlichkeit wird von diesen Patienten als das „echte Selbst" angesehen. Dieser Teil kennt wenig Originalgefühle. Er lädt Therapeuten gewöhnlich zu einer überschießend starken positiven Gegenübertragung ein, die sich aber aufgrund der hochgradig eingeengten Bindungsfähigkeit Hebephrener als Falle erweisen und zu massiven Frustrationen führen kann.

Wenn sich Hebephrene ihrer Originalgefühle bewusst sind, dann sind es häufig die Gefühle der anderen Seite, die nicht als „Selbst" angesehen werden.

Das befremdende Lachen und das Agitiert-Sein sind Anzeichen, dass die Energie sich zu verschieben droht zum mordlustigen Teil hin, in dem Wut und Traurigkeit liegen.

Um einem plötzlichen Ausbruch vorzubeugen ist es wichtig, frühzeitig auf dieses befremdende Lachen und das Agitiert-Sein zu reagieren, das Agitiert-Sein zu stoppen und zu fragen, was los ist, wovor der Patient Angst hat, und was er braucht.

Während der Behandlung muss der Patient Schritt für Schritt lernen, welche körperlichen Signale ihm verdeutlichen, dass er ein bestimmtes Gefühl hat, und wie er dieses Gefühl auf eine adäquate Art äußern kann. Er muss lernen, verschiedene Gefühle miteinander in Verbindung zu bringen und sie alle als Teil von sich selbst zu erleben, anstatt diese Gefühle abzuspalten. Es kann schwierig sein, den Patient hierzu zu motivieren, da er das Nicht-Fühlen bestimmter Gefühle nicht als Problem erlebt.

Denken

Das Denken von Menschen mit hebephrener Struktur zeichnet sich durch ein hohes Maß an Leugnung aus. Sie leugnen die Existenz von Stimuli (körperliche Wahrnehmungen, Unlust, Hunger), die Bedeutsamkeit von Stimuli und die Existenz von Problemen. Ein hohes Niveau an Leugnung geht mit viel Informationsverlust einher. Das bedeutet, dass diese Menschen enorme Wissenslücken haben, wie die Welt funktioniert. Sie selbst erleben dies anfangs nicht als Problem. Sie erwarten keinen logischen Zusammenhang. Für sie ist die Wirklichkeit ein Puzzle, in dem ein großer Teil der Stücke fehlt. Die fehlenden Stücke werden nicht bemerkt oder vermieden und eventuell mit Fantasien ausgefüllt. Eine gute Art, diese Löcher auszufüllen, ist ein *Leseprogramm* wie das Folgende:

Ein Patient bekommt die Aufgabe, eine halbe Stunde pro Tag in einem Buch oder in einer Zeitung zu lesen. Am Anfang am liebsten auf einem einfachen Niveau, beispielsweise ein Kinderbuch, das nicht zu schwierig ist. Die Wörter, deren Bedeutung er nicht weiß, muss er heraussuchen. Anschließend bespricht er das, was er gelesen hat, mit jemand anderem und überprüft, ob er alles gut verstanden hat. So entdeckt er, welche Informationen fehlen, und was er nicht wahrgenommen hat. Hierbei ist es wichtig, dass er dies auch in anderen Situationen anwendet und auch da seine Lücken und Leugnungen bemerkt und Zusammenhänge zu erkennen lernt. Das hohe Niveau an Leugnung, das schon seit der Geburt angelernt ist, hat auch auf die Entwicklung des Zentralnervensystems Einfluss. Die normale Entwicklung der neurologischen Organisationsmuster, beispielsweise für das Ausführen bestimmter koordinierter Bewegungen, ist anscheinend gestört. Dies bezieht sich vor allem auf die neurologischen Organisationsmuster, bei denen Information zwischen der linken und der rechten Gehirnhälfte ausgetauscht werden muss: Reize erfahren – ähnlich split-brain-Patienten (Mandell und Geyer, 1986) – keine Generalisierung über das Corpus callosum in die beiden Hirnhemisphären (persönliche Mitteilung von J. L.

Schiff). Die neurologischen Übungen, die von Doman (1974) entwickelt wurden, scheinen auch für Menschen mit einer hebephrenen Struktur sehr nützlich zu sein. Diese Übungen helfen, Leugnungen abzubauen und die Trennung zwischen verschiedenen abgespalteten Teilen der Persönlichkeit aufzuheben. Dies bringt sie in Kontakt mit verdrängten Unlustgefühlen aus der Vergangenheit.

Verhalten

Das Verhalten der Patienten mit einer hebephrenen Struktur ist häufig unvorhersehbar und uneinfühlbar. Solange sie aus der überangepassten Position reagieren, tun sie nur das, was von ihnen erwartet wird. Es ist dann nicht deutlich, was ihre eigenen Motive sind. Ihr Verhalten kann plötzlich in unerwartet aggressives Verhalten umschlagen. Deshalb muss der Therapeut auf der Hut sein und auf Signale wie Kichern und Agitiert-Sein achten, die darauf hinweisen, dass der Patient von der einen Seite seines Kind-Ichs in den anderen hinüber zu rutschen droht. Während der Behandlung ist es wichtig, dass der Patient selber lernt zu entdecken, dass etwas los ist, dass er ein bestimmtes Bedürfnis hat – und etwas unternimmt, um dieses Problem zu lösen. Der Therapeut muss darauf achten, dass er nicht auf das Erwartungsspiel hereinfällt. Er tut dies, indem er dem Patienten beibringt, sein Verhalten in Verbindung mit eigenen inneren Bedürfnissen zu bringen. Ein anderer wichtiger Aspekt, der aufgelöst werden muss, wenn die Therapie Erfolg haben soll, ist das Leugnen. Wenn der Patient nach einer Therapiesitzung alles Gelernte wieder leugnet, ist der Effekt gleich Null. Wenn der Patient nach der Sitzung nicht alles leugnet, aber die Absprachen um 180° verdreht, dann hat die Therapie sogar einen entgegengesetzten Effekt. In solchen Fällen kann es sinnvoll sein, den Patienten eine Liste der getroffenen Absprachen anfertigen zu lassen. Täglich bespricht er dann diese Liste mit seinem Therapeuten. Er berichtet dann, was er erledigt hat, was das Resultat war und was an der Liste verändert werden kann. Der Therapeut unterzeichnet dann die Liste – jeden Tag aufs Neue.

Berühren, Essen und Trinken nehmen in dieser Liste einen wichtigen Platz ein. Wenn dies nicht darin vorkommt, können Patienten sich psychotisch machen. Sie sagen dann beispielsweise: „Ich habe keinen Körper, ich habe keine Arme, ich weiß eigentlich nicht, ob ich existiere." Durch Berührung und Essen lernen sie, wieder eine Grenze zwischen innen und außen zu ziehen, und so verschwindet die Psychose.

3. Die paraphrene Persönlichkeitsstruktur

Eine *paraphrene Struktur* entsteht in der Zeit zwischen drei und sechs (bis neun) Monaten nach der Geburt. In dieser Zeit wird für das Kind eine Stimulation aus der Umgebung immer wichtiger. Neben der Befriedigung der primären körperlichen Bedürfnisse wie Essen und Trinken sucht ein Kind nun auch nach Befriedigung der Bedürfnisse an lustvollem körperlichem Kontakt. Dieses Bedürfnis ist genauso wichtig wie das Bedürfnis nach Sauerstoff, Essen und Trinken (Montagu, 1980). Die Bindung an den primären Versorger wird hierdurch vertieft und verstärkt. Meistens ist der primäre Versorger die Mutter, aber es kann auch jemand anderes sein; sogar ein Tier (Lorenz, 1935; Bowlby, 1969). Diese Bindung hat eine wichtige Überlebensfunktion und ist so wichtig für den Menschen, dass sie erblich vermittelt wird (Bowlby, 1969; De Wilde, 1983). Ein Kind, das sich an einen primären Versorger bindet, hat eine größere Überlebenschance als ein Kind, das sich nicht gebunden hat. Eine Mutter kann ihr Kind vor Gefahren beschützen, verschafft Nahrung, Wärme, Sicherheit und freudiges Erleben (Bowlby, 1969). Augenkontakt und Körperkontakt sind bei dieser Bindung wichtig.

Harlow (1958; 1962) leitete dieses Bedürfnis nach Körperkontakt aus einem Experiment ab, das er mit Rhesusaffen durchführte. Er ließ diese Affen mit zwei verschiedenen Arten von künstlichen Müttern aufwachsen; die eine war aus Metallgittern gemacht und gab Milch; die andere war schön warm und weich, gab aber keine Milch. Auffallend war, dass die Affen die weiche Kunstmutter lieber hatten, besonders wenn Gefahr drohte. Sie gingen nur zur Drahtmutter, wenn sie trinken wollten.

Wenn das Bedürfnis an angenehmen Körperreizen nicht befriedigt wird, beispielsweise durch eine plötzliche Trennung zwischen Mutter und Kind, dann entstehen Symptome wie Angst, Traurigkeit, Weigerung, Kontakt einzugehen, starre Mimik, träge Bewegungen, Gewichtsverlust (Anorexie), Schlaflosigkeit und verlangsamte Entwicklung. Dieses Syndrom, auch *anaklitische Depression* genannt (Spitz und Wolf, 1946), kann sich zurückbilden, wenn das Bedürfnis nach Körperkontakt wieder befriedigt wird – und sei es auch durch jemand anderen als die biologische Mutter. Wird das Bedürfnis nach persönlichen, angenehmen Körperreizen von Beginn an nicht befriedigt, weder in der kritischen Phase von drei bis sechs Monaten noch danach, dann entsteht ein Bild, das einer chronischen anaklitischen Depression ähnelt.

3.1 Schlüsselkonstellation (3–6 Monate; regressiv wieder belebt in K_1)

Traumatisches Entstehungsmuster

Die primär versorgende Person (Mutter) wird während dieser Phase hospitalisiert, oder sie stirbt.

Chronisch unterstimulierende Umgebung

Die Situation dieser Schlüsselkonstellation ist beispielsweise Folgende:

Ein Baby von ungefähr vier Monaten liegt in einem außerordentlich sauberen Bettchen in einem sauberen Kinderzimmer, in dem keine Gardinen, keine Bilder und kein Spielzeug sind. Dem Kind fehlt es nicht an Essen und an sauberer, warmer Kleidung, wohl aber an persönlicher und körperlicher Zuwendung der Mutter und an einer angenehmen stimulierenden Umgebung. Ein Patient mit paraphrener Struktur erzählte hierüber Folgendes:

„Meine Mutter war viel krank, ohne dass sie das sich selber eingestanden hat. Sie weigerte sich, andere um Hilfe zu bitten. Kurz vor meiner Geburt sind meine Eltern und mein Bruder von 2½ Jahren umgezogen in eine Neubauwohnung. Davor wohnten sie bei meiner Oma. Mein Bruder verhielt sich nach dem Umzug so, dass meine Eltern alle Hände voll zu tun hatten, ihn festzuhalten; denn er lief, so klein er war, immer weg, um seine Oma zu suchen. Die Miete war hoch, und es blieb wenig Geld übrig, sodass nur das Allernotwendigste in meinem Zimmer war. Meine Mutter konnte die ganze Situation schlecht verkraften. Sie hat mich wie ein Roboter gefüttert und sauber gemacht. Sie tat nur das Allernotwendigste, und es ging keine Wärme von ihr aus. Sie war immer schon jemand, die Babys auf Abstand hielt. Mein Bruder hatte mehr Bindung zu seiner Oma als zu seiner Mutter. Mein Vater fand Babys arg verletzlich und vermied sie deshalb ebenfalls."

An eine solche Leere passen sich Menschen mit paraphrener Struktur an, indem sie *innere Stimulation* erzeugen. Sie machen im Gegensatz zu Menschen mit einer hebephrenen Struktur sehr wohl einen Unterschied zwischen ihrer inneren und der äußeren Welt. Sie passen sich an die externe Leere dadurch an, dass sie sie entwerten. Die Welt verliert dann für sie die Anziehungskraft, die sie gerade für Kinder in dieser Phase hat. Die Kinder zeigen keine Protestreaktion, wenn sie von der Mutter getrennt werden. Sie werden in einem solchen Fall nicht böse oder traurig wie Kinder, die eine Bindung eingegangen sind, sondern erscheinen vollkommen problemlos (Bowlby, 1969). Sie haben nie wirklich die positive Bedeutung einer Mutterfigur kennen gelernt und vermissen sie daher auch nicht. Ihre Erziehung zeigt viel Übereinstimmung mit dem Heranwachsen von Rhesusaffen, die nur eine künstliche Mutter hatten, die Milch gab, mehr jedoch nicht.

Diese Beschreibung entspricht Ainsworths unsicher-vermeidendem Bindungstyp A oder auch dem desorganisierten Bindungstyp D (Ainsworth et al., 1978; vgl. Crittenden, 1996).

3.2 Separations-, Individuations- und Explorationsphase (6–18 Monate; regressiv wieder belebt in ER₁)

In dieser Phase wird ein solches Kind wenig Aktivitäten entwickeln, um seine Umgebung zu erkunden. Die Welt ist für diese Kinder unattraktiv und unwichtig. Kommt aus dieser Welt dennoch etwas eindrucksvoll auf sie zu, dann können sie mit Angst und Wut reagieren. Sie lernen, Gefühle so zu äußern, dass die Umgebung dabei ohne Bedeutung bleibt. Im einen Fall wird Wut in Angst umgesetzt, im anderen Fall Angst in Wut. Das Ziel besteht immer darin, äußere Stimulation und äußere Einflüsse so weit wie möglich zu neutralisieren. In dieser Phase gibt es häufig entweder einen Mangel an Schutz oder eine übermäßige Beschützung durch die Eltern. Das Kind ist dann entweder ernsthaft gefährdet, ohne dass die Mutter eingreift, oder es bekommt überhaupt keine Chance, etwas zu unternehmen. In beiden Fällen wird es aufhören, die Welt zu erkunden.

3.3 Kooperations- und Trotzphase (18 Monate bis 3 Jahre; regressiv wieder belebt in ER₂)

In dieser Phase wird das normale Bedürfnis, die Welt zu untersuchen, weiter gebremst. Diese Kinder fragen nicht, warum etwas geschieht, überprüfen ihre Fantasien nicht an der Realität, bekommen auch keine Erklärungen und lernen nicht, in Kategorien von Ursache und Wirkung zu denken. Hierdurch bekommt die Welt für sie einen gefährlichen Charakter. Ihre Passivität und ihr Mangel an Interesse werden dadurch verstärkt. Wenn die Eltern übermäßig besorgt sind, können sie dem Kind alles wegnehmen und alles aufräumen, sodass es kaum noch etwas zu untersuchen gibt. Solche überbehütenden Eltern haben häufig selbst Angst, dass sie nicht wissen, was sie tun sollen, wenn ihrem Kind etwas zustößt. Außerdem ist die Mutter häufig selbst noch sehr bedürftig. Indem sie ihr Kind zu sehr versorgt, läuft sie Gefahr, mit ihren eigenen unbefriedigten Bedürfnissen an Versorgung in Kontakt zu kommen. Sie könnte darin in Konkurrenz mit ihrem Kind geraten. Um das dritte Lebensjahr herum können Kinder mit paraphrener Struktur negativ reagieren. Damit rufen sie negative Reaktionen bei anderen hervor. Diese negativen Reaktionen sind für sie wichtig, denn sie messen ihnen mehr Bedeutung zu als positiven Stimuli. Durch das Hervorrufen negativer Reaktionen wird das von ihnen ausgeblendete Bedürfnis an externer Stimulation schließlich doch noch teilweise befriedigt. Diese negative Zuwendung hat eine wichtige Funktion, denn das Wachstum des Nervensystems kann dadurch gefördert werden. Levine (1957, 1960) zeigte in einem Experiment auf, dass es für die Entwicklung des Nervensystems bei Ratten wenig ausmacht, ob die Stimulation positiv oder negativ ist. Er teilte Ratten in drei Gruppen auf; die eine Gruppe bekam positive Stimulation, die andere negative wie beispielsweise Stromstöße, und die dritte Gruppe bekam überhaupt keine äußere Stimulation. Nur die letzte Gruppe zeigte ein unterentwickeltes Nervensystem.

3.4 Ödipale Phase (3–6 Jahre; regressiv wieder belebt in EL_1)

Die Entwicklung der sexuellen Identität hängt in starkem Maße von den Fantasien ab, die ein Kind sich diesbezüglich inzwischen gemacht hat. Bei Personen mit paraphrener Struktur geht die Entwicklung der sexuellen Identität häufig Hand in Hand mit der Entwicklung eines *masochistischen Mechanismus:* Menschen mit paraphrener Struktur haben häufig Angst vor Schmerzen, da starke Schmerzreize ihre Abwehr durchdringen könnten, wodurch auch andere Unlustgefühle (wie Traurigkeit) erfahrbar werden. Die Entwicklung sexueller Gefühle kann ihnen helfen, Schmerzen zu neutralisieren, denn sexuelle Gefühle erhöhen die Schmerzschwelle und sind somit ein Mittel, Schmerzen zu neutralisieren und unter Kontrolle zu halten. Auf diese Weise können Sexualität und Schmerz aneinander gekoppelt werden, und es entsteht ein masochistischer Mechanismus. Emotionale Schmerzen können in dieser Phase vermieden werden, indem Dramatik, Aufregung und Spannung gesucht oder geschaffen werden. Deren physiologische Effekte zeigen viel Übereinstimmung mit den physiologischen Effekten von positiver Zuwendung. Solche Dramen sorgen für genügend externe Stimulation, womit die Aufmerksamkeit von depressiven Gefühlen und den ausgeblendeten Bedürfnissen abgelenkt werden kann. Menschen mit paraphrener Struktur können beispielsweise Dramen kreieren, in denen sie ihre Eltern provozieren, sie zu schlagen.

BEISPIEL: *Ein Patient mit paraphrener Struktur forderte als Kind seinen Vater immer wieder heraus, ihn zu schlagen. Es sah aus, als ob der Vater ihn misshandelte, aber der Junge wusste sehr gut, was sein eigener Anteil dabei war. Später entwickelte er auch hysterische Anfälle. Eine neurologische Untersuchung ergab keine Abweichungen. Der Neurologe dachte, dass der Junge von seinen Eltern misshandelt werde, weil er keine guten Schulleistungen erbrachte. Er riet den Eltern, weniger Druck auf ihn auszuüben und nochmals zurückzukommen, wenn das nicht helfen sollte. Dann würde er eine Lumbalpunktion vornehmen. Der Junge hörte prompt mit seinen Anfällen auf und ebenso mit dem Provozieren seines Vaters aus Angst vor dieser Lumbalpunktion. In dieser Zeit wurde ein Bruder geboren. Jeder dachte, dass die Geburt des Bruders der Grund war, weshalb der Junge mit seinen Anfällen aufhörte. Der Junge erzählte später, dass das Einstellen der Schläge für ihn bedeutete, dass seine Eltern ihn nicht mehr liebten. Er dachte, dass sie deshalb ein anderes Kind angenommen hätten. Er fühlte sich unglücklich, und der Verlust an körperlicher Zuwendung war für ihn so gravierend, dass er beschloss, nicht älter als 30 Jahre zu werden. Als er 29 Jahre alt war, unternahm er einen Suizidversuch, wonach er in Behandlung kam.*

3.5 Latenzphase (6–12 Jahre) und Pubertät (12–19 Jahre; wieder belebt in EL$_2$)

Menschen mit paraphrener Struktur zeigen häufig auffallend wenig Symptome. Auf den ersten Blick scheinen sie ziemlich normal zurechtzukommen. Aufgrund ihres äußeren Verhaltens ist es recht schwierig festzustellen, wie groß ihre innere Problematik oft ist. Diese innere Problematik wird erst deutlich, wenn ein Betroffener darüber berichtet.

Ein Patient erzählte beispielsweise Folgendes: „Als Kind hatte ich wenig Kontakt mit meinen Altersgenossen. Ich ging so wenig wie möglich auf den Schulhof, weil mich das Spielen nicht interessierte. Ich wusste auch nicht, wie man das macht. Ich fühlte auch keinen Wunsch, anders mit Menschen umzugehen. Oft lief ich außerhalb des Schulhofzaunes herum. Da lagen schöne Steine, und die hab ich lieb gehabt. Eines Tages schmiss eines der Kinder mit einem Stein nach einem Jungen, der dabei tödlich verunglückte. Ich kann mich noch vage erinnern an die große Panik, die dann entstand, ich selber war hauptsächlich mit dem Stein beschäftigt. Ich habe den Stein beschützt, ihm gut zugesprochen und dabei geweint. Ich begriff überhaupt nicht, warum die Menschen so aufgeregt waren. Ich dachte, wenn man tot ist, darf man unter vielen Steinen liegen. Das erschien mir sicher. Dann könnte man immer schlafen. Eigentlich war ich also eifersüchtig auf diesen Jungen."

3.6 Spätere Persönlichkeitsmerkmale

Äußerlich sind *wenig auffallende Symptome* bei Menschen mit paraphrener Struktur zu finden. Sie erscheinen sozial ausgesprochen angepasst, und niemand findet sie lästig. Die Art und Weise, wie sie mit anderen reden, ist häufig ironisch; so sorgen sie dafür, dass der Kontakt nicht all zu tief geht. Allerdings findet sich bei ihnen zumeist eine *sehr hartnäckige* und *schwer zu behandelnde Depressivität*. Sie haben ständig ein Gefühl innerer Leere, sind wenig beweglich und zeigen wenig Mimik. Sie ähneln am ehesten einem sechs Monate alten Baby, das kaum auf seine Umgebung reagiert. Es sieht häufig so aus, als ob sie in ihrem Leben wenig wichtige Dinge mitgemacht haben. Das kommt daher, dass sie dem, was um sie herum passiert, so wenig Bedeutung beimessen. Dinge zu tun, fällt ihnen schwer; wenn sie etwas tun, neigen sie zu einem bestimmten Grad von Zwanghaftigkeit. Sie tun sich leichter, mit Dingen als mit Tieren oder Menschen umzugehen. Sie können mit Dingen eine Art von Kontakt haben, wie andere das nur mit Menschen oder Tieren erfahren. Mit Dingen können sie bei sich Gefühle von Traurigkeit wachrufen. Wenn sie etwas sehr gerne haben wollen, können sie lange zögern, bevor sie es kaufen, da sie Angst haben, es wieder zu verlieren oder es zu zerbrechen.

Menschen mit hebephrener Struktur machen keinen Unterschied zwischen Dingen und Menschen; Menschen mit paraphrener Struktur machen diesen Unterschied sehr wohl; für sie haben gerade die Dinge mehr Bedeutung als die Menschen. Es kann aber auch vorkommen, dass bestimmte Tiere für sie mehr Bedeutung als Menschen haben. Möglicherweise haben sie früher bei diesen Tieren die Wärme erfahren, die sie bei ihrer biologischen Mutter vermisst haben.

Während hebephren Strukturierte unter den Personen mit krankem Eltern-Ich-System die potenziell gewalttätigsten sind, sind paraphren Strukturierte die *suizidalsten*; sie werden oft als Depression (fehl-)diagnostiziert, bisweilen auch als Colitis, da sie nicht selten Darmprobleme haben.

Wenn Paraphrene psychotisch sind, dann haben sie im Unterschied zu fast allen anderen Psychotikern oft eine gewisse *innere Distanz zu ihren Halluzinationen* („Das kann doch eigentlich gar nicht sein, was ich da sehe/höre!").

3.7 Behandlung

Allgemeine Grundsätze

Bei der Behandlung von Personen mit paraphrener Struktur muss man sich darüber im Klaren sein, dass man es mit Menschen zu tun hat, die stark den Einfluss anderer Menschen auf sich neutralisieren. Sie tun dies, um zu vermeiden, dass sie ihre ausgeblendeten Bedürfnisse und ihre depressiven Gefühle spüren. Dazu setzen sie verschiedene Verhaltensweisen ein, die zur Problematik späterer Entwicklungsphasen passen. Einmal können das *hysterische* und *zwanghafte*, dann wieder *paranoide* oder *soziopathische Mechanismen* sein. Der Therapeut muss diesbezüglich sehr aufmerksam sein, den Patienten mit diesen Kontrollmechanismen konfrontieren und ihn einladen und stimulieren, seine innere Welt in Worte zu fassen. Erst wenn er seine inneren Bedürfnisse, Gefühle und Gedanken in Worte bringt, wird deutlich, wie ernst seine Problematik ist und wie stark er leidet. Häufig haben einfache Korrekturen oder neue Informationen, wenn sie gut durchdringen, schon viel therapeutischen Effekt. Der Kontakt mit dem Therapeuten ist von essenzieller Wichtigkeit: Hand- und Augenkontakt, das Überprüfen von Fantasien und das Bitten um Erlaubnisse eignen sich gut, um eine enge und bedeutungsvolle Beziehung aufzubauen. Bei Menschen mit paraphrener Struktur können physiologische und neurologische Abweichungen vorkommen. Es ist möglich, dass das Nervensystem sich durch den frühen Mangel an externer Stimulation langsamer oder weniger differenziert entwickelt hat. Das körperliche Abwehrsystem kann verstärkt sein, um zu vermeiden, dass man krank wird und sich versorgen lassen muss.

Behandlung   189

Jemand mit paraphrener Struktur wird viel eher dazu neigen, andere zu versorgen und jegliche Situation unter Kontrolle zu halten, als sich selbst von anderen versorgen zu lassen.

Bedürfnisse

Patienten mit paraphrener Struktur tun sich schwer damit, Signale ihrer unbefriedigten Bedürfnisse adäquat zu interpretieren. Die Bedürfnisse nach körperlicher Zuwendung und Versorgung werden am stärksten ausgeblendet. Positive Zuwendung ruft bei ihnen viel Widerstand, Wut und Traurigkeit hervor. Sie müssen lernen, die Signale ihrer ausgeblendeten Bedürfnisse, besonders die nach körperlicher Zuwendung, zu identifizieren und richtig zu interpretieren, um dann tun zu können, was nötig ist. Dies ist ein mühsamer Prozess, und er bringt mit sich, dass diese Patienten sich oft erst einmal richtig depressiv fühlen. Damit externe Stimuli auch durchdringen, kann man bestimmte Stimulationstechniken einsetzen. Hierbei dürfen die Patienten sich in einer Gruppe gegenseitig so sehr körperlich stimulieren, wie sie können. Sie dürfen wie Kleinkinder über den Boden rollen, miteinander rangeln, einander kitzeln, schieben, streicheln, beißen und schlagen, ohne sich zu verletzen. Der Zweck ist, einander so viel Stimulation zu geben, dass die Kontrolle hierüber aufgegeben wird und die Stimuli durchdringen (*Stimulationsgruppe*). Andere wichtige Behandlungstechniken sind *sehr* zarte Berührungen und Massagen, beispielsweise im Rahmen von *Verwöhnungskuren*, weil diese Reize besonders schwer auszublenden sind, und Sich-halten-Lassen (*Holding*).

Für Menschen mit hebephrener Struktur ist das Füttern mit der Flasche ein Weg, um mit ihren Hungergefühlen überhaupt in Kontakt zu kommen. Für Menschen mit paraphrener Struktur ist dies jedoch nicht nötig. Für sie ist eine angenehme Versorgung sehr wichtig, und indem man dies mit Füttern verbindet, lernen sie, dass Essen und positive Zuwendung zusammengehören können.

Gefühle

Das Gefühl, das am meisten ausgeblendet wird, ist Traurigkeit, auch wenn sie bisweilen über ihr Alleinsein oder darüber klagen, dass es ihnen „schlecht geht". Körperlicher Kontakt kann ebenso wie Versorgung Traurigkeit hervorrufen. Es ist wichtig, dass immer nach ausgeblendeten Bedürfnissen gefragt wird. Um sie zu entdecken, ist es gut, ihre körperlichen Signale zu verstärken, statt sie zu unterdrücken. Häufig brauchen diese Patienten ausdrückliche Erlaubnis, um adäquat auf diese Signale reagieren zu können.

Eine paraphrene Patientin erzählte, dass sie früher nach der Schule zu Hause vor der Tür warten musste und nicht rein durfte, um auf die Toilette zu gehen oder etwas zu trinken. Ihre Mutter fand dies nämlich lästig und hatte genug mit dem Haushalt zu tun. Deshalb musste sie warten, bis ihr Vater um sechs nach Hause kam. Diese ganze Zeit über musste sie ihre Blase kontrollieren und konnte nirgendwo etwas zu trinken bekommen. Eine Nachbarin, die sie einmal herein rief, ließ sie auf die Toilette gehen und dabei etwas trinken. Als ihre Eltern dahinter kamen, wurden sie böse. Sie fühlten sich übergangen und hatten Angst, dass sich ihre Nachbarin mit in die Erziehung einmischen würde. Der Vater verbot ihr, andere Menschen um Hilfe zu bitten und erzählte ihr, wie schlecht hilfsbereite Menschen sein können. In der Therapie war eine Korrektur dieses Verbotes notwendig. Dadurch dass die frühere Situation nachgespielt wurde, konnte die Patientin jetzt ausreichend korrigierende Information bekommen und aufnehmen. Die Therapie, die sie bis dahin zum Teil von sich fern gehalten hatte, drang jetzt viel weiter zu ihr durch. – Gefühle von Wut, Traurigkeit, Angst und Freude sind häufig unterentwickelt. Dies liegt am starken Ausblenden der Bedeutung äußerer Stimulation – hierdurch gibt es wenig Grund, böse, ängstlich, freudig oder traurig zu sein. Die Folge ist, dass diese Personen unlebendig wirken, und das ist kennzeichnend für Menschen mit paraphrener Struktur. Dramatische Techniken wie wutreduzierende Mittel (restraining, Dampfablassen und Ähnliches) haben oft wenig Effekt. Statt sich dabei nach innen zu orientieren, tun diese Menschen das Gegenteil. Sie schließen sozusagen von innen eine Türe ab, sodass niemand dahinter kommen kann, was wirklich in ihnen vorgeht. Ihre Wut geben sie dann an andere weiter, beispielsweise durch psychologische Spiele wie „Rate mal" und „Probier mal, wie weit du mich kriegen kannst."

Denken

Patienten mit paraphrener Struktur denken häufig suizidal. Dieser suizidale Teil hat einen stark rachsüchtigen Aspekt. Sie rechtfertigen dies, indem sie denken, dass andere Menschen sie ebenso bedeutungslos finden wie sie die anderen. Es ist wichtig, einen *Non-Suizid-Vertrag* abzuschließen und die Ausblendung ihrer Wut aufzuheben. Häufig rechtfertigen Menschen mit paraphrener Struktur das Verhalten ihrer Eltern. Indem sie denken, dass ihre Eltern auch nichts dafür konnten, gehen sie davon aus, dass sie deshalb auch nicht wütend auf ihre Eltern sein dürfen. Das Denken der Menschen mit paraphrener Struktur kann bizarre Formen annehmen, wenn sie näher an den Kern ihrer Problematik kommen. Auf diese Weise versuchen sie, die Situation und ihre Gefühle unter Kontrolle zu halten.

Verhalten

Kennzeichnend für Menschen mit paraphrener Struktur ist die mangelhafte Bindung an Menschen. Sie haben schon sehr früh in ihrem Leben beschlossen, dass es keinen Sinn hat, „Mama" zu rufen, die Arme nach ihr auszustrecken oder sich an ihr festzuhalten. Der einzige vorhandene Kontakt diente dem Füttern. Dies kann in einer *Regressionstherapie* korrigiert werden. In einer Regressionstherapie werden diese Menschen allerdings alles tun, um die Kontrolle zu behalten. Körperlich werden sie beispielsweise ihre Schließmuskeln extrem geschlossen halten. Eingreifende positive Folgen hat es, wenn sie lernen, im Rahmen einer Regression ihre Blasen-Darm-Kontrolle auf eine sichere Art und Weise aufzugeben. – Organisatorisches ist für sie häufig ein Problem, ebenso der ehrliche Umgang mit Geld. – Von der Pubertät an lassen sich viele Auffälligkeiten im sexuellen und intimen Verhalten beobachten. – Auf sozialem Niveau sind sie später häufig aktiv. Sie tun alles, vor allen Dingen für andere, aber auf psychologischem Niveau ist kein wirklicher Kontakt vorhanden. Wenn sie einen anderen Menschen verlieren, erfahren sie das nicht als Verlust. Umgekehrt haben diese Menschen keine Vorstellung davon, welche Gefühle andere für sie haben können, wenn sie selbst einmal nicht mehr da sind. In der Therapie ist es wichtig, sie darauf hinzuweisen, dass sie für andere mehr Bedeutung haben als andere für sie.

Die Paraphrenie ist, wie man aus deutschsprachigen Psychiatrielehrbüchern etwa bis zur Mitte des 20. Jahrhunderts leicht ersehen kann, früher ein wohlbekanntes, wohldefiniertes und häufig diagnostiziertes Krankheitsbild gewesen, das inzwischen weitgehend in Vergessenheit geraten ist; Schiffs haben es „wieder entdeckt" und für das Verständnis die entwicklungspsychologische Schlüsselkonstellation nachgeliefert. Im Cathexis-Reader ist dieses Störungsbild noch nicht beschrieben.

IV. Entwicklung, Störung und Behandlung: Zweite Entwicklungsphase (6 bis 18 Monate)

1. Die zweite Entwicklungsphase

Die zweite Entwicklungsphase datiert etwa vom sechsten bis zum achtzehnten Monate nach der Geburt und kann in zwei Abschnitte unterteilt werden:
– Die Separations-Individuationsphase (6–12 Monate) und
– die Explorationsphase (12–18 Monate).

In dieser Phase liegen entscheidende Etappen in der Entwicklung des Denkens: Das Kind beginnt zu sprechen, es wird mobil und kann Ziele erreichen, die nicht unmittelbar greifbar sind. Weil es jetzt durch seine Mobilität ganz anders mit den Dingen experimentieren kann und durch die Sprache über viel bessere Möglichkeiten verfügt, sich seine Erlebnisse geistig zu vergegenwärtigen, kann es Handlungen und Folgen miteinander verknüpfen, Handlungsketten bilden und Handlungselemente miteinander kombinieren usw. Es weiß jetzt, dass die Dinge weiter existieren, auch wenn es sie nicht sieht – eine entscheidende Voraussetzung, sich unbeschadet ein erstes Mal von der Mutter trennen zu können (Separation, Mahler et al., 1975). Das Kind erarbeitet sich im Experimentieren und Spielen viele Erkenntnisse

Separations-Individuationsphase und Explorationsphase (6–18 Monate)
Entwicklungsthema: Untersuchen und Tun

Problematik:
6 - 12 Monate: Separations-Individuations-Problematik
 - paranoide Struktur
 - hysterische Struktur
 - zwanghafte Struktur
regressiv wiederbelebt in ER $_1$

12-18 Monate: Explorations-Problematik:
 - manisch-depressive Struktur

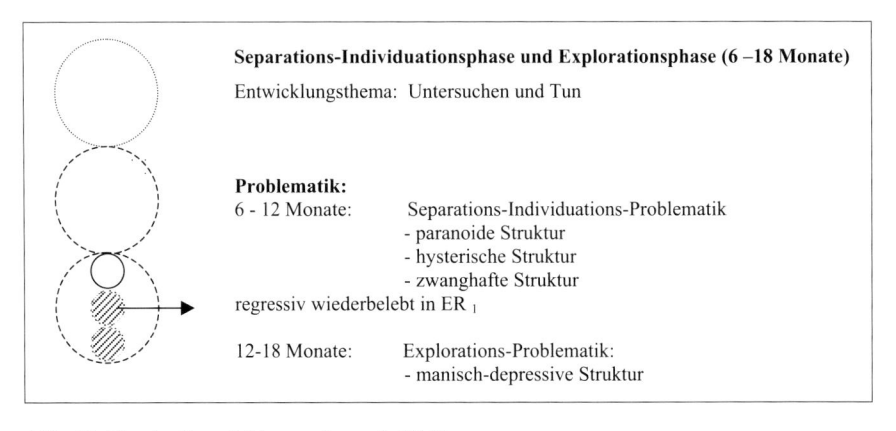

Abb. 38: Zweite Entwicklungsphase: 6–18 Monate

selbst und legt damit die Basis für Begreifen und Verstehen. Kennzeichnend für diese Phase sind große Neugier und das Bedürfnis, alles zu untersuchen, was es zu untersuchen gibt. Das Kind will wissen, wie etwas aussieht, riecht, schmeckt und sich anfühlt. Sein Denken ist nicht mehr bloß anschaulich, sondern erstmals begrifflich (Piaget, 1970). Seine Art, Verknüpfungen herzustellen, ist jedoch bis weit in die Grundschulzeit hinein magisch und egozentrisch. Es erlebt alle Dinge als beseelt, bezieht viele Ereignisse auf sich selbst als verursachende Quelle zurück. Es entwickelt jene besondere, hell wache und noch unmittelbar intuitive, aber eben auch magische Art, blitzschnell ein Verständnis von den erlebten Dingen zu bilden, die uns Erwachsene so in Begeisterung versetzt, wenn wir sie erleben. In dieser Phase wird die entscheidende Grundlage für die spätere erwachsene Auseinandersetzung mit der Wirklichkeit gelegt, die dann im Erwachsenen-Ich-Zustand (ER_2) in Erscheinung tritt.

Wird diese Art regressiv wieder belebt, so zeigt sich dies im Erwachsenen-Ich-Zustand im Kind-Ich-Zustand (ER_1), auch *der Kleine Professor* oder *Pfiffikus* genannt.

1.1 Merkmale

Bedürfnisse

Ein Kind hat in dieser Entwicklungsphase das starke Bedürfnis, etwas zu tun: Geräusche von sich zu geben, sich zu bewegen, sich berühren zu lassen, Spaß zu machen und seine Neugier zu befriedigen – kurzum, die Welt zu untersuchen mit allen seinen Sinnen.

Gefühle

Die Gefühle des Kindes sind mittlerweile differenzierter als die Lust- und Unlustgefühle aus der ersten Phase. Das Kind lernt jetzt zu unterscheiden zwischen Wut, Angst, Freude, Traurigkeit und körperlichen Gefühlen (zur Gefühlsdifferenzierung vgl. etwa Sroufe, 1979a, 1982; Schneider, 1990). Diese Gefühle sind Reaktionen auf unterschiedliche Anlässe: beispielsweise Wut, wenn es sich gehemmt fühlt, Traurigkeit, wenn es Schmerz empfindet oder wenn es etwas verloren hat, und Angst bei unerwarteten, lauten Geräuschen oder beim Verlassen-Werden. Diese Gefühle werden jetzt immer mehr von den Gefühlen der Mutter unterschieden. Doch kann das Kind oft noch nicht die Ursachen der Gefühle identifizieren. Schmerz beim Zahnen beispielsweise wird oft erlebt als von der Mutter verursacht.

Denken

Der Denkprozess ist prälogisch, intuitiv und magisch (s.o., vgl. Piaget, 1970; einen tabellarischen Überblick über die parallele Entwicklung von Denken, Handeln, Sprache und Spiel geben Schulte-Peschel und Tödter, 1996). Das Kind handelt, bevor es denkt.

Verhalten

Das Kind löst sich buchstäblich und im übertragenen Sinne von der Mutter. Es geht auf größere Distanz und flüchtet sich nur noch bei Angst in die Nähe der Mutter. Es verhält sich impulsiv, ist schnell abzulenken, ist nach außen hin orientiert, und sein Verhalten beruht hauptsächlich auf Gefühlen und Bedürfnissen. Es spielt Verstecken, um herauszufinden, ob etwas, das es nicht sieht oder hört, doch noch da ist (Objektpermanenz).

1.2 Entwicklungsaufgaben

In der *Separations-Individuationsphase* (Mahler et al., 1975) lernt ein Kind die Unterschiede und Übereinstimmungen zwischen sich und dem primären Versorger kennen. Es entdeckt, dass die Mutter etwas anderes tut, als es selbst will, und dass es selbst Dinge tut, die die Mutter nicht will. Nachdem es in der vorangegangenen Phase gelernt hat, sich zu binden, lernt es jetzt, sich wieder zu lösen. Diese Separation ist nötig für die Entwicklung der eigenen Identität, auch Individuation genannt – daher der Name Separations-Individuationsphase. In dieser Phase liefern sowohl das Kind als auch seine Mutter einen Beitrag zum Separations-Individuations-Prozess. Das Kind verliert seine typischen Säuglingszüge, es wird aktiver, weint lauter, stinkt gelegentlich und fängt an, mit seinem Stuhlgang zu schmieren; manchmal „läuft es aus allen Körperöffnungen". Es unterstützt den gesunden Separationsprozess, dass seine Mutter sich hierdurch immer wieder einmal genervt erlebt. Dass sie auch solche aversiven Gefühle erlebt, ist also an sich kein Problem. All dies hilft auf natürliche Weise, den Höhepunkt der vorausgegangenen Symbiose zu überwinden. Es kann aber zum Problem werden, wenn die erlebten Gefühle nicht zum Selbstbild der Mutter passen, wenn sie sie sich übel nimmt und nicht wagt, beispielsweise mit anderen Müttern darüber zu sprechen und zu erfahren, dass ihre Reaktionen ganz normal sind. – Verstandesmäßig ist das Kind inzwischen so weit, dass es zwischen der Mutter und anderen Menschen unterscheiden kann. Auf Abwesenheit der Mutter und auf fremde Menschen reagiert es mit Angst.

In der *Explorationsphase* lernt das Kind, „wie die Welt zusammenhängt"; dies ist nötig für die spätere Entwicklung des Erwachsenen-Ich-Zustandes. Andere Entwicklungsaufgaben betreffen das Sich-bewegen-Lernen: Vom Rollen, Robben, Kriechen und Stehen bis zu Laufen. Es findet dann ein wichtiger neurologischer Organisationsprozess statt (Doman, 1974). Ferner lernt ein Kind in diesem Alter, perspektivisch zu sehen, und es lernt den Unterschied zwischen Menschen, Tieren, Dingen sowie tot und lebendig zu begreifen. Unlustgefühle werden gezeigt durch Rufen, und nur in Krisensituationen fängt das Kind noch zu weinen an. Schließlich werden verschiedene Fähigkeiten, wie beispielsweise selbst zu essen, erlernt (zu den Entwicklungsaufgaben siehe auch Havighurst (1956; 1963; 1982)).

1.3 Die Rolle des primären Versorgers

Weil ein Kind jetzt normalerweise ein Übermaß an Initiative entfaltet, ist es wichtig, dass die Mutter seine Umgebung sicher gestaltet, indem sie beispielsweise gefährliche und zerbrechliche Gegenstände entfernt. Um zu vermeiden, dass man dem Kind ständig etwas verbietet (wobei es lernen würde, etwas nicht zu tun – oder sogar nichts zu tun), ist es sinnvoll, bei jedem Verbot zwei Möglichkeiten zu nennen, die es stattdessen wählen kann.

In dieser Phase sind Kinder recht anstrengend; die Eltern müssen viel Geduld aufbringen und die Initiative beim Kind lassen. Doch können sie nun dem Kind schon mehr erklären, beispielsweise dass sie selber auch Bedürfnisse und Gefühle haben, auf die das Kind Rücksicht zu nehmen lernen muss.

Es ist unklug, ein Kind viel zu strafen oder zu disziplinieren, weil es dadurch seine natürliche Spontaneität und Neugierde verlernt und so die Welt nicht kennen lernt. Auch längerfristige Einschränkungen der Bewegungsfreiheit (beispielsweise Laufstall) sind aus dem gleichen Grund nicht anzuraten. Die Mutter sollte auf Hörabstand bleiben, sodass sie in Krisensituationen ihrem Kind zur Verfügung steht. Eine frühe, forcierte Reinlichkeitserziehung kann zu späteren Problemen mit dem Erleben von Lust führen. Das frühzeitige Antrainieren von Kunststückchen und Vorführnummern kann zu einseitigem Leistungsdrang und Überanpassung führen. Wenn dagegen das Kind gut unterstützt und gesichert seine Erkundungs- und Lernschritte selbst tun kann, wird es von selbst Interesse daran entwickeln, etwas gut zu können oder auch schon „groß" zu sein und die Toilette zu benutzen.

1.4 Allgemeine Probleme

Bedürfnisse

Wenn das Bedürfnis, die Welt zu untersuchen, keinen Raum findet, können später Probleme entstehen, Initiative zu ergreifen. Diese Probleme können sich in einem Mangel an Neugierde, in Rückzugsneigung und in passivem Verhalten äußern, sodass ein Kind beispielsweise lange leidet, statt seine Unlustgefühle zu äußern. Wenn dem Kind umgekehrt in dieser Phase keine Grenzen gesetzt werden, dann kann es später mit übermäßiger Aktivität eskalieren.

Gefühle

Es ist möglich, dass ein Kind nicht lernt, seine eigenen Gefühle unabhängig von denen seiner Mutter zu identifizieren. Es kann auch lernen, das zu fühlen, wovon seine Mutter will, dass es das fühlt. Es lernt dann Wut zu übersetzen in Angst oder Angst in Wut. Wenn ein Kind gar keine Gefühle äußern darf, tritt oft Verwirrung auf. Wenn es sich im Stich gelassen fühlt, können Angst, Wut oder Traurigkeit entstehen. Wenn das Äußern dieser Gefühle nicht zu einer Wiederherstellung der Beziehung führt, kann sich dies zu einer Depression auswachsen (Bowlby, 1969; De Wilde, 1983). Es ist auch möglich, dass dann körperliche Beschwerden oder körperliche Symptome entstehen; das Kind hat keinen Bezug mehr zur körperlichen Wahrnehmung seiner unterschiedlichen Gefühle. Später können daraus Anorgasmie oder Impotenz resultieren.

Verhalten

Aufgrund einer unzureichenden neurologischen Organisation ist das Kind anfällig für Unfälle („accident prone"); es stellt sich oft ungeschickt an, stolpert, fällt und hat Probleme mit perspektivischem Sehen. Später gefährden sich solche Kinder häufig im Straßenverkehr, vor allem beispielsweise beim Überqueren einer Straße. Außerdem neigen sie dazu, über- oder unteraktiv zu sein. Sie tun sich schwer, sich realistische Ziele zu setzen und Alternativen zu bedenken. Sie langweilen sich rasch und fühlen sich dann lustlos, verhalten sich überangepasst oder steigern sich in Rivalität hinein und eskalieren schnell emotional. Abschied zu nehmen fällt ihnen schwer; sie heben alles auf oder fühlen sich an nichts gebunden. Sie steigern sich schnell in Streit-, Flucht- oder Erstarrungsreaktionen.

Psychologische Spiele aus dieser Phase sind: Ich lass dich nie mehr los; Tu mir was an; Kavalier; Schätzchen; Ich auch; So beschäftigt; Asthma; Sie sind fantastisch; Gefühlstreibhaus.

Allgemeine Probleme im Verlauf der zweiten entwicklungspsychologischen Phase können zu Erscheinungsbildern führen, die weitgehend dem entsprechen, was unter narzisstischer Persönlichkeitsstruktur *oder* -störung *beschrieben wird; die Struktur im Kind-Ich (K_2) ähnelt sehr der bei soziopathischer Struktur I (Abb. 48), und viele der dort aufgeführten Skriptüberzeugungen und Auffälligkeiten treffen auch für die narzisstische Persönlichkeit zu – es scheint einen breiten Übergang zwischen beiden zu geben. (Anmerkung des Übersetzers).*

1.5 Spezifische Persönlichkeitsstörungen

Um den neunten Monat herum können drei Persönlichkeitsstörungen entstehen, die alle drei auf einem mangelhaften Separations-Individuations-Prozess basieren, und zwar:
- die paranoide Persönlichkeitsstruktur,
- die hysterische Persönlichkeitsstruktur,
- die zwanghafte Persönlichkeitsstruktur.

Eine mangelhafte Separation/Individuation resultiert, wenn eine Mutter auf Änderungen bei ihrem Kind nicht vorbereitet ist und ihre eigenen, negativen Gefühle dazu nicht akzeptiert, weil sie denkt, sonst keine gute Mutter zu sein. Oft handelt es sich hier um Mütter, die besondere Vorstellungen von „idealen Kindern" haben, wie sie beispielsweise in der Werbung vorkommen: Liebe, ruhige Babys, die immer nur lachen (Hipp-Babys). Wenn das Kind ungefähr neun Monate alt ist, kann die Mutter dieses Idealbild nicht mehr aufrechterhalten, weil das Kind seine typischen Babyzüge verliert. Wenn ein Kind in dieser Phase nicht lernt, sich zu separieren, dann wird es damit auch in späteren Phasen Schwierigkeiten haben. Statt in jeder neuen Entwicklungsphase neues Verhalten zu lernen und altes Verhalten loszulassen und sich so in Richtung Autonomie zu entwickeln, wird sich das Kind in einem solchen Fall weiter an sein altes Verhalten klammern. Bei einer solchen (ungesunden) Symbiose unterscheidet es nicht zwischen sich selbst und der anderen Person. Eigene (negative) Gedanken oder Gefühle können dem Anderen zugeschrieben werden. Umgekehrt können Gedanken und Gefühle des anderen übernommen werden und als eigene Gedanken und Gefühle erlebt werden. Bei einer vollständigen Separation/Individuation können zwei Personen in gegenseitiger Nähe sein, während jeder seine eigenen Gedanken, Gefühle und Bedürfnisse hat.

In der Zeit vom zwölften bis achtzehnten Monate können Probleme entstehen in Bezug auf das Tun von Dingen. Wenn ein Kind nicht die Gelegenheit bekommt, selbst Dinge zu tun, kann die Situation entstehen, dass die Mutter versucht, ihr Kind einzuschränken, worauf das Kind mit einer Eskalation seines Verhaltens reagiert. Wenn sich dieser Prozess auf mehreren Gebieten abspielt und sowohl die Mutter als auch das Kind damit systematisch weitermachen, kann später eine manisch-depressive Persönlichkeitsstruktur entstehen.

2. Die paranoide Persönlichkeitsstruktur

Die Mütter von Personen mit *paranoider Persönlichkeitsstruktur* reagieren im Unterschied zu anderen Müttern sehr empfindlich auf die Veränderungen ihres Kindes in der Separations-Individuationsphase. Sie werden mit den

Gefühlen der Abneigung und des Angewidert-Seins nicht fertig, wenn ihr Kind bockig ist, sabbert, stinkt oder quengelt; sie spalten sie ab. Daher reagieren sie hauptsächlich aus ihrem Eltern-Ich-Zustand und Erwachsenen-Ich-Zustand heraus, was eines der Kennzeichen einer ungesunden symbiotischen Beziehung ist.

2.1 Schlüsselkonstellation (6–12 Monate; in Regression aktualisiert in ER_1)

Das Baby erlebt sehr genau diese Distanz, die seine Mutter ihm gegenüber nun einnimmt. Es merkt diesen Abstand unter anderem daran, dass die Mutter etwas strenger und kühler guckt und dass sie körperlich auch anders reagiert. Sie ist weniger entspannt, und ihr Herzschlag und ihre Atmung sind anders als vorher. Auch schmust sie mit dem Kind nicht mehr so spontan wie früher, und sie hält es nicht mehr so oft auf dem Arm – erst recht nicht, wenn es „unappetitlich" ist. Dieses negative Erleben der Mutter kann verstärkt werden, wenn das Kind in dieser Zeit viel Schmerz erfährt, beispielsweise durch das Zahnen. Weil das Kind in dieser Zeit noch erlebt, dass das meiste von der Mutter kommt, wird die Mutter auch als Verursacherin dieser schmerzhaften Erfahrung angesehen. Die Mutter fühlt sich schuldig, wenn sie merkt, dass sie ihr Baby eigentlich ablehnen möchte, wenn es stinkt, quengelt oder bockig ist. In ihrer Pflege wird sie hauptsächlich motiviert durch ihre Schuldgefühle. Und ihr Baby fängt an, ein Verhalten zu zeigen, mit dem es die Schuldgefühle der Mutter verstärken kann, um sie so zu mehr Fürsorge zu bringen. Die Mutter solcher Kinder reagiert besonders empfindlich auf zwei Verhaltensweisen des Kindes: Unbeherrschte Wutanfälle und lang anhaltendes Quengeln. Niemand hält es gut aus, ohne wütend zu werden, wenn ein Kind stundenlang quengelt. Diese Mütter äußern ihre Wut aber nicht, sondern fühlen sich dafür schuldig und reagieren dann mit zusätzlicher Aufmerksamkeit und Sorge für ihr Kind, das nun immer besser lernt, dass seine Mutter beispielsweise nicht auf seine Angstgefühle reagiert, wohl aber auf seine Wut, sein Quengeln, lautes Heulen, Treten, Schlagen und Schreien. So kann die Basis für die späteren Merkmale der paranoiden Persönlichkeitsstruktur gelegt werden, wobei das Kind seine Angst vor Ablehnung „beseitigt", indem es wütend wird und ein Verhalten zeigt, mit dem es Schuldgefühle beim primären Versorger hervorzurufen weiß.

2.2 Separations-, Individuations- und Explorationsphase (12–18 Monate; regressiv aktualisiert in ER_1)

Im zweiten Lebensjahr bieten die Eltern dem Kind oft wenig Schutz. Die Welt bekommt dadurch eine gewisse Bedrohlichkeit für das Kind, und es fängt an, sich in seiner Exploration der Welt einzuschränken. Wenn das Kind sich wehtut, wird es besonders laut schreien, um auf diese Weise Sorge und Zuwendung der Mutter auf sich zu ziehen. So lernt es, dass Schmerzäußerung die Aufmerksamkeit der Mutter mit sich bringt, und dass keinen Schmerz und keine Probleme zu haben bedeutet, alleingelassen zu werden. Das Empfinden von Schmerz wird also mit Aufmerksamkeit, Versorgung und Nähe der Mutter gekoppelt.

2.3 Kooperations- und Trotzphase (18 Monate bis 3 Jahre; regressiv wieder belebt in ER_2)

Die Trotzproblematik um das dritte Lebensjahr herum liefert oft wenig zusätzliche Probleme: Das Kind hat ja schon die Erlaubnis, wütend zu sein. Möglicherweise wird dieses Kind während dieser Zeit sehr schnell wütend, vor allem, wenn es Angst hat, abgelehnt zu werden. Seine Wut zielt aber nicht so sehr darauf, ein eigenes Ziel zu erreichen, sondern vielmehr die Beziehung zur Mutter aufrecht zu erhalten.

Differenzialdiagnostisch ist hierbei wichtig, dass diese Wut im Grunde nicht effektiv ist in dem Sinne, dass das Kind sie nicht für eigene Problemlösungen nutzen kann (viel Lärm um nichts). Und sie hat auch nicht die gefährliche, fast mörderische Intensität und Zielgerichtetheit einer hebephrenen Wutentladung (s.o.).

2.4 Ödipale Phase (3–6 Jahre; regressiv wieder belebt in EL_1)

In dieser Phase erlernen Kinder in der verlängerten paranoiden Schlüsselkonstellation sexuell gefärbtes Verhalten im Umgang mit anderen. Und zwar hat das Kind in dieser Phase die Idee, dass in der Familie in puncto Sexualität etwas nicht in Ordnung ist; sei es, dass die Eltern sexuelle Gewohnheiten haben, die sie selber nicht o.k. finden, oder sei es, dass die Eltern das sexuell gefärbte Verhalten ihres Kindes missbilligen. Das Kind identifiziert sich leicht mit den Formen des sexuellen Verhaltens, die wirklich nicht o.k. sind – auch in späteren Entwicklungsphasen. Damit ruft es die Abneigung seiner Mutter hervor, was wieder in besonderer Fürsorge resultiert. – Neben der *Kopplung zwischen sexuellem Verhalten*, das nicht in Ordnung ist, und *Zuwendung* gibt es noch einen anderen wichtigen Punkt in dieser Phase. Das Kind stellt sich immer häufiger die Frage, warum seine Mutter es nicht liebt. Es sieht im Prinzip zwei Möglichkeiten: „Es ist entweder etwas nicht in Ordnung mit meiner Mutter, oder es ist etwas nicht in Ordnung mit mir." Menschen mit einer soziopathischen Persönlichkeitsstruktur ziehen den Schluss, dass etwas nicht in Ordnung ist mit ihrer Mutter. Menschen mit paranoider Persönlichkeitsstruktur ziehen den Schluss, dass etwas nicht in Ordnung sein muss mit ihnen selbst. Das Kind entwickelt in dieser Phase verschiedene *Fantasien*, die manchmal bizarre Formen annehmen können, beispielsweise dass es eigentlich ein wildes Tier ist, und dass seine Mutter das weiß und es deshalb nicht liebt. Manchmal sind diese Fantasien weniger konkret, und es handelt sich mehr um die allgemeine Idee, abstoßend zu sein. Es ist wichtig, dass andere Menschen das nicht entdecken, weil sie das Kind dann auch ablehnen könnten wie die Mutter (*Geheimnis*). In therapeutischer Hinsicht aber ist es wichtig, dass diese Fantasien auf den Tisch kommen und realistisch überprüft werden. Das geht nur, wenn eine Vertrauensbasis da ist.

BEISPIEL: *Ein Patient mit paranoider Struktur dachte, dass er ein wildes Tier sei. Er fantasierte, durchs Haus zu schleichen und die anderen zu zerfetzen. Als diese Fantasien auf den Tisch kamen, bat man den Patienten, sie in seiner Gruppe vorzuspielen. Er brüllte und schlug mit seinen Armen und Beinen, als ob er jemanden ermorden wollte. Die Gruppenmitglieder reagierten jedoch ganz lakonisch und sagten, dass sie einen kleinen Jungen sähen, der viel Spektakel machte und sich mit seinem Gebrüll verausgabte.*

2.5 Latenzphase (6–12 Jahre; regressiv aktualisiert in EL_2) und Pubertät (12–19 Jahre)

In dieser Zeit tun sich Menschen mit paranoider Struktur sehr schwer, Dinge getan zu bekommen. Sie unternehmen alles Mögliche, machen dabei aber viele Fehler. Mit den negativen Reaktionen, die sie dafür bekommen, bestätigen sie ihre „Ich bin nicht o.k." – Position.

Wenn sie genügend Fehlschläge und negative Zuwendung gesammelt haben, schlüpfen sie in die Opferrolle, in der Hoffnung, Schuldgefühle bei anderen hervorzurufen und daraufhin versorgt zu werden.

2.6 Spätere Persönlichkeitsmerkmale

Bedürfnisse

Menschen mit paranoider Struktur haben oft die Vorstellung, dass andere ihren Bedürfnissen nicht entgegenkommen. Selbst tun sie sich schwer, ihre eigenen Bedürfnisse zu identifizieren. Sie haben gelernt, andere so zu beeinflussen, dass diese aus Schuldgefühl heraus anfangen, für sie nachzudenken und zu sorgen. Im Kontakt mit anderen wehren sie Nähe und Intimität ab. Sie suchen zwar Intimität und Nähe und bemühen sich auch darum. Sobald ihnen jedoch jemand wirklich nahe kommt, schieben sie ihn wieder weg. Ihr Verhalten hat viel Ähnlichkeit mit „komm her und hau ab". Sie haben die Neigung, anderen wenig Raum zu geben, sowohl buchstäblich als auch im übertragenen Sinne. Man kann ihnen nur auf *eine* Art was Gutes tun, und das ist auf *ihre* Art und Weise. Ein Patient, der bei jemandem ein Zimmer und ein Büro mietet, kann beispielsweise innerhalb kurzer Zeit alle anderen Räume in Beschlag nehmen inklusive des Wohnzimmers.

Gefühle

Häufig vorkommende Gefühle bei Menschen mit paranoider Struktur sind Ärger und Wut. Dies ist ein *Ersatz für Angst*, die sie verleugnen. Wenn jemand wütend auf sie ist, wird ihre Haltung sein: „Ich bin auch wütend auf dich, weil du wütend auf mich bist." Auch wenn eine andere Person sich anmerken lässt, dass sie Angst vor ihnen hat, werden sie mit Wut reagieren, weil sie Angst vor Angstgefühlen haben, auch denen anderer. Unter ihren eigenen Angstgefühlen liegt Schmerz – der *Schmerz der Ablehnung* aus ihrer Kindheit, auf den damals nicht angemessen reagiert wurde.

Denken

In ihrem Denkprozess verkennen sie nicht nur die Situation sondern auch die Bedürfnisse anderer Menschen. Ihre Position ist: „Ich bin die wichtigste Person der Welt." Sie denken beispielsweise, dass jeder über sie spricht, wenn sie nicht dabei sind, oder dass andere darauf aus sind, sie zu benachteiligen. Diese Position ist eine Abwehr gegen ein tieferes Gefühl von Inadäquat – und Nicht-o.k.-Sein. Diese *Nicht-o.k.-Position* wurde möglicherweise schon früh von der Mutter übernommen, die damals nicht wusste, wie sie mit ihrem Kind umgehen sollte.

Verhalten

Menschen mit paranoider Struktur sind im sozialen Umgang recht freundlich. Bei einem Konflikt können sie sich jedoch sehr unangenehm verhalten. Sie reagieren dann mit Wutausbrüchen oder quengeln stundenlang, bis sie ihren Willen bekommen. Ihre Energie ist dabei auf eine Eskalation (im Zorn) oder auf Sich-unfähig-Machen (Opferrolle) gerichtet. Sie suchen nach mütterlicher Sorge und reagieren sehr stark darauf. Die Sorge und die Akzeptanz, die sie früher bei ihrer Mutter vermisst haben, suchen sie bei Frauen. Wenn ihnen das nicht gelingt, eskalieren sie in Richtung Wut oder in Sich-unfähig-Machen. Sie setzen dabei psychologische Spiele wie „Tritt mich" ein. Wenn der andere tatsächlich negative Beachtung gibt, hoffen sie, dass er sich danach schuldig fühlt und sie dann versorgt. Andere beliebte Spiele sind „Jetzt hab ich dich, du Schweinehund", „Rat' mal" und das „WOLF-Spiel" (siehe weiter unten, Abwesendes Eltern-Ich-System, Verhalten).

Struktur der Kind-Ich-Zustände

Die Kind-Ich-Zustände sind verteilt auf zwei Systeme. Ein System aK(I) besteht aus Überanpassung. Aus diesem Bereich heraus wird überangepasstes Verhalten gezeigt. Der Patient ist dann freundlich und höflich, aber es sieht nach einem Eiertanz aus. Das andere System aK(II) beinhaltet alle Anpassungen, die mit der „Ich-bin-nicht-o.k." – Position zu tun haben; dazu gehört das *Geheimnis* ihres abwegigen Sexualverhaltens und ihrer Selbstidentifikation mit beispielsweise einem unheimlichen Tier. Von dieser Position aus zeigt der Patient unangepasstes Verhalten, womit er die „Ich-bin-nicht-o.k." – Position bestätigen kann. Kennzeichnende Verhaltensweisen sind beispielsweise Sabbern, Spucken, Rülpsen, Schmatzen, Stinken, Pupsen, Nase-laufen-Lassen und In-der-Nase-Bohren in Anwesenheit anderer. Sie zeigen dieses Verhalten solange, bis sie abgelehnt werden. Sie hoffen dann, dass der andere sich wegen der Ablehnung schuldig fühlen und auf Versorgung umschalten wird, um sein Schuldgefühl wieder aufzuheben, so wie das früher passierte. Von diesem Teil aus zeigen sie auch ein leidendes, gequältes Verhalten, das mit Jammern, Seufzen, Nuscheln, und periodischen Zornausbrüchen gepaart ist. Ihr favorisiertes psychologisches Lieblingsspiel von dieser Position aus ist: „Ist es nicht schrecklich?" Menschen mit paranoider Struktur erhalten ihr Leiden aufrecht, indem sie beispielsweise nicht rechtzeitig zur Toilette gehen. Eine angemessene therapeutische Reaktion ist es, dieses Nicht-o.k.-Verhalten zu benennen und positivkritisch darauf zu reagieren, also den Patienten aufzufordern, solches Verhalten zu stoppen, und von ihm ein alternatives, positives Verhalten zu erwarten, beispielsweise dass er direkt um das bittet, was er braucht.

Beide Systeme aK(I), überangepasst, und aK(II), Nicht-o.k. dienen dem Schutz vor dem *Schmerz* einer befürchteten Ablehnung. Dieser Schmerz steckt in der so genannten *paranoiden Blase,* einer Ausstülpung des Kind-Ich-Systems (siehe Abb. 39).

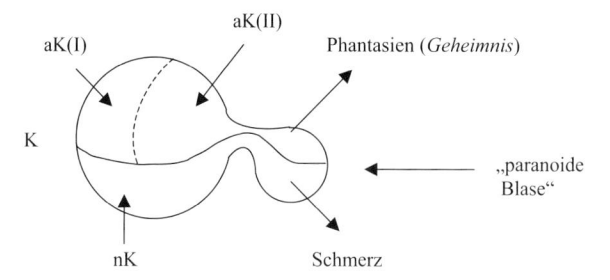

Abb. 39: Paranoide Struktur: Funktionale Kind-Ich-Zustände mit paranoider Blase

Die paranoide Blase besteht aus zwei Teilen: In dem Teil, der mit aK(II) in Verbindung steht, finden sich alle paranoiden Fantasien des Kindes, mit denen es sich erklärt, warum seine Mutter es nicht liebt. Diese Ideen können wahnhafte Formen annehmen und sind oft nicht zu korrigieren, indem man den Patienten vom Gegenteil zu überzeugen versucht. Im anderen Teil, der in Verbindung steht mit dem freien Kind-Ich-Zustand, sitzt die alte Wunde mit dem Schmerz der Ablehnung, der nie verarbeitet wurde, einschließlich der Wut und Traurigkeit, die damit zusammenhängen. Hierin befinden sich auch die Bedürfnisse des Patienten, die er seit seiner Skriptentscheidung abgespalten hat. Diese Bedürfnisse werden aus Angst vor Ablehnung ausgeblendet. Paranoide Patienten rufen diese Ablehnung lieber selbst hervor oder versuchen, wenn das nicht gelingt, dem anderen in der Ablehnung einen Schritt voraus zu sein. Es ist für sie beispielsweise weniger schmerzlich, andere durch Weglaufen, Wütend-Werden und Ähnliches abzulehnen, als von anderen im Stich gelassen zu werden. Sie machen damit Akzeptanz praktisch unmöglich und halten ihre Angst vor Abweisung aufrecht.

Im Erwachsenen-Ich-Zustand sind sie oft schlecht darüber informiert, wie Bedürfnisse zu befriedigen sind. In Situationen, die für sie bedrohlich sind, denken sie oft, dass Angst so lähmend wirken kann, dass sie zu Unfähigkeit und totaler Verlassenheit führt. Dies hat mit der Tatsache zu tun, dass ihre Mutter früher nicht auf ihre Angst reagierte, und dass sie nicht gelernt haben, realistisch damit umzugehen.

2.7 Behandlung

Allgemeine Grundsätze

Als Therapeut sollte man den Patienten nicht wirklich ablehnen und im Stich lassen. Ebenso wenig sollte man vorgeben, den Patienten bedingungslos zu akzeptieren, wenn das nicht der Fall ist. In erster Linie ist es für den Therapeuten angezeigt, echt zu sein und auf das „Nicht-o.k.-Verhalten" des Patienten zu reagieren. Wenn der Patient es auf Ablehnung anlegt, wird der Therapeut oft ein Gefühl von Abneigung empfinden. Dann ist es wichtig, hieraus kein Geheimnis zu machen, wie die Mutter es damals tat. Wenn man „tut als ob", wird das Misstrauen nur verstärkt. Sie wissen nur allzu gut, wann und wie sie Ablehnung hervorlocken können. Sie werden gerade den Menschen nicht vertrauen, die ihr „Nicht-o.k.-Verhalten" übergehen oder sogar behaupten, dass sie o.k. seien. Über solche Menschen werden sie alles Mögliche fantasieren, beispielsweise dass diese Schlechtes mit ihnen vor haben. Auf negative Zuwendung reagieren sie dann eher mit einer gewissen Erleichterung; es stellt sich heraus, dass ihre Fantasien nicht zutreffend waren, und sie wissen, dass adäquat auf sie reagiert wird.

BEISPIEL: *Lucie hat schon einige Tage keine Aufmerksamkeit oder negative Zuwendung bekommen. Auf ihrem Kleid ist ein Fleck, und sie hat sich also offensichtlich nichts Neues angezogen. Der Therapeut reagiert mit: „Lucie, dein Kleid ist schmutzig, du hast Flecken auf deinem Kleid, und wir haben abgemacht, dass du mit sauberen Kleidern hierher kommst. Tu das nicht wieder. Du bekommst zehn Minuten Zeit, um dich umzuziehen, und achte darauf, dass du rechtzeitig zurück bist für die Gruppe! Ich will keine Erklärung von dir haben, warum du das getan hast, weil es klar ist, dass du mich provozieren wolltest." Lucie kommt nach zehn Minuten gut gelaunt zurück. Vielleicht musste sie kurz schlucken, aber so fühlt sie sich wieder wohl.*

An ihrem provozierenden Verhalten kann man meistens ablesen, dass Paranoide einen Mangel an negativer Zuwendung haben. Es ist wichtig nachzuvollziehen, wie viel negative Zuwendung sie brauchen, wie viel sie am Vortag bekommen haben, und was sie jetzt brauchen, um ihren Zuwendungshaushalt auszugleichen. Negative Zuwendung kann am besten gegeben werden für Verhalten, das sie korrigieren können, wie Kleidung, Sprache, Haltung, Selbstversorgung und dergleichen; man nennt dies *bedingte negative Zuwendung* im Unterschied zu bedingungsloser negativer Zuwendung, bei der jemand als ganze Person nicht o.k. ist und somit keine Chance hat, selbst etwas tun zu können, um wieder o.k. zu sein. Wenn man Personen mit paranoider Struktur in diesem Sinne bedingte negative Zuwendung gibt, werden sie weniger störendes Verhalten zeigen, und man kann weiter mit ihnen arbeiten, ohne Medikamente geben zu müssen. Eine eingehende Beschreibung der Arbeit mit bedingter negativer Zuwendung und der dabei zu beachtenden Regeln findet sich in Elbing (1996; siehe auch weiter unten).

Bei der Behandlung ist es wichtig, deutliche Grenzen zu ziehen zwischen der Verantwortlichkeit des Patienten und der des Therapeuten. Dieses fördert die Separation und Individuation. Es ist beispielsweise wichtig, den Patienten verantwortlich zu machen für die Befriedigung seiner eigenen Bedürfnisse, seiner eigenen Gefühle, für seine Gedanken und für sein Verhalten. Dies kann laut Woods und Woods (1982) in zwei Phasen stattfinden:

Phase 1: Den Patienten mit seiner Verantwortlichkeit für seine eigenen Gefühle konfrontieren. Oft nehmen Menschen mit paranoider Struktur eine hilflose oder gequälte Haltung ein, womit sie versuchen, bestimmte Gefühle bei anderen hervorzurufen. Wenn ein Patient beispielsweise sagt: „Ich fühle mich nicht gut", und die Gruppe gibt ihm Erlaubnis, sich nicht gut zu fühlen, dann kommt schnell ein Spiel in Gang wie „Wir versuchen ja nur, dir zu helfen." Es ist besser, dem Patienten selbst die Verantwortung zu übertragen und ihn herausfinden zu lassen, wie er zu diesem Gefühl kommt und wie er sich wieder besser fühlen kann. So wird die Hoffnung, dass andere ihm seine Unlustgefühle abnehmen werden, schnell durchbrochen. Es ist aber wahrscheinlich, dass der Patient dann eine Eskalation wählt. Er kann dann mit Zorn reagieren, weil andere nicht reagieren, wie seine Mutter es früher tat. Auch hier gilt, dass der Patient selbst verantwortlich gemacht wird für seinen Ärger, und dass ihm klar gemacht wird, dass er damit keine Versorgung bekommt. Therapeutisch gesehen ist es wichtig, die unterschwellige Angst (vor Abweisung) auf den Tisch zu bringen, ohne dass die Mutter dafür verantwortlich gemacht wird. Das Analysieren verschiedener Situationen von früher wirkt leicht als Verschiebung der Verantwortlichkeit und ist also nicht zu empfehlen, solange der Patient seine paranoiden Mechanismen nicht aufgegeben haben. Erst wenn der Patient so weit ist, dass er die Verantwortung für seine Gefühle übernimmt, verschwindet sein Misstrauen, und es bleiben depressive Gefühle übrig. Diese depressiven Gefühle sind ein Signal dafür, dass der Patient anfängt, seine früher abgewehrten Bedürfnisse wahrzunehmen.

Phase 2: Den Patienten damit konfrontieren, wie er selbst sein Misstrauen aufrechterhält.

Die häufigste Art und Weise, wie solche Patienten ihr Misstrauen aufrechterhalten, ist, dass sie heimlich agieren und lügen. Hierunter fallen Verhaltensweisen wie emotionale Sabotage, Manipulation, Information zurückhalten und negative Fantasien produzieren, ohne sie auszusprechen. Wenn der Patient sein heimliches Verhalten beendet, Dinge anspricht, die es anzusprechen gilt, und einen angerichteten Schaden wieder gutmacht, verschwindet auch sein Misstrauen.

BEISPIEL: *Jemand stiehlt im Supermarkt ein Glas Apfelmus. Jedes Mal, wenn er wieder in diesen Supermarkt kommt, guckt er, wo der Chef ist und ob dieser inzwischen entdeckt hat, dass er etwas gestohlen hat. Wenn der Chef dann tatsächlich auf ihn zukommt, erschrickt er und reagiert wütend. Er spricht entrüstet über die schlechten Manieren des Personals. Wenn der Chef zusagt, darauf achten zu wollen, hat der Patient vorläufig die Aufmerksamkeit von sich abgelenkt. Die paranoiden Fantasien bleiben jedoch bestehen. Der Patient wird beispielsweise denken: „Er hat mich schon durchschaut, aber er will bestimmt, dass ich es selbst beichte." Wenn der Chef das nächste Mal wieder auf ihn zukommt, denkt der Patient: „Jetzt hat er mich wirklich erwischt." Aber dann erzählt der Chef ihm von dem Gespräch, das er mit dem Personal hatte. Der Patient bleibt misstrauisch und fühlt sich ängstlich, bis er den Diebstahl „gebeichtet", den Schaden wieder gutgemacht und beschlossen hat, mit seinem heimlichen Verhalten aufzuhören.*

Beobachtungen von Patienten mit paranoider Struktur haben ergeben, dass sie sich binnen drei Tagen psychotisch machen können, indem sie sich auf diese Weise heimlich verhalten. Die ersten Signale, dass etwas mit ihnen „los ist", zeigen sich in der auffallend penetranten Art und Weise, mit der sie andere konfrontieren (Jetzt hab' ich dich, du Schweinehund). Damit versuchen sie, die Aufmerksamkeit von sich abzulenken und ihre Angst unter Kontrolle zu halten. Bei denen, die nach einer Konfrontation mit ihrem heimlichen Verhalten aufgehört und die Dinge zugegeben haben, verschwand die Psychose.

Bedürfnisse

Personen mit paranoider Struktur reagieren recht gut auf *bedingte negative Zuwendung*; negative Zuwendung ist für sie harmlos, weil sie von früher her mit Versorgung assoziiert wird. Positive Zuwendung erfahren sie als bedrohlich, weil sie an Ablehnung gekoppelt ist. Keine Zuwendung zu bekommen ist für jeden schlecht. Man gibt ihnen also ausreichend bedingte negative Zuwendung, bis sie so weit in der Therapie fortgeschritten sind, dass sie *gemischte* und schließlich auch rein positive Zuwendung mit Versorgung assoziieren und annehmen können. Unter gemischter Zuwendung versteht man die Koppelung von positiver und bedingter negativer Zuwendung; für die meisten Mitmenschen ist so etwas eher eine Beleidigung, aber paranoide strukturierte Patienten können sie gut nehmen (Beispiel: „Der Kaffee, den du gemacht hast, schmeckt schon ganz gut – wenn auch noch nicht so, wie ich ihn gewohnt bin.").

Negative Zuwendung kann wie folgt gegeben werden:

„Ich merke, dass du einen ‚Tritt' haben möchtest, und ich werde dir einen geben. Wohin willst du ihn haben?" Der Patientin kann dann z.B. auf sein Aussehen hinweisen: „Sag mir, dass es dich abstößt, wenn ich so schmuddelig herumlaufe." Und dann bekommt der Patient die negative Zuwendung, an die er gewöhnt ist, und zwar für eine wirklich gezeigte, sozial inakzeptable oder provozierende Verhaltensweise. Indem man das so explizit tut, wird der Spielcharakter des Ganzen unterbrochen und der Erwachsenen-Ich-Zustand wird besetzt. Für den Therapeuten ist es ein gutes Mittel, keine „Rabattmarken" bezüglich des auffälligen Verhaltens des Patienten zu sammeln, sondern aus einer mehr fürsorglichen Position reagieren zu können. Denn es ist kaum etwas frustrierender für einen Therapeuten, als mit einem Patienten umgehen zu müssen, der dauernd um „Tritte bittet", die man sich als Therapeut nicht erlaubt zu geben; dies würde für den Patienten die Möglichkeit eröffnen, den Therapeuten so weit zu bekommen, dass er immer mehr Ablehnung empfindet (Effekt der „Rabattmarkensammlung"), bis er den Patienten schließlich als Person ablehnt – genauso wie seine Mutter früher. Da der Patient das Eskalieren und Hervorrufen von Schuldgefühlen benutzt, um seine (Ersatz-)Bedürfnisse zu befriedigen, wird er erst lernen müssen, seine authentischen Bedürfnisse zu identifizieren, um daraufhin etwas zu tun, um sie direkt zu befriedigen. Auch muss er lernen nachzuvollziehen, wie er für welchen Teil der Bedürfnisbefriedigung verantwortlich ist. Menschen mit paranoider Struktur sagen oft, dass sie sich von anderen benachteiligt fühlen. Sie werden also erst lernen müssen, dass sie selbst verantwortlich sind für die Befriedigung ihrer Bedürfnisse. Es ist sehr wichtig, dass, sobald heimliche oder wahnhafte Fantasien gestoppt sind, ihre ausgeblendeten Bedürfnisse ernst genommen werden. Oft werden viele Emotionen freigesetzt, wenn diese Patienten

Behandlung   207

gehalten werden oder wenn man ihnen die Flasche gibt, besonders wenn dies von einer Person geschieht, zu der sie eine besondere Beziehung haben. Manchmal bekommen sie erst einen Lachanfall und werden danach traurig. Solche Reaktionen sind positiv, weil sie direkt aus dem zuvor ausgeblendeten Teil des freien Kind-Ich-Zustandes kommen. Anschließend kann darüber gesprochen werden, wie sie in Zukunft ihre Bedürfnisse schneller befriedigen können.

Gefühle

Menschen mit paranoider Struktur setzen Wut oder Ärger über Angst. Die Wut ist ein Ersatzgefühl (racket) für Angst (Abb. 40).

BEISPIEL: *Ein Patient überquert die Straße, und plötzlich kommt ein Auto um die Ecke, das er nicht gesehen hat. Er erschrickt und wird gleich darauf unangebracht wütend. Er war zunächst kurz ängstlich, aber er unterdrückt dies gleich, indem er sich in Wut versetzt. Die Wut schützt ihn gegen seine Angst. Die Quelle der Angst wird von ihm selten ausgekundschaftet, und daher wird er an den Ursachen der Angst auch wenig ändern können, wodurch seine Angst erhalten bleibt. Die Angst kann dann so zunehmen, dass der Patient glaubt, in einer Welt mit unlösbaren Problemen zu leben. Menschen mit paranoider Struktur fällt es meist schwer, über ihre Ängste zu reden; sie meinen, dass es wenig bringt, und sie finden Angst nicht o.k.*

In der Therapie ist es wichtig, den Ursprung der Angst herauszufinden: Früher reagierte die Mutter zwar auf Wut, nicht aber auf Angst, wovon die Überzeugung übrig blieb, dass man bei Angst verlassen wird und „nichts ist".

Denken

In seinem Therapieprozess muss der Patient auch lernen, realistisch auf die Bedürfnisse und Gefühle anderer Menschen Rücksicht zu nehmen mit dem Ziel, seine Fantasie, dass seine Bedürfnisse wichtiger sind als die der anderen, zu korrigieren. Er muss lernen, zusammenzuarbeiten und gegenseitig Bedürfnisse zu befriedigen, sodass beide Seiten sich dabei wohlfühlen. Ferner ist es wichtig, dass er lernt, Grenzen zu ziehen und auch einzuschätzen, in welchen Momenten er andere um etwas bitten kann, das er braucht. Wenn er so weit ist, dass er das, was er ausgeblendet hat, wieder zulässt, und

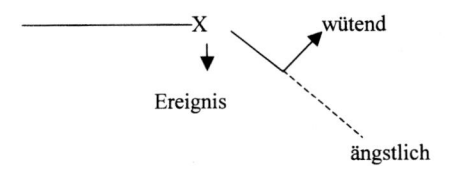

Abb. 40: Wut über Angst

wenn er die Verantwortung für sein Verhalten, seine Gefühle und Gedanken akzeptiert, ist das Misstrauen aufgehoben. Eine der Techniken, die dabei benutzt werden können, ist das *Überprüfen von Fantasien*. Oft sind diese Fantasien negativer Art und basieren auf den frühen, negativen Erfahrungen des Patienten. Um zu vermeiden, dass wieder eine negative Beziehung entsteht, ist es ratsam, diese negativen Fantasien zuerst in positive umzuwandeln, um sie dann zu überprüfen. Dies ist angenehmer für den Therapeuten, und der Patient lernt, sowohl auf negative wie auch auf positive Art zu denken. Negative Fantasien können auch in einer Psychotherapie-Sitzung durchgespielt werden. Durch die ernüchternden Reaktionen der anderen Gruppenmitglieder werden diese Fantasien entdramatisiert, und die befürchtete Ablehnung bleibt aus (vgl. oben).

Verhalten

Menschen mit paranoider Struktur geben Angstgefühle an andere weiter (shifting feelings). Mit ihren Wutausbrüchen machen sie andere ängstlich, sodass sie vor den anderen keine Angst mehr zu haben brauchen. So sorgen sie dafür, dass andere auf Abstand bleiben oder anfangen, sie zu beruhigen. Damit schützt die paranoide Person sich selbst. Die Gefahr, von anderen abgelehnt zu werden, ist auf diese Weise minimal. Es ist für sie weniger riskant, andere abzulehnen als abgelehnt zu werden. Als Therapeut sagt man am besten, was man selbst fühlt.

BEISPIEL: *„Wenn du so wütest, bekomme ich Angst, und das ist keine gute Reaktion, wenn du selbst es bist, der Angst hat. Besser du erzählst mir, was los ist, damit wir zusammen herausfinden können, wie wir dein Problem lösen können."*

Menschen mit paranoider Struktur sind selten wirklich gefährlich. Wenn sie andere angreifen, tun sie das meistens so, dass ihr Angriff misslingt (s.o.). *Dampfablassen und Restraining* sind wichtige Techniken, um Wut zu kanalisieren und einer Eskalation vorzubeugen. Diese Techniken haben den Vorteil, dass andere als ungefährlich und nah erfahren werden, und man kann erfahren, dass man akzeptiert wird. Außerdem werden dabei übertriebene Fantasien aufgegeben.

Menschen mit paranoider Struktur halten andere auf Abstand und vermeiden so wirkliche Nähe. Es ist oft schwierig, Sympathie für sie aufzubringen. In therapeutischer Hinsicht ist es wichtig, ihnen klarzumachen, für welches Verhalten man keine Sympathie aufbringen kann. Vor allem, wenn regressives Verhalten gezeigt wird, ist es schwierig, sie nicht abzulehnen. Man stößt unmittelbar auf das unappetitliche, wenig attraktive Kind von etwa einem Jahr. Auch wenn sie weinen, wirken sie eher abstoßend.

3. Die hysterische Persönlichkeitsstruktur

Das zweite Krankheitsbild, das auf einer Separations-Individuations-Problematik beruht, ist die hysterische Persönlichkeitsstruktur. Ebenso wie bei der paranoiden Struktur reagiert auch die Mutter von Personen mit hysterischer Struktur recht empfindlich auf die Veränderungen, die ihr Kind in dieser Phase erlebt. Statt bei der Mutter durch unattraktives Verhalten Schuldgefühle hervorzurufen, reagiert das Kind hier aber eher umgekehrt. Es lernt, teilweise dem Idealbild, das die Mutter von Babys hat, zu entsprechen. Das hat zur Folge, dass spontanes Verhalten unterdrückt wird, und dass das Kind sich betont so verhält, wie andere es erwarten.

3.1 Schlüsselkonstellation (6–12 Monate; regressiv wieder belebt in ER₁)

Die Schlüsselkonstellation ist die gleiche wie bei der paranoiden Entwicklung. Das Kind erfährt eine Distanz zu seiner Mutter, wenn es Verhalten zeigt, das ihren Erwartungen nicht entspricht. Hier aber gelingt es dem Kind, den Vorstellungen, die seine Mutter von Babys hat, teilweise zu entsprechen und ein herziges Baby zu bleiben. Die Mutter gibt viel positive Zuwendung für diese Überanpassung, auch wenn es überwiegend oberflächliche Zuwendung ist. Mädchen vollziehen diese Anpassung eher als Jungen. Möglicherweise kommt dies daher, dass Mädchen in ihrer Entwicklung oft etwas rascher sind als Jungen und früher zu dieser Anpassung in der Lage sind. Eine andere Ursache kann sein, dass es eher in unser Kulturmuster passt, dass Mädchen sich lieb und herzig verhalten. Hysterische Strukturen kommen häufiger bei Frauen vor, paranoide Strukturen häufiger bei Männern.

Überangepasstes Verhalten entsteht vor allem in einer Situation, in der ein Kind Unlust erfährt, beispielsweise wenn es eine nasse Windel hat: Wenn es dann anfängt zu weinen oder zu quengeln, bringt die Mutter es zum Lachen, anstatt sein Problem zu lösen. Auch bringt sie dem Kind verschiedene Kunststückchen bei wie: „Mach winke winke; gib' Oma ein Küsschen." Dafür bekommt es dann viel oberflächliche, positive Zuwendung. Auf diese Weise lernt ein Kind, das zu tun, was andere von ihm wollen, und es unterdrückt seine eigenen Bedürfnisse und Gefühle. Es hört auf nachzuspüren, was es selber will. Nur wenn das Kind sich an die Erwartungen der Eltern anpasst, wird es akzeptiert und bekommt Versorgung und Aufmerksamkeit. Es sieht so aus, als ob die Eltern das Kind lieben für das, was es tut und nicht für das, was es ist. Die Mutter steht, was Versorgung betrifft, nur bedingt für ihr Kind zur Verfügung, und aus Angst vor Ablehnung unterdrückt das Kind spontanes Verhalten, vor allem Wut. Das Bedürfnis des Kindes nach Intimität und Spontaneität bleibt unbefriedigt. Wenn das Kind spontanes Verhalten zeigt, fühlt es auch Angst, abgelehnt zu werden. Dies zeigt sich schon bei der Sauberkeitserziehung. Menschen mit hysterischer Struktur sind oft frühzeitig und drastisch zu Sauberkeit erzogen worden. Die Mutter hat dann beispielsweise im 3. Monat schon Maßnahmen ergriffen, damit das Kind seine Windeln nicht nass macht. Das kann dazu führen, dass das Kind nicht lernt, genussvoll loszulassen. Kinder genießen oft den warmen Urin oder Kot in der Windel. Es ist wichtig, dass die Mutter dem Kind erlaubt, das zu erleben, und dass sie ihr Kind erst sauber macht, wenn es das selber will.

Ein zweiter Unterschied zur paranoiden Entwicklung liegt darin, dass die Mutter die Wut ihres Kindes negiert und heftig auf Angstgefühle reagiert. Wut passt nicht zum Idealbild, das sie von Babys hat; auf Angst hingegen reagiert sie mit Überbehütung und Sorge. Das Kind lernt so, seine Wut in Angst zu übersetzen.

In gewisser Hinsicht ähnelt die hysterische Schlüsselkonstellation der bei der hebephrenen Struktur. Bei beiden lernt das Kind, überangepasst zu reagieren und Wut zu unterdrücken. Der Unterschied zwischen der hebephrenen und der hysterischen Schlüsselkonstellation liegt darin, dass bei der Hysterie die Symbiose mit der Mutter in erster Instanz gut zustande gekommen ist, während bei der hebephrenen Entwicklung die Entwicklung der Symbiose von Anfang an gestört ist. Die hebephrenen Anpassungen sind daher auch extremer und primitiver.

3.2 Separations-, Individuations- und Explorationsphase (12–18 Monate; regressiv wieder belebt in ER$_1$)

Das Kind investiert viel Energie in seine Überanpassung an die Mutter. Es hat wenig Energie übrig für andere Entwicklungsaufgaben, wie beispielsweise das Untersuchen der Umgebung. Infolgedessen findet es auch nicht heraus, was es selbst gerne hat oder mag und inwieweit dies im Gegensatz zu den Wünschen der Mutter steht. Aufgrund der überbehütenden Haltung seiner Mutter lernt es auch nicht, die Grenzen von Gefahren richtig einzuschätzen. Wegen eines winzigen Wehwehchens kann eine solche Mutter ihr Kind mitten in der Nacht zur Notaufnahme ins Krankenhaus bringen oder nachts zu sich ins Bett nehmen und am folgenden Tag nicht in die Schule gehen lassen. Infolge solcher Einschränkungen lernt das Kind nicht, selber nachzudenken.

3.3 Kooperations- und Trotzphase (18 Monate bis 3 Jahre; regressiv wieder belebt in ER$_2$)

Bei normaler Entwicklung lernt ein Kind während dieser Phase, Rücksicht auf die Bedürfnisse und Wünsche anderer zu nehmen. Dies geschieht oft im

Rahmen eines Machtkampfes zwischen den Eltern und ihrem Kind, wobei das Kind unbegründet wütend werden kann. Durch das Aufgeben dieser unbegründeten Wut und durch Rücksichtnahme auf die Wünsche und Bedürfnisse anderer lernt es zu kooperieren. Bei der hysterischen Entwicklung wird dieser Machtkampf von den Eltern und ihrem Kind vermieden. Das Kind unterdrückt seine eigenen Wünsche und Bedürfnisse, und statt wütend zu werden, wenn es seinen Willen nicht bekommt, oder statt darüber nachzudenken, spielt es lieber das psychologische Spiel „Dumm". Mittels dieses Spiels gibt es seine Wut an andere weiter. Und so lernt es nicht, welche realistischen Gründe es gibt, sich anzupassen, und es lernt auch nicht, in Begriffen von Ursache und Folge zu denken.

3.4 Ödipale Phase (3–6 Jahre; regressiv wieder belebt in EL$_1$)

In dieser Phase versucht das Kind, die bedingungslose Zuwendung, die es bei der Mutter vermisst hat, vom Vater zu bekommen. Weil in dieser Phase erotisch gefärbtes Verhalten eine wichtige Rolle spielt, ist die Gefahr groß, dass das Bedürfnis nach Versorgung und sexuelles Verhalten miteinander vermischt werden. Wenn der Vater die Versorgung gewährt, die das Kind bei der Mutter vermisst hat, dann kann das für Jungen andere Folgen haben als für Mädchen. Wenn der Junge die bei der Mutter vermisste Fürsorge beim Vater kompensiert, dann besteht die Möglichkeit, dass er auch später bei Männern Zuwendung sucht und dann einen homophilen Eindruck macht. Bekommt ein Mädchen in dieser Phase viel Zuwendung von seinem Vater, dann besteht die Möglichkeit, dass es Erotik und Zuwendung aneinander koppelt und dass es später bei Männern sein Bedürfnis nach Zuwendung zu befriedigen versucht, indem es verführerisches Verhalten zeigt. Reagiert der Vater nicht mit Zuwendung, weil er beispielsweise Angst hat vor seinen sexuellen Gefühlen, dann wird das Kind zum zweiten Mal abgewiesen. Auf der Basis dieser Erfahrungen kann es beispielsweise Skriptentscheidungen fällen, keine Beziehungen mehr mit Männern einzugehen und Frauen auf Abstand zu halten. Die Folge kann sein, dass nur oberflächliche Beziehungen mit Frauen möglich sind. Das Kind kann sich aber auch übermäßig mit dem Vater identifizieren und übertrieben männliches Verhalten zeigen. Mädchen können sich dann wie Jungen kleiden und verhalten.

3.5 Latenzphase (6–12 Jahre) und Pubertät (12–19 Jahre)

In dieser Phase haben Menschen mit hysterischer Struktur Schwierigkeiten, aus eigenem Bedürfnis heraus Aktivitäten zu unternehmen. Sie versuchen alles Mögliche, aber achten dabei mehr auf die positive Zuwendung von anderen und weniger auf ihren eigenen Spaß dabei. Abhängig von den Skriptbotschaften können sie das auf eine Gewinner- oder eine Verlierer-Art-und-Weise tun. Als Kind haben sie auf die Botschaft reagiert: „Werde schnell groß; sei kein Kind." In der Pubertät verändert sich dies und die Eltern erwarten, dass sie sich besser nicht weiter entwickeln und nicht erwachsen werden. Diese gegensätzlichen Erwartungen können viel Verwirrung verursachen. Wenn ein Mädchen sich an die Botschaft angepasst hat, ein kleines, verführerisches Mädchen zu bleiben, verhält es sich später wie eine Art Puppenmutter. In der Menopause entstehen dann neue Probleme, weil ältere Frauen, die sich wie kleine Mädchen verhalten, eher negative Zuwendung bekommen. Jungen, die sich an eine „Werde-nicht-erwachsen-Botschaft" angepasst haben, verhalten sich oft zögernd und schüchtern. Ihre Lieblingsgeschichten sind Kindergeschichten. Von anderen werden sie oft als homosexuell angesehen, weil sie nicht dem Stereotypbild eines Mannes entsprechen. Tatsächlich sind sie aber oft asexuell: Sie fühlen sich sexuell inadäquat und haben keine klare sexuelle Identität.

3.6 Spätere Persönlichkeitsmerkmale

Bedürfnisse

Kennzeichnend für Personen mit hysterischer Struktur ist, dass sie ihre eigenen Bedürfnisse und Wünsche abwerten und sich an die anderer anpassen. Sie tun das in der Hoffnung, so akzeptiert zu werden und Zuwendung und Beachtung zu bekommen. Wenn dies nicht gelingt, können sie bis zu emotionalen Ausbrüchen eskalieren, worauf andere dann möglicherweise doch mit Zuwendung reagieren. Diese Ausbrüche können oft auch stattfinden in Form von Sich-unfähig-Machen, wobei die Gefühle „implodieren" statt zu „explodieren". Symptome, die sich dabei zeigen, sind Migräne, Ohnmachtsanfälle, Stottern, Blockieren des Denkvermögens und dergleichen. Vor allem sexuelle Bedürfnisse werden abgewertet und/oder verknüpft mit Bedürfnissen nach Versorgt-Werden. Sowohl Männer als auch Frauen mit hysterischer Struktur verhalten sich oft verführerisch. Dies ist jedoch – ebenso wenig wie in ihrer Kindheit – nicht wirklich sexuell gemeint. Es ist ihre Art und Weise, die Versorgung, die sie früher bei ihrer Mutter vermisst haben, zu kompensieren. Ein anderer kann das verführerische Verhalten jedoch als sexuelle Einladung auffassen. Dann entsteht ein psychologisches Spiel, das Berne (1964) „Hilfe, Vergewaltigung" genannt hat. Für die Person mit hysterischer Struktur ist es unbegreiflich, dass der andere Sex will, während es ihr Ziel ist, versorgt zu werden. Sie denkt, dass der andere das auch hätte wissen müssen. Der Eigenanteil des Patienten an diesem Spiel ist, dass er sich weigert, über die Folgen seines eigenen, sexuell gefärbten Verhaltens nachzudenken. Viele Menschen mit hysterischer Struktur erlauben dem anderen sexuelle Aktivitäten, um so den Mangel an mütterlicher Sorge zu kompensieren. Andere dagegen verweigern jeden sexuellen Kontakt, weil sie Angst haben, dass sie dann nicht mehr dem Bild von Mutters liebem, kleinen Mädchen oder Jungen entsprechen.

Gefühle

Gefühle werden meist übertrieben geäußert, ohne dass die Person weiß, wodurch das Gefühl verursacht wurde. Ein häufig vorkommendes Gefühl ist Angst, womit Wut überdeckt wird. Oft haben diese Patienten die Vorstellung, dass sie ihre Gefühle nicht beherrschen können, vor allem ihre Wut nicht.

Die übertriebenen Gefühlsäußerungen folgen oft auf eine Zeit der Abwertung eigener Bedürfnisse. Die Energie, die dadurch blockiert worden ist, wird mittels einer übertriebenen Gefühlsäußerung entladen – wodurch die Bedürfnisse ein weiteres Mal auf der Strecke bleiben. Eine andere Möglichkeit besteht darin, dass blockierte Gefühlsenergie in verschiedenste körperliche Beschwerden umgesetzt wird.

Ebenso wie andere Gefühle rufen sexuelle Gefühle die Angst hervor, im Stich gelassen zu werden, wenn man sich ihnen überlässt. Viele Menschen mit hysterischer Struktur tun sich schwer, einen Orgasmus zu bekommen. Dies hat unter anderem mit der strengen Sauberkeitserziehung und einem mangelhaften Wissen über Sexualität zu tun. Viele Frauen wissen beispielsweise nicht, dass die Harnröhrenöffnung von der Genitalöffnung getrennt ist. Sie haben dann oft Angst, dass sie während sexueller Aktivitäten die Kontrolle über ihre Blase verlieren. Diese sexuellen Probleme können in einer Regressionstherapie aufgehoben werden. Oft reicht *eine* Sitzung aus, worin sie das Aufgeben von Blasenkontrolle und das Genießen von Wärme erleben können. Dies ist eine sehr einschneidende und wichtige Erfahrung für sie.

Denken

Menschen mit hysterischer Struktur blenden die Ursachen ihres Verhaltens aus. Trotz ihrer frühen Überanpassung erfahren sie Gefühle, aber es kommt ihnen überhaupt nicht in den Sinn, dass Gefühle auch Ursachen haben. Sie lernen zu handeln ohne nachzudenken, und zwar in einem Lebensalter, wo sie auch noch nicht so gut nachdenken können. Ihr Denkprozess basiert auf Überanpassung; sie denken für den anderen und nicht aus sich selbst heraus. Das problemlösende Denken ist bei ihnen sehr schwach ausgebildet. Sie befreien sich von einem Problem dadurch, dass sie ein neues Problem schaffen. Dadurch gerät das vorherige Problem in den Hintergrund. Sogar aus

Lösungen können sie ein neues Problem machen. Ihre Lieblingsspiele sind „Dumm" und „Ja, aber...".

Verhalten

Viele Menschen mit hysterischer Struktur haben von Kind an positive Zuwendung für ihr Äußeres bekommen, wenn es mit dem Idealbild der Mutter übereinstimmte. Später legen sie dann selbst viel Wert auf ihr Äußeres. Sie sehen sehr ordentlich und gepflegt aus und fragen sich, ob sie damit der letzten Mode und den Erwartungen der anderen entsprechen. Viele von ihnen wählen später einen Beruf, der es ihnen ermöglicht, ihre schönen Kunststückchen einem größeren Publikum zu demonstrieren. Die meiste Zuwendung bekommen sie über diesen Kanal. Zuwendung für gutes Denkvermögen oder für ihre Kompetenz finden sie weniger wichtig. Bei Frauen, die älter werden, Falten bekommen und dick werden, können ernsthafte Depressionen entstehen. Andere sehen darin die Möglichkeit, (scheinbar) ihrem Skript zu entkommen. Sie lassen dann beispielsweise ihre Haare kurz schneiden, ziehen Sandalen und Ziegenhaar-Socken an und sagen: „Ich habe mich mein ganzes Leben zurechtgemacht, um anderen zu gefallen; was mich betrifft, können sie mich alle mal." Frauen mit hysterischer Struktur fühlen sich bei Männern entspannter als bei Frauen. Am liebsten suchen sie Männer auf, bei denen sie sich abhängig verhalten können. Mit Frauen kommen sie weniger gut zurecht; oft entsteht zwischen ihnen schnell Rivalität um die Aufmerksamkeit eines Mannes.

3.7 Behandlung

Allgemeine Grundsätze

Menschen mit hysterischer Struktur haben die gleichen Separations-Individuations-Probleme wie Menschen mit paranoider Struktur. Es ist wichtig, dass der Patient lernt, Grenzen zu ziehen zwischen sich und anderen sowie zwischen Denken, Fühlen und Handeln. Das kann bewirkt werden dadurch, dass sie gleichzeitig Übereinstimmungen und Unterschiede zwischen sich selbst und anderen zu erkennen lernen, und auch indem sie gleichzeitig zwischen positiven und negativen Eigenschaften bei sich selbst und anderen zu unterscheiden lernen. Dies kann vor allem in einer Gruppentherapie gut geübt werden.

Bedürfnisse

Personen mit hysterischer Struktur tun sich schwer, ihre eigenen Bedürfnisse und Wünsche zu identifizieren, und sie haben keine Vorstellung, wie sie dies in Übereinstimmung mit anderen befriedigend erreichen können. Sie müssen lernen, einen Unterschied zu machen zwischen Zuwendung und Sexualität. Zuwendung ist etwas, was jemand zu allen Zeiten nötig hat, während Sexualität davon vollständig getrennt sein kann. Menschen mit hysterischer Struktur glauben nicht, dass es einen Unterschied zwischen beiden gibt und erleben dies auch nicht als ein Problem. Wenn es in der Therapie um Zuwendung geht, dann wird sie besser von einem weiblichen Therapeuten gegeben. Männer sind nicht imstande, die Zuwendung, die Patienten früher bei ihrer Mutter vermisst haben, nachträglich zu geben. Außerdem fühlen sich Frauen mit hysterischer Struktur, wenn es um Zuwendung geht, von Männern schnell ausgebeutet. In der Therapie ist es wichtig, ganz offen zu sein bezüglich der Benennung sexueller Gefühle; auch bzgl. der Gefühle, die der Therapeut selber hat. Dabei soll vermieden werden, dass sexuelle Gefühle abgewertet oder stark übertrieben werden. Außerdem ist es wichtig klarzumachen, dass es einen großen Unterschied gibt zwischen sexuellen Gedanken oder Fantasien und sexuellem Verhalten. Menschen mit hysterischer Struktur machen diesen Unterschied kaum und geraten schon in Panik, wenn jemand in Bezug auf sie eine sexuelle Fantasie hat, oder wenn sie selbst sexuelle Fantasien über andere haben.

Gefühle

In der Behandlung ist es wichtig, dass der Patient lernt, Wut zu erkennen und die Ursachen für Wut herauszufinden. Früher hat der Patient gelernt, dass Wut nicht hilft, die Aufmerksamkeit der Mutter zu bekommen. Und seitdem tut er sich weiter schwer, Wut zu äußern. Der Therapeut kann den Patienten darum auffordern, jedes Mal, wenn er Wut verspürt, dies aufzuschreiben.

BEISPIEL: *Einer unserer Patienten kam mit einer Liste, auf der stand, dass er nur viermal in der Woche wütend gewesen sei. Eines von diesen Malen war der Moment, als ihm eine Katze aufs Bett gesprungen war, wodurch er mitten in der Nacht aufwachte. Er konnte nicht gut erklären, warum er wütend geworden war. Er sagte, die Katze sei grob gewesen; aber er konnte beispielsweise nicht sagen: „Diese blöde Katze hat mich aufgeweckt." Er gab Gründe aus seinem Eltern-Ich-Zustand heraus an, statt aus seinem Kind-Ich-Zustand. Es ist wichtig, bei Wut zu fragen, wann, auf wen und worüber jemand wütend war, und was er mit dieser Wut getan hat.*

Oft geht die Wut mit einem Minimum an Denkaktivität einher und wenig oder keinem problemlösenden Verhalten. Menschen mit hysterischer Struktur übersetzen Gefühle oft in Angst; auch ihre sexuellen Gefühle. Sie können sich hierbei in solche Erregung bringen, dass es aussieht, als ob sie jeden Moment einen Orgasmus bekämen. Sie tun dies, ohne es selbst zu merken. Es ist wichtig, sie mit diesem Verhalten zu konfrontieren und herauszufinden, welche Bedürfnisse und Gefühle damit überspielt werden.

Denken

Bezüglich des Denkprozesses ist es wichtig, hysterische Personen nach den Ursachen ihrer Gefühle zu fragen: „Worauf ist dein Gefühl eine Reaktion?" Darüber denken sie selten nach, und sie sind sich selten darüber im Klaren, dass sie auch anders hätten reagieren können. Eine typisch hysterische Reaktion ist es beispielsweise, zu schreien und auf einen Stuhl zu springen, wenn eine Maus durchs Zimmer läuft. Wenn man fragt, warum sie das tun, reagieren sie mit: „Eine Maus, eine Maus!!!", als ob ein Tiger ausgebrochen wäre. Wenn man fragt, was eine Maus Gefährliches tun könnte, dann sagen sie beispielsweise, dass sie zwischen die Beine kriechen kann. Wenn man dann fragt, warum das gefährlich sei, dann reagieren sie beispielsweise mit: „Du bist widerlich." Auf diese Weise können sie auch *Phobien* entwickeln. Umgekehrt kann wirkliche Gefahr systematisch ausgeblendet werden.

BEISPIEL: *Eine Patientin mit hysterischer Struktur war schon dreimal in ihrem Leben sexuell belästigt und vergewaltigt worden. Sie weigerte sich, ihr Verhalten zu ändern und bestand darauf, weiter abends in verlassenen Gegenden alleine spazieren gehen zu können. Als sie einsah, dass sie bewusst ein Risiko auf sich nahm, indem sie gefährliche Situationen nicht vermied, beschloss sie, sich der Realität anzupassen.*

Menschen mit hysterischer Struktur sagen oft: „Ich hab das Gefühl, dass ...", wonach dann ein Gedanke folgt. Es ist wichtig, sie damit zu konfrontieren, damit sie lernen, einen Unterschied zu machen zwischen dem, was sie denken, und dem, was sie fühlen.

Verhalten

Menschen, die sich schwer tun mit dem Äußern von Wut, spielen oft das psychologische Spiel „Dumm", womit sie ihre Wut an andere weitergeben. Es ist wichtig, dass sie lernen, mit diesem Spiel aufzuhören und stattdessen nachzudenken oder zu sagen, worüber und auf wen sie wütend sind. Es ist wichtig, ihnen für ihren Denkprozess positive Zuwendung und für ihr Äußeres keine zu geben. In der Therapie ist es wichtig, sie mit allen Formen ihres überangepassten Verhaltens zu konfrontieren und sie erst zu fragen, was sie selbst von einer bestimmten Sache halten. Verführerisches Verhalten muss konfrontiert werden, weil sonst das Skript des Patienten verstärkt werden kann. Es empfiehlt sich, im Anschluss an die Konfrontation nach dem Bedürfnis des Patienten zu fragen und ihn einzuladen, direkt zu sagen, was er möchte. Wenn Patienten ihre überangepasste Position aufgeben und eigene Bedürfnisse und Wünsche äußern, taucht oft das Problem auf, dass sie ungenügend gelernt haben, wie man Probleme lösen kann und wie man dabei auf seine eigenen Wünsche und die der anderen Rücksicht nimmt. In dieser Phase der Behandlung können sie wie zweijährige Kinder reagieren: Egozentrisch, tyrannisch und trotzig. Es ist in diesem Fall wichtig, ihnen auf geduldige, nicht abweisende Art realistische Grenzen zu setzen. Denn sonst besteht die Gefahr, dass sie entweder in die überangepasste Position zurückfallen, oder dass sie sich weiter in die Problematik eines zweijährigen Kindes verbeißen.

Die Schiffsche Darstellung der Entstehungsbedingungen zur hysterischen Persönlichkeitsstruktur unterscheidet sich deutlich von der klassisch-psychoanalytischen, die die Ursache im misslungenen ödipalen Triangulieren und damit in der vierten Entwicklungsphase (3–6 Jahre) angesiedelt sieht. Die beiden Auffassungen müssen sich jedoch nicht unbedingt widersprechen. Die Schiffsche Sicht legt den Akzent mehr auf die narzisstischen Wurzeln der hysterischen Persönlichkeitsstruktur.

4. Die zwanghafte Persönlichkeitsstruktur

Die zwanghafte Persönlichkeitsstruktur basiert wie die hysterische und die paranoide Persönlichkeitsstruktur auf der Separations-Individuations-Problematik. Personen mit zwanghafter Struktur zeigen Verhalten, das aus zwanghaftem Denken (*Obsessionen*) und/oder zwanghaftem Handeln (*Kompulsionen*) besteht.

4.1 Schlüsselkonstellation (6–12 Monate; regressiv wieder belebt in ER$_1$)

Die Schlüsselkonstellation ist ähnlich wie bei der hysterischen und der paranoiden Struktur: Wenn eine Mutter ihre Idealvorstellung von ihrem Baby nicht aufrecht erhalten kann, fühlt sie Impulse, es abzuweisen. Diese Impulse sind jedoch extremer und gewaltiger als die der Mütter von Personen mit hysterischer oder paranoider Struktur: Sie fühlt die Neigung, dem Kind richtig weh zu tun, und sie wird dies nach Möglichkeit unterdrücken oder völlig leugnen. Außerdem tut sich noch ein anderes Problem auf: Aufgrund seiner Separationsangst fängt das Kind jedes Mal, wenn seine Mutter aus Sichtweite verschwindet, zu weinen an. Die meisten Mütter lassen sich dann etwas einfallen, sodass sie auch selber Ruhe haben können. Die Mütter von Menschen mit zwanghafter Struktur erlauben sich das jedoch nicht, und daher sind sie ständig erschöpft und haben zu wenig Energie, um gut für ihr Kind sorgen zu können. Der Impuls, das Kind abzuweisen und wegzuschieben, wird dadurch verstärkt. Manchmal reagieren diese Mütter gewalttätig, aber in den meisten Fällen schirmt die Mutter ihre Neigung, dem Kind weh zu tun, dadurch ab, dass sie es übermäßig behütet. Sie projiziert die Gefahr in die Umgebung. Sie tut, als ob nicht sie, sondern die Umgebung gefährlich sei. Dies ist ein Überlebensmechanismus – sowohl für die Mutter als auch für ihr Kind. In dem Maße, wie ihr Kind größer und aktiver wird,

wird die Mutter immer mehr Nachdruck auf die Gefahren der Umwelt legen. Sie nimmt das Kind gegen die vermeintliche Gefahr in Schutz, indem sie es in seinem spontanen, natürlichen Verhalten bremst. Wenn das Kind ruhig ist, ist ihr Impuls es abzuweisen auch weniger stark. Sie warnt es beispielsweise vor Gefahren im Sinne von „Pass auf auf der Treppe" oder „Pass auf vor Bakterien" statt zu sagen: „Sei vorsichtig auf der Treppe, dass du nicht ausrutschst" oder „Wasch' dir die Hände vor dem Essen." Die Mutter tut, als ob die Treppe gefährlich sei, oder als ob das Kind die Bakterien sehen könnte. Durch ihre Warnungen ruft sie bei dem Kind Ängstlichkeit hervor, ohne dass das Kind gegen diese Angst etwas tun kann. Wenn es die Treppe hinaufkrabbeln will, erschrickt es in dem Moment, wo die Mutter ruft: „Vorsicht, die Treppe!" So wird Angst an die Treppe gekoppelt. Das Problem dabei ist, dass die meisten von der Mutter signalisierten Gefahren in gewisser Weise realistisch sind. Das Kind findet aber nicht heraus, worin die Gefahr genau liegt. Es bleibt also mit diesem Problem sitzen. Oft passiert es, dass ein Kind Angst hat vor den Gefahren, vor denen es die Mutter warnt, aber außerdem noch mehr Angst hat vor allen Gefahren, vor denen die Mutter es nicht gewarnt hat. Das kommt daher, dass die Mutter in ihrem Verhalten inkonsequent ist; sie macht die Umgebung des Kindes steril, lässt aber beispielsweise die Putzmittel stehen. Die Angst des Kindes wird aufrechterhalten, weil die Mutter ihm nicht erklärt, *wie* es vorsichtig sein soll. Das Kind wird also mit plötzlichen Angstreaktionen konfrontiert, ohne dass es adäquat informiert worden ist über Gründe und mögliche Lösungen. Für solche Menschen wird die Welt eine Art Fallgrube; sie wissen nie präzise, wo die Gefahr droht, und wie sie sich selbst dabei schützen können. Dieser Mangel an Information spielt in späteren Entwicklungsphasen auch eine wichtige Rolle; sie wissen beispielsweise später auch nicht, wie sie ohne Gefahr eine Straße überqueren können.

Wie bei der hysterischen und paranoiden Struktur lassen Menschen mit zwanghafter Struktur ihre Gefühle eskalieren, um ihre Spontaneität zu unterdrücken. Sie tun dies allerdings nicht in Bezug auf ihre Mutter, weil ihre Mutter dann tatsächlich gewalttätig werden könnte. Sie machen sich selber ängstlich, um so ihre natürlichen Impulse und ihre Spontaneität zu unterdrücken. Dadurch wird viel Energie blockiert. Durch das Verrichten komplizierter Ritualen und stereotyper Handlungen versucht der Patient dann, diese überflüssige Energie loszuwerden. Wenn er das unterlassen würde, bestünde die Gefahr, dass Impulse aus dem freien Kind-Ich-Zustand doch durchbrechen, und das wird als bedrohlich erfahren. Diese Problematik wird in den folgenden Entwicklungsphasen aufrechterhalten oder sogar verstärkt. Die Art und Weise, wie das geschieht, stimmt größtenteils überein mit der paranoiden und der hysterischen Entwicklung.

4.2 Spätere Persönlichkeitsmerkmale

Menschen mit zwanghafter Struktur sind oft ganz und gar beschäftigt mit ihren zwanghaften stereotypen Handlungen. Auch sind sie in ihrem Denken oft besessen von bestimmten Ängsten (beispielsweise zu sterben, krank zu werden, einen falschen Entschluss zu fassen). Wenn diese Ängste sich auf spezielle Situationen oder Gegenstände beziehen, dann können *Phobien* entstehen.

Auf reale Gefahren reagieren sie oft nicht adäquat. Dies hat zwei Ursachen:
a. Ihre Zwangshandlungen lassen ihnen ungenügend Energie übrig für zielgerichtete Aktivitäten. Selbst ganz einfache Handlungen können für sie auf die Dauer unmöglich werden, weil sie sich verstricken in ihre zwanghaften Zweifel und nicht mehr entscheiden können, was sie zuerst tun sollen und was danach.
b. Wirkliche Gefahren sehen sie nicht. Einerseits resultiert dies aus einem Mangel an Information, andererseits daher, dass sie vor allem in der Explorationsphase kurz gehalten worden sind und kaum Gefahren zu erkennen gelernt haben.

Dies war allerdings nicht so stark der Fall wie bei Menschen mit hebephrener Struktur, die oft mechanisch fixiert wurden und sogar Wahrnehmungsstörungen entwickelt haben. Die Aktivitäten zwanghafter Personen wurden von der Mutter oft auf eine inkonsequente Art und Weise unterbrochen, wodurch das Kind selten oder nie eine Befriedigung bei seinen Untersuchungen erlebte.

Zwanghafte Menschen sind nicht überangepasst wie Menschen mit hebephrener oder hysterischer Störung. Sie erleben ihre Wut und ihre Angst schon, trauen sich aber nicht, sie zu äußern, weil sie denken, dass ihre Umgebung darauf ablehnend reagieren werde. Solange sie ihre Umgebung zwanghaft unter Kontrolle halten, fühlen sie sich sicher, und sie werden so auch die zu ihrer Wut oder Angst gehörige Energie los. Ein auffälliges Kennzeichen einer Familie mit zwanghaften Mitgliedern ist, dass sie sich oft auf große räumliche Distanz streiten. Sie tun dies sozusagen durch die Wände hindurch. Der eine steht in der Küche, der andere im Wohnzimmer und der Dritte oben an der Treppe. Sich in räumlicher Nähe zu streiten ist gefährlich, weil die gewalttätigen Impulse so stark sein können, dass es tatsächlich zu Schlägen kommt. Solange Abstand da ist, werden Kinder auch nicht misshandelt. Menschen mit zwanghafter Struktur provozieren andere oft, indem sie aus einem Abstand heraus schreien, und wenn sich ihnen jemand nähert, dann reagieren sie beispielsweise hysterisch. Ihre Wut können sie auch auf passiv-aggressive Art und Weise äußern, indem sie beispielsweise heißen Tee auf jemanden verschütten. Wenn sie ihre Zwangshandlungen einfach stoppen, dann richtet sich ihre Wut oft auf sich selber, und sie können suizidal werden. Zwanghaftes Handeln kann also auch eine Abwehr von Suizidalität sein.

Nach Crittenden (1996) entspricht diese Persönlichkeitsstruktur den Bindungstypen A3 und A4, die sich aus der ursprünglichen Typ A-Bindung herausentwickeln.

4.3 Behandlung

Allgemeine Grundsätze

Das erste Ziel der Behandlung besteht darin, Zwangspatienten erfahren zu lassen, dass die Welt nicht so gefährlich ist, wie sie denken, und dass sie selbst die Kontrolle über ihre Gefühle haben.

a. *Die Welt ist nicht so gefährlich*. Um zu erreichen, dass der Patient die Welt als nicht so gefährlich erfährt, kann man folgende therapeutische Absprache treffen: Der Patient ruft jedes Mal, wenn er meint, dass etwas gefährlich sei, oder wenn er sich nicht sicher ist, jemand anderen, mit dem das ausgemacht ist, an, um zu fragen, ob es stimmt, was er denkt.

b. *Kontrolle über Gefühle*. Kontrolle über Gefühle ist zu erreichen, indem die Patienten alle ihre Gefühle aufschreiben und darüber sprechen. Dabei kommen ihre gewalttätigen Fantasien ans Tageslicht und können korrigiert werden. Es gibt beispielsweise wirklich gewalttätige Impulse, die der zwanghafte Mensch selbst nicht ernst nimmt, während er andere Impulse viel zu ernst nimmt. Es ist wichtig, ihn sowohl für seine Gefühle als auch für seine Fantasien verantwortlich zu machen und ihn erfahren zu lassen, dass er darauf Einfluss ausüben kann.

Sobald jemand diese Ziele erreicht hat, wird die Therapie auf einmal sinnvoller, weil der Patient jetzt in Kontakt kommt mit den Dingen, über die er eigentlich wütend ist. Außer dass er mit Gefühlen umzugehen lernt, ist es für zwanghafte Personen auch wichtig, mit Intimität umgehen zu lernen. Zwanghaft Strukturierte neigen dazu, andere auf Abstand zu halten, ob sie nun wütend, ängstlich, freudig oder traurig sind. Es ist wichtig, dass sie es wagen, körperlich nahe zu sein und gleichzeitig ihre Gefühle zu erleben.

Bedürfnisse

Zwanghafte Personen brauchen viel Struktur, innerhalb der sie ohne Gefahr lernen können, ihre Gefühle zu äußern. In erster Linie kann diese Struktur durch das Verschaffen von Informationen gegeben werden. Viele zwanghafte Menschen leiden beispielsweise unter *Schuldgefühlen*, ohne zu wissen, worauf sich das bezieht. Oft fühlen sie sich schuldig, weil sie anders sind, als sie sein möchten. Solche Schuldgefühle können beispielsweise von der Mutter übernommen worden sein während der frühen Symbiose. Möglicherweise war die Mutter selber unzufrieden mit ihrem Leben und fühlte sich schuldig, weil sie aggressive Impulse spürte oder ihr Kind vernachlässigte. In der Therapie ist es wichtig, diese Schuldgefühle wieder auf eine symbolische Art und Weise der Mutter zurückzugeben, der Mutter zu vergeben und zu lernen, sich selbst zu akzeptieren, wie man ist. Zwanghafte Menschen haben viel Bedürfnis nach Anerkennung und bedingungsloser positiver Zuwendung. Es ist wichtig, diese Zuwendung zu geben, auch wenn der Betreffende, ähnlich wie bei Patienten mit paranoider und hysterischer Struktur, eher dazu einlädt, ihm negative Zuwendung zu geben. Aufgrund ihrer frühen Anpassung provozieren sie andere, sie abzulehnen, so wie ihre Mutter es früher tat. Körperliche Zuwendung, wie beispielsweise Holding, Hand- und Augenkontakt und Massagen sind wichtig.

Gefühle

Menschen mit zwanghafter Struktur überdecken ihre Wut mit Angst, genauso wie Menschen mit hysterischer Struktur. Sie sind auch oft traurig, um damit ihre Wut abzuwehren. Ihre Gefühle projizieren sie in die Umgebung; sie schreiben sie anderen Menschen oder anderen Gegenständen zu. Wenn Gefühle anderen Situationen oder Gegenständen zugeschrieben werden, entstehen *zwanghafte Phobien*, die alle möglichen Formen annehmen können (beispielsweise eine Phobie vor der Treppe). Es herrscht bei ihnen viel Verwirrung darüber, wer was fühlt. Sie tun sich schwer nachzuvollziehen, worauf ihr Gefühl eine Reaktion ist. Infolge des unzureichenden Separations-Individuations-Prozesses setzt der Patient seine Gefühle ein, um mit anderen in einer Symbiose zu bleiben.

BEISPIEL: *Eine Patientin zeigte Angst vor der Vorderseite ihres Hauses. Es stellte sich heraus, dass diese Angst ihre Wut überdeckte. Sie war wütend auf die Menschen, die in ihrer Straße wohnten, weil die nicht gefragt hatten, wie es ihr ging während ihres Aufenthaltes in einem psychiatrischen Krankenhaus. Umgekehrt hatte sie selber auch keine Initiative ergriffen, ihnen das zu erzählen. Im Folgenden stellte sich heraus, dass sie sich öfter schnell im Stich gelassen fühlte, vor allem von ihrem Vater. Der hatte früher nie Interesse für sie gezeigt. In einer Therapiesitzung äußerte sie ihre Wut auf ihren Vater auf eine symbolische Art und Weise, vergab ihm und beschloss, selber die Initiative zu ergreifen, ihre Nachbarn über ihren Aufenthalt zu informieren. Dadurch war die Symbiose zwischen ihr und den Nachbarn aufgehoben.*

In der Therapie ist es wichtig, den Patienten in Kontakt zu bringen mit den Gefühlen und Bedürfnissen aus dem freien Kind-Ich-Zustand und ihm beizubringen, selber gut für sich zu sorgen. Spaß machen in der Therapie wirkt sehr entspannend (James, 1974). Genießen mit allen Sinnen ist beispielsweise sehr therapeutisch.

Denken

Der Denkprozess von Personen mit zwanghafter Struktur ist stark getrübt. Dies kann zwei Formen annehmen:
a. Zwanghaftes Denken (Obsessionen).
   Dabei stellen sie sich die folgenden Fragen:
   – Soll ich etwas tun/nicht tun? Diese Fragestellung führt zu einem chronischen Zweifel.
   – Ich habe es getan, soll ich es jetzt noch einmal tun? Diese Fragestellung führt zu einem dauernden Wiederholen einer Handlung, beispielsweise des Abschließens einer Tür.
   – Ich habe es getan, aber habe ich es richtig getan? Auch diese Frage führt zu einer Wiederholung von Handlungen.

Durch dieses *obsessive Denken* wird das Verhalten verlangsamt; man kommt letzten Endes zu nichts mehr, wodurch eine Symbiose aufrechterhalten werden kann.

b. Magisches Denken (Kompulsionen).

Hier denken die Betreffenden, vermeintliche Bedrohungen aus der Umgebung bekämpfen zu können, indem sie bestimmte rituelle Handlungen verrichten. Beispielsweise kann die Angst vor Bakterien zum Waschzwang führen. Das fortwährende Waschen der Hände ist ein Versuch, die Angst loszuwerden. Das Waschen der Hände muss auf bestimmte, rituelle Art und Weise stattfinden. Der Patient denkt, dass die Hände nur so sauber werden. Dieses Ritual kann äußerst detaillierte Formen annehmen. Dieses *magische Denken* führt zu einer Beschleunigung des Verhaltens.

Beide Formen gestörten Denkens haben das Ziel, Gefühle, namentlich Wut und unbearbeitete alte Traumen, nicht fühlen zu müssen. Es hat oft wenig Effekt, diese Formen des Denkens zu stoppen oder mit Patienten darüber zu streiten. Es ist viel effektiver, den Patienten selbst seine Last tragen zu lassen und sein Nachdenken darüber zu stimulieren, was er mit seinem Zwangsverhalten vermeidet, sowie ihm anzubieten, mit ihm gemeinsam nachzudenken. Der Therapeut stellt sich somit nicht gegen den Patienten sondern neben ihn, um den Erwachsenen-Ich-Zustand zu enttrüben. Die Neigung zu zwanghaftem Denken kann dabei als nützliches Instrument genutzt werden.

BEISPIEL: *Eine Patientin mit zwanghafter Struktur denkt nach einem Besuch bei einer Freundin Folgendes: Vielleicht hatte ich Hundedreck an den Schuhen gehabt und habe bei meiner Freundin Bakterien reingeschleppt. Jetzt spielen die Kinder auf dem Boden, die können davon krank werden und sterben. Das ist dann meine Schuld. Die Fähigkeit dieser Patientin, in Details zu denken, wird eingesetzt, um aufzuspüren, was an ihrer Logik stimmt und was nicht. Dies wird unter anderem dadurch getan, dass man ihr die folgenden Fragen stellt:*
– *Welche Bakterien sitzen im Hundedreck?*
– *Können diese Bakterien krankmachend wirken?*
– *Welche Krankheiten bekommt man dann?*

– *Was kann man dagegen tun?*
– *Ist jemand daran gestorben?*
Durch das Beantworten solcher Fragen enttrübte sie selbst ihren Erwachsenen-Ich-Zustand und lernte, Schlüsse aufgrund von Tatsachen zu ziehen statt auf der Basis von Fantasien.

Eine andere Art, den Erwachsenen-Ich-Zustand zu enttrüben, ist die Folgende: Ein Patient glaubte, dass er sterben werde, wenn er seine Hände nicht 100-mal am Tag auf eine rituelle Art und Weise wäscht. Weil er das tut, glaubt er zu überleben. Er kommt so nie dahinter, ob er auch überleben würde, wenn er sein Ritual nicht ausführen würde. In der Therapie kann man auf Vertragsbasis das Händewaschen auf ein normales Quantum reduzieren, sodass er merkt, dass er auch am Leben bleibt, wenn er sein Ritual nicht ausführt.

Verhalten

Personen mit zwanghafter Struktur tun sich oft schwer mit Intimität und körperlicher Nähe. Sie setzen ihre Zwangshandlungen und ihr zwanghaftes Denken auch ein, um andere auf Distanz zu halten oder um die Beziehung unter Kontrolle zu halten. Jemand hat beispielsweise Angst vor Ansteckung und wäscht seine Hände häufig. In dem Moment, in dem eine gesellige Stimmung aufkommt und das Gespräch offener ist, geht diese Person zum Händewaschen und kommt nach 15 Minuten erst wieder zurück. – Menschen mit zwanghafter Struktur haben eine Vorliebe für symbiotische Beziehungen. Sie haben Schwierigkeiten, zwischen Intimität und Symbiose zu unterscheiden. Wenn sie Intimität erleben ohne symbiotische Anteile, erfahren sie dies als einen großen Mangel. Wenn es ihnen gelingt, eine Symbiose in Gang zu bringen, dann ist das für sie häufig Liebe. Dies ist eine Folge der unvollständigen Separation in ihrer Kindheit. Sie zeigen außerdem ein begrenztes Verhaltensrepertoire, da sie früher häufig zu hören bekommen haben: „Tu dies nicht ..., pass' auf vor ...", ohne dass Gründe dafür dargelegt worden wären. Später klammern sie sich weiter an Regeln, deren Sinn sie nicht verstehen. Ihre natürlichen, spontanen Verhaltensweisen werden dadurch blockiert. In der Behandlung ist es nötig, zwanghaften Menschen beizubringen, was man tun muss, warum dies notwendig ist und in welchem Ausmaß das erforderlich ist. Es ist wichtig, dass sie lernen, Prioritäten zu setzen. Dies kann beispielsweise im Rahmen einer Regressionstherapie (Alter 12–18 Monate) erfolgen. In einer solchen Regression kann man ihnen beibringen, wie man Dinge tut und wie man sie auch beendet. Eine Gefahr besteht darin, dass jemand die Lösung eines zweijährigen Kindes wählt, indem er sich beispielsweise auf sozialem Niveau anpasst, aber auf psychologischem Niveau immer etwas schief gehen lässt. Dies kann mit der Tatsache zusammen hängen, dass im Kind-Ich-Zustand eine frühe Problematik bezüglich Wut noch nicht aufgelöst ist, und dass jemand ängstlich wird, sobald er Wut fühlt. Diese Angst vor Wut werden solche Menschen dann immer durch zwanghaftes Handeln zu vermeiden versuchen. („Wenn ich an verschiedenste Einzelheiten denke, dann brauche ich nicht mehr wütend zu sein"). Der Gebrauch einer „Auszeit" ist für zwanghafte Menschen nicht effektiv, da sie hierauf ebenfalls zwanghaft reagieren: Sie können dies stundenlang aushalten, ohne dass sie etwas erreichen.

Ein anderes auffallendes Kennzeichen zwanghafter Personen ist, dass sie, wie Menschen mit paranoider Struktur auch, nicht vertrauenswürdig sind. Sie haben häufig merkwürdige Geldprobleme; sie tun so, als ob sie kein Geld hätten, obwohl sie irgendwo eine ganze Menge versteckt haben. Dies tun sie auch mit anderen Wertsachen. Ihr Lieblingsspiel ist ebenso wie bei paranoiden Personen das so genannte WOLF-Spiel (siehe unten, Abwesendes Eltern-Ich-System). Menschen mit paranoider Struktur spielen dieses Spiel, um in ihre bevorzugte Opferposition zu kommen. Sie beginnen meistens mit einem Vorwurf und sorgen dafür, dass dieser für unbegründet erklärt wird. Sie hoffen dann, dass die anderen sich für diese Ablehnung schuldig fühlen, um sie dann aus diesen Schuldgefühlen heraus zu rehabilitieren und zu versorgen. Personen mit zwanghafter Struktur werden hingegen kaum Vorwürfe vorbringen wegen ihrer Angst vor Wut. Sie fühlen sich lieber als Opfer der bedrohlichen Umgebung.

Die Schiffsche Darstellung der Entstehungsbedingungen zur zwanghaften Persönlichkeitsstruktur unterscheidet sich deutlich von der klassisch-psychoanalytischen, die die Ursachen dieser Persönlichkeitsstruktur in die anale Phase verlegt, entsprechend der dritten Entwicklungsphase (18 Monate bis drei Jahre) i.R. der Cathexis-Theorie. Ähnlich wie zur hysterischen Persönlichkeitsstruktur angeführt, muss sich die unterschiedliche Sicht der Entstehungsbedingungen zur Zwangsstruktur ebenfalls nicht unbedingt widersprechen, da auch hier die Schiffsche Sicht mehr die narzisstischen Entstehungsbedingungen der Zwangsstruktur akzentuiert. – Dass sowohl die hysterische wie die zwanghafte Persönlichkeitsstruktur von der Schiff-Schule mehr in die Nähe der psychotischen Persönlichkeitsstrukturen gerückt werden, hängt unter anderem auch damit zusammen, dass sowohl hysterisch wie zwanghaft strukturierte Personen auch einmal psychotisch werden können – wenn eben entsprechende weitere Schlüsselkonstellationen und Skriptbotschaften wie „sei nicht" und „denk nicht" mit vorliegen. Dekompensieren Personen mit hysterischer Persönlichkeitsstruktur psychotisch, dann eher unter dem Bild einer so genannten reaktiven Psychose mit bunten Symptommanifestationen, während psychotisch dekompensierende Personen mit Zwangsstruktur häufiger eine paranoid-psychotische Symptomatik zeigen.

5. Die manisch-depressive Persönlichkeitsstruktur

Während der Explorationsphase löst sich ein Kind weiter von seiner Mutter. Es will die Welt kennen lernen und Dinge selber tun. Allerdings ist es wie in der vorangegangenen Entwicklungsphase hinsichtlich seiner Versorgung und seiner Sicherheit völlig von seiner Mutter abhängig.

Bei der manisch-depressiven Entwicklung erhält ein Kind unzureichend Gelegenheit, Dinge selbst zu erproben, und die Mutter sorgt nicht angemessen für ihr Kind. Manchmal wird das Kind überschüttet mit Zuwendung und Aufmerksamkeit, was ihm die Chance nimmt, selbst Initiative zu entwickeln. Zu anderen Zeiten wird es sich selbst überlassen, oder es ist, ohne dass es den Anlass dafür verstehen könnte, Zielscheibe eines Ausbruchs verbaler oder körperlicher Gewalt. In einer solchen Atmosphäre kann dieses Kind sich abwechselnd als ganz toll oder ganz mies erleben. Und das kann die Basis für die drastische Stimmungsschwankungen im späteren Leben abgeben.

5.1 Schlüsselkonstellation (12–18 Monate; regressiv wieder belebt in ER_1 in K_2)

Schon vom dritten Lebensmonat an erfährt ein Kind, das eine zyklothyme Persönlichkeitsstruktur entwickelt, seine Mutter beim Stillen oder Füttern agitiert und erlebt das als ausgesprochen unangenehm, ja schmerzhaft und hat Angst, beim Gefüttert-Werden von der mütterlichen Agitiertheit überwältigt zu werden; sein Magen „geht zu". Vor allem aber stellen sich Probleme vom Alter von 12 Monaten an ein, wenn ein Kind schon festere Nahrung verträgt und es sie auch selbst mit seinen Händen in seinen Mund bringen will. Die meisten Mütter reagieren darauf angemessen und lassen ihr Kind beispielsweise kleine Brotstückchen selbst in den Mund stecken. Die Mütter von Personen, die eine manisch-depressive Struktur entwickeln, tun das jedoch nicht. Das Füttern mit dem Löffel wird zu einem Machtkampf zwischen Mutter und Kind: Wer dominiert wen? Das Kind ist frustriert und wütend. Es lernt, seine Unlustgefühle in Form von Gerangel (competition) mit der Mutter zu äußern. Oft spielt sich der typische Streit dieser Art bei Tisch ab.

BEISPIEL: *Eine Mutter möchte, dass ihr Kind Hühnersuppe isst. Sie hat ihm ein großes Lätzchen umgebunden, sodass es seine Händchen nicht brauchen kann. Die Mutter füttert die Suppe mit einem Löffel, und das Kind prustet aus Wut die Suppe jedes Mal weg. Sie drängt das Kind aber weiter, dass es die Suppe runterschluckt.*

In diesem Streit geht es nicht so sehr um die Suppe sondern darum, wer Recht behält und wer auf den meisten Unlustgefühlen und Aufgeregtheit sitzen bleibt, denn beide regen sich bei diesem Streit auf. Letztendlich gewinnt der, der sich am meisten in Aufgeregt-Sein hineinsteigert, und der andere bleibt auf seinen Unlustgefühlen sitzen. Meistens gewinnt das Kind, denn die Entscheidung zu schlucken oder zu prusten liegt bei ihm. Die Mutter gerät dadurch aus der Fassung und beginnt in anderen Zusammenhängen erneut zu rangeln, und auch da bleibt das Kind oft siegreich.

Wenn das Kind später erwachsen ist und sich in eine Manie bringt, ist diese Neigung zum Rangeln und Rivalisieren noch deutlich spürbar. Maniker wissen sehr genau, dass sie ihre Unlustgefühle an andere weiter geben (shifting-feelings) können, indem sie sich in Erregung hinein eskalieren. Maniker fühlen sich in ihrer Manie wunderbar, der Umgebung geht es elend.

5.2 Kooperations- und Trotzphase (18 Monate bis 3 Jahre; regressiv wieder belebt in Er$_2$)

In dieser Phase erlernt das Kind unzureichend, auf die Wünsche anderer Rücksicht zu nehmen. Sein Erwachsenen-Ich ist schlecht informiert, unter anderem aufgrund des inkonsequenten Verhaltens seiner Eltern. Das hat zur Folge, dass es sich schwer tut, in Kategorien von Ursache und Wirkung zu denken und Kompromisse zwischen eigenen Wünschen und denen anderer zu schließen. In dieser Phase hat das Kind stattdessen gelernt, in einem Bezugsrahmen zu denken, in dem *Rivalisieren* eine zentrale Rolle spielt. Es geht ihm nicht um die Argumente, warum etwas in Realität so oder so ist, sondern es geht ihm darum, wer den Streit gewinnt. Nach seiner Vorstellung gibt es nur zwei Möglichkeiten: Entweder setzt du deinen Willen durch, bis du gewonnen hast, oder du passt dich vollständig an die Wünsche anderer an. Innerhalb dieses Bezugsrahmens ist es nicht möglich, dass beide gleichzeitig ihren Willen bekommen. Und das führt zur späteren Schwierigkeit, wirklich kooperieren zu können.

Ein weiterer wichtiger Aspekt ist die einseitige Entwicklung des Erwachsenen-Ichs. Bestimmte Aspekte werden übertrieben erlernt, während andere völlig vernachlässigt werden. Das ist der Hintergrund für das Überdrehtsein in der manischen und das Ausblenden (discounting) in der depressiven Phase.

BEISPIEL: *Eine Mutter füttert ihr Söhnchen und steigt fortwährend in das beschriebene Gerangel bezüglich des Essens ein. Schließlich mag das Kind nur noch Cracker oder Coca Cola. Wenn zufällig jemand anders das Kind füttert, und wenn die Mutter nicht dabei ist, scheint das Kind alles zu mögen, was ihm vorgesetzt wird. Auffällig ist bei dieser Mutter auch, dass sie ihren Sohn übermäßig dafür lobt, dass er mit 2 1/2 Jahren schon fünf Farben unterscheiden und benennen kann. Es entgeht ihr aber völlig, dass er ansonsten noch kaum sprechen kann.*

5.3 Ödipale Phase (3–6 Jahre; regressiv wieder belebt in EL$_1$)

Männer mit manisch-depressiver Struktur haben oft Probleme mit der Sexualität. Sie haben gelernt, dass Sexualität mit Rivalität zu tun hat, und sie neigen auf diesem Gebiet zu Übertreibung. Frauen mit manisch-depressiver Struktur haben wahrscheinlich eine andere Geschichte, die aber noch nicht so gut erhellt ist. Möglicherweise spielen die Erfahrungen mit ihren

Vätern dabei eine Rolle. Es scheint aber, dass sie oft eine Beziehung zu Männern vermeiden. Aus den Lebensgeschichten von Männern mit manisch-depressiver Struktur wird ersichtlich, dass in dieser Entwicklungsphase verführerisches Verhalten seitens ihrer Mütter eine Rolle spielte.

BEISPIEL: *Eine Mutter sitzt spärlich bekleidet auf dem Bett und spielt mit ihrem Sohn. Wenn der Vater hereinkommt, zieht sie sich schnell eine Decke über und schickt ihren Sohn weg. An sich ist daran nichts Schlimmes, wenn eine Mutter in Anwesenheit ihrer Kinder nicht bekleidet ist. Aber durch ihre Reaktion auf den hereinkommenden Vater suggeriert sie, dass es zwischen Vater und Sohn eine Rivalität gibt, und so bekommt ihr Verhalten etwas Verführerisches.*

5.4 Latenzphase (EL₂; 6–12 Jahre) und Pubertät (12–19 Jahre)

Personen mit manisch-depressiver Struktur wachsen in einer Familienatmosphäre auf, in der Rivalität eine große Rolle spielt. Im Zuge dieser Rivalität werden die Grenzen zwischen den einzelnen Familienmitgliedern immer extremer definiert. Jedes Familienmitglied hat auf die Dauer ein eigenes Gebiet, in dem kein anderer geduldet wird. Das Leben in solchen „Kästchen" (man kann es mit der Struktur in Bienenwaben vergleichen) ist eine Voraussetzung für das weitere Bestehen der Familie, weil die „Kästchen" gegenseitig respektiert werden und man darüber nicht mehr in Rivalität gerät. Ohne solche „Kästchen" würde die Familie an ständig eskalierenden Streitigkeiten zugrunde gehen:

Beispiel: Paul und Rip sind Patienten mit manisch-depressiver Struktur und kommen aus derselben Familie. Paul litt unter kurz dauernden manischen Phasen; er spielte dann ununterbrochen Schach, bis er nicht mehr konnte und am Tag darauf depressiv erwachte. Als Paul geboren wurde, bestand die Familie aus Vater, Mutter und Rip. Die Rollen zwischen ihnen waren wie folgt verteilt:
Vater: Studienrat, intellektuell, Probleme lösen, (Schach spielen).
Mutter: Kreativ, künstlerisch, gefühlvoll, Retterrolle.
Rip: Student, Fremdsprachen, Klavier, Sex
Paul: Krank, Schach spielen.

Für Paul gab es nicht mehr viele Möglichkeiten; er erkrankte und reagierte allergisch auf verschiedene Nahrungsmittel. Auch in emotionaler Hinsicht war er der kränkste und wurde im Unterschied zu den anderen später wiederholt psychotisch. Als Paul acht Jahre alt war, brachte sein Vater ihm Schach spielen bei, und als er zehn war, besiegte er seinen Vater. Seitdem hat sein Vater nie wieder Schach gespielt.

Sobald ein Familienmitglied das Terrain eines anderen betritt, entsteht eine enorme Bedrohung. Wenn diese Grenzüberschreitung aber erfolgt, dann wird sie ausgeblendet.

BEISPIEL: *Als Paul nach Mexiko telefonierte und dabei fließend Spanisch sprach, bekam er hierfür einiges an Komplimenten. Er reagierte mit: „Ich spreche nicht wirklich Spanisch, nur ein paar Worte. Mein Bruder Rip kann wirklich gut Spanisch." Und ebenso reagierte er auf Komplimente, die er für sein Klavierspiel bekam, als er gekonnt eine Beethoven-Sonate spielte.*

Als Paul während der Behandlung deutliche Fortschritte zeigte, wollten seine Eltern, die im Unterschied zu den meisten anderen Eltern manisch-depressiver Patienten sehr kooperativ waren, ihn besuchen. Das wurde im Team besprochen, und niemand hatte Einwände. Nur Paul selbst hatte seine Zweifel. Denn er hatte die Rolle des Kranken gehabt und fürchtete nun, dass jemand anders krank würde, und dazu wollte er nicht beitragen. Die Eltern wollten aber auf jeden Fall kommen. Dies wurde arrangiert, und der Besuch verlief recht angenehm. – Kurze Zeit später verstarb seine Mutter an einem Herzanfall. Paul erzählte, dass er die ganze Zeit Angst gehabt habe, dass seinem Vater etwas zustoßen könne. Denn er hatte ja die Grenzen des „Kästchens" seines Vaters überschritten, indem er inzwischen sein Studium wieder aufgenommen hatte und sich problemlösend verhielt. Als die Mutter gestorben war, gab es mehr Platz für den Vater. Er ging halbtags zur Arbeit, kaufte ein Ferienhaus und beschäftigte sich mit Dingen, zu denen er früher nie gekommen war, wie Malen und Musizieren.

Typisch für diese Familie sind also die extrem definierten Grenzen, wobei zwei Menschen nicht gleichzeitig dasselbe denken, fühlen oder tun dürfen. Wenn einer beispielsweise wütend wird, reagiert der andere mit Traurigkeit und der Dritte mit Angst.

Dass die Beziehungen in einer solchen Familie extrem rivalisierend definiert werden, wird aus Briefen deutlich, die Eltern über die Kindheit ihrer Kinder geschrieben haben. Pauls Mutter erwähnte in ihren Briefen keine einzige Zahl. Alles wurde vergleichend beschrieben: Paul lernte früher als Rip laufen, Sprechen lernte er später usw. Die Eltern verstärken ein solches System, indem sie Leistungen innerhalb des zugedachten „Kästchens" kritiklos mit übermäßiger Zuwendung belohnen. Das Kind reagiert dann ausgelassen und wild und beschließt, sich an diese bedingte „Ich-bin-o.k.-Position" anzupassen. Wenn ein Kind mit dem ihm zugedachten „Kästchen" unglücklich ist, kann es seine Entscheidung um den Zusatz erweitern: „Und später werde ich dir zeigen, dass ich auf deinem Gebiet besser bin als du." Dieser Zusatz eröffnet die Möglichkeit zu einer späteren manischen Eskalation aus einer rebellischen „Ha-ha-ha-Position".

Das Kind hat also drei Möglichkeiten:
a. Die Auseinandersetzung so gut wie möglich zu vermeiden, indem es Abstand hält und die Grenzen seines „Kästchens" akzeptiert.
b. Zu rivalisieren mit dem Ziel, aus einer rebellischen „Ha-ha-ha-Position" zu gewinnen. Dies führt zu manischen Allmachtsgefühlen.
c. In Rivalität einzusteigen, zu verlieren und aus einer Ohnmachtsposition

heraus sich zu bestätigen, dass es nicht o.k. ist, nichts kann. Dies führt zu depressiven Gefühlen.

5.5 Spätere Persönlichkeitsmerkmale

Struktur des Kind-Ichs

Das Kind-Ich manisch-depressiv strukturierter Menschen besteht aus drei Anteilen, die durch Verleugnung voneinander getrennt gehalten werden.
a. Der erste Anteil ist das angepasste Kind-Ich aK(I); dies ist der manische Part, der unter dem Einfluss von Skriptbotschaften steht wie: „Du kannst alles (auf deinem Gebiet)."
b. Der zweite Anteil ist das angepasste Kind-Ich aK(II), der depressive Part, der unter dem Einfluss von Skriptbotschaften steht wie: „Du machst es nie gut genug."
c. Der dritte Teil ist das freie, natürliche Kind-Ich (nK), hier finden sich die Grundbedürfnisse und Grundgefühle des Patienten. Sowohl aus der depressiven wie aus der manischen Position heraus wird die Bedeutsamkeit dieser Bedürfnisse und Gefühle verleugnet.

BEISPIEL: *Als Paul mit Freude Klavier spielte (das Gebiet von Rip), leugnete er anschließend, richtig Klavier zu spielen zu können. Als er depressiv war, leugnete er, jemals manisch gewesen zu sein; und als er manisch war, leugnete er, jemals depressiv gewesen zu sein.*

Die Struktur des Kind-Ichs sieht folgendermaßen aus (Abb. 41):
Verleugnen ist ein sehr primitiver Abwehrmechanismus, vergleichbar mit jemandem, der einen Berg besteigt und leugnet, dass es noch eine andere Seite gibt, auf der er wieder absteigen kann; und wenn er auf der anderen Seite ist, leugnet er, dass er auf der ersten Seite hochgestiegen ist.

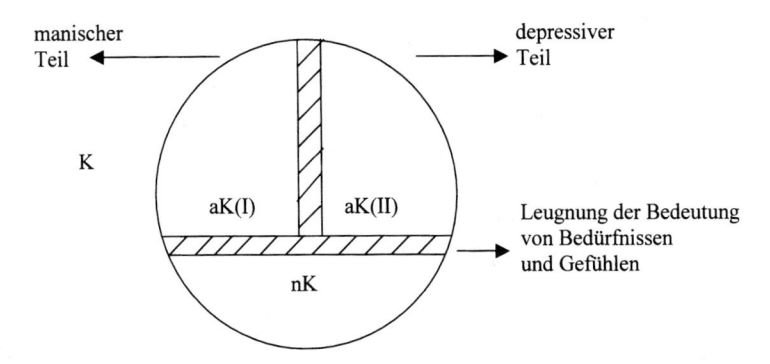

Abb. 41: Manisch-depressive Struktur: Funktionale Kind-Ich-Zustände

Die beschriebenen drei Anteile durch Verleugnung getrennt zu halten kostet viel Energie. Personen mit manisch-depressiver Struktur berichten auch, dass sie sich oft schwer tun, ihre Energieverteilung in Balance zu halten. Sie zeigen Perioden von Überaktivität, in denen sie unermüdlich erscheinen, und dann wieder Perioden, in denen sie passiv und müde sind und zu nichts kommen.

Es ist noch nicht ganz klar, wie diese Probleme im Energiehaushalt zustande kommen; der Patient erfährt es jedenfalls, als ob er keine Kontrolle darüber hat, und als ob es ihn „überkommt".

Wahrscheinlich spielen hierbei die inneren Barrieren eine wichtige Rolle. Und die Schwankungen im Energiehaushalt haben möglicherweise mit dem Auftreten von „Lecks" in diesen Barrieren zu tun. Diese Lecks können auftreten, wenn die Verleugnung nicht mehr aufrecht erhalten werden kann, wodurch Energie vom depressiven in den manischen Anteil überschwappt und umgekehrt.

Erwachsenen-Ich

Um den manischen und den depressiven Anteil voneinander getrennt zu halten wird auch das Erwachsenen-Ich zum großen Teil ausgeschaltet oder getrübt. Sowohl interne wie externe Stimuli werden dann intern umdefiniert, sodass sie entweder zur manischen oder zur depressiven Position passen.

Manisch-depressive Patienten tun sich infolge dessen schwer damit, in Kategorien von Ursache und Wirkung zu denken, um Probleme angemessen zu lösen und um einzuschätzen, welchen Effekt eine Lösung haben wird – und diese Lösung dann auch auszuführen. Ihre Fähigkeit, problemlösend vorzugehen, ist sehr gering, insbesondere auch, weil ein Verliererskript vorliegt. Die „Erfolgreichen" dagegen übernehmen zwar Arbeit, in der sie wirklich erfolgreich sind, an der sie aber zugrunde gehen. Das kommt oft vor bei „erfolgreichen" Geschäftsleuten, die 80 oder 90 Stunden in der Woche arbeiten, und dann ist regelmäßig der Bogen irgendwann überspannt. Und wenn er überspannt ist, dann werden sie oft depressiv oder somatisch krank.

Ein weiteres Merkmal des Erwachsenen-Ichs zeigt sich darin, dass der Betreffende übermäßig viel redet, ohne dass seinem Gegenüber deutlich wird, worum es geht. Es klingt sehr logisch, aber es wird wenig damit ausgedrückt. Auch Bücher, die Personen mit manisch-depressiver Struktur lesen, sind oft abgehoben von jedem Realitätssinn; sie sind entweder sehr philosophisch, sehr abstrakt oder sehr kompliziert.

Schließlich ist das Erwachsenen-Ich auch in das rivalisierende System eingebunden („Was willst du?" vs. „Was will ich?"), und es wird nicht überlegt, was wirklich ansteht zu tun. Das Erwachsenen-Ich steht mithin im Dienste des „Kästchendenkens".

Spätere Persönlichkeitsmerkmale 231

Beispiel: *Rip hatte in seiner Familie die Rolle des Studenten. Nach seinem Studium musste er alle ausgeliehenen Bücher zurückbringen und seine Leihgebühr bezahlen. Das Erste tat er auch, das Zweite nicht. Es dauerte etwa zwei Jahre, ehe er seine letzten 15 € bezahlte. Sein Argument war immer, dass er sich „noch nicht wirklich so weit fühlte" zu bezahlen. Später stellte sich heraus, dass nach der Bezahlung seine Exmatrikulation anstand und damit – in seinem familiären Bezugsrahmen – seine Überlebensbasis.*

Eltern-Ich

Das Eltern-Ich besteht aus zwei Anteilen. Einer ist mit dem manischen Anteil des Kind-Ichs gekoppelt; die Botschaft hier lautet: „Du kannst alles (auf deinem Gebiet)." Aktivitäten werden mit übermäßig viel Zuwendung belohnt. Das wiederum stimuliert die Fantasie des manischen Anteils im Kind-Ich: „Siehst du wohl: Ich bin großartig, ich mache weiter, ich will es dir zeigen (ha, ha, ha), ich mache alles – oder gar nichts."

Dabei wird das Erwachsenen-Ich überwiegend ausgeschaltet. Es kommt beispielsweise häufig vor, dass Patienten doppelte Absprachen treffen in der vollen Überzeugung, dass sie an zwei Orten gleichzeitig sein können. Daneben werden auch körperliche Signale bezüglich der unbefriedigten Bedürfnisse des freien Kind-Ichs ignoriert: Trotz Zitterns am ganzen Körper wird keine Kälte gefühlt, und obwohl lange Zeit nichts gegessen wurde, wird kein Hunger verspürt.

Der zweite Anteil des Eltern-Ichs ist an den depressiven Teil im Kind-Ich angekoppelt. Hier lauten die Botschaften: „Aber was du auch machst, du machst es nie gut genug, dass ich damit ganz zufrieden bin." Aus diesem Anteil heraus wird positive Zuwendung vorenthalten. Das Kind-Ich reagiert

Manisch   **Depressiv**

Grandioses EL-K-System

- Du kannst alles (tun).

- Es muss immer „was laufen", ich *bin* gut, ich werd's dir beweisen, ich werde alles (oder nichts) tun, ha-ha-ha.

Depressives EL-K-System

- Aber du wirst es nie gut genug machen, dass es mir recht ist (strafend).

Bedeutung von Reizen ausblenden → Probleme können nicht gelöst werden.

- Ich existiere nicht, ich fühle nichts, ich bin schlecht, ich werd's nie schaffen.

Siehe Abb. 41

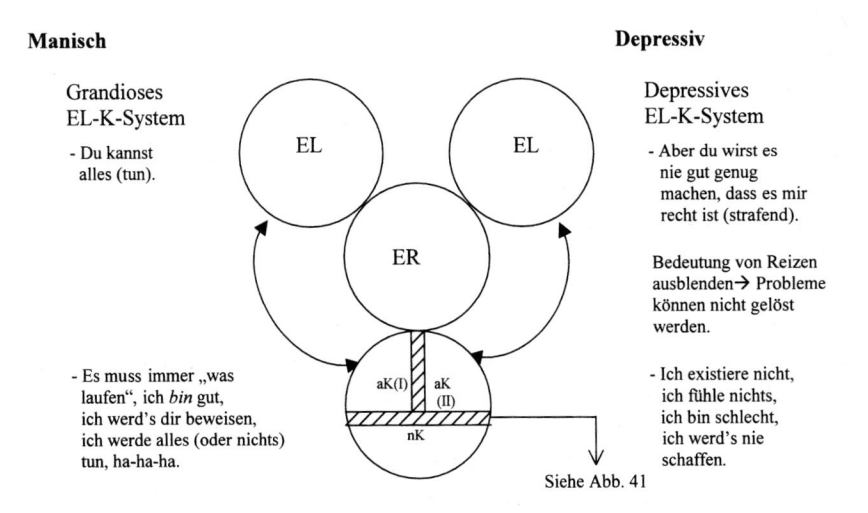

Abb. 42: Die manisch-depressive Persönlichkeitsstruktur: Funktionale Ich-Zustände

hierauf mit Enttäuschung nach all der Mühe, die es sich gegeben hat, und beschließt: „Es gibt mich gar nicht wirklich, ich fühle nichts mehr, ich bin schlecht, und nie gelingt mir etwas."

Diese beiden Eltern-Ich-Systeme, das überschwängliche wie das bestrafende, wechseln einander in ihrer Aktivität ab. Ebenso wie die drei Anteile im Kind-Ich werden sie durch Verleugnung voneinander getrennt gehalten.

Die gesamte Persönlichkeitsstruktur

Zum Aufbau der Persönlichkeitsstruktur siehe Abb. 42.

5.6 Behandlung

Allgemeine Grundsätze

Die Behandlung Manisch-Depressiver muss aus einer Grundhaltung heraus geschehen, die frei von Rivalisieren ist. Das klingt sehr einfach, ist es aber ganz sicher nicht. Manisch-Depressive sind so sehr aufs Rivalisieren aus, dass es die Behandlung ernsthaft verzögern kann. So haben sie beispielsweise die Vorstellung, dass sie nicht gleichzeitig fühlen und denken können, oder sie steigen mit dem Therapeuten ein in: „Was ich will ist etwas anderes, als was du willst." Auch wenn sie sich an die Erwartung des Therapeuten anpassen, kann dies aus einer rivalisierenden Haltung geschehen: „Ich investiere nichts mehr in die Behandlung, denn ich will nicht mehr, dass du für mich so hart arbeitest." Wenn umgekehrt die Rivalisierungsneigung ständig vermieden wird („Ich will mit dir nicht mehr rivalisieren ..."), kann auch dies hinderlich wirken. Durch diese Erscheinungsform von Rivalisieren halten Manisch-Depressive die Anteile in ihrem Kind-Ich getrennt, während das Ziel der Therapie natürlich ist, gerade zwischen diesen Anteilen eine Integration zu bewirken. Es ist dann sinnvoll, in der Therapie erst das Erwachsenen-Ich zu enttrüben (dekontaminieren) und zu vergrößern. Das kann geschehen, indem man jede Erscheinungsform von Rivalisieren konfrontiert und den Patienten nach seiner eigenen Meinung und seinen eigenen Vorstellungen befragt.

Nach dieser kognitiven Arbeit können die Bedürfnisse und Gefühle des Patienten exploriert werden, die dann in das Erwachsenen-Ich integriert werden können.

Wichtig ist dabei, in kleinen Schritten vorzugehen und eine flexible Haltung einzunehmen. Das kann man bezüglich der Therapie Manisch-Depressiver mit dem Aufsteigen-Lassen von Drachen bei starkem Wind vergleichen: Das eine Mal muss die Schnur straff gehalten werden, um den Drachen steigen zu lassen, dann wieder muss man Schnur zugeben. Wenn man zu fest zieht, kann die Schnur reißen, und wenn die Schnur zu schlapp gespannt ist, stürzt der Flieger ab (Loomis und Landsman, 1980, 1981; deutsch: 1985, 1985a).

In der Therapie müssen zunächst die Verhaltensprobleme gelöst werden, ehe man sich an die emotionalen Probleme macht.

Bedürfnisse

Patienten mit manisch-depressiver Struktur brauchen einen Therapeuten mit einem realistischem Eltern-Ich-System, das Hand in Hand mit einem adäquat informierten Erwachsenen-Ich geht. Was ihre Erwartungen an die Therapie betrifft, gehen die meisten Manisch-Depressiven von zwei Möglichkeiten aus: Sie haben entweder hochtrabende Erwartungen und denken, dass ihnen in der Therapie all die Aufmerksamkeit, die sie sich erträumen, zufällt, oder sie kippen ins andere Extrem und geben alle Hoffnung auf. Der Therapeut muss extreme Erwartungen korrigieren und gleichzeitig vermitteln, was erreichbar ist und was nicht. Manisch-depressive Patienten hatten als Kind unzureichend Gelegenheit, i.R. einer klaren Struktur Dinge selbst zu erledigen. Daher ist es wichtig, bei Patienten Aktivitäten zu stimulieren, die früher außerhalb ihres „Gebietes" waren. Der Patient kann dann seine realistischen Grenzen kennen lernen und auch die Gründe dafür, warum das eine möglich ist und das andere nicht. Dabei ist wichtig, zwischen Wünschen und Bedürfnissen zu unterscheiden. Der Patient hat früher gelernt, durch Rivalisieren oder durch Überanpassung seine Bedürfnisse zu befriedigen. Daher ist es jetzt wichtig, dass er Erlaubnis erfährt, selbst herauszufinden, was seine eigenen Wünsche und Bedürfnisse sind, und wie er sie auf gesunde Weise erfüllen kann. Der nächste Schritt besteht dann darin, dass er lernt, wie nicht nur er sondern gleichzeitig auch andere bekommen können, was sie brauchen.

BEISPIEL: *Ein manisch-depressiver Patient wollte gern Tennis spielen und fragt eine Mitpatientin, ob sie mitspielen wollte. Sie hatte allerdings keine Lust dazu, worauf er ärgerlich wurde und ihr einen Tennisball an den Kopf warf. Als andere ihn darauf ansprachen, reagierte er entrüstet und sagte: „Warum ist mein Bedürfnis nicht genauso wichtig wie ihres?" So startete er gleich durch ins Rivalisieren und ließ den Realitätsaspekt außen vor, dass man eben nur Tennis spielen kann, wenn beide Seiten es auch wollen.*

Gefühle

Manisch-depressiv strukturierte Patienten beschreiben ihre Erfahrungen am liebsten in Begriffen, die das Gefühlsleben betreffen, und auch dann wieder rivalisierend. Was der eine fühlt steht gegen das, was der andere fühlt. Einer reagiert beispielsweise ärgerlich, der andere traurig.

BEISPIEL: *Ein Ehepaar hatte beschlossen, die Hausarbeit untereinander aufzuteilen. Er war in stationärer Behandlung und machte am Wochenende zuhause die Wäsche. Als sie vom Ein-*

kaufen zurückkam, sah sie, dass er gerade ein Bleichmittel an die Wäsche tun wollte, womit sie nicht einverstanden war. Beide fingen sofort an zu rivalisieren, was auf die Frage hinauslief: „Wer hat zuhause eigentlich das Sagen?" Sie eskalierten dermaßen, dass sie das Wochenende vorzeitig abbrachen und Kontakt mit dem Therapeuten aufnahmen; dort war ihr Standpunkt: „Wenn er mich wirklich liebt, dann nimmt er kein Bleichmittel." Und sein Standpunkt war: „Sie hat nicht das Recht, mein Leben zu bestimmen." Sie waren beide so weit, dass sie keine andere Möglichkeit mehr sahen als Scheidung. Das Problem selbst aber war schnell gelöst durch die Frage, was denn die Gebrauchsanweisung sagt, die auf dem Bleichmittel stand. Daran hatten beide nicht gedacht. Dass diese Information unabhängig von persönlichen Standpunkten noch nicht zur Sprache gekommen war ist sehr typisch für das Rivalisieren, in das Manisch-Depressive sich verstricken.

In der Behandlung darf niemals Nachdruck auf die Emotionalität gelegt werden sondern auf die Realität – also was möglich ist und was nicht, und was das zur Lösung des Problems beiträgt. Sobald man auf Gefühle eingeht, gerät man „in Nebel".

Wenn man Patienten am Ende eines solchen Gespräches nach ihrer Entscheidung fragt, und wenn sie eine Umdefinierung in emotionaler Begrifflichkeit geben, dann ist wenig erreicht. Man fragt dann weiter nach dem, was sie beschlossen haben, was sie denken und was sie tun werden, und achtet darauf, ob ihre Antworten in einem sinnvollen Zusammenhang mit dem Problem stehen.

Denken

Verleugnen und Übertreiben werden eingesetzt, um den manisch-depressiven Bezugsrahmen aufrechtzuerhalten. Das Denken ist „grandios". Es springt von „das kann ich nicht, davon weiß ich nichts" im nicht zugestandenen Gebiet über auf „das kann ich und weiß ich besser als sonst irgendjemand" im zugewiesenen Gebiet. Manchmal können diese Personen wirklich bestimmte Dinge besser als andere. Insbesondere wenn ein Gewinnerskript – im Sinne von *zum Erfolg verurteilt* – vorliegt, ist es nicht ausgeschlossen, dass Patienten auf ihrem Gebiet Meister werden.

Vage theoretische und überdetaillierte oder auch einfach übergeneralisierte Geschichten sind typisch. Der Therapeut wird eingeladen, sich darauf einzulassen, und wenn er nicht aufpasst, befindet er sich rasch auf dem Holzweg. Verschwommenes Denken hilft, die Grenzen innerhalb der manisch-depressiven Familie aufrechtzuerhalten, und es stellt eine Art Kompensation für das Unvermögen dar, eindeutig für die eigenen Wünsche und Bedürfnisse einzustehen und darüber nachzudenken. Ein Vertrag, alle vagen und Füll-Worte zu vermeiden und stattdessen eindeutig zu sein, kann dem Patienten helfen, sich seiner Skriptentscheidungen bewusst zu werden.

BEISPIEL: *Eine Patientin hatte die Gewohnheit, ständig das Wort „das" zu gebrauchen. „Als du ‚das' gesagt hast, dachte ich ..." Das Problem war, dass niemand genau wusste, was sie mit „das" meinte, sodass es schwierig war, ihr zu folgen. Es wurde ihr daher vorgeschlagen, jedes*

Mal, wenn sie „das" sagte, eine Sanktion einzulösen. Das half ihr, den Gebrauch dieses Wortes einzuschränken, und ihr wurde bewusst, dass ihr Vater und ihre Mutter auch immerzu „tu das nicht" sagten, ohne dass die Patientin wusste, was die beiden damit eigentlich meinten.

Die Behandlung zielt darauf ab, das Erwachsenen-Ich zu enttrüben, indem Verleugnen und Übertreiben konfrontiert werden, und indem Wert auf den Realitätsbezug gelegt wird. Das kann beispielsweise in der Form erfolgen, dass man herausfindet, was möglich ist und was nicht, statt darum zu rangeln, wer seinen Willen bekommt (wie in dem Beispiel des Ehepaars mit dem Bleichmittel).

Verhalten

Manisch-depressiv strukturierte Personen haben oft ein Problem damit, Dinge getan zu bekommen. Es fällt ihnen entweder schwer, mit etwas anzufangen, oder es dann durchzuhalten oder auch wirklich zu Ende zu bringen. Zeiten von Überaktivität (innerhalb ihres Gebietes) wechseln mit Zeiten von Inaktivität (außerhalb ihres Gebietes). Dabei können sie entweder in eine Manie oder in eine Depression kippen. Wenn sie etwas tun, dann tun sie es aus einem rivalisierenden Bezugsrahmen heraus (competitive frame of reference); wie sich das äußert hängt zum großen Teil davon ab, ob jemand eine Skriptentscheidung getroffen hat, zu gewinnen oder zu verlieren. Es ist wichtig, jedes Rivalisieren zu konfrontieren, auch in seiner Verneinungsform („Ich will mich mit dir nicht streiten"), und dafür zu sorgen, dass frühe Skriptentscheidungen Schritt für Schritt revidiert werden. Das gilt insbesondere für Entscheidungen, die mit Sexualität zu tun haben. Manisch-depressive Patienten können von einem auf den anderen Moment eine Entscheidung revidieren – und sich am folgenden Tag nicht mehr daran erinnern. In solchen Fällen kann der Einsatz einer Kontrollliste nützlich sein. Emotionales Arbeiten soll vermieden werden. Werden viele Gefühle wach gerufen, dann riskiert man eine Manie oder Depression, zumindest können die überzogenen Ideen bezüglich ihrer Gefühle verstärkt werden.

5.7 Spezifische Behandlung der manischen und depressiven Gefühle

Manische Phase

Für die Behandlung der manischen Phase gilt, dass Vorbeugen besser ist als Heilen. Wenn jemand erst einmal so sehr eskaliert ist, dass er manisch ist, dann ist es schwierig, verbal noch viel Einfluss auszuüben. Bevor mit der Psychotherapie selbst begonnen wird, empfiehlt es sich, einen Non-Psychose-Vertrag zu schließen und auch abzuwägen, ob der Einsatz eines Lithium – Salzes sinnvoll sein kann zur Prophylaxe einer Manie. Bei einer beginnenden Manie kann es manchmal auch noch hilfreich sein, den Patienten aus dem Erwachsenen-Ich heraus auf die verheerenden Folgen hinzuweisen, die eine Manie für ihn haben kann. Man kann beispielsweise sagen: „Als du dich das letzte Mal so verrückt gemacht hast, bist du zwangseingewiesen worden und musstest in ein Isolierzimmer." – vorausgesetzt, es trifft auch zu. Der Sinn einer solchen Konfrontation liegt darin, dass das Kind-Ich des Patienten Angst bekommt und aufhört zu eskalieren.

Patienten, die dabei sind, sich manisch zu machen, tun das zumeist, indem sie zunächst einmal ein paar Nächte nicht schlafen. Ihre Körpertemperatur steigt, und sie scheinen mit wenig Kleidung auszukommen. Bei Patientinnen ist eine beginnende Manie auch daran zu erkennen, wie sie sich zurecht machen. Sie tun dies oft auf eine bizarre, clownhafte Art und Weise mit viel Rouge und weiß gepudertem Gesicht. Es ist sinnvoll, sie dann aus dem normalen Therapieprogramm herauszunehmen, und zwar einerseits, um ihnen die Gelegenheit zu nehmen, auf vielfältige externe Stimuli zu reagieren, und andererseits auch, um ihnen „ihr Publikum" zu nehmen. Oft bringen sie Gruppenmitglieder zum Lachen, oder sie verhalten sich so irritierend, dass andere wütend werden. Und das nehmen sie dann wieder zum Anlass, weiter zu eskalieren. Aber auch wenn man sie in eine stimulationsarme Umgebung bringt, werden sie oft dazu übergehen, sich selbst entsprechend zu stimulieren. Um das zu vermeiden ist es besser, den Patienten ein überstrukturiertes Programm abarbeiten zu lassen, wodurch er alle überschüssige Energie loswerden kann. Z.B. um 5^{00} Uhr aufstehen, drei Bücher lesen und einen Bericht darüber schreiben, um 7^{30} Uhr Frühstück, dann Hausarbeit, dann drei Kilometer joggen usw. Dieses Überstrukturieren kann verhindern, dass ein Patient zu anderen, negativen Verhaltensweisen greift und beispielsweise wegläuft oder die Behandlung abbricht.

Ein anderes Vorgehen, um die Eskalation einer Manie zu begrenzen, besteht darin, jemanden zu halten (Holding); man kann erst damit aufhören, wenn die Person sich wirklich beruhigt hat. Das kann schon einmal sechs Stunden erfordern. Anschließend ist es möglich, dem Patienten gezielt negative Zuwendung zu geben: Maniker haben ein überzogen positives Bild von sich, während sie es anderen mit ihrem Verhalten enorm ungemütlich machen. Diese negative Zuwendung hat zwei Funktionen: Das übertrieben positive Selbsterleben wird damit unterbrochen, und die entstandenen Unlustgefühle werden an den Patienten zurückgegeben. Der Effekt der negativen Zuwendung wird allerdings nicht so ausgeprägt sein wie bei anderen Personen, weil Maniker meist die Bedeutung der negativen Zuwendung ausblenden und einfach weiter machen in der Hoffnung, dass der andere frustriert sein wird und die negative Zuwendung aufgibt. Diese negative Zuwendung muss auf übertriebene Art und Weise stattfinden, z.B. indem man das manische Verhalten lächerlich macht (statt mitzulachen) und dem Patienten sagt, wie absurd er sich verhält und wie naiv er denkt. So kann die negative Zuwendung mehr Gewicht bekommen. Wichtig ist auch, lediglich das negativ zu spiegeln, was jemand auch wirklich verändern kann – wie Kleidung, Verhalten, und wie jemand für sich sorgt. Der Patient behält dann selbst die Möglichkeit der Wahl, sein Verhalten zu verändern, um die negative Zuwendung zu stoppen – oder eben nicht.

Wenn Patienten schon so manisch sind, dass die erwähnten Techniken keinen Effekt mehr haben, dann kann es manchmal noch hilfreich sein, sie in aller Ruhe mit einem Löffel zu füttern. Das Essen sollte dann von eher fester Konsistenz sein, wie beispielsweise ein steifer Pudding. Maniker erfahren das als sehr fürsorglich. Einen therapeutischen Effekt hat dieses Regressionsmittel nicht, es verhütet aber manchmal eine weitere Eskalation.

Ist ein Patient erst einmal richtig manisch, dann ist er meist auch nicht mehr motiviert, daran noch irgendetwas zu ändern. Patienten fühlen sich in der Manie meist äußerst wohl. Und ihre Unlustgefühle geben sie an andere weiter (shifting-feelings). Sie halten ihre Manie aufrecht, indem sie beispielsweise aufregende Gruselgeschichten lesen, die in ihren Bezugsrahmen passen. Maniker können auch sehr gefährlich werden, und zwar sowohl für sich wie auch für andere. In ihrer Aggression sind sie sehr effektiv, und sie haben am liebsten viele Zuschauer um sich herum. Das im Gegensatz zu Patienten mit einer beispielsweise hebephrenen Struktur, die vielmehr dazu neigen, sich selbst zu schädigen, und auch das vor allem dann, wenn sie alleine sind.

Der allgemeine Behandlungstenor während einer Manie zielt darauf ab, den Patienten selbst sich unbehaglich fühlen zu lassen und die Umgebung so wenig wie möglich. Oft bedeutet das die Einweisung in eine geschlossene Abteilung eines psychiatrischen Krankenhauses, wo eine medikamentöse Therapie durchgeführt werden kann. Dort kann gleichzeitig auch eine medizinische Behandlung erfolgen für die körperlichen Symptome, die häufig infolge der physiologischen Veränderungen entstehen. Ansonsten kann man nur abwarten, bis sich der Sturm gelegt hat.

Depressive Phase

Ebenso wie in der manischen Phase können auch bei ernsthaften Depressionen körperliche Prozesse gestört sein, und unterschiedliche somatische Beschwerden können auftreten. In solchen Fällen ist neben einer psychotherapeutischen auch eine medizinische Behandlung indiziert. – Sich depressiv zu machen kann ein Versuch sein, bestimmte Unlustgefühle nicht erleben zu müssen. Insbesondere dann, wenn unverarbeitete „alte Wunden" vorliegen, werden Aggression und Trauer zuweilen „weggemacht", indem man sich selbst depressiv macht. Wenn Personen mit manisch-depressiver Struktur diesen Mechanismus einsetzen, dann kann die Depression sehr extrem werden. Die psychischen und physiologischen Prozesse können so verlangsamt werden, dass ein Zustand eintreten kann, der mit dem Winterschlaf vergleichbar ist. Dann ist es wichtig, den Patienten zu aktivieren. Manchmal ganz konkret körperlich, indem man den Patienten beispielsweise zum Laufen bringt, ihn über den Boden rollt usw. Das kann den depressiven Mechanismus durchbrechen. Außerdem ist viel bedingungslose positive, körperliche Zuwendung wichtig, wie z.B. Holding, Füttern mit der Flasche u.Ä. ... Erst später tritt in der Psychotherapie das Verarbeiten des alten Schmerzes in den Vordergrund, wobei Regressionsbehandlung nützlich ist.

Wirkung

Die erwähnten Interventionen haben den Effekt, dass weder die manischen noch die depressiven Gefühle weiter eskalieren. Die extrem zyklischen Schwankungen werden dadurch eingeschränkt. Im Kind-Ich-Zustand geschieht Folgendes:

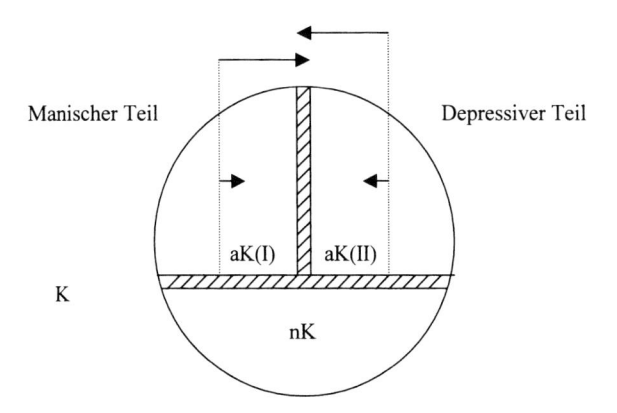

Abb. 43: Begrenzung des manischen und des depressiven Anteils im Kind-Ich

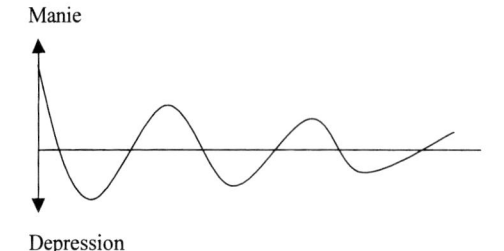

Abb. 44: Begrenzung der Schwankungen bei Manisch-Depressiven

So werden manische und depressive Phasen begrenzt und zurückgedrängt; die extremen Schwankungen nehmen ab, und zwar sowohl die Tagesschwankungen als auch längerfristige Schwankungen (Abb. 44).

5.8 Behandlungsphasen

Die Behandlung manisch-depressiver Patienten findet in Phasen statt. Loomis und Landsman (1981) geben eine Übersicht über diese Phasen, die in überarbeiteter Form hier wiedergegeben wird.

Phase 1: Veränderungen auf sozialem Niveau

Die erste Phase bezieht sich auf das Regulieren von Überaktivität oder Inaktivität. Der Patient braucht Hilfe, um seine Zeit auf gesunde Art und Weise zu strukturieren: Überaktive müssen beispielsweise ihr Wochenarbeitspensum auf normale Proportionen zurückschrauben; Inaktive sollten auf jeden Fall vier Stunden pro Tag aktiv sein. Das kann auf *Vertragsbasis* geschehen. Ein zweiter, wesentlicher Vertrag für manisch-depressiv Strukturierte ist der Vertrag, es langsam angehen zu lassen (wir nennen das auch einen „5-Stundenkilometer-Vertrag"); das gilt sowohl psychologisch als auch körperlich. In einem solchen Vertrag erklärt sich der Patient bereit, die Dinge langsam anzugehen, indem der ruhig bei dem verweilt, was er denkt, fühlt, und was sein Bedürfnis ist. Es ist wichtig, dem Patienten klar zu machen, dass Probleme lösbar sind, dass Gefühle nicht überwältigend sind und dass er davor nicht weglaufen muss. Hilfreiche Techniken sind Hand- und Augenkontakt, ruhige Musik zu hören und Ähnliches. Eng verwandt mit diesem Vertrag ist der Nicht-Lügen-Vertrag. Manisch-depressiv strukturierte Menschen setzten hier Verleugnung und Übertreibung ein, um ihr System aufrechtzuerhalten. Indem sie einen Nicht-Lügen-Vertrag abschließen, zu dem auch gehört, Informationen nicht mehr zurückzuhalten und Realität nicht zu übertreiben, kann dagegen angegangen werden.

Auch ein Nicht-Suizid- und ein Nicht-Gewalt-Anwenden-Vertrag sind oft wichtig, denn in der depressiven Phase sind die Patienten suizidal, in der manischen gewalttätig.

Daneben sind auch ein Sich-nicht-psychotisch-Machen-Vertrag und ein Nicht-Irritieren-Vertrag wichtig; Letzterer deswegen, weil diese Patienten ihr Agitiertsein häufig auf irritierende Art und Weise an andere weiter geben (shifting-feelings).

Phase 2: Enttrüben und Vergrößern des Erwachsenen-Ich

Diese Phase verläuft zum Teil parallel mit Phase 1; ihr Ziel ist es, das Erwachsenen-Ich des Patienten zu enttrüben und zu vergrößern. Das geschieht, indem Missachtungen (discounts) und Größenfantasien (grandiosity) konfrontiert werden, und auch, indem Patienten lernen, Konsequenzen ihres Tuns richtig einzuschätzen, in Kategorien von Ursache und Folge zu denken und aus gemachten Fehlern zu lernen. Der Vertrag, es langsam angehen zu lassen, ist hierbei sehr wichtig. Häufig beklagen Patienten, dass ihre Spontaneität abnimmt, aber das ist vorübergehend. Um sie zu motivieren, in Ruhe an die Dinge heranzugehen, kann man sie beispielsweise bitten, sich vorzustellen, welches Risiko darin liegt, wenn sie übereilt verreisen, übereilt ihre Arbeit tun usw.

Wenn Patienten daran festhalten, nicht nachzudenken, kann ein Auszeit-Vertrag nützlich sein. Es wirkt auch enttrübend, das eigene Miniskript zu erstellen.

Phase 3: Veränderungen auf psychologischem Niveau

In dieser Phase löst der Patient seine früheren Entwicklungsprobleme. Ausgeblendete Bedürfnisse und Gefühle, nicht gelernte Entwicklungsaufgaben (wie Kooperieren), das Durcharbeiten alter Wunden sowie das Revidieren früherer Skriptentscheidungen nehmen hier einen zentralen Platz ein.

Während dieser Phase kann der Patient aus dem Gleichgewicht kommen. Der eine reagiert beispielsweise mit Angst im Straßenverkehr, während ein anderer sich mit einem Mal schwer tut, in Gesellschaft mit Messer und Gabel zu essen. Auch Schlafstörungen, Albträume und körperliche Beschwerden ohne klaren medizinischen Anlass können vorkommen.

Regressionsbehandlung ist vor allem nützlich, um die depressive Problematik zu lösen. Viele Patienten erleben während der Regression ein Gefühl des Verlassenseins, nicht zu existieren, eine Flut von Trauer, Angst oder Wut. Aufgrund des präverbalen Charakters dieser Gefühle fällt es schwer, diese Empfindungen in Worte zu bringen. Von daher ist es wichtig, zusammen mit den Patienten herauszufinden, wie während der Regression gut für sie gesorgt werden kann, und sie nach der Regression ihre Erfahrungen beschreiben zu lassen. Ziel der Regressionstherapie ist, Verleugnungen aufzuheben und die verschiedenen Anteile des Kind-Ichs wieder miteinander zu integrieren.

Phase 4: Integration

Bisher bestand die Therapie darin, gesündere Anpassungen zu finden, ohne dass die Persönlichkeitsstruktur verändert werden musste. Zu einem bestimmten Moment aber steht der Patient vor der Entscheidung, die manisch-depressive Struktur loszulassen und die verschiedenen neuen Anpassungen miteinander zu integrieren. Dies bedeutet, dass das Verleugnen von Gedanken, Gefühlen und Verhaltensweisen nicht mehr als problemlösend angesehen wird. Das überschätzende Eltern-Ich und das bestrafende Eltern-

Ich werden zusammen mit den ungesunden Anpassungen im Kind-Ich losgelassen. An ihre Stelle treten die realistischen Botschaften, die zu einem eigenen System integriert werden.

Phase 5: Generalisierung

In dieser Phase lernt der Patient, auch außerhalb des Behandlungs-Settings zurecht zu kommen. Er lernt zu unterscheiden zwischen normaler Aufregung und manischem „Durchstarten" sowie zwischen normalen Gefühlen wie Wut und Traurigkeit und früheren grandiosen Gefühlen. Er geht flexibler um mit Wahlmöglichkeit bezüglich des Denkens, des Fühlens und des Handelns, und er entwickelt sich zu einer autonomen Person.

V. Entwicklung, Störung und Behandlung: Dritte Entwicklungsphase (18 Monate bis 3 Jahre)

1. Die dritte Entwicklungsphase

Die dritte Entwicklungsphase dauert etwa vom 18. Monat bis zum dritten Lebensjahr; in dieser Phase entwickeln sich vor allem die Anfänge des Erwachsenen-Ich (ER_2).

In diesem Teil der Persönlichkeit werden alle gesammelten *Informationen* gespeichert und verarbeitet; und zwar sowohl die Informationen von außen (Meinungen, Gefühle, Bedürfnisse anderer und Informationen über die Welt) als auch von innen (eigene Gefühle, Bedürfnisse und Gedanken).

Diese Daten werden so gespeichert, dass ein Kind mit ihrer Hilfe logisch denken kann, lernt, aus Fehlern Konsequenzen zu ziehen, und wenn es etwas nicht weiß, solange Fragen zu stellen, bis es versteht, wie die Realität funktioniert.

In dieser Phase beginnen Kinder, *Grenzen* auszutesten und auszuprobieren, wieweit sie gehen können. Sie fangen an, „nein" zu sagen, ungehorsam zu sein und zu rebellieren. Sie wollen auch sehr viel mehr selbst tun als bisher und sagen häufig: „Das gehört mir."

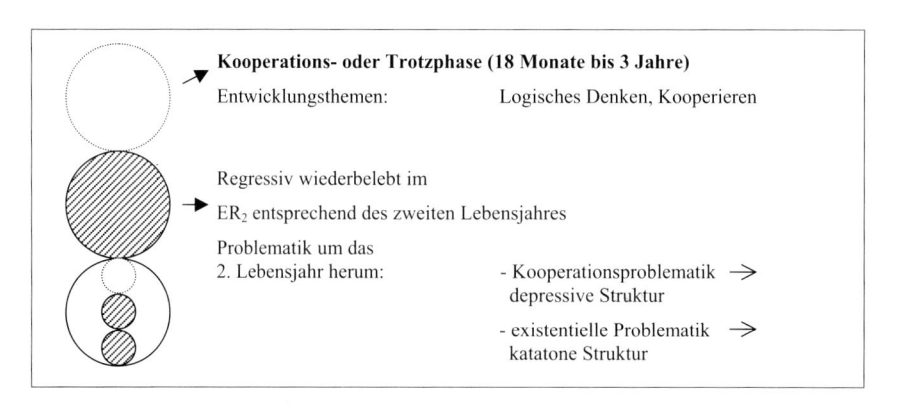

Kooperations- oder Trotzphase (18 Monate bis 3 Jahre)

Entwicklungsthemen: Logisches Denken, Kooperieren

Regressiv wiederbelebt im
ER_2 entsprechend des zweiten Lebensjahres

Problematik um das
2. Lebensjahr herum: - Kooperationsproblematik $\rightarrow$
                          depressive Struktur

                        - existentielle Problematik $\rightarrow$
                          katatone Struktur

Abb. 45: Dritte Entwicklungsphase: 18 Monate – 3 Jahre

1.1 Merkmale

Bedürfnisse

In dieser Phase ist das Bedürfnis des Kindes an Information sehr groß. Wenn es einmal begriffen hat, warum etwas so ist, wie es ist, dann kann es sich daran leichter anpassen. Es braucht oft Zeit, um nachzudenken, und es will wissen, was die Folgen sind, wenn es etwas tut oder eben nicht tut. Es braucht eindeutige und konsequente Grenzen, probiert aber immer wieder, die Grenzen durch Machtkampf auszuweiten.

Gefühle

Ein Kind zeigt in dieser Phase Jähzornsanfälle, wenn es seinen Willen nicht bekommt. Depressionen können entstehen, wenn das Kind merkt, dass es nicht das Zentrum der Welt ist. Es ist auch schnell eifersüchtig.

Denken

Der Denkprozess nimmt allmählich logische Formen an; das Kind zieht Schlüsse, über die andere gelegentlich regelrecht erstaunt sind. Es lernt, in Kategorien von Ursache und Wirkung zu denken.

Verhalten

Im Verhalten zeigt sich oft etwas Beharrliches, Trotziges oder Rebellisches. Außerdem stellt das Kind fortwährend Informationsfragen: „Warum läuft der Mann da? – Warum steht das Auto still? usw."

1.2 Entwicklungsaufgaben

Die wichtigsten Entwicklungsaufgaben sind, *logisch denken zu lernen* und zu lernen, sich auf eine gesunde Weise an andere anzupassen. Das Kind entdeckt, dass es nicht „das Zentrum der Welt ist", dass es andere gibt, die auch Bedürfnisse haben. Es gilt, die Basis für ein *Kooperieren* mit anderen zu erlernen. Zeitweilig kann es regelrecht depressiv hierauf reagieren – oder mit Jähzornsanfällen. Es ist wichtig, dass das Kind allmählich lernt, sich zu beherrschen und seine Bedürfnisse auf eine sozial akzeptable Art und Weise zu befriedigen, das heißt in Absprache und unter Berücksichtigung anderer – oder sie aufzuschieben. Schließlich ist es auch wichtig, dass ein Kind lernt, gleichzeitig denken und fühlen zu können, *Informationen* zu behalten und die Konsequenzen aus seinem Verhalten einzuschätzen. In dieser Entwicklungsphase ist das Kind inzwischen sauber und trocken und kann sprechen.

1.3 Die Rolle des primären Versorgers

Wichtig für Kinder in diesem Alter ist, dass sie wissen, „wo sie dran sind"; dass sie sich auch dagegen wehren können, aber dass die Eltern doch konsequent bleiben. Eltern können auf folgende Art und Weise ihren Kindern helfen, Gehorsam zu lernen:
a. Was es nicht darf verbieten; beispielsweise: „Du darfst ein anderes Kind nicht schlagen." Und den Grund dafür benennen: „Du tust dem Anderen damit weh, und das würdest du selbst auch nicht schön finden."
b. Wenn das Kind trotzdem ein anderes wieder schlägt, es an das Verbot erinnern und es fragen, warum es nicht gehorcht hat.
c. Wenn das Kind dennoch weiter macht, dann besteht der nächste Schritt darin, ihm zu sagen: „Hör jetzt damit auf!" und anschließend das Kind wieder nach seinen Gründen befragen.
d. Hört das Kind immer noch nicht auf, dann eine Strafe in Aussicht stellen und auch benennen welche.
e. Wenn das Kind weiter macht, es wie angekündigt strafen.
f. Wenn das Kind verspricht, dass es das nicht mehr tun wird, es anschließend aber doch wieder tut, dann eingehen auf die Tatsache, dass das Kind lügt, und das als Problem benennen.

Abgesehen vom Lernen, mit Grenzen umzugehen, ist es auch wichtig, Erlaubnis zu geben, ärgerlich oder wütend zu sein, ohne Schaden dabei anzurichten. Ein Kind dieses Alters braucht noch Unterstützung, um die Depression der Zweijährigen (s.u.) aufzulösen und um seine irrationale Wut aufzugeben. Es ist nicht zu empfehlen, das Kind Boss sein zu lassen und als Eltern inkonsequent zu sein, zu hohe oder zu geringe Erwartungen an das Kind zu haben, oder Lösungen anzubieten und damit dem Kind die Initiative zu nehmen.

1.4 Allgemeine Probleme

Bedürfnisse

Es ist wichtig, ein Kind in diesem Alter über die Bedürfnisse und Gefühle anderer zu informieren, dies als wichtige Tatsache zu benennen und darauf zu bestehen, dass das Kind darauf Rücksicht nimmt. Wenn ein Kind in dieser Phase nicht lernt, Wünsche anderer ernst zu nehmen, dann bleibt es egozentrisch – oft auf Kosten anderer. Es wird sich dann später damit schwer tun, mit anderen zu kooperieren. Andere erleben ein solches Kind als verwöhnt und asozial – mit der Folge, dass es oft allein gelassen werden wird.

Gefühle

Wenn das Kind seinen Willen nicht durchsetzen kann, kann es eskalieren bis zu Wutanfällen, Um-sich-Schlagen und Beißen. Es blendet die Bedeutung der Gefühle anderer aus, setzt sich einfach durch oder zettelt einen Machtkampf mit anderen an. Wenn es den verliert, reagiert es depressiv und probiert hierüber, die Kontrolle in der Hand zu behalten. Körperliche Folgen können später Anorgasmie, Obstipation oder Diarrhö sein.

Denken

Das Denken ist oft gestört, weil das Kind sich weigert, in Kategorien von Ursache und Konsequenz zu denken. Es ist vergesslich und stellt sich dumm.

Verhalten

Das Kind versucht, seine Umgebung nach seiner eigenen Pfeife tanzen zu lassen und manipuliert, indem es ins Bett macht, hyperventiliert, in Ohnmacht fällt, überangepasste Reaktionen, Trotz, Ungehorsam, Aggressivität oder Passivität zeigt. Das Verhalten wirkt asozial („Ich, ich, ich – der Rest kann mir gestohlen bleiben!") und eigene, ungelöste Aggressivität wird häufig an andere geshiftet.

Psychologische Spiele in dieser Phase sind: Dumm; probier mal, mich so weit zu kriegen ...; Schlemihl; scheinheilig; guck mal, was du mir angetan hast; erklär' mir doch noch mal; ich werd's dir zeigen.

1.5 Spezifische Persönlichkeitsstörungen

In dieser Phase können zwei Persönlichkeitsstörungen entstehen, nämlich
- die depressive Persönlichkeitsstruktur (Depression der Zweijährigen) und
- die katatone Persönlichkeitsstruktur.

Bei der *Depression der Zweijährigen* lernt das Kind nicht, seine Fantasie aufzugeben, es sei das Zentrum der Welt. Das resultiert beispielsweise daraus, dass seine Eltern keine realistischen Bedingungen und Grenzen setzen, sondern dem Kind überwiegend seinen Willen lassen. Auf diese Weise lernt das Kind nicht, Rücksicht auf andere zu nehmen, weigert sich zu kooperieren und bringt sich immer mehr in eine Isolation, weil andere ihm aus dem Weg gehen.

Bei der *katatonen Persönlichkeitsstruktur* geht es um eine Schlüsselkonstellation, deren Anfänge schon bei der Geburt zutage treten: Das Kind erlebt die Welt als einen entsetzlichen, chaotischen Aufenthaltsort. Aber erst im Laufe des zweiten Lebensjahres werden die Symptome, die hieraus resultieren, offenkundig.

2. Der „depressive Mechanismus" und die depressive Persönlichkeitsstruktur („Depression der Zweijährigen")

2.1 Der „depressive Mechanismus"

entspricht der *Trauerreaktion* und ist ein Verhaltensmuster, das allen Menschen unabhängig von ihrer Persönlichkeitsstruktur zur Verfügung steht. Er stellt einen Schutz vor externen Stimuli dar und kann

a. ein gesundes Reaktionsmuster sein, wenn er zeitweilig eingesetzt wird, z.B. um den Verlust eines Partners verarbeiten zu können;
b. wenn er aber beibehalten wird, kann er sich verselbstständigen i.S. einer abnormen Trauerreaktion (bezüglich Intensität und/oder Länge), und es kann sich eine regelrechte Depression daraus entwickeln. Dann schafft dieses Muster ein neues Problem, statt ein Problem zu lösen. Eine Folge ist Vereinsamung, neue depressive Reaktionen können folgen. Es kann sich ein Teufelskreis etablieren, der u.U. zu sehr schweren depressiven Bildern (major depression) führen kann, aus denen es schwer fällt herauszukommen.

Behandlung

Der „depressive Mechanismus" i.S. eines gesunden Reaktionsmusters bedarf oft keiner Behandlung – eher einer verständigen Begleitung; tut sich eine Person aber schwer damit, selbstständig eine erforderliche Trauerarbeit abzuschließen, kann es sinnvoll sein, ihr therapeutischerseits zu helfen, beispielsweise im Sinne einer *Inneren Ablösung (s.u., weitere spezielle Techniken)*.

Wenn er sich verselbstständigt hat, muss er erkannt und losgelassen werden, und die betreffende Person muss wieder externe Reize an sich heranlassen (s.u., 2.2.3a.). – Der Weg zu diesem Ziel kann durch das Erstellen strukturierter Tagesprogramme erleichtert werden, die viel an körperlichen Aktivitäten enthalten. Gespräche sind möglichst begrenzt zu halten (ihr Einfluss wird ohnehin reduziert, wenn Patienten eine antidepressive Medikation bekommen). Der Schlaf soll auf maximal acht Stunden pro Nacht begrenzt werden, da zu viel Schlaf die Depressivität verstärken kann. Bei dieser Depressionsart sollen so wenig wie möglich Medikamente gegeben werden, und sie sollen so wenig wie möglich sedieren, um die Person nicht vor externen Reizen abzuschirmen.

2.2 Die „Depression der Zweijährigen"

entspricht weitgehend der *neurotischen Depression*.

2.2.1 Schlüsselkonstellation

Im zweiten Lebensjahr (18. Monat bis Ende 3. Lebensjahr) lernt ein entsprechendes Kind nicht, seine Fantasie aufzugeben, dass es das Zentrum der Welt sei; es behält seine egozentrische (primär-narzisstische) Position bei, weil die Eltern *keine realistischen Anforderungen* an es stellen und ihm *keine Grenzen setzen*. Das Kind bekommt immer oder überwiegend seinen Willen, es lernt nicht den Übergang von bedingungsloser zu bedingter Zuwendung. So lernt es auch nicht, Rücksicht auf die Gefühle und die Bedürfnisse anderer, insbesondere seiner Mutter zu entwickeln; es *weigert sich, kooperativ zu sein*, und die anderen reagieren – meist indirekt, und besonders nonverbal – negativ und meiden den Umgang mit diesem Kind. Es isoliert sich seinerseits und behält Probleme damit, wütend zu sein, gesundes Explorationsverhalten und Initiative zu zeigen – es bleibt egoistisch/egozentrisch.

Skriptglaube: Etwa im 4. Lebensjahr wird dem Kind klar: „Irgendwas ist mit mir verkehrt – aber ich weiß nicht genau was." Es entwickelt eine ängstliche Grundhaltung und steckt viel Energie in ängstliche Fantasien. Das bedeutet, dass wenig Energie übrig bleibt, den gesunden Umgang mit Wut und Ärger zu lernen.

Die Folge ist ein ganz wesentliches Kennzeichen der „Depression der Zweijährigen": Menschen mit dieser Struktur *reagieren mit unangemessener, unberechtigter Wut, wenn einmal jemand Forderungen an sie stellt.* – Normalerweise lernen Kinder um das zweite Lebensjahr herum den Unterschied zwischen berechtigter und unangemessener Wut (Zorn/Ärger) kennen. Sie werden jähzornig, wenn sie ihren Willen nicht bekommen, und gesunderweise machen die Eltern ihnen dann klar: So nicht! Und das Kind lernt mit der Zeit, seinen unangemessenen Ärger (Jähzorn) zu stoppen und aufzugeben; mit dem berechtigten Ärger lernen sie, realistisch umzugehen.

Racket: Personen mit dieser Persönlichkeitsstruktur setzen ihre überschüssigen Ärgerenergien in Angst um (es ist ja etwas nicht in Ordnung mit ihnen). Indem sie sich innerlich in Angst hinein eskalieren, finden sie eine Kontrollmöglichkeit über ihren unangemessenen Ärger, den sie nicht aufgegeben haben. Sie vermeiden dann Situationen (und damit äußere und innere Stimuli), die sonst einen Wutanfall herbeiführen könnten. Das bildet dann die Basis für die Entwicklung einer Depression.

BEISPIEL: *Ein vierjähriges Kind, das noch nicht die sozialen Anpassungen seines Alters entwickelt hat, wie es die meisten Kinder in seinem Alter haben (z.B. trocken und sauber zu sein), hat sein Problem: „Ich bin ärgerlich, weil ich nicht alles haben kann, was ich will" nicht gelöst und tut weiter so, als ob es alles haben könnte. Erwachsene und andere Kinder reagieren hierauf negativ (sie rümpfen z.B. die Nase, wenn das Kind die Hose voll hat und halten sich von im fern), und das Kind merkt, dass etwas mit ihm nicht in Ordnung ist. Es unterdrückt seinen Ärger aus Angst vor den Reaktionen der anderen weiter – statt ihn als sinnlos erkannt ein-*

fach aufzugeben, und es wird u.U. depressiv. Hinter alle dem steht auch Traurigkeit über den gravierenden Verlust an gesunder Entwicklung und gesundem Kontakt, den diese Anpassung mit sich gebracht hat.

2.2.2 Spätere Entwicklung der depressiven Persönlichkeitsstruktur im engeren Sinne

Die Schlüsselkonstellation, die unter 2.2.1 beschrieben wurde, führt auf der Basis erlebter Abweisung durch andere zu der Skriptentscheidung: „Irgendwas ist mit mir nicht in Ordnung." Die erlebte Abweisung durch andere und die Skriptentscheidung werden in späteren Entwicklungsphasen verstärkt, denn diese Personen fühlen sich auch später immer noch als Zentrum der Welt und ecken damit an. Auf an sie herangetragene Anforderungen reagieren sie mit unangemessenen Wutausbrüchen, wie früher in der Trotzphase als Zweijährige. – Diese Personen können lernen, den sog. depressiven Mechanismus (s.o.) einzusetzen, um Wutausbrüchen vorzubeugen: Sie schotten sich dann vor anderen ab und zeigen so wenig Initiative wie möglich – was eine Depression verstärken und in Gang halten kann.

2.2.3 Behandlung

Die Behandlung verläuft in drei Phasen:
a. Zurückdrängen des depressiven Mechanismus (s.o. 2.1)
b. Die Patienten schrittweise lernen lassen, ihre Angst wieder in Ärger zurückzuübersetzen, ohne dabei in unangemessene Wutanfälle durchzubrechen. Sie den Unterschied zwischen unangemessener Wut und berechtigtem Ärger erlernen lassen.
c. Aufgeben der unangemessenen Wut, und: Lernen, mit berechtigtem Ärger umzugehen.

Zu a.: Das Zurückdrängen des depressiven Mechanismus gelingt durch Aktivierung der Person, insbesondere in körperlicher Hinsicht, und Stimulation. Präventiv wirkt ein variiertes Tagesprogramm, das Setzen von kurzfristig erreichbaren Zielen; Aktivitäten, die Spaß machen; positive Strokes und positive Spannung/Begeisterung.

Zu b.: Für das Erlernen einer guten Differenzierung der verschiedenen Arten von Ärger kann es hilfreich sein, die Person ein *Ärgerheft* führen zu lassen, worin sie tgl. notiert:
– Wann sie sich wütend/ärgerlich fühlt,
– warum sie sich wütend/ärgerlich fühlt,
– auf wen sie wütend/ärgerlich ist,
– ob der Anlass des Ärgers realistisch (oder fantasiert o. Ä. ...) ist,
– ob dieser Ärger berechtigt oder unangemessen ist,

- was sie mit dem berechtigten Ärger tun wird,
- und was sie tut, um in Zukunft dem Auftauchen von Ärger vorzubeugen.

Dabei wird das Erwachsenen-Ich besetzt und trainiert, und es wird vermieden, dass Ärger in ängstliche Fantasien oder aber in Wutanfälle umgesetzt wird.

Ein Wutanfall kann „beweisen", dass es besser ist, nie wieder ärgerlich zu werden. Hier kann ein Non-Aggressions-Vertrag (*Non-Wutanfall-Vertrag*) sinnvoll sein. Solange Patienten ihre Wutanfälle nicht aufgeben, ist der Kern ihres (Depressions-) Problems ungelöst.

Zu c.: Das Aufgeben unangemessener Wut kann erleichtert werden, indem Patienten bei jedem entsprechenden Anlass auf ihre Reaktion aufmerksam gemacht werden (Konfrontation), und indem man sie auffordert, damit aufzuhören. Wenn ein Patient so weit ist, die Idee aufzugeben, er sei das Zentrum der Welt, kann eine „frühe Depression" folgen; hier sind vorbeugend Maßnahmen zu treffen wie zu a. beschrieben.

Zum Lernziel „mit berechtigtem Ärger umgehen" ist es hilfreich, den Patienten beizubringen, wenn sie tatsächlich in einer aktuellen, realen Situation z.B. zu kurz gekommen sind, ihre Ärgerenergie einzusetzen, um zu bekommen, worauf sie ein Anrecht haben. Und zwar nicht durch Wütend-Sein, sondern indem sie den anderen deutlich machen, dass sie ärgerlich sind, und warum sie es sind, um dann mit ihnen zu überlegen, was daran getan werden kann (Erwachsenen-Ich). In der Therapie ist das Hauptproblem gelöst, wenn die frühe Traurigkeit erreicht worden ist. Die Arbeit mit dem Ärger ist aber der notwendige vorrangige Schritt, da direkte Arbeit mit der Traurigkeit zumeist nur das Leidenssystem (masochistisch) verstärkt, statt es aufzulösen.

Als Ergebnis dieser Behandlung wird viel Energie für zielgerichtete Zwecke frei, die bisher für den depressiven Mechanismus eingesetzt wurde. Es gibt neuen Raum für Spaß, Produktivität und Zusammenarbeit.

In dieses Kapitel hat R. R. Kiltz persönliche Informationen von Shea Schiff (05.02.1983) eingearbeitet.

3. Die katatone Persönlichkeitsstruktur

Die Basis für die Entwicklung einer katatonen Persönlichkeitsstruktur wird schon im Umkreis der Geburt gelegt, und von der Geburt an bis ins zweite Lebensjahr hinein entwickelt das Kind diese Persönlichkeitsstörung weiter. Bis zum zweiten Lebensjahr ist dem Kind äußerlich meist nicht viel Besonderes anzumerken. Erst dann zeigen sich die ersten Symptome.

3.1 Schlüsselkonstellation (K_1, ER_1; Geburt bis zwei Jahre)

Die ersten Lebensjahre sind für ein Kind, das eine solche Struktur entwickelt, schrecklich. Die Eltern fechten sozusagen ihren Streit über der Wiege aus. Beispielsweise schreien und brüllen sie und bewerfen sich gegenseitig mit Tellern, während einer von ihnen gleichzeitig das Kind versorgt. Die Umgebung ist für ein solches Kind mithin bedrohlich, widersprüchlich und unvorhersehbar. Zumeist ist die Versorgung an sich nicht schlecht, die Essenszeiten werden eingehalten, das Kind wird gefüttert und sauber gemacht, es bekommt auch genügend Zuwendung und wird nicht misshandelt. Die Beziehung zur Mutter ist sogar meist ziemlich gut – im Gegensatz zu anderen Persönlichkeitsstörungen.

Gesunde Kinder lernen im zweiten Lebensjahr, dass sie durch bestimmtes Verhalten, z.B. indem sie weinen, ihre Mutter beeinflussen können. Auch entdecken sie zwischen 12 und 18 Monaten, dass wenn sie weinen, andere Menschen stiller werden. Sie können „stundenlang" mit hingebungsvoller Funktionslust eine Tür auf und zu machen oder mit dem Schalter das Licht an und aus knipsen. Was von außen betrachtet stupide wirken mag, ist für ein Kind in diesem Alter die Basis, eindeutig zu erfahren, dass *immer*, wenn es etwas bestimmtes tut, auch eine eindeutige, vorhersagbare Konsequenz erfolgt. Das ist eine gute Basis für die weitere Entwicklung. Ein Kind in der katatonen Schlüsselkonstellation macht in dieser Zeit hingegen die Erfahrung, *dass es seine Umgebung nicht konsequent beeinflussen kann* – ganz gleich, was es auch tut.

Menschen mit einer katatonen Struktur haben alle Versuche aufgegeben, ihre Umgebung so zu beeinflussen, dass sie sich wohler fühlen. Stattdessen fühlen sie sich hilflos, ärgerlich und traurig. Aus diesem Erleben heraus treffen sie die Skriptentscheidung: „Das haut alles nicht hin, ich wäre lieber nie geboren worden!" Natürlich wird diese Entscheidung nicht mit diesen Worten gefällt, aber doch aus diesem Erleben heraus. Es ist die emotionale Reaktion eines Kindes auf die bedrohliche Welt um es herum, und mit der Skriptentscheidung wird die Welt abgewiesen. Nicht geboren sein zu wollen bedeutet für sie eigentlich, wieder zurück zu wollen in die Zeit, als es sich noch gut und angenehm anfühlte; es ist der Regressionswunsch nach der pränatalen Zeit.

3.2 Spätere Persönlichkeitsstruktur

Menschen mit katatoner Persönlichkeitsstruktur sind von allen schizophrenen Persönlichkeitsstrukturen die am besten integrierten; ihr Gedächtnis ist intakt, und es bestehen zumeist keine signifikanten Wahrnehmungs-

oder Koordinierungsprobleme. Sie reagieren auch auf Schmerzen sowie heiße und kalte Stimuli.

Sie haben während der Phase, in der Kinder einen ausgeprägten Sinn für Ordnung und Struktur zeigen, den Versuch aufgegeben, ihre Umgebung beeinflussen zu können. Stattdessen sind sie dazu über gegangen, ihre *Innenwelt unter Kontrolle zu halten*. Durch die Kontrolle ihrer Innenwelt hoffen sie, Kontrolle über ihre Umgebung zu gewinnen – oder durch Regression das pränatale Stadium wieder zu erreichen.

Sie messen der Außenwelt keinerlei Bedeutung bei, es sei denn, dass jemand droht, ihre Kontrolle zu stören. In einem solchen Fall unternehmen sie alles, um zu vermeiden, dass jemand sie so weit beeinflusst, dass sie ihre innere Kontrolle aufgeben müssten. Und deswegen lassen sie andere nicht nahe an sich heran kommen. Menschen, die ihnen nahe kommen, haben einen unkontrollierbaren Einfluss auf sie, und das erleben sie als Gefahr für ihr Kontrollsystem. Wird ihr Kontrollsystem bedroht, regredieren sie u.U. in die pränatale Zeit (Stupor); diese Regression ist zu verstehen als der Versuch, das Leben in der Gebärmutter wieder zu erleben.

Bedürfnisse

Das Identifizieren und Erfüllen von Bedürfnissen ist ein großes Problem für diese Patienten. Ihre Grundhaltung ist: „Was nützt es denn?" – eine Haltung, die aus ihrer Kleinkindzeit stammt, die für sie sehr schmerzhaft war. Oft haben sie Probleme mit dem Essen, und zwar nicht so sehr damit, Essen aufzunehmen, als vielmehr mit dem Verdauen: Durch ihr starkes Bedürfnis nach innerer Kontrolle stören sie den Verdauungsmechanismus und lassen ihr Verdauungssystem nicht seine natürliche Arbeit tun. So weigern sie sich beispielsweise oft, rechtzeitig zur Toilette zu gehen. Das hat zur Folge, dass sie oft obstipiert sind.

Auch mit Intimität und Nähe haben sie Schwierigkeiten, weil sie Intimität als etwas erleben, wobei sie Kontrolle an jemand anderen abgeben. Das ruft bei ihnen starke Angst hervor. Werden sie in der Therapie gehalten (Holding, wobei sie von jemand anderem unter Umständen regelrecht festgehalten werden; siehe Kapitel *Weitere spezielle Techniken*), fühlen sie ihre Grenzen sozusagen wegschmelzen und kommen in Kontakt mit der alten Wunde aus ihrer Kindheit.

Auch Spaß haben und das Erleben eines Orgasmus sind für sie bedrohlich, weil sie dabei ihre Kontrolle aufgeben müssen. Freude, Genießen und Intimität sind für sie daher mit Schmerz verbunden. Erst wenn sie den Schmerz ihrer alten Wunde durchgearbeitet haben, können sie sich erlauben, zu genießen und mehr Freude zu erleben.

Gefühle

Die Emotionalität von Personen mit katatoner Struktur ist beeinflusst von der Grunderfahrung, dass das Leben so schmerzlich ist, sodass sie lieber niemals hätten geboren werden wollen. Oft sagen sie: „Ich hab' nicht darum gebeten, geboren zu werden; es liegt nicht an mir, dass es mich gibt."

Charakteristisch ist, dass sie oft aggressiv sind und rasch in Wut hinein eskalieren. Berührt man beispielsweise zufällig ihr Bein, kann das so viel Wut auslösen, dass sie den Impuls spüren, den Betreffenden umzubringen, wenn er nicht damit aufhört. Wenn diese Wut nicht ausgedrückt wird, beispielsweise durch Wut-reduzierende Techniken wie „Dampfablassen" (siehe Kapitel *Weitere spezielle Techniken)*, dann können sie zweierlei damit tun:
– Entweder übertreiben sie ihre Wut im Stil von: „Wenn ich mit meiner Wut erst mal rauskomme, dann habe ich drei Tage lang damit zu tun!" –
– Oder sie blenden ihre Wut aus und tun, als ob nichts sei.

Kataton strukturierte Personen können auch *ernsthaft suizidal* und dabei effektiv sein. Sie haben die Fantasie, durch einen Suizid in den Zustand zurückkehren zu können, als sie noch nicht geboren waren. Es ist wichtig, ihnen zu erklären, dass ein Suizid mit Sicherheit keine Rückkehr ins intrauterine Leben darstellt. Vom Verstand her werden sie das auch begreifen, gefühlsmäßig aber zunächst noch nicht. Ihre Wut darüber, dass es sie überhaupt gibt, muss in der Therapie geäußert werden, und zwar an die richtige Adresse. Und sie müssen auch lernen, die Angst, die sie früher erlebt haben, zu äußern.

Denken

Das Denkvermögen kataton strukturierter Personen ist oft gut entwickelt. Sie haben zuweilen einen verantwortlichen Posten und machen auf den ersten Blick einen kompetenten Eindruck. Es wirkt auf sozialem Niveau so, als ob sie kaum Probleme hätten.

Ihre Erlebniswelt ist jedoch völlig anders als das, was sie anderen zeigen. Selbst während eines katatonen Stupors sind sie noch imstande zu denken. Sie können sich später gut erinnern, wie die anderen reagiert haben, und was ihnen gesagt wurde. Ihr problemlösendes Denkvermögen ist in einer solchen Zeit jedoch beeinträchtigt.

Verhalten

Menschen mit katatoner Struktur sehen oft wie neun- oder zehnjährige Kinder aus; sie sind oft ein wenig rebellisch, aber nicht so sehr, dass sie dadurch in Schwierigkeiten kämen. Ihr auffälligstes Verhalten ist ihr fortgesetzter

Versuch, sich von anderen isoliert zu halten, und zwar sowohl in psychologischer wie in sozialer Hinsicht. Häufig sehen sie die witzige Seite dessen, was sie tun. Sie sind auch fähig, sich liebevoll um jemanden zu kümmern.

Motorisch neigen sie zu zwei Extremen: Oft verhalten sie sich sehr agitiert – oder sie kippen in einen Zustand, in dem sie sozusagen einfrieren (*Stupor*). Sie bewegen sich dann nicht mehr und werden ganz steif. Ihr Körper nimmt eine starre Haltung an, und ihre Haut wirkt wächsern und sieht gelb und fettig aus. Sie haben so sehr die Kontrolle über sich, dass sie eine solche Haltung sehr lange aufrecht erhalten können.

In einem solchen Zustand treten gelegentlich gewalttätige Ausbrüche auf, denen eine zunehmende Agitiertheit vorausgeht. Ein häufiger Fehler in der Fremdeinschätzung liegt darin zu denken, dass diese Personen in ihrer Phase der Unbeweglichkeit nichts hören oder sehen. Sie wirken wie Standbilder, sie hören, fühlen und denken aber dennoch, und sie können sich später auch an Einzelheiten aus dieser Zeit erinnern. Es ist daher von erheblichem Belang, wie man während einer solchen psychotischen Phase mit ihnen umgeht. Wenn sie halluzinieren, dann oft von Spinnen und Schlangen und von beängstigenden Erlebnissen, wie dass die Welt zu explodieren drohe; sie erleben das Versagen ihrer Kontrollbemühungen über die Welt (wieder).

Man kann den Stupor als Regressionsversuch zurück ins pränatale Leben verstehen; dafür spricht, dass ihnen dann wie bei ungeborenen Babys das Schlucken schwer fällt, und auch dass sie Haltungen einnehmen wie beim passiven Schwimmen in Flüssigkeiten.

Während der Zeit ihres Agitiert-Seins sind sie ständig in Bewegung, rennen umher, laufen weg – und sind darin kaum zu bremsen. Es ist aber eigentlich kein Weglaufen von etwas oder ein Hinlaufen zu etwas, sondern ein blindes, physisches Laufen, bei dem selten etwas Schlimmes passiert, ein motorisches Sich-Abreagieren. Und sowohl dieser *Bewegungsdrang* wie auch der Stupor können verstanden werden als der Versuch, den früheren Schmerz nicht zu spüren.

Weil es bei ihnen um eine Problematik von Zweijährigen geht, zeigen sich auch Symptome, die zu diesem Lebensalter passen: Viele von ihnen wollen ständig irgendetwas haben und bekommen, sie stehlen und sammeln alles Mögliche, nur um es zu haben. Sie horten alles Mögliche, bewahren viel auf und werfen wenig weg.

Ein anderes Symptom aus dem zweiten Lebensjahr besteht darin, dass sie oft aufdringlich sind: Wenn zwei sich ruhig miteinander unterhalten, drängeln sie sich dazwischen und wollen Aufmerksamkeit. Sie laufen einem vor den Füßen herum, ohne klares Ziel. Sie wirken kindlich und scheinen sehr aktiv, aber in Wirklichkeit leben sie sehr zurückgezogen. Meist unterhalten sie sich über Themen, die zu tun haben mit „reingehen oder rausgehen" und über „was wem gehört".

Nicht selten sind auch *anorexie-ähnliche Probleme*. Auch dies basiert auf der Entscheidung, niemals geboren worden sein zu wollen. Im Übrigen ist die Problematik der Person mit katatoner Struktur ernster als die von Anorexia nervosa – Patienten. Bei der klassischen Anorexia nervosa hat der Machtkampf über das Essen das Ziel, nicht erwachsen zu werden; bei der katatonen Struktur geht es darum, nicht geboren worden sein zu wollen. Daher sind Katatone oft sehr viel suizidaler als anorektische Patienten.

Auch die sexuelle Entwicklung ist bei kataton Strukturierten ernsthaft gestört. Es finden sich zwei Extreme: Entweder sind sie sexuell inaktiv – oder sie reagieren sich auf eine sehr aggressive Art und Weise sexuell an anderen ab. Wenn sie sexuell inaktiv sind, dann gibt es Sexualität für sie einfach nicht. Sie reagieren regressiv, um auf diese Weise ihrer Sexualität zu unterdrücken und zu vermeiden, dass die Menstruation einsetzt oder dass sich sekundäre Geschlechtsmerkmale entwickeln. Die meisten dieser Patienten haben beispielsweise noch nie einen Orgasmus gehabt – denn dabei müssten sie ja ihre innere Kontrolle aufgeben.

Reagieren sie sich sexuell ab, dann wirkt das oft wie sado-masochistische Aggression, ist es zumeist aber nicht. Denn dieses Abreagieren zielt nicht so sehr darauf, Schmerz zuzufügen oder zu erleben, sondern es hat mehr mit Erregung zu tun. Und in diesem Sinne ist das Abreagieren auch eine Art Kontrollmechanismus.

3.3 Behandlung

Allgemeine Grundsätze

Die Behandlung von Personen mit katatoner Struktur zielt vor allem auf das Aufgeben innerer Kontrolle und das Erlernen von Möglichkeiten, die Umgebung auf eine gesunde Art und Weise zu beeinflussen. Weil es bei ihnen auch um die Problematik Zweijähriger geht, läuft man hierbei rasch Gefahr, in einen Machtkampf zu geraten – und dabei hören diese Personen auf zu denken und weigern sich, sich anzupassen. Daher ist es wichtig, sich mit ihnen nur in einen Machtkampf einzulassen, den man als Therapeut auch gewinnen kann und den der Patient sich auch traut aufzugeben.

Bedürfnisse

Kataton Strukturierte brauchen viel Information und Hilfe, um ihre Bedürfnisse zu identifizieren und zu befriedigen. Ihr Bedarf an Unterstützung, Aufmunterung und Erlaubnis ist erheblich. Auch körperliche Zuwendung und Versorgung sind sehr wichtig, auch wenn sich der Patient anfangs dagegen wehrt und sie erst nach Aufgeben der inneren Kontrolle offen annehmen kann.

Wenn sie stuporös sind, ist es wichtig, sie viel zu stimulieren. Das kann

Behandlung

zum Beispiel in der *Stimulationsgruppe* (siehe *Weitere spezielle Techniken*) geschehen, in der sie in einem sicheren Rahmen gepufft und gestoßen werden, um in Bewegung zu bleiben.

Menschen mit katatoner Struktur und solche mit manisch-depressiver Struktur ziehen einander oft an. Wenn einer von beiden wenig aktiv ist, ist es sinnvoll, eine überaktive Person in der Nähe zu haben.

Gefühle

Das Entladen von Wut allein ist für diesen Personenkreis unzureichend. Wutarbeit zielt letztlich darauf, dass der Patient anschließend seine Angst erfährt und verarbeitet. Das kann vor allem durch den Einsatz von körperorientierten Behandlungstechniken geschehen, und zwar nicht so sehr durch bioenergetische Übungen im engeren Sinne (bei denen der Körper bewusst in Spannungszustände gebracht wird) sondern durch Techniken, bei denen die Kontrolle ganz allmählich aufgegeben werden kann – beispielsweise Techniken von Kelly (1971) und Reich (1973).

Bei katatonen Patienten ist es wesentlich, dass sie während ihrer Behandlung *mehrfach – psychodramatisch – durch ein angenehmes Geburtserlebnis gehen*, und zwar insbesondere, wenn sie stuporös sind. Das dient der positiven Erfahrung, dass die Welt ein angenehmer Aufenthaltsort ist, in dem sie willkommen sind und sich sicher und wohl fühlen können. Jedes neue Erleben von Geboren-Werden zielt darauf, einen Teil der alten Verwirrung und Kontrolle aufzuheben.

Sie können selbst sehr gut beschreiben, wie für sie ein solcher neuer Geburtsvorgang aussehen soll: Die einen finden warmes Wasser und viele Kissen wichtig, die anderen mögen es lieber dramatisch mit Arzt, Säuglingsschwester und Wochenbett. Das Ziel ist in jedem Falle aber, dass sie die Welt als einen Ort erleben, in dem sie willkommen sind.

Solche Geburtsprozesse finden auf Vertragsbasis statt. Manchmal ist es nötig, bis zu 20-mal durch das Erleben neu hindurchzugehen, bis ein Patient die Welt als wirklich sicher erlebt.

Denken

Während der Behandlung ist es auch wichtig, das problemlösende Denkvermögen der Patienten zu verbessern, vor allem was das Befriedigen ihrer Bedürfnisse betrifft. Denn oft hören sie auf zu denken, vor allem, wenn sie ärgerlich oder ängstlich werden. Das muss dann zunächst einmal ausgedrückt werden. Sie können aber auch ihr Denkvermögen stoppen, um einen Machtkampf vom Zaum zu brechen, den der andere vermutlich verlieren wird. Dann ist es gut, eine *Auszeit* (siehe *Weitere spezielle Techniken*) zu vereinbaren, um solche Kämpfe, bei denen letztlich niemand gewinnen kann, zu vermeiden.

Verhalten

Es empfiehlt sich, in der Behandlung zunächst mit dem Verhalten des Haben-Wollens und des Sammelns zu beginnen: Hier ist es wichtig, dass die Patienten alles, was sie gestohlen haben, wieder zurückgeben oder finanziell erstatten, und dass sie lernen, das wegzuwerfen, was sie wirklich nicht mehr brauchen. Auf diese Art und Weise lernen sie schon, ihre interne Kontrolle zum Teil aufzugeben.

Wichtig ist auch *Regressionsarbeit* in einem Alter von 12 bis 18 Monaten. Die Patienten können hierbei lernen, wie sie Einfluss auf ihre Umgebung ausüben können, indem sie beispielsweise Laute machen, auf die andere reagieren. Die Tatsache, dass auf ihr Verhalten aus der Umgebung eine Reaktion kommt, ist die Basis der Therapie! – Regressionsarbeit darf bei ihnen immer nur kurzfristig stattfinden, denn durch längere Phasen kann ihre Neigung, ins Extreme zu gehen, verstärkt werden. Die Regressionsarbeit mit ihnen ist insofern sehr spezifisch, als sie eigentlich ihr Leben lang auf dem Niveau von Zweijährigen funktioniert haben. Sie können sehr einfach in ihre Pathologie hinein wie auch heraus. Tagsüber können sie am Arbeitsplatz normal funktionieren, während sie abends in der Gruppentherapie ihre Aggression kaum noch beherrschen können und Dampf ablassen müssen.

Menschen mit katatoner Struktur wirken oft machtlos, aber gerade in ihrer Machtlosigkeit sind sie enorm stark. Im Grunde geht es um ein trotziges zweijähriges Kind, das andere dazu herausfordert, es zu etwas zu bewegen, was es selbst nicht will.

VI. Entwicklung, Störung und Behandlung: Vierte Entwicklungsphase (3 bis 6 Jahre)

1. Die vierte Entwicklungsphase

Die vierte Entwicklungsphase dauert etwa vom 3. bis zum 6. Lebensjahr; sie wird auch (nach S. Freud) ödipale Phase genannt. In diesem Zeitabschnitt entwickelt sich vor allem das Eltern-Ich im Kind-Ich (EL_1), das die Basis für die Entwicklung eines späteren Normen- und Wertesystems ist (EL_2).

In dieser Phase erfragt ein Kind viel Information, und zwar nicht so sehr, um Fakten zu erfahren, sondern vielmehr, um das System zu entdecken, nach dem die Fakten organisiert sind.

Das Kind entwickelt in dieser Phase seine eigene Identität („Wer bin ich, und wie will ich mich verhalten?"). Es experimentiert mit seinen sozialen Bezügen und versucht herauszubekommen, nach welchem System die Erwartungen, die an es gestellt werden, organisiert sind. Die Anpassung an ein solches System ist in dieser Phase wesentlich, weshalb sie auch Adaptationsphase genannt werden kann.

Adaptationsphase oder ödipale Phase (3 - 6 Jahre)

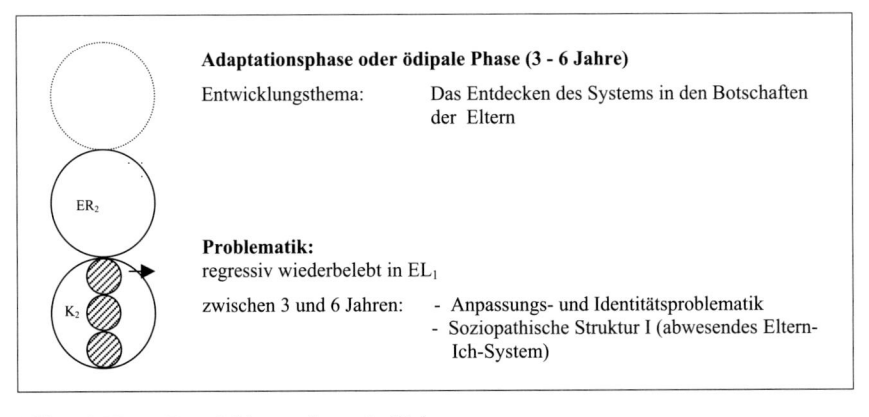

Entwicklungsthema: Das Entdecken des Systems in den Botschaften der Eltern

Problematik:
regressiv wiederbelebt in EL_1

zwischen 3 und 6 Jahren:
- Anpassungs- und Identitätsproblematik
- Soziopathische Struktur I (abwesendes Eltern-Ich-System)

Abb. 46: Vierte Entwicklungsphase: 3–6 Jahre

1.1 Merkmale

Bedürfnisse

In der Adaptationsphase braucht das Kind viel positive Zuwendung vom gegengeschlechtlichen Elternteil. Es möchte gern lieb gehabt werden und fragt sich oft, ob die Eltern es wohl lieb genug finden. Es hat auch einen großen Bedarf an Informationen, Richtlinien und Struktur, sodass es weiß, was von ihm erwartet wird, und was es tun kann, damit man es lieb findet.

In seiner Entwicklung ist das Kind jetzt so weit, dass es seine Bedürfnisse identifizieren und kenntlich machen kann.

Gefühle

Ein Kind ist in dieser Phase leicht verletzbar, vor allem durch Kritik und Stichelei von Fremden. Gefühle kann es von Denken und Verhalten unterscheiden. Schuldgefühle kommen häufig vor. Oft begreift das Kind, dass es etwas tut oder getan hat, was den Eltern nicht gefällt; es lernt, sich dafür schuldig zu fühlen.

In dieser Phase entstehen zwei Impulse: Der eine bezieht sich darauf, anderen weh zu tun. Hier braucht ein Kind klare Richtlinien und Grenzen, um zu wissen, was es tun darf und was nicht. Der andere Impuls ist mehr sexueller Art. Das Kind untersucht und entdeckt seinen eigenen Körper und den von anderen. Masturbation kommt oft schon in diesem Lebensalter vor. Auch für diese sexuellen Impulse braucht das Kind klare Richtlinien. Es muss insbesondere die Konsequenzen seines Verhaltens einsehen lernen.

Denken

Ein dreijähriges Kind lernt, wie die Welt funktioniert, ein vierjähriges lernt, was die Ausnahmen sind und stellt Fragen wie: „Warum hat Jan einen Bruder und ich nicht?" Es vergleicht und will informiert werden über diese Art Unterschiede.

Wenn es noch älter wird, lernt es den Unterschied zwischen verschiedenen Arten zu denken kennen, z.B. den Unterschied zwischen einer Erinnerung, einer Fantasie oder einer Einbildung, oder auch zwischen dem, was es im Fernsehen sieht und seinen Träumen. Diese Unterschiede müssen dem Kind erklärt werden.

Verhalten

Ein Kind sucht sich in dieser Phase Freunde und Freundinnen und bekommt eine Ahnung davon, was Freundschaft ist. Die Beziehungen mit anderen als mit Eltern werden immer wichtiger. Kinder brauchen Richtlinien, wie sie diese Beziehungen angehen und aufrecht erhalten können.

Ein Kind imitiert oft andere und setzt in seinem Spiel viel Fantasie ein. Mithilfe dieses Spiels übt es das Lösen von Problemen.

Kinder in dieser Phase sagen auch gelegentlich zu ihrem gegengeschlechtlichen Elternteil: „Ich liebe dich, und wenn ich groß bin, dann heirate ich dich." Manche Eltern finden das nett und bestätigen ihr Kind darin. Es wäre aber besser, dem Kind deutlich zu machen, dass man seine Mitteilung als Äußerung seiner Liebe wertschätzt, dass es aber niemals einen der Eltern wird heiraten können und dass es in Bezug auf seine Eltern immer Kind bleibt. Der Vater ist in dieser Zeit eine wichtige Person, er vergegenwärtigt die Außenwelt. Unsere Haltung anderen gegenüber in der Welt um uns herum basiert oft auf der früheren Beziehung, die wir zum Vater hatten.

1.2 Entwicklungsaufgaben

Folgende Entwicklungsaufgaben sind in dieser Phase wesentlich:
- eine eigenen Identität zu entwickeln,
- das System in den Erwartungen, die an einen gestellt werden, zu entdecken
- den Umgang mit Gleichaltrigen, Eltern und Erziehern zu erlernen,
- zu lernen, wie man auf der Basis von Erinnerungen und Fantasien denkt und zukünftige Situationen einschätzt, und
- gehorchen zu lernen.

1.3 Die Rolle des primären Versorgers

Für ein Kind in dieser Phase ist es wichtig, dass die Eltern und Versorger konsequent sind, sich nicht verführerisch verhalten oder widersprüchlich sind, und dass sie erklären, warum die Erwartungen, die sie an ihr Kind haben, realistisch sind.

Darüber hinaus braucht das Kind aber auch Raum, um zu experimentieren, sodass es am eigenen Leibe erfährt, was die Konsequenzen seines Verhalten sind.

Weiter ist wichtig, dem Kind beizubringen, sich auf eine sozial akzeptable Art und Weise zu betragen. Das Kind kann lernen, erfolgreich zu sein, indem es unter anderem selbst einschätzt, ob sein Verhalten zu positiven oder aber negativen Reaktionen anderer führt.

Man sollte ein Kind nicht disziplinieren oder verängstigen; das würde zu Überanpassung oder Rebellion führen. Und es ist auch wichtig, das Kind nicht verantwortlich zu machen für die Gefühle der Eltern. Es wird in seiner Entwicklung eingeengt, wenn die Eltern es sich selbst überlassen, wenn sie inkonsequent sind, sich verführerisch verhalten und widersprüchliche Erwartungen an ihr Kind haben.

1.4 Allgemeine Probleme

Bedürfnisse

Die Probleme können sich darauf beziehen, Bedürfnisse nach Versorgung und Zuwendung auszublenden. Ein Kind kann die Skriptentscheidung fällen, dass es auf niemanden mehr angewiesen sein will, und Hand in Hand hiermit wird es nicht nur seine eigenen Bedürfnisse und Gefühle sondern auch die anderer ausblenden und sich weigern, darauf Rücksicht zu nehmen. Das kommt besonders bei affektiver und/oder pädagogischer Verwahrlosung vor.

Gefühle

Wenn ein Kind in dieser Entwicklungsphase unzureichend Struktur und Zuwendung erfährt, kann es anfangen, sich selbst Grenzen zu setzen, indem es sich ängstigende Fantasien macht. Es reagiert dann übertrieben ängstlich oder übertrieben wütend. Es neigt dann zu Überanpassung oder verhält sich unangepasst und „asozial". Im letzeren Fall ist es unzuverlässig, lügt oft und manipuliert.

Denken

Eine große Anzahl von Denkfehlern kann in dieser Phase entstehen, und sofern sie nicht korrigiert werden, können sie zu ernsthaft abweichendem Verhalten führen.

Verhalten

Verhaltensprobleme sind in dieser Phase oft anzutreffen, unter anderem in Form von Anpassungsproblemen, Identitätsproblemen oder Lernproblematik. Oft lassen Kinder in dieser Phase die Zuwendung anderer abblitzen, nachdem sie den anderen zunächst in eine versorgende Rolle hineinmanipuliert oder provoziert haben. Die drei Rollen des Drama-Dreiecks werden vielfältig eingesetzt, und zwar einerseits weil ein weiterer Separationsschritt in Bezug auf die Eltern noch nicht wirklich ansteht, andererseits aber auch, um ihr Bedürfnis nach Aufregung zu befriedigen.

Psychologische Spiele in dieser Phase sind unter anderem: Meins ist größer (stärker, besser ...) als deins; Tumult; Hilfe Vergewaltigung; Räuber und Gendarm; hau ab!; dem Burschen woll'n wir mal ein Ding verpassen; ich versuch ja nur, dir zu helfen.

1.5 Spezifische Persönlichkeitsstörungen

In dieser Phase kann die Basis für ein *abwesendes Eltern-Ich-System* gelegt werden. Ein Kind entscheidet dann, sich von den Eltern zu distanzieren und sich auf sich selbst zu verlassen, weil es in der Beziehung zu seinen Eltern nicht bekommen hat, was es braucht.

2. Das abwesende Eltern-Ich-System: Soziopathische Persönlichkeitsstruktur I

Menschen mit abwesendem Eltern-Ich-System haben nur zwei statt drei Ich-Zustände zur Verfügung. Im Unterschied zu Personen mit einem kranken Eltern-Ich-System sind sie niemals bis zur Entwicklung eines Eltern-Ich-Systems überhaupt gekommen. Das bedeutet, dass man sie eher als Menschen mit einem bestimmten Mangel oder Minus betrachten kann, als das bei Personen mit einem kranken Eltern-Ich-System der Fall ist.

Die Menschen, von denen hier die Rede ist, werden oft als psychopathisch, soziopathisch oder dissozial diagnostiziert, in der amerikanischen Literatur auch als character-disorder (C.D.). Sie werden beschrieben als egozentrisch, auf direkte Befriedigung eigener Bedürfnisse gerichtet, ohne Gewissen, ohne wirkliche Verbundenheit mit anderen und ohne Einsicht in ihren eigenen Mangel. Sie fühlen sich oft nicht an Gesetze oder Gewohnheiten einer geordneten Gemeinschaft gebunden.

2.1 Schlüsselkonstellation

Die kritische Zeit für die Entwicklung eines Eltern-Ich-Systems liegt zwischen dem dritten und dem sechsten Lebensjahr. In dieser Entwicklungsphase ist das Erwachsenen-Ich in seinen Anfängen schon entwickelt, und ein Kind macht sich auf die Suche nach dem, was den Erwartungen, Regeln und Instruktionen der Eltern an Bedeutung zugrunde liegt. Hat ein Kind das entdeckt, dann ist es in der Lage, elterliche Reaktionen im Voraus richtig einzuschätzen und sein Verhalten darauf abzustimmen.

Personen ohne Eltern-Ich-System habe sich in dieser Entwicklungsphase so nachhaltig von ihren Eltern im Stich gelassen erlebt, dass sie die Entscheidung gefällt haben, „mich nie wieder so quälen zu lassen wie damals." Und das tun sie, indem sie sich nicht mehr an andere, insbesondere Eltern- und Autoritätspersonen, binden, sich stattdessen an Gleichaltrigen und Peers orientieren, in erster Linie für sich selbst sorgen, sich nicht abhängig zeigen, Intimität vermeiden und Eltern in eine Nicht-o.k.-Position bringen.

Ein Kind kann sich im Stich gelassen fühlen, wenn das Verhalten seiner Eltern inkonsequent, widersprüchlich oder unvorhersehbar ist – beispielsweise wenn das Kind einen Tag gehorchen muss, während sich die Eltern den nächsten Tag nicht einmal nach ihm umdrehen. Dabei ist vor allem die Beziehung zum primären Versorger (zumeist die Mutter) wesentlich. Im Erleben des Kindes ist das Verhalten der Mutter unvorhersehbar: Wenn das Kind die Aufmerksamkeit seiner Mutter haben möchte, wird das eine Mal mit ihm gekuschelt, das andere Mal wird es geschlagen, beim dritten Mal wird es vielleicht ignoriert.

Diese Unvorhersehbarkeit resultiert auch, wenn die Mutter sagt, dass sie eben mal weggeht und gleich wieder zurückkommt. Wenn das das eine Mal zehn Minuten dauert, das andere Mal eine Stunde und das dritte Mal eine Woche, dann erlebt das Kind sein Warten als schmerzhaft und reagiert immer unsicherer, ängstlicher und ärgerlicher.

Wenn dies nun in einer Zeit statt findet, in der das Erlernen von Gehorsam, Disziplin und Zuwendung einen wesentlichen Stellenwert hat, dann ist die Gefahr groß, dass das Kind seine Suche nach dem System in den Erwartungen der Mutter aufgibt und beschließt, sich nicht mehr abhängig von ihr sein zu lassen. Gleichzeitig wird damit der Prozess des Erlernens von Gehorsam usw. abgebrochen.

Das Einzige, was das Kind vielleicht noch tut, besteht darin, dass es die Botschaften seiner Eltern in seinem EL_1 abspeichert und sich nicht weiter darum kümmert. Es kommt also nicht zu einem eigenen Ordnungsprozess, und das Kind wird für sich selbst nicht darüber nachdenken, nach welchen Normen und Werten es sein Leben einrichten will. Es macht sich seine eigenen Regeln statt zu bedenken, was für es selbst und die anderen gut ist. Sein Verhaltensmuster zeichnet sich aus durch Unzuverlässigkeit, schwache Impulskontrolle, Suchtneigung, externe Orientierung, Opportunismus und brüchige Zukunftsplanung.

2.2 Struktur der Persönlichkeit

Der Aufbau der Persönlichkeit lässt sich im Modell der Ich-Zustände wie in Abb. 47 darstellen.

Bei dieser Persönlichkeitsstruktur wird das Eltern-Ich (EL_2) nicht ausgebildet. Alle Skriptbotschaften sind im Eltern-Ich des Kind-Ichs (EL_1) gespeichert. Man weiß also beispielsweise wohl, dass man nicht stehlen darf, aber man kann keine Norm, keinen Wert formulieren, aufgrund dessen man das selbst auch so sieht. Gelegentlich findet sich ein einzelnes Argument im Erwachsenen-Ich („weil man sonst im Gefängnis landet"), aber oft ist auch das nicht zu finden.

Auf solche Botschaften reagiert das Kind mit oberflächlichen Anpas-

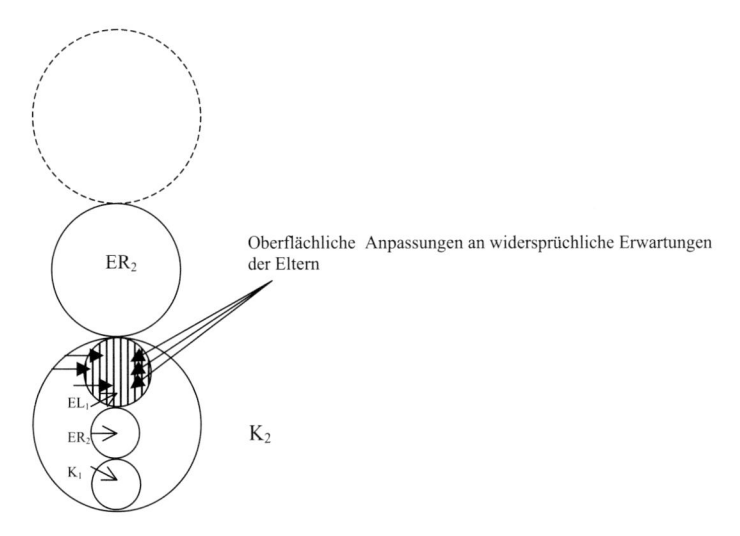

Abb. 47: Abwesendes Eltern-Ich-System (soziopathische Persönlichkeitsstruktur I): Aktiv

sungen, wodurch sein Verhalten widersprüchlich werden kann: Den einen Tag verteidigt es die Position (der Mutter), dass man nicht stehlen darf, am anderen Tag klaut es selbst (wie der Vater es auch immer getan hat). Wenn Eltern oder Leiter von Institutionen viele und strenge Botschaften gegeben haben, kann es auf den ersten Blick oft so aussehen, als habe man es mit jemandem mit einem viel zu großen Eltern-Ich-System zu tun. Bei näherer Betrachtung wird deutlich, dass diese Botschaften nicht nach einem ihnen zugrunde liegenden Normen- und Wertemuster (EL_2) geordnet sind, und dass man es lediglich mit oberflächlichen Anpassungen (EL_1) zu tun hat.

2.3 Schlüsselkonstellation und Skriptkennzeichen

Martin Gröder hat mit mehreren Mitarbeitern eine ausführliche Untersuchung der Beziehung zwischen den Umständen, in denen sich die Schlüsselkonstellationen zeigen, und den späteren Skriptkennzeichen durchgeführt (de Wit, 1982). Er hat vier Situationen gefunden, in denen sich die Schlüsselkonstellationen oft zeigen:
1 Misshandlung
2. Affektive und pädagogische Verwahrlosung
3. Erziehung in Kinderheimen
4. Verwöhnung.
   Diese Situationen können auch kombiniert vorkommen.
   Die späteren Skriptkennzeichen sehen folgendermaßen aus:

Misshandlung

Die Eltern waren zumeist brutal, das Kind wurde geschlagen und stark eingeengt.
Skriptbotschaften:
- Verbote: Denk nicht; sei nicht nahe; fühle nicht; schaff's nicht; werde nicht erwachsen.
- Gebote: Menschen sind verrückt; sei perfekt; erst kommen die Eltern; du bist o.k. (ha, ha, ha).

Skriptentscheidungen:
Ich werde mich nie wieder von jemandem so quälen lassen; ich bringe sie um; mir genügt negative Zuwendung.
Verhalten:
Stark rivalisierend (competitive); schnell wütend und auf Triumph aus.
Existenzielle Grundposition:
Ich bin o.k. (ha, ha, ha), du bist nicht o.k. – womit gemeint ist, dass diese Personen so tun, als seien sie o.k. Wenn der andere sich darauf einlässt, dann reagieren sie anschließend rachsüchtig und legen den anderen rein (die ha, ha, ha – Position).
Beziehungen:
Leer und oberflächlich.
Psychologische Spiele:
Tritt mich.

Affektive und pädagogische Verwahrlosung

Die Eltern waren gleichgültig. Das kann sich in unterschiedlichen Situationen gezeigt haben, wie in großen Familien, oder auch in einer Familie, wo beide Eltern arbeiten gingen („Schlüsselkinder"). Diese Form von Verwahrlosung kommt in allen sozialen Schichten vor.

Kennzeichnend ist, dass die Eltern die affektiven Bedürfnisse ihres Kindes unzureichend befriedigen; sie setzen keine klaren Grenzen und greifen auch nicht zu pädagogischen Maßnahmen, wenn diese nötig sind. In manchen Fällen kompensieren sie dies, indem sie das Kind materiell verwöhnen.
Skriptbotschaften:
- Verbote: Sei nicht; denk nicht; sei nicht nahe; sag nicht, was du denkst; sag nicht, was du fühlst; schaff's nicht.
- Gebote: Menschen sind verrückt; sei stark; Frauen sind nicht o.k.; die Welt ist ein Dschungel; kämpfe ums Überleben.

Skriptentscheidungen:
Auf Eltern kann man sich nicht verlassen, ich helfe mir am besten selbst, von Gleichaltrigen (Schicksalsgenossen) kann man mehr erwarten.
Verhalten:
Sie haben oft Angst, umgebracht zu werden, finden die Menschen ver-

rückt, nicht vertrauenswürdig, und sie denken, dass die Gesellschaft darauf aus ist, sie fertig zu machen; sie sind schnell wütend, neigen zu Selbstrechtfertigung, sind misstrauisch, insbesondere Autoritäten gegenüber, orientieren sich an Gleichaltrigen (Schicksalsgenossen), haben kein Verantwortungsgefühl, sind narzisstisch, vermeiden Kontakt zum anderen Geschlecht und haben wenig Realitätssinn (das Erwachsenen-Ich wird ausgeschlossen); sie lernen nicht aus Fehlern; und sie linken andere – was ihnen einen immensen Kick gibt.

Existenzielle Grundposition:
Ich bin o.k., du bist nicht o.k. (ha, ha, ha).

Beziehungen:
Die „Erziehung" hat größtenteils durch Identifikation mit Gleichaltrigen und Schicksalsgenossen statt gefunden.

Eine therapeutische Gemeinschaft, in der viele Interaktionen zwischen Gruppenmitgliedern vorkommen, ist später ein gutes Behandlungs-Setting für diese Person.

Ihre Beziehungen sind leer, oberflächlich, und sie lassen sich treten („tritt mich") – oder sie sind darauf aus, jemand anderen fertig zu machen („jetzt habe ich dich, du Schweinehund"). Ihren Spaß im Leben verschaffen sie sich auf Kosten anderer, die sie im nachherein als Dummköpfe hinstellen.

Psychologische Spiele:
Ja – aber; dem Burschen woll'n wir mal ein Ding verpassen; Tumult; Alkoholiker; meins ist besser, größer, stärker als deins; tue mir was (an); tritt mich; jetzt habe ich dich, du Schweinehund.

Erziehung in Kinderheimen

Die Rolle der Eltern haben Institutionen wie Waisenhäuser oder Kinderheime eingenommen, und die Erziehungspersonen in diesen Einrichtungen waren das eine Mal gemein und dann wieder gleichgültig. Insbesondere der Wechsel in andere Einrichtungen verursachte immer neue Inkonsequenzen in der Erziehung.

Skriptbotschaften:
- Verbote: Sei nicht; schaff's; werde nicht erwachsen; zeig dein Gefühl nicht; sei nicht nah; sei nicht wichtig; gehör' nicht dazu.
- Gebote: Sei perfekt; sei stark; du bist nicht o.k. (noch weniger als ein Stück Dreck; mit dir stimmt was nicht); du versaust alles (Schlemihl); tu' mir einen Gefallen oder wir schmeißen dich raus; es gibt nur eins, was richtig ist, und das ist wie wir es machen; wehe dir, wenn du deinen eigenen Weg gehst.

Skriptentscheidungen:
Niemand liebt mich; ich bin ein Verlierer; ich bin nicht gut genug; ich

bin dumm; ich geb's auf; ihr könnt mich alle mal; egal was ich mache, ich mache es nicht gut genug.

Verhalten:

Ihr Verhalten ist gekennzeichnet durch Unehrlichkeit, Gewalttaten und aggressive Ausbrüche (dies im Gegensatz zu den ersten beiden Kategorien, die eher kühl und berechnend sind). Und so landen sie häufig immer wieder in beschützenden Einrichtungen (wie Gefängnis oder Klinik). Äußerlich sind sie oft zu erkennen an bizarren Tätowierungen wie Hakenkreuzen oder SS-Zeichen, Adlern, Totenköpfen oder Texten wie „Born to lose".

Personen der ersten beiden Kategorien machen sich auch äußerlich auffällig, aber eher im Sinne von Bodybuilding (um sich gegen positive Zuwendung aus der Außenwelt abzuschirmen; die brauchen sie dann nicht in sich aufzunehmen, sondern lassen sie an sich abperlen).

Das Verhalten von Personen, die in Einrichtungen aufgewachsen sind, ist oft unersättlich und klebrig; je mehr Aufmerksamkeit sie bekommen, desto mehr wollen sie haben, und wenn man erst einmal „daran festklebt", kommt man schwer wieder los. Versucht man trotzdem, sich zu befreien, dann wird man mit Schuldgefühlen konfrontiert.

Existenzielle Grundposition:

Ich bin nicht o.k., du bist o.k. (ha, ha, ha).

Sie fühlen sich durch ihre Erzieher wie ein Stück Dreck behandelt und weggeworfen. Zunächst aber behandeln sie dich, als wärst du großartig.

Oft haben sie einen Beruf aus der Unterschicht, mit eindrucksvollen Uniformen, z.B. als Wächter oder Portier. Oder sie haben einen Job als Koch, Ober oder Raumpfleger bei großen Institutionen. Sie gehören nicht wirklich dazu, aber durch ihre Arbeit wissen sie manchmal mehr vom Chef als alle anderen Mitarbeiter zusammen.

Psychologische Spiele:

Schlemihl; ich lass dich nie mehr los...

Verwöhnen

In diesem Fall hat sich eine der Elternpersonen verwöhnend und nachgiebig gezeigt, während die andere häufig dominierend und einengend wirkte. Auf diese Weise hat ein Kind vom einen Elternteil nicht gelernt, Rücksicht auf die Bedürfnisse anderer zu nehmen, und vom anderen nicht, gesund mit Grenzen umzugehen.

Skriptbotschaften

- Verbote: Werde nicht erwachsen; sei nicht du selbst; denke nicht; sei nicht abhängig; sei nicht kreativ; sei nicht wie dein Vater (denn der war schwach).
- Gebote: Du bist O.k. – die anderen nicht, die sind verrückt; du bist etwas besonderes; deine Bedürfnisse kommen zuerst; wir stehen immer für dich ein; sei nett, sauber und gut gekleidet.

Skriptentscheidungen:
Mir gehört die Welt, ich bin das Zentrum der Welt, die Welt dreht sich um meine Bedürfnisse; ich bin jemand besonderes, ich stehe über den Gesetzen, ich tue die Dinge, wie ich es will; die anderen Menschen sind verrückt; wenn ich die Dinge so wie andere tun muss, dann sollt ihr mal sehen.
Verhalten:
Personen dieser Kategorie kleiden sich farbenfroh, machen sich ansprechend zurecht und sehen gut versorgt aus. Im Gegensatz zu den vorher beschriebenen drei Kategorien kommen sie viel häufiger mit ambulanten Psychotherapieformen aus. Sie zeigen oft hysterisches Verhalten, das aus ihrer Kindheit und Jugend stammt, als sie sich mit netten Kunststückchen zeigten. Oft sind sie Künstler, Musiker, spielen mit in der Show der Welt des Glamour, Jazz usw. Aber ihre Karriere misslingt zumeist.

Viele von ihnen sind homosexuell. Sie lügen selten, sondern neigen viel eher dazu, relevante Information zurückzuhalten. Oft findet sich bei ihnen eine orale Not: Immerzu kommen sie zu kurz mit „Füttern und Nachschub". Ständig wollen sie mehr haben an Essen, Trinken und Geld. Über ihre Arbeit kommen sie auf unehrliche Weise an zusätzliches Geld, sei es durch Betrug oder indem sie bei ihren Eltern Extra-Geld locker zu machen wissen. Sie leben nach der Vorstellung, dass man erst jemand ist, wenn man alles hat.

Darüber hinaus sind sie egozentrisch, manipulativ, passiv-aggressiv, überangepasst – wobei Letzteres bedeutet, dass sie sich auf die Erwartungen anderer einstellen und dabei ihre eigenen, wirklichen Bedürfnisse ausblenden, bis sich eine Chance zeigt, anderen eins auszuwischen. Dann verhalten sie sich sehr rachsüchtig und grob. Sie schlagen andere zwar nicht, provozieren aber Schläge.
Existenzielle Grundposition:
Ich bin O.k., du bist nicht O.k.; sie sorgen für sich selbst auf Kosten anderer.
Psychologische Spiele:
Gerichtssaal; tu mir was (an); andere anschwärzen; hab ich dich endlich, du Schweinehund.

2.4 Spätere Persönlichkeitskennzeichen

Bedürfnisse

Personen mit abwesendem Eltern-Ich-System tun sich schwer, ihre Bedürfnisse gut abgestimmt mit anderen zu befriedigen. Um zu vermeiden, erneut in eine schmerzhafte, anhängige Position zu kommen, versuchen sie, die

Befriedigung ihrer Bedürfnisse so weit wie möglich in der eigenen Hand zu behalten. Vor allem Intimität, Zuwendung und Zuneigung rufen bei ihnen Angst hervor.

Ihre sexuellen Bedürfnisse befriedigen sie meist ohne emotionale Bezogenheit und Intimität. Es ist für sie ein rein körperliches Bedürfnis.

Auch mit positiver Zuwendung tun sie sich schwer, denn die erinnert sie an frühere Versorgungssituationen. Und da die für sie mit Schmerzen einher gingen, hat positive Zuwendung für sie auch eine schmerzliche Bedeutung. Positive Zuwendung berührt die „alte Wunde", und das kann in der psychotherapeutischen Situation bearbeitbar sein.

Außerhalb einer psychotherapeutischen Situation führt positive Zuwendung oft zu zynischem, aggressivem oder abstoßendem Verhalten. Meist ist ein Bruch in der Beziehung unvermeidlich, wenn man weiter positive Zuwendung gibt.

Das Bedürfnis an positiver Zuwendung bleibt also unbefriedigt. Und das kann kompensiert werden durch die Befriedigung eines primitiveren Bedürfnisses, nämlich des Bedürfnisses nach Aufregung (drama and excitement). Aufregung hat ganz ähnliche physiologische Effekte wie positive Zuwendung. Aufregung, ganz gleich ob in positiver oder negativer Form, hat für diesen Personenkreis den Stellenwert einer sicheren Alternative zu gesunder Zuwendung.

Zu den negativen Formen von Aufregung gehört es, sich in Gefahr zu begeben. Gefahr liefert die meiste Aufregung, ja Erregung; die Gefahr zu verlieren, gefasst und misshandelt zu werden oder gar dabei draufzugehen bringt heftige körperliche Reaktionen in Gang.

Auf die Dauer tritt dabei eine Gewöhnung ein, sodass man ein immer höheres Risiko eingehen muss, um denselben Effekt zu erreichen.

Zu den positiven Formen von Aufregung gehören Aktivitäten wie Fallschirmspringen, Abfahrtslauf, Segeln, Segelfliegen und andere Arten relativ sicherer Aktivitäten, bei denen man sich einen Kick holen kann.

Oft sind beim Befriedigen des Bedürfnisses nach Aufregung die Rollen des Drama-Dreiecks erkennbar und ebenso die dazu passenden passiven Verhaltensweisen und psychologischen Spiele. Es ist wichtig, sich darüber im Klaren zu sein, dass es hierbei nicht so sehr um das Aufrechterhalten einer symbiotischen Beziehung sondern vielmehr um den Kick geht, den man aus einem solchen Drama bezieht.

Gefühle

Außer Ärger, Wut und Rachsucht werden zumeist alle anderen Gefühle ausgeblendet. Weiche Gefühle wie Angst, Traurigkeit und Schmerz sind für sie bedrohlich, und zwar nicht nur emotionaler Schmerz sondern auch körperlicher Schmerz. Wenn sie körperlichen Schmerz nicht vermeiden können, lassen sie sich alles Mögliche einfallen, um so stark wie möglich zu sein, um den Schmerz ertragen zu können.

Denken

Da die Schlüsselkonstellation nach dem Beginn der Entwicklung des Erwachsenen-Ichs erfolgt, zeigen Personen mit soziopathischer Struktur selten psychotische Erscheinungen. Wohl aber ist die Erwachsenen-Ich-Funktion brüchig. Allerdings ist auch Nachdenken ein Anpassungsprozess. Wenn die Skriptentscheidung, sich nicht mehr an andere anzupassen, so weit geht, dass diese Personen auch einen eigenen Denkstil aufrechterhalten, der nicht auf andere abgestimmt ist, dann entstehen unterschiedliche Denkfehler. Diese Denkfehler beruhen sämtliche auf Abwertungen und unrichtigen Unterstellungen. Eine ausführliche Inventarisierung der Denkfehler von Personen mit soziopathischer Struktur ist von Yochelson und Samenow (1976) zusammengestellt worden; siehe auch unten. Der Kleine Professor ist gut entwickelt und darauf aus, den erlebten Mangel an elterlicher Fürsorge dadurch zu kompensieren, dass die Umgebung manipuliert wird, bis man doch bekommt, was man glaubt zu brauchen.

Verhalten

Die späteren Persönlichkeitskennzeichen von Personen mit abwesendem Eltern-Ich-System können sehr unterschiedlich aussehen. Der eine lernt, damit zu gewinnen, während ein anderer damit verliert. Der eine weiß sein Verhalten zu verschleiern, während der andere damit hausieren geht. Doch haben sie auch einen Teil gemeinsamer Kennzeichen wie:
- Bedürfnis nach Unabhängigkeit; sich schwer tun mit Bitten und Nachdenken (ich mache es schon richtig).
- Primäre Ausrichtung auf die Befriedigung eigener Bedürfnisse, oft auf Kosten anderer; Egozentrizität, die oft auf Egoismus hinausläuft, (ich, ich, ich – und der Rest kann mich mal).
- Hilfe erzwingen durch Manipulationen, Lügen und Provokationen statt um etwas zu bitten und nachzudenken.
- Situationen zum eigenen Vorteil ausbeuten, ohne sich dafür schuldig zu fühlen (Opportunismus).
- Externe Orientierung, was bedeutet, dass sie ihr Verhalten auf externe Faktoren abstimmen, vergleichbar dem *Radar*. Wenn sie gefragt werden, was sie vorhaben, dann lautet eine typische Ausdrucksweise: „Ich will mal sehen." Dies im Unterschied zu Personen mit krankem Eltern-Ich-System, die vornehmlich intern orientiert sind; deren Verhalten ist sehr viel mehr auf einen *inneren Kompass* abgestimmt, der allerdings verkehrt eingestellt ist. Menschen, die über ein gesundes Eltern-Ich-System

verfügen, stimmen sowohl die innere als auch die äußere Realität aufeinander ab; sie setzen dabei sowohl ihr „Radarsystem" als ihren gut eingestellten „inneren Kompass" ein.
- Auf der Suche nach Aufregung sein als Alternative für Zuwendung.
- Andere einladen, aus ihrem Eltern-Ich zu regieren (beispielsweise indem man sie um Rat fragt, oder indem man sich irritierend verhält), um dann, wenn der andere wirklich aus seinem Eltern-Ich reagiert, ihn reinzulegen und lächerlich zu machen.
- Elternfiguren manipulieren und gegeneinander ausspielen, um seinen Willen durchzusetzen.
- Brüchige Impulskontrolle; sie „knallen schnell durch", kennen keine Grenzen, eskalieren; dadurch kommen sie vor allem mit ihrer Umgebung in Konflikt.
- Lügen und Zurückhalten relevanter Informationen.
- Neigung zu Nichtsesshaftigkeit, insbesondere bei affektiver und pädagogischer Verwahrlosung.
- Distanziertes, oberflächliches und flatterhaftes Verhalten.
- Suchtverhalten mit dem Ziel, die „alte Wunde" nicht spüren zu müssen, Skriptbotschaften wegzutrinken, Wärme zu fühlen, sich zu rächen, Elternfiguren zu provozieren, Angst zu dämpfen, Ohnmacht oder emotionale Blockaden aufzuheben, und dann zu weinen (Krokodilstränen) oder wütend zu werden.

Was psychologische Spiele von Personen mit Suchtverhalten betrifft, verweisen wir auf Claude Steiner (1971, 1980), was Machtspiele (power plays) betrifft, auf Claude Steiner (1981, 1985). Weitere transaktionsanalytische Literatur zum Thema Abhängigkeit: Helmut Harsch (1977, 1980/1993) und Horst Kaemmerling (1986, 1986a).

Personen ohne Eltern-Ich-System haben oft keine eigene Identität. Sie kennen keine Grenzen und haben keine Vorstellung, was sie tun und was sie nicht tun können. Sie haben keinen realistischen Blick für eigene Kapazitäten oder Schwachstellen, und sie lernen nicht aus ihren Fehlern. Fakten oder Ereignissen geben sie keine oder eine andere Bedeutung als Menschen, die über alle drei Ich-Zustände verfügen.

Ihr Verhalten ist von außen her bestimmt; sie schätzen nicht angemessen ein, wie andere reagieren werden, landen immer wieder in Überraschungen, denken nicht vorher nach und halten sich an keine Regeln.

Um ihre Unsicherheit zu verringern suchen sie Anschluss an Gruppen mit einer bestimmten Identität, um von da aus sagen zu können, was sie sind („ich bin ein Punker").

Das Militär und große Institutionen, in denen alles in Form von Reglements festgelegt ist, sind für diese Menschen sehr anziehend, weil sie dann wissen, woran sie sich zu halten haben. Dass ihnen ein eigenes Normen- und Wertesystem fehlt, fällt dort nicht so auf. Oft bekleiden sie die unteren

Ränge, weil man von Führungspersonen erwartet, dass sie ein Eltern-Ich-System haben.

Für Menschen mit gut ausgebildetem Eltern-Ich-System ist es schwierig, sich vorzustellen, wie es ist, kein Eltern-Ich-System zu haben; insbesondere wie lästig es ist, immer wieder seine Identität zu wechseln. Wechsel in der Gruppenzugehörigkeit oder Veränderungen innerhalb der Gruppe bedeuten für diese Personen, dass auch ihre Identität wechselt – wie die Farben eines Chamäleons.

Die Beziehungen, die Personen ohne Eltern-Ich-System mit anderen eingehen, sind zumeist oberflächlich. Zuweilen sind sie recht loyal, aber diese Loyalität bedeutet nicht, dass ein Vertrauensverhältnis vorliegt. Ihre Loyalität schlägt schnell in Rache um, wenn sie entdecken, dass der andere etwas getan hat, was sie selbst als Verrat ansehen. James Bond ist beispielsweise loyal denen gegenüber, die ihn bezahlen, aber er hat kein Problem damit, Dinge zu tun, die normale Menschen furchtbar finden.

Männer ohne Eltern-Ich-System sind zuweilen außerordentlich loyal ihren Müttern gegenüber. Es ist beispielsweise schon vorgekommen, dass ein Gefangener einen Mitgefangenen umbrachte, weil der etwas Schlechtes über seine Mutter gesagt hatte.

Männer ohne Eltern-Ich-System haben zwei mögliche Vorstellungen von Frauen:
– Entweder sie ist eine Mutterfigur; der Mann spricht dann von „My old lady".
– Oder die Frau ist das abhängige, gehorsame, anbetungswürdige kleine Mädchen; dann spricht der Mann von „My baby".

Das bevorzugte psychologische Spiel ist das so genannte WOLF-Spiel (*Watch Out Lyers Fool you – Pass' auf, Lügner verkaufen dich für dumm!*). Das Spiel verdankt seinen Namen folgendem russischen Märchen:
a. Es war einmal ein kleiner Junge, der draußen vor dem Dorf die Schafe hüten musste. Nach ein paar Wochen fing er an, sich zu langweilen, und er sehnte sich mehr und mehr nach Ablenkung und Kontakt mit Menschen. Da kam ihm eines Tages die Idee zu folgendem Streich: Er rief ganz laut „Wölfe! Es kommen lauter Wölfe, die die Schafe fressen wollen!" Alle aus dem Dorf kamen ihm zu Hilfe, und es entstand eine Riesenaufregung.
b. Am folgenden Tag machte er dasselbe, am Tag darauf wieder. Und nun kamen jedes Mal weniger Menschen auf sein Rufen hin, bis schließlich niemand mehr reagierte.
c. Bis eines Tages wirklich Wölfe erschienen und er wieder anfing zu rufen. Aber da reagierte niemand mehr, weil alle dachten, dass er sie wieder zum Narren halten wollte. Es ging dann auch schlecht mit ihm aus ...

Dieses Spiel verläuft in drei Phasen:
– Die Lüge, die wie die Wahrheit klingt (a.).

- Die Lüge, die wie Lüge klingt (b).
- Die Wahrheit, die wie eine Lüge klingt (c).

Dem WOLF-Spiel geht eine Einleitung voraus; diese Einleitung ist wahr, klingt auch wahr, ist aber nicht relevant – die relevante Information wird zurückgehalten.

BEISPIEL: *Einleitung: Die Wahrheit, die nicht relevant ist. Ein drogenabhängiger junger Mann, der regelmäßig Diebstähle begeht, erzählt Folgendes: „Mittwochabend ging ich ganz gemütlich die Straße entlang, und zwei ‚Bullen' kamen mir entgegen. Sie fingen sofort an, auf mich einzuschlagen, ohne dass ich verdächtig war. Ich war ja einfach ganz gemütlich die Straße entlang gegangen. Darf man das heute auch schon nicht mehr?" (Zurückgehaltene relevante Information: Er war dabei, einen Diebstahl vorzubereiten und wurde noch gesucht, u.a. wegen Dealens).*

a. *Die Lüge, die wie die Wahrheit klingt („Wölfe!", glaubwürdig). „.... und das, obwohl ich mit Drogen aufgehört habe und überhaupt nicht mehr deale."*
b. *Die Lüge, die wie eine Lüge klingt („Wölfe", unglaubwürdig). Ein anderer fragt ihn dann: „Wenn du sagst, dass du überhaupt nicht mehr dealst, nimmst du denn dann noch Drogen?" Er antwortet: „Ja natürlich, aber das sind keine harten Drogen, und das ist nur, um clean zu werden."*
c. *Die Wahrheit, die wie eine Lüge klingt („Wölfe", unglaubwürdig, obwohl es so ist). Wenn der junge Mann sich je entschließt, seinen Drogenkonsum ganz einzustellen und in Behandlung zu gehen, glaubt ihm niemand mehr.*

Ausgang:
- *„Na ja, wenn mir doch keiner glaubt, kann ich genauso gut weitermachen." (Verliererskript).*
- *„Wenn mir niemand glaubt, werde ich es eben beweisen." (Gewinner).*

Beim WOLF-Spiel kann man folgende Antithesen einsetzen:

a. Die betreffende Person konfrontieren, indem man ihr sagt, dass sie unglaubwürdig ist, und dies als primäres Problem in den Raum stellen. Die Person muss dieses Problem erst lösen, bevor über etwas anderes gesprochen werden kann.
b. Nicht selbst versuchen herauszufinden, ob oder wann jemand die Wahrheit sagt, sondern das der Verantwortung des Gegenübers überlassen. Die betreffende Person muss andere überzeugen, dass sie die Wahrheit sagt, und wenn sie das nicht kann, dann ist davon auszugehen, dass sie noch immer unglaubwürdig ist. Nicht das glauben, was sie sagt, sondern nur das, was sie tut. – Diese Haltung ist die Einzige, die sie ätzend finden, und die daher gut wirkt. Erst wenn sie eine Reihe von Malen bewiesen haben, dass sie die Wahrheit sagen, kann man in der Behandlung einen Schritt weiter gehen.

2.5 Behandlung

Personen mit abwesendem Eltern-Ich-System neigen dazu, (Sub-)Gruppen zu bilden, in denen den Mitgliedern nicht erlaubt ist, von der Gruppennorm abzuweichen. Innerhalb dieses Gruppenverbandes ist man solidarisch un-

Behandlung 273

tereinander und setzt sich gemeinschaftlich gegen andere ab, die nicht zur Gruppe gehören. Jeder hat eine feste Rolle innerhalb der Gruppe, sodass Interaktionen und andere Ereignisse absehbar sind. Daraus schöpfen die Gruppenmitglieder ein bestimmtes Maß von Struktur und Sicherheit.

Solche (Sub-)Gruppen tendieren dazu, mit anderen (Sub-)Gruppen aus den Rollen des Drama-Dreiecks heraus (Karpman, 1968) zu operieren, also als Retter, Verfolger oder Opfer. Diese drei Rollen und der dazugehörige Rollenwechsel (switch) liefern ihnen Aufregung und machen die Reaktionen der anderen vorhersehbar. Außerdem ist man auf diese Weise ständig mit anderen beschäftigt und braucht sich mit eigenen Schwächen und Verletzbarkeiten nicht auseinander zu setzen.

Manche Einrichtungen bieten ausgezeichnete Gelegenheiten, mittels dieser drei Rollen zu agieren – beispielsweise eine Haftanstalt mit den Gefangenen als Opfern, mit den Aufsehern als Verfolgern und den Therapeuten als Rettern. Gröder (1977), Leiter eines Asklepion-Projektes, hat innerhalb einer solchen Organisationsstruktur Versuche unternommen, ein heilsameres Klima zu schaffen: Zunächst probierte er aus, wöchentlich Psychotherapie mit Delinquenten aus verschiedenen Abteilungen des Gefängnisses durchzuführen, die dafür in Frage kamen. Das missglückte völlig, weil in der übrigen Zeit all das, was in der Therapie aufgebaut wurde, wieder zunichte gemacht wurde. Gefangene, die sich im positiven Sinne veränderten, verloren innerhalb ihrer Abteilung ihren Status; sie wurden bedroht oder misshandelt und schließlich ausgestoßen (Windes, 1977). In den Niederlanden ist ein ähnlicher Versuch von Kuypers und de Witt (1983) in einer Gefängnisklinik unternommen worden; sie stießen auf ganz ähnliche Probleme, schafften es aber doch, eine Therapiegruppe in Gang zu halten. – Viel erfolgreicher war Gröder, als er innerhalb des Gefängnisses eine separate therapeutische Gemeinschaft schuf, in der 24 Stunden am Tag für sieben Tage in der Woche ein therapeutisches Milieu aufrechterhalten werden konnte; in dieser Gemeinschaft gelang es, die Neigung zur Gruppenbildung in positivem Sinne zu nutzen. Abweichendes Verhalten wurde von allen Gruppenmitgliedern hart konfrontiert. Bei Weigerung, sich anzupassen, erfolgte eine Zurückversetzung in den erheblich unattraktiveren Teil des Gefängnisses.

2.5.1 Haltung

Viele Therapeuten finden die Behandlung von Personen mit abwesenden Eltern-Ich-System ätzend, weil sie selbst in ein Gefühl von Machtlosigkeit geraten. Das resultiert meist aus einer falschen Haltung therapeutischerseits. Wenn der Therapeut sich an folgende Richtlinien hält, verändert sich das Gefühl von Machtlosigkeit oft in ein Gefühl von Herausforderung, Span-

nung und Aufregung. Und so bleibt der Therapeut in jedem Fall selbst motiviert, diesen Personenkreis zu behandeln. Diese allgemeinen Richtlinien sind:
- Für tägliche positive Aufregung bei den Patienten sorgen; diese Aufregung als ein Grundbedürfnis betrachten und dafür sorgen, dass diese Aufregung Gewinneraspekte statt Verlieraspekt beinhaltet.
- Therapie auf der Grundlage schriftlicher Verträge durchführen, die der Patient erstellt einschließlich im vornherein festgelegter problemlösender Sanktionen, sofern sie von anderen Patienten gegengecheckt und genehmigt worden sind.
- Kurzfristige therapeutische Ziele setzen und dafür sorgen, dass diese Ziele erreichbar sind.
- Situationen vermeiden, in denen der Patient selbst keine Wahlmöglichkeit mehr hat. Stattdessen Situationen schaffen, in denen der Patient wählen kann, beispielsweise zwischen dem Einlösen von abgesprochenen problemlösenden Sanktionen oder dem Regeln seiner Entlassung oder seiner Verlegung.
- Bei Patt-Situationen in der Behandlung dem Patienten die Gelegenheit geben, andere (Gruppenmitglieder, Therapeuten) zu motivieren, mit ihm weiter zu arbeiten („überzeugen", siehe unten, S. 282).
- Nicht mit dem gehen, was jemand sagt oder glaubt, sondern nur mit dem, was jemand tut oder getan hat.
- Bei Übertretung von Haus- und Gruppenregeln oder dem Nichteinhalten von getroffenen Absprachen eine Entschuldigung solange nicht akzeptieren, bis der Betreffende den von ihm verursachten Schaden wieder gut gemacht und sein Verhalten verändert hat. Manche Patienten sind darauf aus, dass ihnen immer wieder verziehen wird, während andere denken, dass es für sie sowieso immer noch eine weitere Chance gibt.
- Als Therapeut vor allem aus dem Erwachsenen-Ich reagieren und das Erwachsenen-Ich im Patienten ansprechen. Viele Patienten legen es darauf an, den Therapeuten zunächst in sein Eltern-Ich zu bringen, um ihn dann reinzulegen.
- Denkfehler konfrontieren, z.B.:
  - Die Welt ist gerecht.
  - Menschen müssen berechenbar sein.
  - Menschen müssen einander helfen.
  - Solange ich hoffe, hat das Leben noch einen Sinn.
  - Es gibt bestimmte begabte Menschen, die mich glücklich machen.
  - Es gibt immer noch eine Chance, meine Fehler wieder gut zu machen.
- Als Therapeut schneller, stärker und pfiffiger als der Patient sein. Wenn der Therapeut Erfolg hat, hat auch der Patient etwas davon; wenn der Therapeut versagt, verliert der Patient mit ihm.

Behandlung

- Ein persönliches Interesse am Erfolg der Behandlung vermeiden und aus jeder missglückten Therapie selbst etwas Neues lernen.
- Unzuverlässigkeit nicht zum Problem des Therapeuten oder des Teams machen. Den Patienten Überzeugungsarbeit tun lassen bezüglich dessen, dass er die Wahrheit sagt. Nicht als Therapeut entscheiden, ob jemand die Wahrheit sagt oder nicht. Wenn jemand Absprachen nicht einhält, dann keine neuen Absprachen mit ihm treffen. Dafür sorgen, dass das am meisten den Patienten drückt.
- Keine Regressionstherapie, solange noch kein Vertrauensverhältnis besteht und solange der Patient sein Spielverhalten nicht aufgegeben und sein Erwachsenen-Ich nicht enttrübt und vergrößert hat.
- Regressionstherapie nur auf Vertrag und kurzfristig, beispielsweise nur in Rahmen einer Regressionsgruppe und nicht außerhalb.

2.5.2 Behandlungsphasen

Die Schiffsche Schule unterscheidet in der Behandlung von Personen mit abwesendem Eltern-Ich-System drei Phasen:

Motivationsphase

Während dieser Phase fungiert der Therapeut als externer Orientierungspunkt, der Patient als Radar. Es braucht viel Stimulation, Hoffnung und Information, und der Patient muss selbst ausreichend stark die Last (Leidensdruck) seiner Problematik spüren. Außerdem ist es wesentlich, dass der Patient im Behandlungs-Setting ausreichend positive Aufregung und Dramatik erfahren kann.

Phase des Zögerns

In dieser Phase fragt sich der Patient, ob die Behandlung wirklich nötig ist und ob er sich nicht mit dem, was er bislang auf sozialem Niveau erreicht hat, helfen kann. Sein Selbstkonzept ist verbessert, es kann sein, dass es zu einem Wechsel vom Verliererskript zum Gewinner gekommen ist. Der Leidensdruck ist meist vermindert, und die Angst hat zugenommen – insbesondere vor dem Durcharbeiten der „alten Wunden".

Veränderungsphase

In dieser Phase gibt der Patient sein Spielverhalten auf, verarbeitet den Schmerz seiner „alten Wunde" und lässt sich auf die Erfahrung von Abhängigkeit, Versorgung, Intimität und positive Zuwendung ein.

Phase 1: Motivation

In der ersten Phase geht es um folgende Behandlungsaspekte:

Korrektur des verzerrten Selbstkonzeptes:
Patienten mit abwesendem Eltern-Ich-System haben ein verzerrtes Selbstkonzept, und zwar sowohl in positiver als auch in negativer Hinsicht.

Negativ: Die Ohnmachtsposition

Hier erlebt man sich selbst als Null, vollkommen wertlos, ohnmächtig, armselig und hoffnungslos. Das kann beispielsweise nach einem Rückfall auftreten. Hier mitzumachen, indem man beispielsweise die Person rettet, ihr falsche Hoffnungen macht, Mut zuspricht usw. wäre skriptverstärkend. Es ist besser, keine bedingungslose Sympathie oder Mitleid zu zeigen, sondern das passive Verhalten zu konfrontieren. Ist jemand so weit, wieder normale Aktivitäten zu entfalten, dann braucht es dafür keine besondere Zuwendung.

Positiv: Die Allmachtsposition

Das verzerrte Selbstkonzept kann auch übertrieben positive Formen mit Allmachtsfantasien angenommen haben. Diese Fantasien sind ebenso schädlich wie die übertrieben negativen Fantasien. Wenn eine solche Allmachtsfantasie nicht korrigiert wird, dann bedeutet das, dass diese Person früher oder später in ein ebenso übertrieben negatives Selbstbild zurückfällt.

Das übertrieben positive Selbstkonzept kann im Rahmen intensiver Konfrontationsgruppen konfrontiert werden. Das Risiko besteht darin, dass der Patient seine Behandlung abbricht und geht, aber ohne dieses Risiko ist keine Behandlung von Personen mit abwesenden Eltern-Ich-System möglich. Es ist zwar empfehlenswert, einen „Nicht-weglaufen-Vertrag" abzuschließen, aber auch das ist keine Garantie, wenn jemand wirklich weg will. Sich eine Vollmacht geben zu lassen (um den Patienten zurückzuhalten) ist ganz und gar sinnlos, weil der Therapeut dann aus einer Eltern-Ich-Position reagiert und anschließend zum Narren gehalten werden kann. Eine Erklärung „auf eigenen Wunsch" unterschreiben zu lassen kann manchmal noch die einzige Chance sein, sofern der Betreffende selbst dahinter steht, seine Sabotagemöglichkeiten kennt und diesbezüglich wasserdichte Verträge abgeschlossen hat.

Die Behandlung von Personen mit abwesendem Eltern-Ich-System erstreckt sich übrigens meist über mehrere Aufnahmen hin. Wenn ein Patient weggeht ist es wichtig, ihm die Erlaubnis zu geben, wiederkommen zu können, um die Behandlung abzuschließen, und ihm die Bedingungen hierfür mitzuteilen.

Schneller, stärker und pfiffiger sein.

Personen mit abwesendem Eltern-Ich-System gehen rivalisierende symbiotische Beziehungen ein aus Angst vor Intimität. Es ist wichtig, mit ihnen gegebenenfalls erst einmal auf ihre Weise eine Beziehung einzugehen, sofern der Therapeut dabei schneller, stärker und pfiffiger ist.

Wenn der Therapeut durchblicken lässt, dass er den Patienten durchschaut, ihn übertrumpfen kann und sich nicht packen lässt, dann beruhigt das den Patienten. Indem der Therapeut sich unvorhersehbar verhält, ohne unzuverlässig zu werden, vermeidet er, dass der Patient ihn früher oder später reinlegt oder für dumm verkauft. Erforderlichenfalls kann der Therapeut das Spiel des Patienten von Mal zu Mal härter mitspielen. Solange der Therapeut das in voller Verfügung über sein Erwachsenen-Ich tut und den Patienten spüren lässt, dass er nicht vom Erfolg der Behandlung abhängig ist, kann nichts Schlimmes passieren.

Positive Aufregung
Dies lässt sich bewerkstelligen, indem man Spannung im therapeutischen Programm aufrechterhält und Gruppen mit einem hohen Niveau von Konfrontation einsetzt. Eine solche Gruppe ist beispielsweise The GAME, in der Lügen und Betrügen erlaubt sind.

Dafür sorgen, dass die Gruppenmitglieder einander konfrontieren.
Gruppenmitglieder haben einen großen Einfluss auf einander. Therapeuten werden oft wider Willen in ihr Eltern-Ich hinein provoziert, um anschließend gelinkt zu werden. Es ist wichtig, dass sich eine ausreichende Gruppenstruktur bildet, und dass innerhalb der Gruppe klare Unterschiede hinsichtlich Status und Hierarchie existieren. Der Platz, den jemand innerhalb einer Gruppe einnimmt, und die Akzeptanz durch die Gruppenmitglieder sind von großer Bedeutung.

Letzte Warnung
Menschen ohne Eltern-Ich-System gehen davon aus, dass das Übertreten von Regeln für sie keine Konsequenzen hat, und dass es für sie immer noch eine nächste Chance gibt. – Jemand, der immer wieder Verträge bricht und anschließend brav seine abgesprochenen Sanktionen einlöst, ganz gleich wie man sie auch verändert, sabotiert seine Behandlung. Dann ist es sinnvoll, Grenzen zu setzen, beispielsweise indem man jemanden „eine Frist setzt" (siehe unten, S. 282), oder ihn im vornherein zu warnen, dass dies das letzte Mal ist, dass er mit dem Einlösen seiner Sanktionen davon kommt, und dass er beim nächsten Mal entlassen wird.

Soziale Kontrolle
Personen ohne Eltern-Ich-System haben eine schwache interne Impulskontrolle. Daher ist es wichtig, dass diese Kontrolle von außen übernommen wird. Gruppenmitglieder können auf diese Weise einen Mangel an Eltern-Ich-System auf bedeutsame Weise kompensieren. – Soziale Kontrolle hat den Vorteil, dass man in der Therapie nicht ständig damit zu tun hat, Eskalationen zu vermeiden oder verursachten Schaden wieder gut zu machen. Auch nach der Behandlung ist das Vorhandensein von sozialer Kontrolle ein wichtiger Faktor, der großen Einfluss darauf hat, nicht in impulsives Verhalten zu fallen. Der Aufbau eines Unterstützungssystems und das Erstellen eines Notfallplans sind wichtig (siehe unten).

Für dumm verkauft werden

Personen ohne Eltern-Ich-System legen es darauf an, andere in ihr Eltern-Ich hinein zu provozieren, um sie dann für dumm zu verkaufen. Neben der Rache spielt auch das Gefühl von Allmacht – und beim Therapeuten das Gefühl von Ohnmacht – eine bedeutsame Rolle. Das Resultat jedoch ist, dass beide verlieren. Und es ist wichtig, dieses Prinzip rechtzeitig zu durchschauen. Dazu kann es hilfreich sein, wenn der Therapeut in der Lage ist, sein eigenes Eltern-Ich-System auszuschalten. Denn als Therapeut kann man mit dieser Klientel zumeist sehr viel besser im Erwachsenen-Ich und im freien Kind-Ich umgehen. Wenn es keine weiteren Möglichkeiten mehr gibt, dann kann der Therapeut auch den Ball zurückgeben, indem er den Patienten zum Narren hält. Wenn man dazu nicht imstande ist, kann es wichtig sein, sich erst einmal in der richtigen Einstellung zu üben und die Therapie derweil jemand anderem zu überlassen.

Phase 2: Zögern

In der zweiten Behandlungsphase geht es vor allem um die Frage: „Wie komme ich von meinem Suchtverhalten oder sonstigem abweichenden Verhalten los, ohne mich selbst zu verändern?" In dieser Phase spielen folgende Aspekte eine Rolle:

Fantasien

Personen ohne Eltern-Ich-System haben zwei Arten von Fantasien, mittels derer sie eine Behandlung sabotieren können:

(1) „Wenn ich etwas verkehrt gemacht habe, muss ich dafür sorgen, dass man es mir nachsieht – dann brauche ich mich nicht zu ändern, und dann ist mein Problem gelöst." Diese Personen denken wirklich, dass es in der Welt so läuft, als ob man sich bei einem Unfall nur entschuldigen müsste und dann mit dem Ausruf weiterfahren könnte: „Das mache ich bestimmt nicht noch einmal!" Einen Schaden aufzunehmen, nachzuforschen, wer für welchen Schaden verantwortlich ist, das Regulieren und Wiedergutmachen des Schadens und daraus auch etwas lernen, sodass das Risiko für einen neuen Unfall geringer ist – das ist für diese Person oft etwas wie aus einer vollkommen anderen Welt.

Daher ist es wichtig, dass die Gruppenmitglieder und Therapeuten die Entschuldigung eines Patienten erst akzeptieren, wenn er sein Verhalten tatsächlich verändert hat. Der betreffende Patient kann das unter anderem dadurch zeigen, dass er Situationen besser einschätzt, sich in die Situation anderer versetzt, rechtzeitig bremst, keinen Schaden verursacht usw.

BEISPIEL: *Ein Patient hat trotz der Absprache, dies nicht zu tun, doch Alkohol getrunken. Zunächst tut er, als ob er nicht getrunken hätte; dann tut er so, als ob es kein Problem sei;*

Behandlung   279

und schließlich tut er so, als ob daraus kein Schaden entstanden sei. Als er hiermit konfrontiert wurde, entschuldigte er sich mit „Sorry" und bezeugte, dass es ihm aufrichtig Leid tue, mit den Worten: „Das wird nie wieder vorkommen, und das meine ich wirklich." Nur der Patient ist davon überzeugt, dass er dies auch einhalten kann. Alle anderen zweifeln daran. Als sie ihm das sagen, sagt der Patient ihnen, sie seien schlecht und misstrauisch, und er äußert: „Dass ihr so etwas Negatives von mir denkt – womit habe ich das verdient." Die anderen konfrontieren ihn dann mit seinem eigenen Anteil daran, dass die anderen geringes Vertrauen in ihn haben. Darauf reagiert er heftig, wird ärgerlich und droht damit wegzulaufen. Die beste therapeutische Haltung in einem solchen Fall besteht darin, die Person weiter zu konfrontieren mit ihrem passiven Verhalten, beispielsweise mit der Tatsache, dass sie mit dem Anbieten einer Entschuldigung und der Bitte um Verzeihen kein Problem löst – geschweige denn mit Ärgerlich-Werden und Weglaufen.

(2) Die zweite, oft vorkommende Fantasie ist: „Wenn ich nur gut genug mein Bestes gebe und alles tue, was von mir erwartet wird, dann kriege ich am Ende doch, was ich will." Aggressive Delinquenten können sich auf diese Weise in kleine Jungs verändern, die lieb wie Kätzchen sind. Mit einer solchen Überanpassung wird erst recht kein dahinter liegendes Problem gelöst. Es ist im Gegenteil eher ein Grund, wieder aggressiv zu werden, wenn deutlich wird, dass diese Fantasie nicht zutrifft.

Vorsichtige Belohnung von Impulskontrolle

In dieser Phase kann man damit beginnen, einem Patienten behutsam Anerkennung zu geben für die Tatsache, dass er sich an seine Verträge hält. Das sollte vorsichtig geschehen, weil der Patient es ausnutzen kann, um seinen Therapeuten zu enttäuschen und damit bloßzustellen, oder er fasst es beispielsweise als Erlaubnis auf, erneut zu trinken. Außerdem besteht die Gefahr, dass er bald seinen Vertrag erneut bricht, um darüber an Zuwendung zu kommen, wenn er sich wieder an den Vertrag hält.

Psychologische Spiele

Der Patient ist jetzt in der Lage, mit psychologischen Spielen, mittels derer er andere ins Eltern-Ich hinein provoziert, aufzuhören.

Problemlösendes Denken

Statt psychologische Spiele einzusetzen kann der Patient jetzt von seinem problemlösenden Denkvermögen aus dem Eltern-Ich$_1$, dem Erwachsenen-Ich$_1$ und dem Erwachsenen-Ich$_2$ heraus Gebrauch machen (siehe Abb. 47). Ein solches problemlösendes Denken kann folgendermaßen gefördert werden:
– Psychologische Spiele konstruktiv für sich selbst und andere einsetzen. Der Patient kann beispielsweise in der Gruppe rasch die psychologischen Spiele anderer benennen und konfrontieren und daraus eine gesunder Form von Aufregung gewinnen.
– Der Patient wird auch schnell eigene psychologische Spiele erkennen

und in die Lage kommen, sie zugunsten positiver Alternativen aufzugeben.
- Die Einsicht, die der Patient inzwischen in sich selbst gewonnen hat, kann er immer mehr zum eigenen Schutz einsetzen. Sowohl das Erwachsenen-Ich (EL_2) als auch der Kleine Professor (ER_1) und die gesunden Anpassungen (EL_1) können jetzt miteinander gut kooperieren. Eine häufige Äußerung in dieser Phase ist: „Wenn ich meinen Verstand gebrauche, dann weiß ich, dass ich am besten ... tue."

Positive Aufregung

Das Bedürfnis nach Aufregung kann man positiv nutzen, indem man den Patienten einlädt, als Beobachter in andere Gruppen mitzukommen, bei klinischen Vorlesungen aktiv mit zu helfen und in schwierigen Situationen als „rechte Hand des Therapeuten" zu fungieren.

Phase 3: Veränderung

Erst in der dritten Phase erreicht der Veränderungsprozess ein psychologisches Niveau. Der Zugang zur „alten Wunde" ist noch immer blockiert und verschlossen, und das ruft immer noch Vermeidungsverhalten hervor – beispielsweise die Neigung, doch von weiterer Behandlung abzusehen. Der eine läuft weg, der andere verhält sich ätzend, während ein Dritter „ewig" in einer psychologischen Patt-Situation (impasse) stecken bleibt: „Soll ich ..., soll ich nicht ...?" Die psychologischen Spiele werden seltener oder nur auf dem Niveau ersten Grades gespielt.

Auf die Dauer kommt man an der „alten Wunde" nicht vorbei. Das Durcharbeiten dieser „alten Wunde" ist sehr ähnlich einem Trauerprozess, bei dem viel alter Ärger und Traurigkeit geäußert werden, weil einem klar wird, dass man eigentlich als Kind schon seine Eltern verloren hat. Die Gefühle hierbei sind oft sehr intensiv; man wird sehr böse, extrem traurig, man fühlt sich hilflos, ratlos und ängstlich. Die Gruppenmitglieder und die Therapeuten fühlen sich jetzt viel mehr innerlich berührt vom Patienten, und sie empfinden auch Sympathie für ihn. Es fällt den Therapeuten jetzt auch leichter, Zeit und Energie für den Patienten zu investieren. Akzeptiert er diese Zuwendung, dann folgen emotionale Entladungen – und es wird immer mehr Raum frei für Intimität und Anhänglichkeit. Der Patient erlebt sich in dieser Phase als verletzlich und fürchtet, in Zukunft wieder im Stich gelassen zu werden. Sein Erwachsenen-Ich ist aber leicht ansprechbar und kann über Alternativen nach der stationären Behandlung nachdenken.

Das Erstellen eines Notfallplans (s.u.) und die Tatsache, dass andere erreichbar bleiben, um den Patienten in seinem Veränderungsprozess zu unterstützen, sind jetzt wesentlich. Das gesteigerte Bedürfnis nach Aufregung bleibt auch meist nach der Behandlung bestehen. Das muss aber kein

Behandlung 281

Problem sein; im Gegenteil, gerade dieses Bedürfnis stimuliert dazu, ein aktives und erfolgreiches Leben zu führen.

Bezüglich der Zielsetzung in der Behandlung ist es wichtig, die drei Anteile im Kind-Ich, die bislang durch Umdefinieren getrennt gehalten wurden, wieder zu integrieren. Diese drei Teile sind:

(1) Ein blockierter Anteil, der verletzt und hungrig nach Zuwendung ist und sich im Stich gelassen fühlt, woraus die Skriptentscheidung „sich nie wieder so verletzen zu lassen wie damals, als ..." gefällt wurde. Dies ist der Anteil mit der „alten Wunde", mit vielen alten Gefühlen von Aggressivität und Traurigkeit.

(2) Der zweite und der dritte Anteil stehen einander gegenüber, und zwar auf der einen Seite die Ohnmachtsposition, aus der heraus man sich passiv verhält, jammert und schmollt in der Hoffnung auf bedingungslosen Trost und Schutz. Und auf der anderen Seite:

(3) Die Allmachtsposition, aus der heraus man denkt, alles selbst zu können, andere nicht zu brauchen, und aus der heraus man arrogant, agierend oder kontaktabbrechend reagiert.

Diese drei Teile werden wie folgt wiedergegeben:

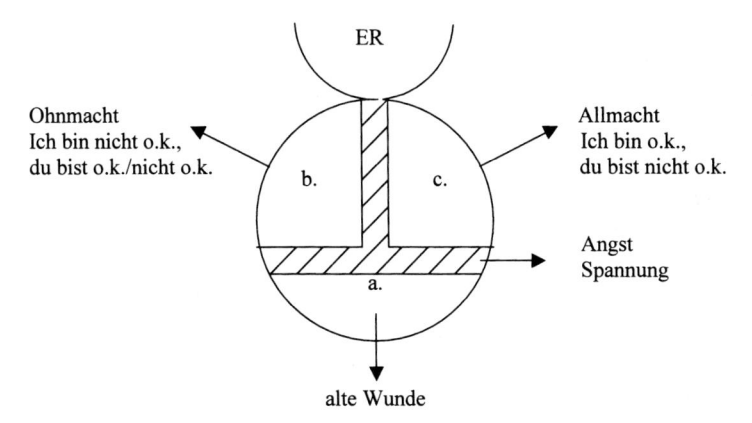

Abb. 48: Abwesendes Eltern-Ich-System: Die drei funktionalen Anteile im Kind-Ich-Zustand

2.5.3 Behandlungstechniken

In der Behandlung von Personen ohne Eltern-Ich-System kann man unterschiedliche Behandlungstechniken einsetzen wie beispielsweise:
- die therapeutische „Box",
- eine Frist setzen und überzeugen,
- Notfallplan und Unterstützungssystem,
- The GAME,
- Behandlung von Denkfehlern.

Darüber hinaus haben sich weitere Behandlungstechniken wie Gestalt- und Psychodramatechniken bewährt.

2.5.3.1 Die therapeutische Box

Die therapeutische Box ist eine Technik, um ein kontinuierliches Feedback bezogen auf bestimmte Normen und Werte zu ermöglichen.

BEISPIEL: *Ein Patient ist früher nie ausreichend informiert worden zum Begriff Ehrlichkeit. Seine Vorstellungen davon scheinen wesentlich anders zu sein als die anderer. Beim Bezahlen an der Ladenkasse vertut sich die Kassiererin um € 5,00 zu ihrem Nachteil. Der Patient erlebt sich selbst als ehrlich, wenn er nichts dazu sagt, denn es ist ja doch ihr Fehler und nicht der seine. – Wenn dieser Patient es möchte, kann er „eine therapeutische Box einrichten" über Ehrlichkeit.*

Vorgehen

Der Patient bittet eine Reihe von Personen, die eine klare Vorstellung von Ehrlichkeit haben, sie anrufen zu dürfen, wenn er in einer Situation ist, in der er über seine eigene oder die Ehrlichkeit von jemand anderem im Zweifel ist. In einem solchen Gespräch fragt er dann solange nach, bis er genau verstanden hat, was ehrlich und was unehrlich ist. Die anderen definieren mit ihm die Grenzen, wodurch der Begriff Ehrlichkeit immer deutlicher wird. Eine solche Box hat für einen vereinbarten Zeitrahmen Gültigkeit – oder solange, bis der Patient die anderen nicht mehr braucht. Das Überprüfen von Phantasien, das konstante Feedback und das Erfragen von Information sind die wirksamsten Bestandteile.

2.5.3.2 Eine Frist setzen und überzeugen

Den Patienten, die in der Therapie unzureichende Fortschritte machen, kann „ein Termin gesetzt werden". Das bedeutet, dass sie zu festgesetzten Zeiten Stellung beziehen müssen zu
– dem, was sie getan haben,
– dem, was sie daraus gelernt haben und
– dem, was sie zu tun vorhaben.

Das kann jede Woche oder jeden Monat in der Psychotherapiegruppe stattfinden, je nach Passivität des Betreffenden. Bleibt das Behandlungsresultat zweifelhaft, dann können die Therapeuten und Gruppenmitglieder klar stellen, dass sie nicht mehr motiviert sind, den Betreffenden weiter zu behandeln.

Der Patient kann dann „überzeugen". Dazu bekommt er für dreimal zehn Minuten die Gelegenheit, das Behandlungsteam und die Gruppenmitglieder von seinem Einsatz zu überzeugen. Wenn der Patient dies misslingen lässt, wird ihm ein Zeitraum mitgeteilt, um darin seine Entlassung oder

Behandlung

seinen Umzug zu regeln. In dieser Zeit können Rabattmarken eingelöst werden, und der Patientin ist nur noch auf sozialem Niveau konfrontierbar.

2.5.3.3 Notfallplan und Unterstützungssystem

Beim Aufstellen eines Notfallplans macht sich der Patient klar, was nach seiner stationären Behandlung schief gehen könnte, und er ergreift Maßnahmen, um eine Eskalation dieser Probleme zu vermeiden.

Ein Alkoholiker, der nach einer intensiven Behandlung eine Wohnform für sich allein wählt, kann einen Notfallplan erstellen für den Fall, dass das Empfinden von Einsamkeit und der Drang nach Alkohol in ihm zu groß werden.

Bei einem Notfallplan bittet ein Patient eine Reihe von Personen, ob er sie in einem solchen Fall um Hilfe bitten kann. Ein Notfallplan besteht also aus einer Reihe von Personen, die mit dieser Bitte einverstanden sind und dabei auch ihre Grenzen angeben (beispielsweise „nachts nicht" oder „mich nicht auf der Arbeit anrufen").

Ein Unterstützungssystem besteht ebenfalls aus einer Reihe von Personen, die der Patient angesprochen hat – aber nicht mit der Bitte um Unterstützung, wenn etwas schief zu gehen droht, sondern mit dem Ziel, gesunde Neuentscheidungen und entsprechendes gesundes Verhalten zu unterstützen. Ein Unterstützungssystem besteht aus 10–15 Personen, und es können gute Freunde und auch entfernte Bekannte sein. Mit dem einen kann man entspannt einkaufen gehen, mit dem anderen gemütlich Kaffee trinken, und bei wieder anderen kann man ein Wochenende verbringen.

2.5.3.4 The GAME

The GAME (Gröder, 1977; Windes, 1977) ist eine sehr unstrukturierte Form von Gruppentherapie, die aber äußerst klar definierte Grundregeln hat, und zwar:
– Keine Gewalt oder Androhung von Gewalt,
– man kommt „trocken und clean" in die Gruppe, also nicht unter Einfluss von Alkohol oder Drogen oder eigenmächtig eingenommenen Medikamenten, und
– alles, was innerhalb der Gruppensitzung geschieht, bleibt innerhalb der Gruppe.

Im Übrigen ist alles erlaubt; jeder sitzt da für sich selbst. Auch der Therapeut, der wie ein Gruppenmitglied mitmachen muss und darüber hinaus die obenerwähnten drei Grundregeln im Auge behält.

The GAME dient dazu, das Bedürfnis an Aufregung zu stillen, das Erwachsenen-Ich zu trainieren und Passivität zu durchbrechen. Nicht nur Patienten mit abwesendem Eltern-Ich-System können von einer solchen Gruppe profitieren. Der Behandlungsprozess wird beschleunigt, weil nichts "unter dem Tisch" bleibt. Man wird schneller und in einem höheren Maße konfrontiert. Außerdem wird man herausgefordert, selbst nachzudenken, weil alles, was gesagt wird, gelogen sein kann.

Patienten, die sich an ihr skriptbedingtes Verhalten klammern, können in dieser Gruppe alternatives Verhalten einüben. Wer es schafft, in einer solchen Gruppe Stehvermögen zu entwickeln, und es wagt, aus sich heraus zu gehen, der kann sich auch später, nach Abschluss der Behandlung, in unterschiedlichen gesellschaftlichen Gruppierungen gut behaupten. Wer an dieser Gruppe teilnimmt, hat zumeist eine günstige Prognose.

Anklage

The GAME startet mit einer Anklage gegen eins der Gruppenmitglieder; niemand weiß, ob diese Anklage auf Wahrheit beruht. Die übrigen Gruppenmitglieder steigen in diese Anklage mit ein. Ziel ist, hierbei eine gemeinsame Front zu formen (sog. „rat-pack"): Alle gegen einen, der dann das „GAME hat". Man kann hierbei „über die Bande" spielen, indem man den Betreffenden nicht direkt anspricht, sondern mit einem anderen über ihn. Es ist möglich, dass der, dem die Anklage gilt, eine Gegenanklage hat. Gruppenmitglieder dürfen im Vorfeld miteinander ausmachen, wen sie konfrontieren wollen und wie, ohne dass der Betreffende darüber im Bilde ist (eine Clique bilden).

Überzeugen

Um bei The GAME zugelassen zu werden, muss man die anderen überzeugen. Dabei sitzt man außerhalb des Kreises der Gruppenmitglieder und muss sie davon überzeugen, dass man sich positiv einbringen und zu Spannung und Aufregung beitragen wird. Dazu bekommt man maximal 30 Minuten Zeit, verteilt auf drei Gruppensitzungen.

Dafür gibt es zwei weitere Vorbedingungen:
– Es muss klar sein, dass der Patient in dieser Gruppe richtig aufgehoben ist und kein krankes Eltern-Ich-System hat;
– der Patient muss sich im Behandlungssetting ausreichend wohl fühlen, so dass er bei eventuellen Konfrontationen aufgefangen werden kann und nicht gleich die Behandlung abbricht.

Wenn jemand eine der GAME-Basisregeln übertritt, fliegt er raus; er kann dann erneut die Prozedur des „Überzeugens" wahrnehmen. Wenn die Gruppenmitglieder nicht vom ernsthaften Einsatz überzeugt sind, wird der Betroffene nicht aufgenommen. Wenn jemand zum zweiten Mal gegen die „Keine-Gewalt-Regel" verstößt, wird diese Person sofort aus dieser Gruppe entlassen, auch zum Schutz der anderen.

Gerade weil Personen mit abwesendem Eltern-Ich so extern orientiert sind, hat The GAME einen großen Einfluss auf sie. Außerdem kann es eine gesunde Alternative zur Kneipe oder zur Drogenszene sein.

Beichten

Einer der Vorteile von The GAME besteht darin, dass alles, was gesagt wird, gelogen sein kann, und dass alles, was in The GAME stattfindet, innerhalb der Gruppe bleiben muss. Patienten, die sich in ihrer Behandlung gehemmt fühlen, weil sie sich noch nicht trauen, Entscheidendes von ihrem negativen Verhalten anzusprechen, können das unverbindlich in The GAME tun. Sie können sozusagen alles schon einmal beichten, um zu sehen, wie andere darauf reagieren. Sie halten sich immer die Möglichkeit offen, am Ende sagen zu können, dass alles gelogen war. Oft stellen die Gruppenmitglieder schon beim Überzeugen die Forderung, dass der Betreffende erst seine „Geheimnisse" beichten muss, bevor er in The GAME aufgenommen wird.

Rabattmarken und Zuwendung

The GAME endet mit einer Nachbesprechung, in der die therapeutischen Effekte besprochen werden und die Feinabstimmung der Vorgehensweisen erfolgt. Weil alles, was in The GAME geschieht, auch dort bleiben muss, ist es sinnvoll, zum Schluss an Ort und Stelle Rabattmarken einzuwechseln, statt sie mitzunehmen und zu sammeln. The GAME kann damit enden, dass jeder jeden umarmt; daraus spricht Verbundenheit und Kontakt: „Wie hart wir einander auch anpacken, wir lassen einander nicht fallen."

Kritik

Woods (1980, 1982) zweifelt am Effekt von The GAME. Er meint, dass The GAME in ein psychologisches Spiel wie Gerichtssaal oder Hab ich Dich endlich, Du Schweinehund entarten kann. Eine andere Möglichkeit sei, dass zwar bei den harten, heftigen Konfrontationen jeder sein Unbehagen loswerden könne, aber dass es dann auch dabei bleibe. Solche Angriffe aus dem kritischen Eltern-Ich hätten keinen therapeutischen Effekt, im Gegenteil.

The GAME braucht ausreichend großen Experimentierraum, um Verhalten auszuprobieren, das außerhalb des Skripts der Patienten liegt. Indem sie einander mit Skriptverhalten konfrontieren und indem erwartet wird, dass der Einzelne anders darauf reagiert, wird der mögliche Nachteil, den Woods erwähnt, zu einem Vorteil. Bei der Konfrontation wird der Akzent nicht auf die Anklage gelegt, sondern auf die Aufforderung, sich in The GAME anders zu verhalten. Wenn der Patient das nicht tut, kann die Konfrontation soweit gesteigert werden, bis man bereit ist, Skriptverhalten loszulassen.

2.5.3.5 Behandlung von Denkfehlern

Yochelson und Samenow (1976, 1977) und Samenow (1980) haben eine Konfrontationstechnik für Personen mit abwesendem Eltern-Ich-System entwickelt, die sich stark von der harten Konfrontationstechnik, wie sie in The GAME eingesetzt wird, unterscheidet. In einer Untersuchung über einen Zeitraum von fünfzehn Jahren spürte Yochelson alle Denkfehler auf, die bei Kriminellen vorkamen. Beim Aufnahmeinterview, für das er sich etwa zwei Stunden Zeit nahm, stellte er den Klienten nicht so sehr Fragen, sondern erklärte ihnen ihre Persönlichkeitsstruktur. Dies geschah nicht aus einer vorwurfsvollen (kritischen Eltern-Ich-) Position sondern soweit wie möglich aus dem Erwachsenen-Ich heraus. Und er teilte seinen Klienten mit, dass er auf höfliche Art und Weise etwas erklären werde und ihn bitte, auf ebenso höfliche Art und Weise zu korrigieren oder zu ergänzen, falls erforderlich. Dann beschrieb er, wie negativ der Patient denkt, fühlt und sich verhält, wie unzuverlässig er ist, wie wenig Respekt er vor anderen und dem Eigentum anderer hat, und wie nicht er sondern die anderen das Opfer seines Verhaltens sind.

Yochelson erklärte nicht, warum jemand so geworden ist – das würde die Rechtfertigung nur verstärken – wohl aber, welche Probleme er sich selbst und anderen auflädt. Er legte auch Nachdruck auf den Schmerz, den der Patient gerade bei den Menschen, die ihn mögen, verursacht. Die Mitteilungen erfolgten ohne jede Form von eigener Involviertheit und mit allem Respekt für die Autonomie des Patienten. Er sagte beispielsweise: „Es ist ihr Leben, was ich ihnen jetzt erzählt habe, das können sie akzeptieren und zu ihrem Vorteil nutzen, sie können es meinetwegen aber auch wieder vergessen." Die Reaktion der Patienten war zumeist positiv. Vor allem die investierte Zeit, die Aufmerksamkeit und die Sachkenntnis wurden als fürsorglich erfahren.

In der Behandlung wurden dann die Denkfehler weiter aufgespürt und korrigiert.

Vorgehen

Yochelson und Samenow bitten ihre Patienten, ein „Denkbuch" zu führen mit all ihren Gedanken und Phantasien. Jeden Tag liest der Patient seine Gedanken und Phantasien zusammen mit andern durch und spürt anhand einer Liste von typischen Denkfehlern (siehe unten) seine eigenen Denkfehler auf. Dabei wird dem Patienten klar, wie stark er durch seine Gedankenmuster in seinem eigenen Skript gefangen ist.

Yochelson und Samenow entdeckten mit Hilfe dieser Methode, dass es kaum impulsive Verbrechen gibt. Der Patient hat vielmehr in seiner Phantasie die Tat oft dutzende von Malen schon durchgeübt und durchdacht bis

Behandlung

in alle Details, bevor er sie ausführte. Diese Phantasien können manchmal sogar zwanghafte Formen annehmen.

BEISPIEL: *Wenn ein Patient eine Pistole bei sich hat und zufällig allein in einer Bank ist, um Geld abzuheben, dann ist das Ziehen der Waffe und das Überfallen der Bank sozusagen schon ein eingeübtes Verhaltensmuster. Erst wenn die Kameras klicken und ihm klar wird, dass seine Identität festgehalten wird, kann Panik auftreten. Aus Panik kann er dann alles Mögliche tun. Wenn der Patient sich schließlich bei der Polizei meldet, tut er es nicht so sehr aus einem Schuldgefühl heraus als vielmehr aus Angst, verurteilt zu werden. Er hofft, dass ihm verziehen wird und alles im Sande verläuft, wenn er sich stellt.*

Eine einfache Vorgehensweise, jemandes Gedankengänge zu analysieren, besteht darin, ihm ein Problem vorzulegen, zu dem es mehrere mögliche Lösungen gibt.

BEISPIEL: *Da gab es einmal einen Mann mit einem kleinen Laden. Die Dinge gingen nicht zum besten. Er behielt gerade genug übrig, um davon leben und die Miete bezahlen zu können. Eines Tages kam ein Freund vorbei und erzählte ihm, dass er ein Problem habe; er habe sich bei Leuten Geld geliehen und könne es nicht zurückzahlen; sie drohten ihm jetzt, ihn zusammenzuschlagen, wenn er nicht sofort mit dem Geld rüberkäme. Der Freund braucht € 700 und bittet den Ladenbesitzer, ihm die Summe vorzuschießen. Der Ladenbesitzer muss sich nun entscheiden, ob er seinen Laden bankrott gehen lässt, oder ob er seinen Freund ermorden lässt.*
Der Ladeninhaber sieht sich außerstande, diese Entscheidung allein zu fällen, und kommt, weil er ihren Rat braucht. Was würden sie ihm raten?

Übersicht über Denkfehler

Yochelson und Samenow (1976) beschreiben das Verhalten von Personen ohne Eltern-Ich-System, die mit der Justiz in Berührung gekommen sind. Diese Verhaltensweisen beruhen ihrer Meinung nach auf *Denkfehlern*. Darunter verstehen sie Auffassungen und Überzeugungen, die nicht mit der Realität übereinstimmen und schwierig oder gar nicht zu korrigieren sind.

Diese Denkfehler und die daraus resultierenden Verhaltensweisen stimmen mit skriptverstärkendem Denken und Handeln überein. Ihnen allen ist ein Ausblenden der Realität gemeinsam.

Personen ohne Eltern-Ich-System denken skriptverstärkend, um die Spaltung zwischen den drei Anteilen in ihrem Kind-Ich aufrecht zu erhalten und um ihr Verhalten damit zu rechtfertigen.

Die Gefühle, Verhaltensweisen und Gedanken in der folgenden Übersicht beziehen sich alle auf Personen mit ernsthaften Verhaltensstörungen. Man kann diese Übersicht auch nutzen, um Denkfehler von Personen mit weniger ernsthaften Verhaltensproblemen zu identifizieren, indem die extremen Formulierungen abgeschwächt werden.

Die Denkfehler von Personen mit abwesendem Eltern-Ich-System werden anhand der folgenden fünf Begriffe beschrieben:

1. Gefühle
2. Die Ohnmachtsposition
3. Die Allmachtsposition
4. Denken
5. Verhalten

Gefühle

Allgemeines: Statt Gefühle direkt zu äußern, zeigen diese Personen viele Ersatzgefühle (rackets); diese Gefühle resultieren aus alten Skriptentscheidungen und verstärken skriptkonformes Denken und Handeln. Solche Gefühle sind oft sentimental, und das dazugehörige Verhalten ist oft uneinfühlbar. Diese Personen können beispielsweise nicht mit ansehen, dass jemand eine Fliege tot schlägt oder eine Schnecke tot tritt, während sie selbst mit der einen Hand töten können, was sie mit der anderen gerade noch gestreichelt haben. Sie können sich auch nicht in die Gefühle anderer hineinversetzen.

Angst: Angst ist ständig und intensiv vorhanden. Oft handelt es sich um Angst vor Gewalt, vor Schmerz, vor Tod, vor Ärzten, vor Zahnärzten, vor Krankenhäusern. Sie verstärken ihre Angst, indem sie beispielsweise denken, dass jeder Tag der letzte sein kann. Sie haben auch Angst vor Erniedrigung. Aber sie halten diese Angst verborgen und würden lieber sterben, als anderen ihre Angst zu zeigen.

Und so verdrängen sie ihre Angstgefühle und blenden sie aus, statt sie als Signal zu benutzen. Für sie ist Angst kein Leitfaden für das Vermeiden von Gefahr und ein verantwortliches Leben. Nur wenn es ihnen gut passt, sind sie bereit zu sagen, dass sie selbst Angst haben. Angst bei anderen nutzen sie aus.

Skriptverstärkende Gedanken:
– Angst ist etwas zu Verachtendes,
– ängstlich zu sein ist erniedrigend.

Ärger: Sie überlagern ihre Angst durch Ärger. Dieser Ärger wird auch häufig sehr intensiv geäußert und erreicht rasch das Niveau von Wut, manchmal aus kleinen Anlässen heraus. Es wird schnell eskaliert – mit allen gefährliche Folgen, die das mit sich bringen kann. Kriminelle Gedanken und auch Verhaltensweisen sind Möglichkeiten, diese Wut loszuwerden.

Skriptbestätigende Gedanken:
– Alles ist wertlos.
– Nichts im Leben ist der Mühe wert.
– Wenn etwas nicht so geht, wie ich will, dann werde ich wütend.
– Langeweile macht mich wütend.

Die Ohnmachtsposition

Personen, deren Persönlichkeitsstruktur von einem abwesenden Eltern-Ich geprägt ist, haben am meisten Angst vor Erniedrigung, denn sie denken, dass sie dann nichts sind, eine große Null sind; sie fühlen sich ohnmächtig und denken, dass ihnen das jeder ansehen kann.

Ein solches Gefühl von Ohnmacht erleben sie auch, wenn sie etwas nicht in der Hand haben, oder wenn etwas nicht in ihrer Macht steht; sie fürchten dann, zu kurz zu kommen.

Umgekehrt gibt es ihnen ein Gefühl von Allmacht, wenn sie andere erniedrigen oder lächerlich machen.

Skriptverstärkende Gedanken:
- Wenn ich zurechtgewiesen werde, bin ich eine Null.
- Wenn ich zur Null gemacht werde, sehe ich keinen Ausweg mehr, und das macht mich wütend.
- Wenn ich nicht große Klasse bin, dann bin ich eine Null.
- Jeder kann es mir ansehen, wenn ich denke, dass ich eine Null bin.
- Wenn ich einmal eine Null bin, dann bleibt es dabei.
- Wenn jemand nicht für mich ist, dann ist er gegen mich.
- Wer stärker, schlauer oder schneller ist (als ich), ist gefährlich.

Die Allmachtsposition

Die befürchtete Ohnmachtsposition wird vermieden, indem die Allmachtsposition so sehr wie möglich verstärkt und ausgedehnt wird. In dieser Position sind sie oft ärgerlich und haben ein maßlos überzogenes Selbstbewusstsein; sie denken, dass sie eine Ausnahme und etwas ganz Besonderes sind; beispielsweise dass es nichts in der Welt gibt, was sie nicht können, wenn sie es nur wollten. Wenn jemand anders sagt, dass sie etwas nicht können, betrachten sie das als Erniedrigung. Sie sagen dann, dass sie es sehr wohl können, aber nicht wollen.

Arroganz: Sie denken oft, dass sie besser sind als jeder andere, und sie gehen davon aus, dass sie recht haben und dass der andere seine Meinung ändern muss.

Skriptverstärkende Gedanken:
- Die Welt muss so sein, wie ich will (denke), sonst werde ich ärgerlich.
- Ein Wunsch von mir ist ein Gebot für den anderen.
- Es ist nicht nötig, dass ich mich anstrenge, um etwas zu erreichen; es genügt, dass ich es will.
- Wenn ich zu irgend etwas keine Lust habe, dann kann ich es auch nicht.
- Wenn du doch willst, dass ich etwas gegen meinen Willen tue, dann werde ich dir zeigen, dass ich es nicht kann.
- Unangenehme Dinge kommen bei mir nicht vor oder erreichen mich nicht – nur andere.

Trotz: Ihr ganzes Verhalten ist von Trotz durchtränkt. Sie haben ein unerschütterliches Vertrauen und einen hohen Dünkel bezogen auf sich selbst.

Skriptverstärkende Gedanken:
- Ich bin der Beste.
- Ich brauche nicht zu arbeiten, das tun schon die Dummköpfe und Sklaven für mich.
- Wenn jemand mich nicht bewundert, ist das eine Erniedrigung für mich, der andere ist ein Blödmann.

Ich, ich, ich, ...: Sie wollen überall die Nummer eins sein und denken auch, dass sie es sind. Sie wollen immer die Allmachtsposition inne haben und am liebsten einen Spitzenplatz einnehmen.

Skriptverstärkende Gedanken:
- Wenn ich nicht der Beste bin, dann bin ich eine Null.
- Ich habe immer Recht.
- Ich weiß schon alles, mir braucht keiner was zu erzählen.

Besitz: Besitz ist eine Art Gegenmittel gegen die Ohnmachtsposition. Wenn sie etwas haben wollen, das jemand anderem gehört, dann denken sie, dass es eigentlich schon ihres ist.

Skriptverstärkende Gedanken:
- Wenn ich etwas haben will, dann gehört es mir eigentlich schon, und ich kann es einfach so mitnehmen, ohne dass mir der andere in die Quere kommt.
- Ich hoffe, dass ein anderer sparsam umgeht mit den Sachen, die ich noch mal von ihm haben will.
- Die Welt ist meine Auster.
- Wo ich bin, das ist meins.
- Regeln gelten nicht für mich, ich mache meine eigenen Regeln.
- Andere Menschen sind Schachfiguren, die da stehen und auf mich warten, bis ich mit ihnen tue, was ich will.
- Was ich nicht habe, sollen andere auch nicht haben.
- Wenn ich etwas will und danach frage, kann ein anderer mir das nicht mehr verweigern.
- Der andere weiß schon, was ich will, ich brauche nicht mehr danach zu fragen.
- Wenn ein anderer mir etwas verweigert, bedeutet das, dass er Ärger haben will und nicht, dass er mir was verweigert.
- Wenn ich geliehenes Geld zurückgebe, erweise ich dem anderen einen Gefallen, und der andere schuldet mir dann seinerseits wieder etwas.
- Die einzige Autorität bin ich.
- Niemand hat das Recht zu tun, was ich nicht will.
- Ich habe das Recht, alles über andere zu wissen, andere haben nicht das Recht, über mich irgend etwas zu wissen.

Behandlung   291

– Als Chef: Arbeitnehmer sind mein Besitz, ich bin zu nichts verpflichtet.
– Als Arbeitnehmer: Mein Chef kann froh sein, dass ich für ihn arbeite.
– Als Familienmitglied: Meine Familie ist mein Besitz.

Äußeres und Sprache: Meist legen sie sehr viel Wert auf Äußerliches und denken, damit Macht ausüben zu können. Sie kleiden sich genauso wie die Gruppe, zu der sie dazu gehören wollen.
Oft brauchen sie schwierige und abgehobene Wort, ohne dass sie deren exakte Bedeutung kennen. Sie tun das, um Eindruck zu schinden.
Skriptverstärkende Gedanken:
– Wenn ich einen Diplomatenkoffer trage, kann ich bei jedem anklopfen, und alle Türen öffnen sich mir.

Sexualität: Als Kind spielen sie gern mit älteren Kindern, weil sie gern älter wären. Sie spielen oft auch sexuell gefärbte Spiele, weil das nach ihrer Vorstellung zum Älter-Sein gehört.
Später spielen Macht und Kontrolle in der Sexualität eine wichtigere Rolle als sinnliche Befriedigung.
Skriptverstärkende Gedanken:
– Eine schöne Frau, ein schöner Mann sind dafür da, dass ich sie verziere.
– Mein Partner gehört ganz und gar mir.
– Ich bin die Antwort auf alle Fragen und Wünsche dieser Frau/dieses Mannes.
– Der andere hat keine Rechte.

Vertrauen in Stärke und Macht: Das Vertrauen auf ihre eigene Stärke beruht auf der Vorstellung, dass sie etwas Besonderes sind. Ihre Hobbys und Interessen haben daher meistens auch etwas mit Stärke oder Macht zu tun – wie schnelle Autos, Motorräder, Chemie, Gewehre u.ä.
Etwas Kraftvolles zu beherrschen gibt ihnen auch ein Gefühl von Stärke und Macht, wie beispielsweise starke Maschinen, die Naturgewalten, bedeutsame Menschen u.ä.

Vertrauen in kriminelle Taten: Die größte Aufregung schöpfen sie daraus, Verbotenes zu tun, ohne dass es schief läuft. Auch etwas zu tun, wovon andere sagen, dass man es nicht darf, gibt ihnen schon ein Gefühl von Stärke und Macht. Sie finden es auch aufregend, andere in Angst und Schrecken zu versetzen.
Skriptverstärkende Gedanken:
– Ein Verbrechen zu begehen gibt Kontrolle über die Situation.

Vertrauen in Arbeit: Sie suchen oft Arbeit, im Rahmen derer sie mit hohen Finanzierungen und Manipulationen zu tun bekommen, und sie denken, auf diese Weise schnell mal Millionär zu werden. Sie denken auch oft, wenn sie beispielsweise Arzt wären, dass sie dann bei jedermann beliebt wären und jeder sie für sagenhaft hält. Wissenschaftliche Untersuchungen durchzuführen ist für sie attraktiv, weil sie denken, dass sie dann ihre eigene Show aufziehen und selbstständig Entscheidungen treffen können.

Bezogen auf die Politik denken sie, dass es dort grenzenlosen Einfluss gibt, den sie sozial oder politisch ausüben können.

Skriptverstärkende Gedanken:
– Wenn ich will, kann ich ohne Vorkenntnisse das tun, wofür andere studieren müssen.
– Der Job oder die Sache passen sich an mich an, statt anders herum.

Denken

Fragmentierung: Der Denkprozess von Personen ohne Eltern-Ich-System führt zu widersprüchlichen oder nicht zusammenhängenden Aussagen und Verhaltensweisen. Dieses fragmentierte Verhalten beruht auf einem übermäßigen Denken im Hier und Jetzt. Was sie heute behaupten hat keinen Bezug zu dem, was sie gestern behauptet haben oder morgen sagen werden. Andere erleben ihren Denkprozess daher inkonsistent und inkonsequent und erleben sie in ihrem Verhalten unzuverlässig und lügenhaft. Das finden sie selbst allerdings nicht: Sie denken schon gründlich nach, und ihr Verhalten ist auch nicht impulsiv. In ein und derselben Situation können sie in einem Moment x und in einem anderen Moment y tun. In dem Moment, wo sie y tun können, hat x keine Bedeutung mehr für sie. Dass das für andere doch so ist – Pech für sie.

Skriptverstärkende Gedanken:
– Ich liebe meine Kinder, sie sind mein Ein und Alles, und keiner soll sie anrühren. Wenn ich ihr Spargeld brauche, kann ich es einfach nehmen.
– Ich habe das Recht, jeden Moment meine Meinung ändern zu können, so wie jeder andere das auch tut.
– Wenn ich etwas lustig finde, ist es etwas Gutes; wenn ich es nicht lustig finde, kann es mit gestohlen bleiben.
– Wenn ich gute Laune habe, ist es lustig.

Konkret Denken: Es fehlt ihnen die Fähigkeit, in abstrakten Begriffen zu denken. Sie sehen zwischen bestimmten Situationen keine Übereinstimmung oder Unterschiede und wenden ihre Erfahrungen in neuen Situationen nicht an.

Begriffe wie Pflicht, Treue, Vertrauen und Loyalität haben für sie eine gänzlich andere Bedeutung als für Personen mit einem gesunden Eltern-Ich-System. Auch ihre Auffassungen von Familienbeziehungen sind anders.

Ihnen fehlt die Fähigkeit, in abstrakten Begriffen wie Temperament, menschliche Qualitäten oder menschliche Möglichkeiten zu denken. Aufgrund dessen lernen sie die Wirklichkeit nicht kennen, und sie verstehen nur einen kleinen Teil von dem, was andere behaupten, auch wenn sie selbst sagen, dass sie es ganz und gar begriffen haben. Sie sind oft eine Insel in sich selbst. Ihr Denken kreist um die Suche nach Aufregung, Überlegenheit, neuere, bessere, höhere und schönere Dinge, wobei sie immer nur einen Aspekt zur gleichen Zeit im Bewusstsein haben.

Skriptverstärkende Gedanken:
- Meine Eltern sind dazu da, mir meine Wünsche zu erfüllen.
- Ich besuche oft meine Mutter, also bin ich ein guter Mensch.
- Ich bin der Mittelpunkt, um mich dreht sich alles.
- Idole können mir gestohlen bleiben; wenn ich will, bin ich viel besser.
- Wenn etwas nicht gut ist, dann ist es schlecht.

Entschlüsse fassen: Weil sie das Leben nicht als etwas zusammenhängendes Ganzes sehen, fällt es ihnen schwer, die Bedeutung eines Entschlusses in Bezug auf andere Entschlüsse zu sehen. Wenn sie eine Entscheidung treffen müssen, sind sie außer Stande, Informationen zu sammeln und Vor- sowie Nachteile gegen einander abzuwägen. Sie betrachten die Welt sozusagen durch ein Rohr; sie sehen immer nur eine Möglichkeit und blenden alle anderen aus.

Ihre Entschlüsse beruhen oft auf unrealistischen Erwartungen und unrealistischen Voraussetzungen. Sie treffen Entscheidungen oft aus einem Verlangen nach Aufregung heraus. In Geschäften können sie sich oft schlecht entscheiden und sind nicht in der Lage, Entschlüsse zu fassen, die gut für ihre Gesundheit sind.

Wenn sie nach etwas fragen, dann dient es nicht dazu, etwas zu lernen. Meist haben sie die Antwort auch schnell wieder vergessen oder sind sich auch gar nicht darüber im Klaren, dass sie überhaupt keine Antwort auf ihre Frage bekommen haben. Sie überprüfen auch nicht, ob Fakten und Ideen mit der Realität übereinstimmen.

Weil sie die Realität so schlecht ergründen, irren sie sich oft. Das erleben sie als Erniedrigung, worauf sie rasch wütend werden und etwas tun, was gegen das Gesetz verstößt.

Skriptverstärkende Gedanken:
- Wenn ich eine einfache Frage stelle, fühle ich mich als Null.
- Keine Antwort zu wissen, ist eine Erniedrigung.
- Wenn ich nach etwas frage, muss ich dem anderen auch eine Antwort geben.
- Wenn ich nach etwas frage, bekomme ich doch nicht die Antwort, die ich haben möchte.
- Wenn ich nach etwas frage, dann riskiere ich, dass ich eine Antwort bekomme, die ich nicht hören will.
- Eine Frage stellen, auf die der andere keine Antwort weiß, ist aufregend.
- Wenn ich eine Idee habe, ist das auch meine Meinung.
- Meine Meinung stimmt mit der Realität überein.
- Meine Meinung ist die einzig mögliche Idee.
- Seine Meinung zu ändern ist eine Niederlage.
- Wenn ich denke, dass es so ist, dann muss es auch so sein.

– Wenn ich von irgend etwas gehört habe, dann weiß ich alles darüber.
– Alles läuft so, wie ich denke, dass es läuft.
– Wenn ich etwas tue, dann tue ich es, weil ich es will.

Unfähigkeit, sich in andere hineinzuversetzen: Sie stellen sich nicht die Frage, was andere denken, fühlen oder erwarten, sie segeln wie ein Pirat unter eigener Flagge und kümmern sich nicht um Schiff und Mannschaft, es sei denn, es passt ihnen gerade.

Schaden ist für sie immer nur materieller Schaden. Wenn sie mit einem emotionalen Schaden konfrontiert werden, den sie bei jemandem angerichtet haben, dann drehen sie die Konfrontation um und versuchen es so hinzustellen, dass sie selbst das Opfer sind. Wenn das nicht gelingt, negieren sie den Ernst des Schadens. Auch mit Regeln gehen sie einseitig um. Regeln gelten für andere und nicht für sie. Wenn andere sie stören, weisen sie sie auf Regeln hin, umgekehrt akzeptieren sie nicht, dass andere auch wollen, dass sie sich selbst daran halten.

Skriptverstärkende Gedanken:
– Eine Regel ist dazu da, unterlaufen zu werden.
– Ich bin in Ordnung, und die Gesetze taugen nichts.
– Es gibt nur körperlichen und materiellen Schaden.

Zukunftsplanung: Weil sie aus Fehlern nicht lernen, sind sie nicht in der Lage, längerfristige Pläne zu machen. Alles muss jetzt gleich geschehen; sie tun sich schwer, die Befriedigung von Bedürfnissen oder etwas, was sie gern tun wollen, aufzuschieben. Die Ziele, die sie sich stellen, müssen schnell erreicht werden. Sie schaffen es nicht, auf etwas hinzuarbeiten. Direkter Triumph – darum geht es ihnen.

Skriptverstärkende Gedanken:
– Wenn ich etwas will, muss es sofort passieren.

Verhalten

Schon als Kind sind sie voller Energie, aktiv, rastlos, bunt, spontan, mit nur kurzfristiger Aufmerksamkeitskonzentration und viel Phantasie. Um das neunte Lebensjahr herum verlagern sie ihre Aktivitäten auf Dinge, die verboten sind.

Wenn sie erwachsen sind, denken sie pausenlos, intensiv und schnell. Ihr Denkprozess ist ständig in Gang und richtet sich vor allem darauf, ihr Leben interessant und aufregend zu gestalten.

Beziehungen: Sie neigen dazu, ein Leben im Geheimen zu führen; sie funktionieren, als ob sie alleine in dieser Welt oder der Welt gegenüber stünden. Sie können mit anderen nicht kooperieren und sagen lieber als Autorität den anderen, was sie zu tun haben, als dass sie sich von Autoritäten selbst etwas sagen lassen. In einer Gruppe sind sie oft Außenseiter und geben wenig oder nichts von sich preis. Durch ihr Schwarz-Weiß-Denken bringen sie sich ins Abseits. Sie sind nicht in der Lage, Beziehungen auf einer Basis von Zuneigung und Wertschätzung für den anderen einzugehen. Der Begriff Loyalität sagt ihnen nichts. Das ist der Grund, warum sie es kaum oder nicht schaffen, eine Liebesbeziehung einzugehen. Wenn sie einen Partner haben, wird er oft benutzt oder missbraucht. Wenn sie sagen, dass sie sich alleine fühlen, meinen sie damit nicht, dass sie jemanden vermissen, sondern dass sie sich langweilen und Aktionen und Aufregung wollen. Indem sie andere kritisieren, fühlen sie sich oft mehr oder besser.

Skriptverstärkende Gedanken:
- Wenn ich mit jemand anderem Überlegungen anstelle, besteht die Gefahr, dass ich nicht mehr tun kann, was ich selbst will.
- Ich kann besser alles alleine machen.
- Wenn ich sage, was ich denke, nutzt der andere das aus.
- Wenn ein anderer weiß, was ich denke, bin ich eine Null.
- Freundlichkeit ist ein Zeichen von Schwäche; wenn ich freundlich tue, bin ich schwach, ein Grünschnabel, ein Schwachkopf, ein Trottel.
- Wenn jemand nett ist, kannst du ihn „in der Pfeife rauchen".
- Wenn ich zu jemandem nett bin, dann muss ich dafür auch was zurückbekommen.
- Wer nicht für mich ist, der ist gegen mich.
- Ich sorge immer dafür, dass ich gut zum Zuge komme, das tun die anderen auch.
- Ein Freund ist solange ein Freund, wie er tut, was ich sage.
- Wenn es darauf ankommt, habe ich am Ende doch nur mich selbst.
- „Ich liebe dich" bedeutet: Ich brauche deine Liebe.
- „Ich liebe dich" bedeutet also, dass du für mich bereit stehen musst.
- Sehen lassen, dass du jemanden brauchst, ist ein Zeichen von Schwäche, ist schlapp, weich, mädchenhaft.

Intimität: Wirkliche Intimität setzt eine offene Kommunikation aus allen drei Ich-Zuständen voraus. Davon kann bei Personen mit abwesendem Eltern-Ich-System keine Rede sein; das Eltern-Ich fehlt ihnen, das Erwachsenen-Ich funktioniert schlecht, und ein wesentlicher Teil des freien Kind-Ich-Zustandes ist ausgeschlossen. Das bedeutet, dass diese Personen für andere nicht wirklich offen sind, und dass sie wenig Selbstkritik haben. Sie sind verschlossen, tun geheimnisvoll und rechtfertigen sich. Eine positive Übertragungsbeziehung mit einem Therapeuten vermeiden sie.

Wenn sie etwas erzählen, ist es voll Lügen, Weglassungen, Ablenkungsmanöver, Weitschweifigkeit, Übertreibungen und Verdrehungen. Sie setzen ihre Gefühle als Rechtfertigung ein.

Sie sind das Lügen und das Zurückhalten von Informationen genauso gewohnt wie das Atemholen. Wenn sie wirklich erzählen würden, was sie denken, dann müssten sie ihre Fassade fallen lassen und würden sich ebenso verletzlich wie früher fühlen. Sie denken, dass die Wahrheit zu erzählen bedeutet, im Stich gelassen zu werden. Nur wenn Lügen viele Probleme mit sich bringen, sind sie bereit, einen Teil der Wahrheit zu erzählen.

Skriptverstärkende Gedanken:
- Wenn ich nichts erzähle, werden sie mich weiter lieben.
- Wenn ich etwas geheim halte, gibt mir das ein Machtgefühl.
- Ehrlich sein ist schwach und macht mich verletzbar.

Lügen: Lügen zwecks Selbsterhaltung entspricht ihrer Lebensweise. Ungeachtet der Tatsache, dass ihre Lügen häufig ans Licht kommen, bleiben sie dabei, von Ehrenwort und ihrem Wort als Mann zu sprechen. Lügen ist für sie eine solche Gewohnheit geworden, dass sie selbst an ihre eigenen Lügen glauben. Die eine Lüge zieht dabei die nächste nach sich. Sie lügen, um ihren Willen durchzusetzen, ihr Ziel zu erreichen, ihrer Strafe zu entkommen, eine spezielle Vergünstigung zu erhalten oder sich besser zu fühlen. Oft tun sie nur so, als ob sie mit einem anderen gleicher Meinung sind, um es hinter sich bringen zu können und um den Kontakt nicht zu verlieren, falls sie die Person später noch einmal brauchen. Sie sind erst dann glaubwürdig, wenn sie in ihrem Verhalten wiederholt gezeigt haben, dass sie das Vertrauen wert sind, auch wenn sie sagen: „Wie kann ich mich besser verhalten, wenn niemand mir traut?" (s.o., WOLF-Spiel).

Skriptverstärkende Gedanken:
- Lügen macht Spaß, und jeder tut das.
- Lügen ist normal, und damit erreicht man, was man will.
- Durch Lügen einen anderen „auf den Arm zu nehmen" macht Spaß.
- Solange ich aus freiem Willen lüge, bin ich vertrauenswürdig.
- Besser schweigen als lügen.
- Was ich nicht weiß, macht mich nicht heiß.
- Jede Minute wird ein Schwachkopf geboren, und jede 60. Minute ein Lügenkünstler, um für die 59 Schwachköpfe zu sorgen.
- Erzähl nicht die Wahrheit, wenn es dir nichts einbringt.
- Um zu bekommen, was du willst, erzähl nur, was nötig ist.

Misstrauen: Einem anderen trauen sie nur selten, wogegen sie finden, dass andere ihnen sehr wohl vertrauen sollten. Wenn sie sagen: „Ich traue dir", dann meinen sie eigentlich: „Ich denke, dass du mich nicht verraten wirst." Sie können einem anderen nur vertrauen, wenn sie ganz sicher sind, dass der andere ihnen keine Probleme macht. Das kann dann so aussehen, als ob sie auf einmal ihr Leben in die rechte Bahn gebracht hätten. Sobald der andere ihnen aber doch Probleme macht, kehrt das Misstrauen wieder zurück. Diese zeitweilige Verbesserung ist ein Beispiel für die Fragmentation, die bei ihnen vorliegt.

Behandlung

Wenn sie gläubig sind, bedeutet ihr Gottvertrauen, dass er ihnen helfen und sie dabei unterstützen wird zu erreichen, was sie wollen. Sie spannen Gott sozusagen vor ihren Karren.

Skriptverstärkende Gedanken:
- Jemandem vertrauen ist schwach, damit macht man sich abhängig, und das ist gefährlich.
- Ein Freund ist ein zukünftiger Feind.
- Ich bin o.k. und das Vertrauen anderer wert.
- Jeder kann ein Polizeibeamter sein.
- Ich muss 24 Stunden am Tag auf der Hut sein, sonst werde ich für die anderen zur Beute.
- Ich vertraue jemandem solange, wie er das tut, was ich will, wie er mir keine Probleme macht und einverstanden ist mit dem, was ich meine.

Verpflichtungen: Das Wort Verpflichtung sagt ihnen nichts. Mit Verpflichtungen gehen sie sehr unterschiedlich um, vor allem, indem sie sie negieren oder vermeiden, indem sie aus unechten, sentimentalen Motiven darauf eingehen oder mit dem Ziel, einen eigenen Vorteil wahrzunehmen. Umgekehrt sind sie sehr darauf erpicht, dass andere ihren Verpflichtungen ihnen gegenüber pünktlich nachkommen. Wenn sie eine Absprache nicht einhalten, brauchen sie verschiedene Entschuldigungen wie: „Ich hatte keine Chance, die Absprache einzuhalten, die Umstände waren dagegen, ich habe es vergessen, mir ging es nicht gut, ich wusste es nicht, ich hatte es anders verstanden oder ich hatte es nicht gehört." Mit diesen Entschuldigungen ist die Sache für sie erledigt. Der andere geht leer aus, und die Wahrscheinlichkeit ist groß, dass die nächste Abspracherunde genauso verläuft.

Skriptverstärkende Gedanken:
- Ich bin eine Null, wenn ich jemandem gegenüber zu irgend etwas verpflichtet bin.
- Jemand anderem verpflichtet zu sein, ist etwas für andere, aber nicht für mich.
- Verpflichtungen sind lästig, denn ich kann dann nicht tun, was ich will.
- Wenn ich eine Absprache eingegangen bin, dann brauche ich mich daran nicht zu halten, wenn ich in der Zwischenzeit etwas Wichtigeres erlebt habe.
- Wenn ich mein Wort gebe, verpflichtet mich das zu nichts; es ist eine Methode, um etwas loszuwerden.

Opferrolle: Statt selbst die Verantwortung für ihre Fehler zu übernehmen, geben sie anderen die Schuld und finden, dass sie selbst das Opfer sind. Sie haben nicht den Eindruck, dass sie selbst unfähig sind, in der Gesellschaft zurecht zu kommen, sondern dass die Gesellschaft unfähig ist. In einer therapeutischen Situation geben sie gern ihren Gefühlen die Schuld.

Skriptverstärkende Gedanken:
- Es liegt nicht an mir sondern an den anderen; ich bin o.k.
- Die Situation/die Gesellschaft taugt nichts.
- Wenn es mehr Sicherheitsvorkehrungen und Aufsicht gegeben hätte, dann hätte ich nicht einbrechen müssen.
- Was können Sie schon von jemand mit einer so elenden Jugend erwarten.
- Der andere hat angefangen; ich musste ja was tun, um mich zu verteidigen.
- Wenn die Gesellschaft anders wäre, dann würde ich das bekommen, worauf ich ein Recht habe.

(Un-)verantwortlichkeit: Sie haben gern eine besondere Position mit all den dazugehörigen Vorteilen, sind aber nicht bereit, sich darum zu bemühen. Wenn sie sich für irgend etwas interessieren, ist es passager. Schon in der Schule hat sie der Lehrstoff nicht sonderlich interessiert, und ihr Verhalten war vor allem darauf gerichtet, Aufregung zu erleben. Schon während der Schulzeit zeigten sie viele Lernprobleme wie Lesestörungen, Wissenslücken, eine mangelhafte allgemeine Entwicklung und ähnliches. Spezielle Lehrprogramme haben keinen Effekt. Sie lernen nicht aus ihren Fehlern. Wenn Verantwortlichkeit ihnen nicht die Macht einbringt, die sie vor Augen haben, dann übernehmen sie sie auch nicht. Die Begriffe Verantwortung und Verantwortlichkeit sagen ihnen wenig; für sie zählt nur: „Was bringt mir das?"

Ihr Verhalten ist oft passiv-aggressiv. Das bedeutet, dass sie bezogen auf Verantwortlichkeit und Verpflichtung keine Initiative unternehmen, und wenn andere sie um etwas bitten, tun sie es nur, wenn es ihnen gerade passt. Ihre Passivität resultiert auch aus der Vorstellung, dass, wenn sie etwas tun, andere sehen könnten, dass sie keine Ahnung davon haben.

Durch diese Art Passivität bewirken sie bei anderen Irritation. Nur wenn sie sich für irgend etwas wirklich interessieren, sind sie sehr aktiv.

Skriptverstärkende Gedanken:
- Ich habe keine Lust auf Verantwortlichkeit.
- Wenn ich jemandem einen Gefallen getan habe, dann kann ich anschließend mit ihm tun, was ich will.
- Wenn ich etwas tue, muss der Erfolg sofort sichtbar sein, und es muss mir was bringen.
- Verantwortlichkeit: Was ist das?
- Es ist unter meiner Würde, einen Job zu suchen, ich erwarte, dass er mir angeboten wird.

(Un-)abhängigkeit: Von klein auf sind sie ihren eigenen Weg gegangen und haben sich geweigert einzusehen, dass ein bestimmtes Maß von Abhängigkeit im Leben notwendig ist. Wenn sie sich abhängig zeigen, dann stellt

sich das bei näherer Betrachtung oft als eine Form von Ausbeutung heraus. Ihr Umgang mit anderen ist oft wie eine Einbahnstraße. In einem Team wollen sie der Leiter sein, ganz gleich, ob sie das können oder nicht. Ihre Abhängigkeit geht oft nicht viel weiter als die eines Taschendiebes, der von seinen Opfern abhängig ist.

Skriptverstärkende Gedanken:
- Abhängigkeit ist eine Schwäche.
- Meine Eltern müssen für mich sorgen – und nicht ich für sie.

Sexualität: Als Kind machen sie keine Latenzphase im engeren Sinne des Wortes durch. Sie bleiben ganz offensichtlich auf der Suche nach sexueller Aufregung, und zwar sowohl in ihrer Phantasie als auch in Realität. Sie denken, dass sie in sexueller Hinsicht reifer sind als die Gleichaltrigen, und ebenso denken sie, dass sie besser und stärker sind.

Im Erwachsenenalter dient die Sexualität dem Erleben von Macht, von Stärke, von Überlegenheit und von Triumph; sie halten sich für unwiderstehlich. Sexualität wird oft als Machtspiel erlebt. Ihre Partner sehen sie nicht als einen ganzen Menschen sondern als eine Sammlung von aufregenden Einzelteilen.

Eine sexuelle Beziehung mit einem Kind hat für sie den Vorteil totaler Macht, und sie riskieren keine Kritik für ihre eigene Impotenz. Voyeurismus und Exhibitionismus geben ihnen ein Gefühl von Triumph. Wenn sie jemanden vergewaltigen, dann meist nicht aus einem Bedürfnis nach Sex heraus, sondern aus einem Bedürfnis nach Aufregung.

Skriptverstärkende Gedanken:
- Sexuelle Kontakte haben ist ein Beweis, dass man älter ist.
- Sexueller Kontakt bedeutet Überlegenheit.
- Wenn ich mit jemandem ins Bett gehe, besitze ich ihn.
- Wenn mich eine attraktive Frau ansieht oder mir zulächelt, will sie mich haben, und dann kann ich sie nehmen.
- In einer Beziehung nimmt man, was wertvoll ist, und man gibt, was einem nichts wert ist.
- Ich wirke auf Frauen unwiderstehlich.
- Mit einem Kind kann ich tun und lassen, was ich will.
- Wenn ich jemanden vergewaltige, dann bin ich stärker, und das gibt mir ein Machtgefühl.

Rigidität: Entweder halten sie starr an ihrer eigenen Auffassung von Regeln fest – oder sie sind vollkommen unterwürfig, wenn sie einen Leiter finden, der in ihren Augen das tut, was sie selbst wollen, und dafür die Verantwortlichkeit für sie übernimmt.

Sie sind offen für alles, was ihnen hilft, sich wichtig zu fühlen, und was ihrem Bedürfnis nach Aufregung entspricht. Für alles andere, was nicht zu ihren Vorstellungen passt, sind sie taub. Sie hören nur, was sie hören wollen, sie wissen, was sie wissen wollen, und sie sind darin nicht zu beeinflussen. Sie können sich an keinem Gespräch und an keiner Konversation wirklich beteiligen.

Skriptverstärkende Gedanken:
– Wenn ich einem andern zuhöre, dann zeige ich, dass ich selbst nichts davon weiß.
– Wenn ich zeige, dass ich nichts davon weiß, dann bin ich eine große Null.
– Ich weiß, was ich will, komm mir nicht mit Tatsachen.

Perfektionismus: Wenn sie etwas tun, dann tun sie es so perfekt, dass sie zu nichts anderem kommen. Sie tun nur das, was sie selbst wollen, und zwar zu einem Zeitpunkt, der ihnen selbst am besten passt. Sie können Wesentliches und Nebensächliches nicht unterscheiden. Sie denken in absoluten Begriffen. Wenn etwas, was sie gerade tun, ihren eigenen perfektionistischen Vorstellungen nicht entspricht, dann hören damit auf. Sie begnügen sich nicht mit weniger; das wäre eine Erniedrigung.

Skriptverstärkende Gedanken:
– Alles oder nichts.
– Was ich kann ist besser.
– Ich verlange von dir Perfektion und keine Fehler.
– Wenn ich denke, dass ich der Beste bin, dann bin ich das auch.
– Wenn ich etwas am besten mache, dann bin ich auch der Beste.
– Wenn ich etwas falsch mache, bin ich eine Null.
– Wenn ich nichts mache, mache ich auch keine Fehler.
– Alles, was nicht perfekt ist, ist wertlos.

Einzigartig-Sein: Sie denken, dass sie vollkommen anders sind als andere Menschen; in ihren Gedanken machen sie andere nicht o.k.

Skriptverstärkende Gedanken:
– Keiner ist so gut wie ich.
– Keiner versteht mich, weil alle anders sind als ich.
– Keiner kann genauso denken wie ich.
– Fragen stellen oder dem Rat von jemandem folgen bedeutet, meine Identität zu verlieren.
– Keiner braucht mir zu erzählen, wie ich was tun soll, das weiß ich schon.
– Ich entscheide selbst, was legal oder illegal oder was richtig oder falsch ist.
– Regeln gelten für andere, nicht für mich.

Selbstkritik: Sie zeichnen sich durch einen Mangel an Selbstkritik aus, weil sie eben das tun wollen, wozu sie Lust haben. Aufgrund ihrer trotzigen Haltung und ihrer Vorstellung, einzigartig zu sein, bringen sie keine Selbstkritik und keine Selbstverantwortlichkeit auf.

Skriptverstärkende Gedanken:
- Ich kann andere kritisieren, aber wenn ein anderer mich kritisiert, dann werde ich ärgerlich.
- Nur wenn es mir passt, vertrage ich Kritik von anderen.

Misserfolg: Was sie anpacken, muss beim ersten Mal klappen. Wenn es nicht so läuft, wie sie wollen, werden sie ärgerlich. Statt zu sagen, dass es nicht klappt, sagen sie eher, dass die Idee nichts taugt, dass es nicht der Mühe wert ist, wie sich jemand nur so etwas Bescheuertes ausdenken konnte usw.

Von sich selbst sagen sie nicht, dass sie etwas schwierig finden; was sie schwierig finden, probieren sie erst gar nicht; sie machen etwas gut oder gar nicht. Etwas tun, was die Gesellschaft will, ist für sie, als täten sie etwas, was sie hassen und abartig finden.

Religion: Wenn sie einen religiösen Glauben haben, nehmen sie religiöse Auffassungen ganz wörtlich und sind sehr gottesfürchtig. Sie sehen Gott als allmächtig, allwissend und als allsehend. Ihr Glaube ist mit Angst beladen. Da sie nicht abstrakt denken können, sehen sie Religion nicht als eine Basis für ihr Leben oder als ein ethisches oder moralisches System. Sie denken beispielsweise: „Was für ein Glück, dass Gott allmächtig ist, dann kann er mir gut helfen, um das geschehen zu lassen, wovon ich möchte, dass es geschieht."

Skriptverstärkende Gedanken:
- Wenn ich jede Woche in die Kirche gehe und jeden Tag mein Gebet spreche, dann bin ich ein frommer und gläubiger Mensch.
- Ich kann immer noch beichten, und dann komme ich in den Himmel.
- Religion ist mein letzter Zufluchtsort.

3. Das abweichende Eltern-Ich-System: Soziopathische Persönlichkeitsstruktur II

Personen mit einem abweichenden Eltern-Ich-System zeigen ein Verhalten, das in vieler Hinsicht mit dem von Personen ohne Eltern-Ich-System übereinstimmt. Diagnostisch gesehen haben sie jedoch ein normal entwickeltes Eltern-Ich-System. Allerdings weicht dessen Inhalt von dem anderer Menschen ab.

Ein abweichendes Eltern-Ich-System kommt beispielsweise bei Emigranten vor, die in ihrem Heimatland ein Eltern-Ich-System entwickelt haben, mit dem sie im neuen Land weniger anfangen können. Ähnliches gilt auch für Kinder, die in einer kriminellen Umgebung mit eigenen Gesetzen und Spielregeln aufgewachsen sind und später in ein nicht kriminelles Milieu umziehen.

3.1 Struktur der Persönlichkeit

Folgende drei Reaktionsweisen sind dann möglich:

(1) Das ursprüngliche Eltern-Ich-System (EL_2) wird ausgeschlossen, und es erfolgt eine Regression auf das Niveau von El_1, von wo aus das zugrunde liegende System der neuen Ergebung erforscht wird. Für die Dauer dieser Zeit wird dann ein Erscheinungsbild gezeigt wie bei jemandem ohne Eltern-Ich-System, und zwar so lange, bis sich das neue, zweite Eltern-Ich-System entwickelt hat.

Von da an hat man zwei Eltern-Ich-Systeme; eins für das neue Land und eins, das noch einmal dienlich sein kann, wenn man in sein Heimatland zurückkehrt. Die Persönlichkeitsstruktur sieht dann folgendermaßen aus: Abb. 49.

(2) Eine zweite Möglichkeit besteht darin, dass das EL_2 ausgeschaltet wird, ohne dass ein Versuch unternommen wird, neue Adaptationen zu schaffen. In diesem Fall wird weiter das Bild einer Person mit abwesendem Eltern-Ich gezeigt, allerdings ohne entsprechende Schlüsselkonstellation, Skriptentscheidung und widersprüchliche Elternbotschaften, wie sie für das abwesende Eltern-Ich-System beschrieben wurden.

(3) Eine dritte Möglichkeit besteht darin, dass das ursprüngliche Eltern-Ich-System nicht ausgeschaltet wird, sondern dass man sich in Subgruppen mit demselben kulturellen Hintergrund zurückzieht. Das kann zu Entfremdung und Eliminierung von der übrigen Gesellschaft führen.

3.2 Begleitung und Behandlung

Personen mit einem abweichenden Eltern-Ich-System ist am ehesten geholfen, wenn man ihnen die Erwartungen erklärt, die man an sie hat, indem man ihnen aufzeigt, welchen Sinn das hat, und indem man ihnen hilft, neue gesellschaftlich verträgliche Verhaltensweisen zu erlernen.

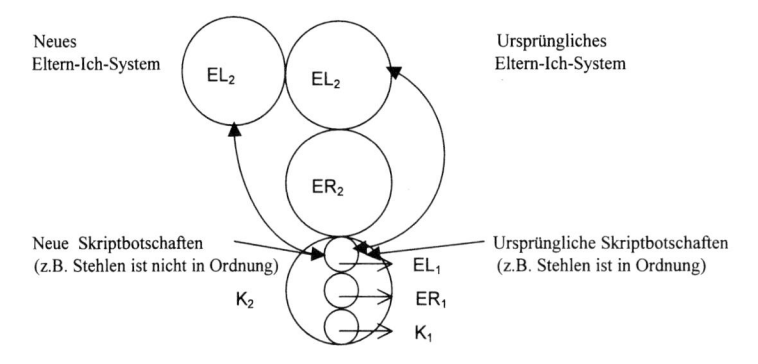

Abb. 49: Abweichendes Eltern-Ich-System (Soziopathische Persönlichkeitsstruktur II)

BEISPIEL: *Ein Junge wechselt die Schule, weil sein Vater promoviert hat und in eine bessere Wohngegend umziehen musste. Auf der neuen Schule wird der Junge nicht akzeptiert, weil er ein Messer bei sich hat. Alle seine Bemühungen um Anschluss misslingen, und sein Verhalten wird immer aufsässiger und auffälliger. Nach einer Reihe von Gesprächen mit ihm und den übrigen Schülern wird rasch deutlich, dass sie ihn vertrauensunwürdig finden, weil er ein Messer bei sich trägt. Auf seiner früheren Schule galt das als Zeichen von Männlichkeit, auf der neuen aber als ein Zeichen von Schwäche. Nachdem das deutlich geworden war, konnte er auf der neuen Schule sein Messer zuhause lassen, und wenn er seine alten Freunde besuchte, nahm er sein Messer wieder mit.*

VII. Entwicklung, Störung und Behandlung: Fünfte Entwicklungsphase (6 bis 12 Jahre)

1. Die fünfte Entwicklungsphase

Die fünfte Entwicklungsphase dauert etwa vom 6. bis zum 12. Lebensjahr und wird üblicherweise Latenzphase genannt. In dieser Phase entwickelt sich vor allem das Eltern-Ich (EL_2). Die Skriptbotschaften, die ein Kind im Laufe der vierten Entwicklungsphase in seinem EL_1 verinnerlicht hat, werden jetzt erneut kritisch in Augenschein genommen und überprüft. Einiges wird das Kind vielleicht wörtlich weiter übernehmen, anderes verändern und wieder anderes verwerfen. Auch neue Normen und Werte können verinnerlicht werden, beispielsweise solche, die von Lehrern, Freunden oder anderen stammen. Alle diese Normen und Werte werden so ins EL_2 verinnerlicht, dass sie ein konsistentes, flexibles Netzwerk mit guter Feinabstimmung auf die Realität bilden.

1.1 Merkmale

Bedürfnisse

In dieser Phase benötigt ein Kind viel Erlaubnis, um Normen und Werte zu untersuchen, zu bezweifeln und zu diskutieren. Normen und Werte werden

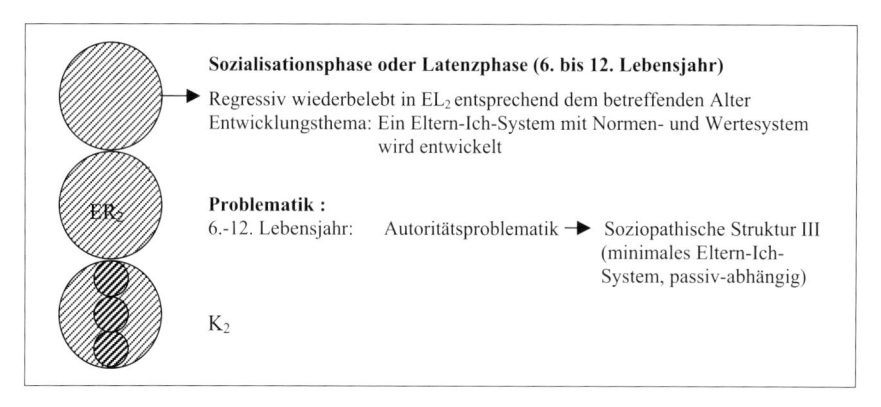

Sozialisationsphase oder Latenzphase (6. bis 12. Lebensjahr)
► Regressiv wiederbelebt in EL_2 entsprechend dem betreffenden Alter
Entwicklungsthema: Ein Eltern-Ich-System mit Normen- und Wertesystem wird entwickelt

Problematik:
6.-12. Lebensjahr: Autoritätsproblematik ➤ Soziopathische Struktur III (minimales Eltern-Ich-System, passiv-abhängig)

K_2

Abb. 50: Fünfte Entwicklungsphase: 6–12 Jahre

von Kindern in diesem Alter meist in Gruppen von gleichgeschlechtlichen Gleichaltrigen ausprobiert. Das ist notwendig, um sich auf diese Weise Normen und Werte zu Eigen zu machen.

Ein Kind hat jetzt das Bedürfnis, Fähigkeiten wie den Umgang mit Geld zu erlernen. Es braucht viel positive Zuwendung. Wenn es zu wenig Aufmerksamkeit bekommt, provoziert es negative Zuwendung. Kinder können darin sehr weit gehen, beispielsweise indem sie sich tagelang nicht waschen. Auch Zuwendung von Gleichaltrigen und von Großeltern wird immer wichtiger.

Gefühle

Ein Kind erlebt mittlerweile die ganze Skala von Gefühlen und weiß, wie es sie äußern kann. Es weiß auch, in welchen Situationen es das tun kann, und was die Konsequenzen daraus sind, wenn es das auf unangepasste Weise tut.

Es kann Gefühle aufschieben und darüber sprechen. In dieser Phase erlebt ein Kind viel Unsicherheit, zweifelt viel und erlebt viel Eifersucht, Verwirrung und Streit. Typisch ist, dass Kinder jetzt ungehorsam sind und Konflikte vom Zaum brechen. Jungen verbergen ihre Gefühle oft hinter sturem Verhalten („cool").

Denken

Ein Kind kann jetzt komplexer und nuancierter denken. Es ist informiert über Fakten, Gefühle, Spielregeln und Grenzen und ihre Ausnahmen. Es lernt jetzt auch, in abstrakten Begriffen zu denken.

In dieser Phase denkt es viel darüber nach, was für ein Mann oder was für eine Frau es später sein will.

Verhalten

Widerspruch, Wortgefechte und Diskutieren sind wichtig in dieser Phase. Ihr Sinn besteht darin, zu einem eigenen Eltern-Ich-System zu kommen, das sich von dem der Eltern unterscheidet. Eine andere Möglichkeit, ein eigenes Eltern-Ich-System zu entwickeln, liegt im Vergleichen: „Warum tun die Nachbarn das wohl und wir nicht?" So lernen Kinder, dass es unterschiedliche Auffassungen über Normen und Werte gibt.

Eine dritte Möglichkeit, ein eigenes Normen- und Wertesystem aufzubauen, besteht darin, zuerst einmal von irgendetwas einen Trümmerhaufen zu machen und dann, wenn es einem schließlich reicht, Ordnung und Struktur hineinzubringen.

1.2 Entwicklungsaufgaben

In dieser Phase geht es vor allem um unterschiedliche Entwicklungsaufgaben wie den schon erwähnten Aufbau eines eigenen Normen- und Wertesystems, das Kennenlernen der Ausnahmen, den Entwurf von Zukunftsplänen („Was für ein Mensch will ich werden?"), das Erlernen des Umgangs mit Gleichaltrigen oder Autoritäten und des Aufschiebens und Steuerns von Bedürfnissen und Gefühlen. Auch der Umgang mit Geld, das Erbringen von Leistungen in der Schule, im Sport und in Hobbys und Ähnliches sind wichtig. Ein Kind in diesem Alter braucht es sehr, sich akzeptiert zu fühlen, auch wenn es die Meinung anderer nicht teilt.

1.3 Die Rolle des primären Versorgers

Es ist jetzt wichtig für ein Kind, eine eigene, unterschiedliche Meinung zu haben und auf eine Weise zu diskutieren, bei der es sich selbst und andere respektiert. Die folgenden Richtlinien sind dabei wichtig:
- Regeln und Erwartungen einsetzen, um Strukturen deutlich zu machen, und nicht so sehr, um Gehorsam zu erzwingen;
- Informationen über die Realität geben, das Kind ermutigen, Konsequenzen aus seinem Verhalten auch zu akzeptieren;
- Schaden wieder gut machen lassen – sowohl materiell als auch emotional;
- die Beziehung halten bei dem, was das Kind tut, denkt und fühlt, und dabei auch persönliche Gefühle mitteilen;
- das Kind herausfinden lassen, wie andere darüber denken, wenn es etwas tut oder lässt, und es auch fragen, ob es das so will („Was für ein Mensch willst du werden?");
- als Eltern dem Kind nicht widersprechen, sondern mit dem Kind mitdenken, damit sichtbar wird, wo es einen Denkfehler macht, und wenn nötig Fragen stellen, um das herauszufinden;
- rivalisieren, Macht und Druck ausüben vermeiden;
- nicht zu starr und nicht zu nachgiebig sein;
- dem Kind das Lösen von Problemen nicht abnehmen.

1.4 Allgemeine Probleme

Bedürfnisse

Probleme können auftauchen, wenn ein Kind sein Bedürfnis, Dinge selbst zu tun, ausblendet, oder wenn dieses Bedürfnis von anderen ausgeblendet wird. Das ist beispielsweise der Fall, wenn Eltern selbst Normen und Werte

Allgemeine Probleme

bestimmen, statt es ihrem Kind zu überlassen. Das kann dazu führen, dass das Kind niemals zugrunde liegende Werte herausfindet und sich auch schwer tut, sich klar zu machen, was für ein Mensch es später werden will. Das Kind wird dann passiv, wenn es um eigene Wünsche und Bedürfnisse geht.

Gefühle

In dieser Entwicklungsphase können emotionale Probleme entstehen, wenn ein Kind lernt, dass es sich mit den Äußerungen seiner Gefühle nicht einfach gehen lassen kann und keine Alternative sieht, die so blockierte Energie loszuwerden (wie beispielsweise durch Sport). Dann können körperliche Beschwerden entstehen wie Kopf- oder Bauchschmerzen. Andere Probleme können mit Schuldgefühlen und/oder im Ausblenden von eigenen oder den Gefühlen anderer zusammenhängen.

Denken

Ein Kind kann verschiedene Denkfehler beibehalten, die ein Eigenleben führen können, falls sie nicht korrigiert werden. Viele Verhaltens- und emotionale Probleme sind auf diese Denkfehler zurückzuführen. Ein Kind braucht Erlaubnis, anders, selbstständig zu denken – abgesehen von einer Reihe von Grundregeln, die sich auf Sicherheit, Schmerz, Schaden und dergleichen beziehen. Es ist wichtig, Denkfehler und falsche Denkmuster herauszufinden und zu korrigieren.

Verhalten

Verhaltensprobleme können sich als Passivität oder als übertriebener Leistungsdrang, um eigene Minderwertigkeitsgefühle zu verbergen, zeigen. Andere Verhaltensprobleme sind Autoritätsprobleme, das Ausblenden eigener Fähigkeiten, Strebertum, Aufgaben nicht erledigen, starres Verhalten, die Dinge tun, ohne nachzudenken, in der Vergangenheit oder in der Zukunft leben, Rebell sein, quengeln, ärgern, schlecht für sich selbst sorgen und sich über das Gesetz zu stellen.

Es ist wichtig, unverantwortliches Verhalten, das Nicht-Einhalten von Absprachen und das Nicht-Erledigen von Aufgaben anzusprechen. Und es ist auch wichtig, dass ein Kind lernt, Schaden wieder gutzumachen und aus seinen Fehlern zu lernen. Dabei als Eltern nichts erzwingen, sondern dem Kind immer eine Alternative aufzeigen. Häufige psychologische Spiele in dieser Phase sind u.a.: Gerichtssaal; ist es nicht schrecklich; andere anschwärzen; einander die Schuld zuschieben; hab' ich dich endlich, du Schweinehund; tritt mich.

1.5 Spezifische Persönlichkeitsstörung

In dieser Entwicklungsphase kann die Basis für ein minimales Eltern-Ich-System gelegt werden.

2. Das minimale Eltern-Ich-System: Soziopathische Persönlichkeitsstruktur III

Personen mit einem minimal entwickelten Eltern-Ich-System haben auf den ersten Blick die gleiche Persönlichkeitsstruktur wie Personen ohne Eltern-Ich-System. Es gibt allerdings eine Reihe gradueller Unterschiede:

(1) Die Skriptentscheidung „mich nie mehr so quälen lassen wie damals, als ..." ist in einem späteren Lebensalter getroffen worden, nämlich nach dem 6. Lebensjahr. Bis dahin hat es schon Schritte gegeben, ein Eltern-Ich-System zu entwickeln. Personen mit einem minimalen Eltern-Ich-System haben dann beschlossen, damit aufzuhören, während solche ohne Eltern-Ich-System entschieden haben, gar nicht erst damit zu beginnen.

(2) Die Skriptentscheidung „mich nie mehr so quälen lassen wie damals, als ..." wird sowohl in Bezug auf primäre als auch auf sekundäre Bezugspersonen getroffen, während das bei Personen ohne Eltern-Ich-System vor allem für primäre Bezugspersonen gilt.

2.1 Struktur der Persönlichkeit

Abb. 51 gibt eine Vorstellung von den drei Ich-Zuständen bei Personen mit minimalem Eltern-Ich-System. Das Eltern-Ich-System ist minimal entwickelt, bei Nachfragen nach Normen und Werten stößt man zumeist auf simple, klischeehafte Auffassungen. Sie sind oft wenig differenziert, oberflächlich und nicht sehr sachdienlich. Aus dem Kleinen Professor heraus (ER_1) haben diese Personen die Entscheidung getroffen, Probleme zu vermeiden, indem sie so wenig wie möglich tun.

2.2 Spätere Persönlichkeitskennzeichen

Personen mit einem minimalen Eltern-Ich-System sind sich schon darüber im Klaren, dass es eine Reihe von Normen und Werten gibt, sie wissen aber nicht genau welche. Um darüber nicht in Probleme zu kommen, tun sie so wenig wie möglich. Im Unterschied zu Personen ohne Eltern-Ich-System ist ihnen sehr wohl bewusst, dass ihnen da etwas fehlt. Durch ihre Passivität bringen sie andere dazu, aktiv zu werden. Sie parasitieren also gewisser-

Behandlung   309

EL$_2$: Simpel, klischeehaft, irrelevant, oberflächlich

widersprüchliche Skriptbotschaften (EL$_1$)

Probleme vermeiden, indem man sowenig wie möglich tut
(passiv-abhängig)

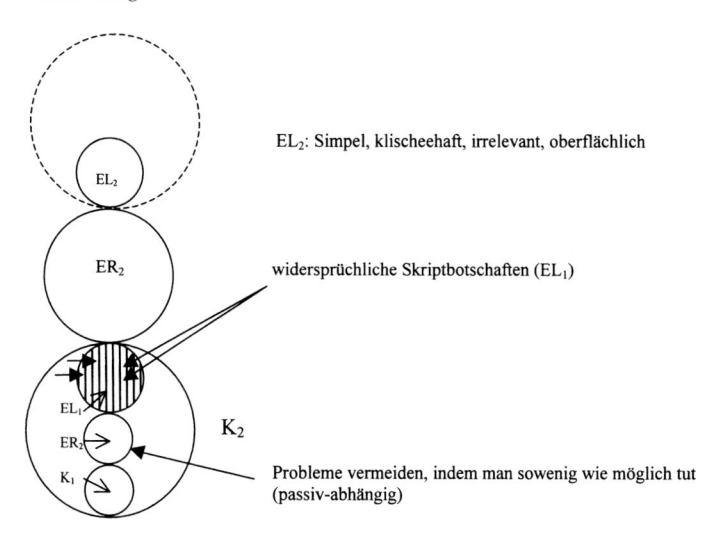

Abb. 51: Minimales Eltern-Ich-System (Soziopathische Persönlichkeitsstruktur III): Passiv-abhängig

maßen am Eltern-Ich-System anderer. Aber auch was die Mitteilung von Unlustgefühlen betrifft sind sie passiv. Ihre Lieblingsrolle im Drama-Dreieck ist die Opferrolle, während Personen ohne Eltern-Ich-System viel häufiger in der Verfolger- oder Retterrolle zu finden sind.

Bevorzugte Spiele sind: Schlemihl; tritt mich; probier mal, mich dazu zu kriegen.

2.3 Behandlung

Allgemeine Grundsätze

Die Behandlung von Personen mit minimalem Eltern-Ich-System ist größtenteils sehr ähnlich wie die von Personen ohne Eltern-Ich-System. Ein besonderes Problem ist allerdings ihre extreme Passivität, und um die zu durchbrechen, können The GAME, die Stimulationsgruppe oder das Spiel Fliege/Katze (s.u.) eingesetzt werden. Techniken wie Holding, die ihnen erlauben, passiv zu bleiben, sind nicht ratsam, solange diese Patienten ihre Passivität nicht aufgelöst haben. Wenn sie wieder aktiv werden, erleben sie oft ihre bis dahin ausgeblendeten Bedürfnisse und Gefühle. Sie verhalten sich dann oft ätzend, laufen weg, irritieren oder provozieren.

Wenn sie aber Aktivität entwickeln, ist ihre Problematik oft leichter zu lösen als die von Patienten ohne Eltern-Ich-System, denn sie können ja den Faden der Entwicklung eines Eltern-Ich-System wieder aufnehmen. Außerdem hat positive Zuwendung für sie oft einen positiven Aspekt, und die

Eltern waren weniger widersprüchlich in der Erziehung als die Eltern von Personen ohne Eltern-Ich-System.

Fliege/Katze

Die extreme Passivität von Personen mit minimalem Eltern-Ich-System kann beispielsweise durchbrochen werden, indem man sie eine Fliege, eine Katze oder ein anderes Tier nachspielen lässt. Die Instruktion lautet: „Du verhältst dich wie eine Fliege, du machst einfach deins, du gehst auf jemand zu (der dich wieder wegscheuchen kann), du gehst zum nächsten, du störst und tust einfach alles Mögliche." Entsprechend kann man jemanden eine Katze oder ein anderes Tier spielen lassen – je nach dem, was sinnvoll erscheint. Und das immer für eine bestimmte Zeit oder in einer bestimmten Gruppensituation, anschließend wird evaluiert.

Sinn dieser Übung ist, dass der Patient Erlaubnis erhält, sich in einer solchen Rolle anders und aktiver zu erleben und Dinge zu tun, die für ihn neu sind.

Die Persönlichkeitsstruktur mit minimalem Eltern-Ich-System (Soziopathische Persönlichkeitsstruktur III) zeigt große Ähnlichkeit mit dem, was in der herkömmlichen Diagnostik als unselbstständige, selbstunsichere Persönlichkeitsstruktur beschrieben worden ist.

VIII. Entwicklung, Störung und Behandlung: Sechste Entwicklungsphase (12 bis 19 Jahre)

1. Die sechste Entwicklungsphase

Die sechste Entwicklungsphase dauert etwa vom 12. bis zum 19. Lebensjahr und entspricht dem, was man gewöhnlich die Pubertät nennt.

Während es in den bisherigen Phasen um die Entwicklung verschiedener Anteile der Ich-Zustände ging, kommt es in dieser Phase darauf an, diese Anteile aufeinander abzustimmen und miteinander zu einer eigenen Persönlichkeit, einem eigenen inneren Bezugsrahmen zu integrieren. Bei diesem Integrationsprozess können sich Probleme aus allen vorangegangenen Phasen, in denen bestimmte Entwicklungsaufgaben nicht gelernt wurden, erneut zeigen. Diese Aufgaben können jetzt immer noch – relativ leicht – nachgelernt werden. Und insofern ist diese Phase eine Art genereller Wiederholung vor dem Erwachsen-Werden.

Ein Kind entwickelt in dieser Phase eine Definition von sich selbst („Was für eine Person bin ich?") und wählt sich ein Zukunftsbild aus. Es bereitet sich auf ein selbstständiges Leben vor und lockert die Bindung ans Elternhaus.

Körperliche Reifung und erwachsene Sexualität entwickeln sich gemeinsam mit einer Hinwendung zum anderen Geschlecht.

Integrationssphase oder Pubertät (12. bis 19. Lebensjahr)
Entwicklungsthema: Bilden des Bezugsrahmens mit Integration von El, ER, K

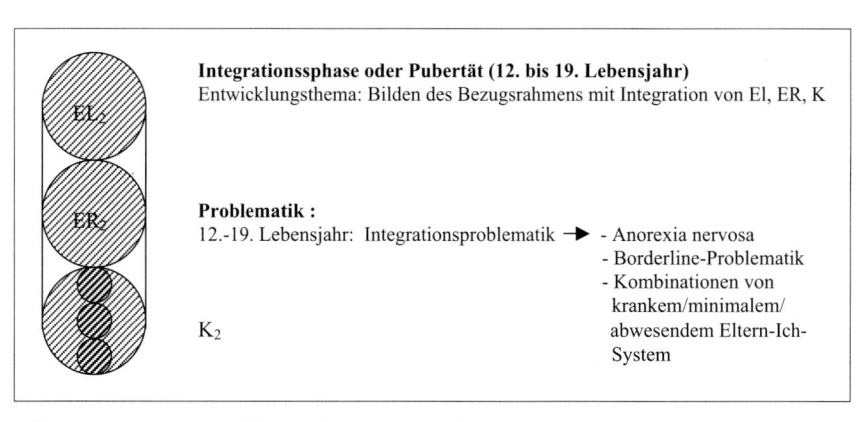

Problematik:
12.-19. Lebensjahr: Integrationsproblematik ➤ - Anorexia nervosa
- Borderline-Problematik
- Kombinationen von krankem/minimalem/ abwesendem Eltern-Ich-System

Abb. 52: Sechste Entwicklungsphase: 12–19 Jahre

1.1 Merkmale

Bedürfnisse

In dieser Zeit haben Jugendliche ein großes Bedürfnis danach, unabhängig zu werden. Das kann sich in einem starken Unabhängigkeitsdrang zeigen, abwechselnd mit Zeiten großer Anhänglichkeit. Das Bedürfnis nach Zuwendung bleibt ebenso stark wie in den vorherigen Entwicklungsphasen. Der Jugendliche hat jetzt auch ein großes Bedürfnis nach Struktur und Grenzen, sodass er weiß, „was Sache ist".

In dieser Phase machen Kinder sich oft Sorgen über ihre physiologischen und körperlichen Veränderungen und brauchen einiges an Information und Beruhigung.

Gefühle

Was Gefühle betrifft ist diese Phase eine schwierige Zeit. In einem Moment erlebt man sich als Kind, dann als Erwachsener, und dann wieder irgendwo dazwischen. Hand in Hand mit den physiologischen Veränderungen wird man labiler, reizbarer, launischer. Sexuelle Gefühle entstehen, und auch darüber ist ein Jugendlicher oft ängstlich oder besorgt.

Viele Jugendliche entwickeln die Idee, sie seien schlecht – insbesondere in Hinblick auf ihre sexuellen Gefühle. Es ist wichtig, dass sie über Sexualität informiert werden: Wie sie damit umgehen können und wie sie eine ungewollte Schwangerschaft vermeiden können.

Denken

Jugendliche sind jetzt in der Lage, abstrakt zu denken. Der Inhalt der Denkprozesse bezieht sich vor allem auf sie selbst. Sie suchen Antworten auf Fragen wie: „Wie muss ich sein? Wie will ich mein Leben einrichten? Was will ich mit meinen Fähigkeiten und Möglichkeiten?"

Verhalten

In dieser Phase entwickeln Jugendliche ein Interesse am anderen Geschlecht. Kinder, die das schon sehr früh tun, laufen Gefahr, darüber negative Zuwendung von Gleichaltrigen zu bekommen. Kinder, die bis zu ihrem 12. Lebensjahr sehr beliebt waren, können jetzt „in Ungnade fallen" und vereinsamen, während andere, die wenig Freunde oder Freundinnen hatten, jetzt mit einem Mal sehr beliebt sind.

Kinder orientieren sich oft an älteren Kindern desselben Geschlechtes.

Manchmal machen Jugendliche in dieser Phase das, was den Eltern am meisten am Herzen liegt, kaputt. Kinder von Juristen beispielsweise kommen mit der Justiz in Berührung; Kinder von Ärzten geraten an Drogen, und eine Pfarrerstochter wird unehelich schwanger.

Jugendliche können in dieser Phase auch regressives Verhalten zeigen. Themen, die lange Zeit keine Rolle spielten, können jetzt wieder auftauchen – als ob sie noch etwas zu Ende bringen wollen, was in einer der vorigen Phasen liegen geblieben ist. Ein solches Thema kann das eine Mal Essen sein, dann wieder Gehorsam und Rebellieren, dann wieder Grenzen testen, und dann wieder Sexualität. In dieser Phase können Kinder ihren Eltern beispielsweise erneut Fragen stellen wie: „Warum dürfen wir eigentlich keinen sexuellen Kontakt miteinander haben?"

1.2 Entwicklungsaufgaben

In dieser Phase bereitet ein Kind sich darauf vor, selbstständig für sich zu sorgen. Es lernt, wie es Aufmerksamkeit und Zuwendung auch außerhalb der Herkunftsfamilie bekommen kann. – Es lernt auch, sich mit Personen des anderen Geschlechtes vertraut zu fühlen, entwickelt eine eigene Lebensvision, akzeptiert seinen Körper und kann sexuelle Gefühle mit Intimität und Zuwendung sowohl kombinieren als auch voneinander unterscheiden. Schließlich lernt es, sein eigenes Eltern-Ich-System nicht nur auf andere sondern auch auf sich selbst anzuwenden.

1.3 Die Rolle des primären Versorgers

In dieser Phase ist es wichtig, seinem Kind Erlaubnis zu geben, sich von der Herkunftsfamilie zu lösen. Dazu braucht es Struktur, Schutz und Information darüber, wie es sich in Bezug auf andere verhalten kann, insbesondere in Bezug auf das andere Geschlecht.

Auch ist es wichtig, Jugendliche weiter zu akzeptieren und Verhalten, dass auf Autonomie gerichtet ist, positiv anzuerkennen. Sie brauchen Raum, um zu experimentieren, und Erlaubnis zum Rebellieren, ohne sich selbst oder anderen damit Schaden zuzufügen.

Als Erzieher ist es besser, aus dem eigenen Kind-Ich und dem Erwachsenen-Ich zu reagieren als aus dem Eltern-Ich. Denn einerseits provozieren Jugendliche oft Reaktionen aus dem Eltern-Ich, die sie anschließend unterlaufen; andererseits führen Eltern-Ich-Reaktionen oft zu Überanpassung oder Rebellion. Da ist es beispielsweise besser, auf die Konsequenzen eines Verhaltens hinzuweisen und die Wahl dem Jugendlichen selbst zu überlassen. Wenn er deutlich zu weit geht, ist natürlich eine Eltern-Ich-Reaktion angezeigt. Wenn erforderlich kann dann eine andere Person oder Instanz eingeschaltet werden, um ihm die Sorge, die Korrekturen und den Schutz zu bieten, die er braucht.

1.4 Allgemeine Probleme

Bedürfnisse

Oft tun sich Jugendliche in dieser Phase schwer damit, ihre Bedürfnisse außerhalb der elterlichen Familie zu befriedigen. Sie bekommen oft wenig Zuwendung, vernachlässigen sich selbst, werden krank oder unternehmen Gefährliches, um so an Zuwendung zu kommen.

Sie blenden ihr Bedürfnis nach Berührung und Zuneigung aus, und dann ist es wichtig, ihnen Erlaubnis zu geben, Nähe zu suchen *und* sich zu lösen, und deutlich zu machen, dass sie jederzeit willkommen sind.

Gefühle

In dieser Phase können Jugendliche depressiv werden, verwirrt sein, sich isoliert und allein fühlen. Wenn Bedürfnisse unbefriedigt bleiben, kann es zu Suizidalität kommen. Sexuelle Gefühle können zu Verwirrung führen, auch die Frage der eigenen sexuellen Identität kann ängstigen oder verunsichern.

Denken

Denkprobleme aller früheren Phasen können sich in dieser Phase wieder zeigen; Themen und Probleme, die bislang ungelöst geblieben sind, tauchen jetzt wieder auf.

Verhalten

Jugendliche können sexuell ausgerichtetes Verhalten zeigen, und zwar nicht so sehr um der Sexualität willen, sondern um auf diese Weise ein Bedürfnis nach Zuwendung und Intimität zu befriedigen.

Da während dieser sechsten Entwicklungsphase unter anderem das Revidieren der bisherigen Ich-Zustände und ihrer Inhalte ansteht, können Jugendliche für die Zeit, in der sie sich vom Inhalt ihres Eltern-Ichs (EL$_2$) distanzieren, um ihn dann eigenständig neu zu bestimmen, eine *pseudopsychopathische Durchgangsphase* zeigen. Rebellisches und unbeherrschtes Verhalten kann dann zu Konflikten führen, während überangepasstes Verhalten eine gesunde Ablösung verhindert.

Oft versorgen sich Jugendliche während dieser Zeit körperlich schlecht, essen und trinken schlecht und neigen dazu, Problemen auszuweichen, indem sie beispielsweise rauchen, zu Alkohol oder Drogen oder Sex greifen.

1.5 Spezifische Persönlichkeitsstörungen

In dieser Phase können sich eine Borderline-Problematik und Anorexia nervosa manifestieren.

2. Mischbilder

Im Unterschied zu den bisher dargestellten Persönlichkeitsstörungen werden die Borderline-Problematik und die Anorexia nervosa hier nicht weiter ausgearbeitet, da diese beiden Diagnosen ätiologisch gesehen nicht spezifisch sind (Ich-Zustände s. Abb. 34).

2.1 Borderline-Problematik

Unter Borderline-Problematik kann man ätiologisch gesehen die Problematik verstehen, im Rahmen derer ein Patient früher unterschiedliche Schlüsselkonstellationen erlebt hat, ohne dass eine davon sich zu einer spezifischen Persönlichkeitsstörung entwickelt hätte. Das führt meistens dazu, dass auch das Eltern-Ich-System nicht so geschlossen ist wie bei den verschiedenen kranken Eltern-Ich-Systemen. In den meisten Fällen liegt sogar ein abwesendes oder minimales Eltern-Ich-System vor, sodass man sich die Struktur der Persönlichkeit wie folgt veranschaulichen kann:

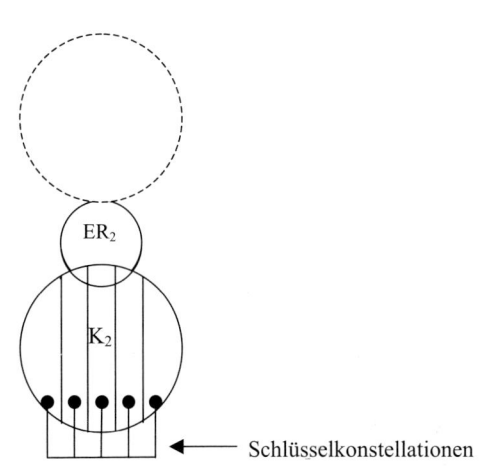

Abb. 53: Die Borderline-Persönlichkeitsstruktur

Eine Borderline-Problematik ist schwierig zu behandeln, weil der Patient immer wieder einen anderen pathologischen Mechanismus einsetzen kann, um die Therapie zu unterlaufen, wenn er sich in seinem Bezugsrahmen bedroht fühlt.

2.2 Anorexia nervosa

Ebenso wie die Borderline-Problematik hat die Anorexia nervosa keinen Bezug zu einer spezifischen Persönlichkeitsstruktur (De Jong, 1982). Wohl aber haben Anorexia nervosa-Patienten eine Reihe von Verhaltensmerkmalen gemeinsam, die zunächst behandelt werden müssen, so z.B. ihr extremes Untergewicht (Schiff, 1977a, 1977b; Van den Heuvel, 1980; Bolten, 1981; Andrewartha, 1982; Klein, 1983). Erst dann ist die Behandlung der Persönlichkeits*struktur* möglich.

Die Persönlichkeitsstruktur ist bei Anorexia nervosa-Patienten nicht immer dieselbe; oft liegt eine Borderline-Struktur vor.

2.3 Behandlung

Sowohl für Patienten mit Borderline-Problematik als auch mit Anorexia nervosa gilt, dass der erste Schritt eine gesunde Anpassung an die Realität sein muss. Erst dann kann zu einer Behandlung der früheren Problematik übergegangen werden. Ein Hauptschwerpunkt der Psychotherapie liegt im Aufzeigen von Grenzen. Sowohl Borderline- als auch Anorexia nervosa-Patienten tun sich sehr schwer mit der Separation/Individuation. In der Therapie ist es wichtig, dass Probleme und Gefühle, die die Patienten von ihren Eltern übernommen haben, symbolisch zurückgegeben werden. Es ist auffällig, wie sehr manche Patienten sich weigern, diese Grenzen nicht zu ziehen.

Es geht darum, dass der Patient lernt, zu seinen Eltern zu sagen: „Das ist euer Problem; das ist euer Gefühl. Wenn ich das weiter von euch übernehme, nehme ich euch die Möglichkeit, das Problem selbst zu lösen." Nach dem Zurückgeben der Gefühle und der Probleme ist das Verzeihen wichtig. In dieser Behandlungsphase sehen die Patienten oft ein, dass sie aus Liebe für ihre Eltern deren Problematik übernommen haben (Angelika Glöckner, 1999).

Zur Behandlungstechnik siehe unten, *Weitere spezielle Techniken: Innere Ablösung – Arbeit mit dem leeren Stuhl.*

Anschließend geht es darum, dass der Patient seine übrigen Skriptentscheidungen revidiert. Das kann beispielsweise im Rahmen einer Regressionstherapie geschehen, weil viele Skriptentscheidungen schon sehr früh in der Entwicklung getroffen wurden.

Im Verlauf der Achtziger- und Neunzigerjahre ist insbesondere die Borderline-Problematik und ihre Behandlung von deutschsprachigen Transaktionsanalytikern weiter ausgearbeitet worden, so von Gisela Kottwitz (1993) und insbesondere von Birger Gooss und Gisela Kottwitz (1994) bezüglich der ambulanten Borderline-Behandlung, und von Konrad Stauss bezüglich der stationären Behandlung (1993). Sowohl der Ansatz von Birger Gooss als auch der von Konrad

Stauss mit seinem „Grönenbacher Modell" basieren stark auf der Schiffschen Schule. Dort auch weiterführende transaktionsanalytische Literaturangaben.

3. Das neurotische Eltern-Ich-System

Personen mit einem neurotischen Eltern-Ich-System verfügen ebenso wie solche mit einem gesunden Eltern-Ich-System über drei Ich-Zustände. Ein Teil ihres Eltern-Ich- sowie ihres Kind-Ich-Zustandes ist jedoch vom Rest der Persönlichkeit ausgeschlossen. Dieser Ausschluss wird durch Umdefinieren aufrecht erhalten.

3.1 Entwicklung

Neurotische Eltern-Ich-Systeme beruhen auf einer neurotischen Struktur im Kind-Ich. Diese neurotische Struktur stammt z.B. aus einer der Schlüsselkonstellationen, wie sie beim kranken Eltern-Ich-System und beim abwesenden beziehungsweise minimalen Eltern-Ich-System beschrieben wurden. Diese Schlüsselkonstellation war weniger intensiv und ereignete sich weniger häufig, sodass der Rest der Persönlichkeit nicht von ihr beeinflusst wurde. Diese Schlüsselkonstellation ist in der Entwicklung später nicht korrigiert, sondern von den übrigen Erfahrungen isoliert worden; sie hat eine Eigendynamik mit spezifischen neurotischen Symptomen entwickelt.

BEISPIEL: *Ein kleiner Junge von vier Jahren wächst in einer Familie auf, in der über Sexualität nicht gesprochen wird. Eines Nachts kommt er zu einem ungelegenen Zeitpunkt ins Schlafzimmer der Eltern. Die Eltern reagieren ärgerlich und schicken ihn in sein Zimmer zurück. Da fühlt sich der kleine Junge traurig, ärgerlich, ängstlich und im Stich gelassen. Er kann aber mit diesen Gefühlen weiter nicht viel tun. Er hat auch keine Idee, warum er weggeschickt wurde. Am Tag drauf wird darüber nicht mehr gesprochen.*
Später, als er erwachsen ist, fühlt er sich jedes Mal, wenn er in sein Schlafzimmer kommt, ängstlich und verwirrt, ohne zu wissen warum. Er beginnt dann zu hyperventilieren und muss ein recht zwanghaftes Ritual verrichten, bevor er sich ins Bett traut. In allen anderen Situationen hat er damit kein Problem.

Bei einem neurotischen Eltern-Ich-System handelt es sich also um das Unterdrücken von Gefühlen, die sich später in korrespondierenden Momenten und Situationen wieder manifestieren können. Während der übrigen Zeit werden sie so stark vom Rest der Persönlichkeit isoliert, dass auch das ursprüngliche traumatische Erlebnis vergessen wird.

3.2 Neurotische Mechanismen

Man kann *neurotische Mechanismen* von einem neurotischen Eltern-Ich-System unterscheiden. Bei neurotischen Mechanismen handelt es sich nicht um ein früheres traumatisches Geschehen, sondern um *gegenwärtige traumatische Ereignisse*, die vom Rest der Persönlichkeit isoliert werden. Jeder Mensch ist in der Lage, solche neurotischen Mechanismen einzusetzen. Das braucht kein Problem zu sein. Erst wenn man das systematisch einsetzt, um Problemlösungen zu vermeiden, können Symptome entstehen.

Das kann sich beispielsweise bei einem unverarbeiteten Trauerprozess zeigen: Wenn systematisch vermieden wird, darüber zu sprechen und die dazu gehörigen Gefühle zu äußern, dann können depressive und/oder phobische Beschwerden entstehen.

3.3 Die Struktur der Persönlichkeit

Die Persönlichkeitsstruktur von Personen mit neurotischem Eltern-Ich-System kann man sich wie in Abb. 54 vorstellen.

EL_2: „Über Sex wird nicht gesprochen."

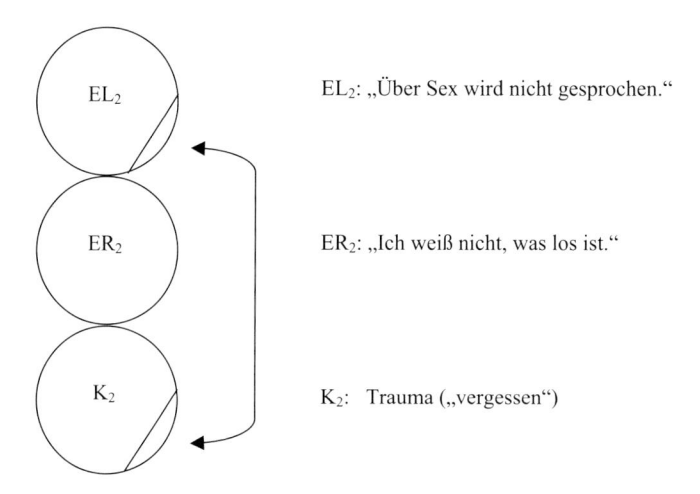

ER_2: „Ich weiß nicht, was los ist."

K_2: Trauma („vergessen")

Abb. 54: Neurotisches Eltern-Ich-System (Neurotische Persönlichkeitsstruktur)

3.4 Pseudoneurotisches Eltern-Ich-System

Bei einem *pseudoneurotischen* Eltern-Ich-System geht es um *falsch angelernte Vorstellungen* und nicht um den Ausschluss eines früheren traumatischen Erlebnisses. Ein pseudo-neurotisches Eltern-Ich-System beruht eher auf einem Denkproblem als auf einem Gefühlsproblem.

BEISPIEL: *Ein Pfarrer berichtet, dass er 95% seiner Zeit darauf verwendet, an Aggression zu denken, wofür er keinen wirklich realen Grund angeben kann. Im Gespräch mit ihm wird deutlich, dass er wichtige Botschaften verinnerlicht hat, nämlich:*

- *Aggression ist gefährlich, tue das auf keinen Fall;*
- *alles was Menschen tun, ist aggressiv oder beruht auf Aggression.*

Dieser Mann hatte mithin eine viel zu breite und allgemeine Definition von Aggression und interpretierte alles, was in seiner Umgebung geschah, als aggressiv. Eine Diskussion mit dem Kirchenrat über den Haushaltsplan war für ihn schon eine Form von aggressivem Verhalten. Sein Problem konnte größtenteils aufgelöst werden, indem alle in der Gruppe, denen er davon berichtete, ihm deutlich machten, was sie unter Aggression verstanden. Am Ende der Gruppensitzung hat er seine Definition so verändert, dass sie mit den Definitionen der anderen Gruppenmitglieder übereinstimmte. Von da an dachte er nur noch etwa 25% seiner Zeit an Aggression.

Im Unterschied zu dem kleinen Jungen, der ins Schlafzimmer seiner Eltern kam, hatte dieser Pfarrer in Bezug auf Aggression noch nie etwas Traumatisches durchgemacht. Er hatte auch keine neurotischen Beschwerden, was aber bei dem kleinen Jungen der Fall war.

Der Pfarrer unterdrückte auch nichts, er war sich früherer Situationen ganz und gar bewusst, aber er war einfach falsch informiert. Und er war all die Zeit nicht in der Lage gewesen, seine Definition von Aggression zu korrigieren, weil er dachte, dass jeder so darüber denkt. Denn wenn andere über Aggression sprachen, schien es ja immer mit seiner Definition überein zu stimmen.

Dieser Pfarrer hätte allerdings ein neurotisches Eltern-Ich-System, wenn er früher aufgrund dieser Definition seine eigene Aggressivität unterdrückt hätte, beispielsweise als Folge eines bestimmten traumatischen Erlebnisses.

3.5 Behandlung

Personen mit einem neurotischen Eltern-Ich-System haben viel brauchbare, gesunde Information zur Verfügung. Sie nehmen auch leicht weitere Information auf, die ihnen im Rahmen von Therapie bewusst wird.

Im Verlauf der Therapie ist es wichtig, die Teile der Persönlichkeit, die ausgeschlossen sind, wieder mit den übrigen Teilen der Persönlichkeit zu integrieren. Manchmal braucht es dafür *Enttrübungsarbeit* (siehe Abb. 55). Wenn Personen mit einem neurotischen Eltern-Ich-System erkennen, was sie mit ihrem Verhalten ständig vermeiden, und wenn sie die erforderliche Struktur und Erlaubnis erhalten, das zu ändern, integrieren sie die ausgeschlossenen Teile recht schnell.

Neuentscheidungstherapie (Goulding und Goulding, 1979), Gestalttherapie oder erlaubnisgebende Therapieformen bewirken oft diese Integration sehr effektiv.

IX. Weitere spezielle Techniken

1. Auszeit (Time-out)

Kennzeichnend für eine negativ symbiotische Beziehung ist die Tatsache, dass eine der beiden Personen ihr Erwachsenen-Ich ausschaltet. Auszeit ist ein effektives Vorgehen, um diesen Ausschluss wieder aufzuheben.

Man braucht sowohl Zeit als auch Information, um problemlösend denken zu können. Wenn ein Patient alle relevanten Informationen hat und sich weigert, daraus die vor Augen liegenden Schlüsse zu ziehen, kann es nützlich sein, ihn mit einer konkreten Frage „beiseite zu platzieren", auf die er die Antwort geben kann (Auszeit).

Dies hat den Sinn, einem Patienten Zeit zu geben, sein Erwachsenen-Ich wieder zu besetzen, ohne dass er andere (Gruppenmitglieder) stört. Eine negativ symbiotische Beziehung wird hiermit zeitweilig unterbrochen, Unbehagen wird an den Patienten zurückgegeben, und die Beziehung wird erst wieder hergestellt, wenn der Betreffende beschlossen hat, wieder die „komfortable" Erwachsenen-Ich-Position einzunehmen.

Um zu vermeiden, dass Auszeit als Machtmittel oder Strafe erfahren wird, ist es wichtig, zuvor einen *Auszeit-Vertrag* zu schließen, in dem erwähnt wird, wer und unter welchen Umständen er den Patienten „beiseite platzieren" darf.

Problematik

Wenn ein Patient regelmäßig zu denken aufhört und dann auch simple Fragen nicht zu beantworten weiß, hat das häufig zur Folge, dass andere ihn entweder irritierend oder dumm finden. Einige Menschen neigen dann dazu, ihm Lösungen anzubieten, während andere immer ärgerlicher werden. Beide Reaktionen machen das Problem jedoch eher größer statt kleiner, weil sie aus der Retter- beziehungsweise Verfolgerposition kommen. Die Opferposition des Betreffenden kann hierdurch verstärkt werden.

Lösungen

In solchen Situationen hat es keinen oder wenig Nutzen, einfach weiter zu reden, denn die gegebenen Informationen werden ja doch nicht behalten oder angewandt. Wenn es sich um eine *Denkblockade* handelt, dann tritt oft auch körperlich eine Erstarrung, ein „Gefrorensein" auf. Diese Reaktion kann aufgehoben werden, indem man den Patienten seinen Platz verändern lässt, indem man ihn kitzelt, streichelt oder ihn auf eine andere Art und Weise stimuliert. Die physiologische Blockade wird hierdurch wieder aufgehoben.

Wenn dies nur zeitweilig einen Effekt hat, dann ist die nächste Möglichkeit eine Auszeit, bis der Patient beschlossen hat, adäquat auf die gestellte Frage zu reagieren.

Der Vorteil einer solchen Auszeit liegt darin, dass der Patient selbst die Wahl hat, wieweit er sich an Erwartungen anderer anpassen will. Das Unbehagen, dass der Patient hervorruft, liegt jetzt statt bei den Gruppenmitgliedern wieder bei ihm selbst. Die Therapie der anderen kann weiter laufen, und die Allmachtsfantasien des Patienten (wie z.B.: „Ich kann die ganze Gruppe blockieren") werden unterbrochen. Auch die Ohnmachtsfantasien der Gruppenmitglieder und des Therapeuten verschwinden so. Während einer Auszeit wird der Patient nicht von den anderen isoliert, denn dies könnte einen skriptverstärkenden Effekt haben. Man kann den Patienten so „beiseite platzieren", dass er noch hören kann, was weiter in der Gruppe besprochen wird, ohne dass er zu viel abgelenkt wird. Der Patient kann z.B. an einen Tisch beiseite gesetzt werden mit dem Rücken zur Gruppe.

Der Einsatz dieser Technik kann zu Beginn einer Behandlung mitunter negative Reaktionen hervorrufen, insbesondere bei Menschen, die dies mit Ablehnung, Strafe, Erniedrigung oder Machtmissbrauch assoziieren.

Oft hoffen Patienten, Probleme lösen zu können durch alleinigen Einsatz von Lustig-Sein o. Ä. Das ist aber namentlich bei Denkproblemen keineswegs immer möglich. Es leuchtet ein, dass auch weniger lustige Mittel eingesetzt werden müssen, vorausgesetzt, dass man dabei die nötige Fürsorge und den nötigen Respekt für den Patienten im Auge behält.

BEISPIEL FÜR EINEN AUSZEIT-VERTRAG: *„Ich neige dazu, mit Denken aufzuhören, wenn ich ärgerlich bin und es nicht sage. Ich irritiere dann andere, indem ich Absprachen nicht einhalte und Fragen und Vorschläge ignoriere.*
Der Therapeut NN darf mich in einem solchen Fall beiseite setzen mit einer konkreten Frage. Ich bleibe genau solange beiseite sitzen oder stehen, bis ich ihm die gestellte Frage beantwortet habe:
Ich hebe meine Auszeit auf meine eigene Initiative hin wieder auf, indem ich mich bei dem betreffenden Therapeuten melde und ihm die Antwort auf die gestellte Frage gebe. Wenn er seine Frage falsch beantwortet findet, dann gehe ich wieder zurück zum vereinbarten Platz, um weiter nachzudenken."

Ziel

Ein Auszeit kann zu verschiedenen Zwecken eingesetzt werden:
(1) Um Denkblockaden aufzuheben wie oben beschrieben.

(2) Um sich zu entscheiden, störendes Verhalten zu stoppen. Wenn jemand sich immer wieder störend oder irritierend verhält, kann er beiseite gesetzt werden, um den Entschluss zu fassen, damit aufzuhören. Erst wenn die Person darin überzeugend wirkt, kann die Auszeit wieder aufgehoben werden.

(3) Um bestimmte Gefühle zuzulassen. Personen, die früher einmal beschlossen haben, bestimmte Gefühle auszublenden, können sich entscheiden, diese Gefühle wieder zuzulassen, damit eine psychotherapeutische Behandlung überhaupt einen Effekt haben kann.

Vorgehen

Ist ein Auszeit-Vertrag geschlossen, dann kann der Patient auf Initiative des Therapeuten beiseite gesetzt werden, sodass er nicht abgelenkt ist, während er über die Antwort auf die gestellte Frage nachdenkt.

Zeigt der Patient, während er beiseite gesetzt ist, weiter störendes Verhalten, dann ist es wichtig, ihm mitzuteilen, dass er damit aufhören soll, und dass dies sicher kein Weg ist, um das Problem zu lösen. Solange er sich in dieser Situation nicht normal verhalten kann, wird er es in der Gruppe wahrscheinlich erst recht nicht können. In einem solchen Fall muss der Patient erst zeigen, dass er sich normal verhalten kann, während er beiseite sitzt.

Bleibt der Patient weiterhin bei seinem störenden Verhalten, dann kann man nach anderen Mittel schauen, um das Unbehagen beim Patienten zu lassen; z.B. das Festsetzen einer Zeitgrenze, auf die dann folgt, dass der Patient „andere überzeugen" muss, wenn er innerhalb der gesetzten Zeit keine passende Antwort gibt.

Wenn der Patient das „Andere-Überzeugen" auch scheitern lässt, dann kann man mit einiger Sicherheit annehmen, dass alle anderen therapeutischen Möglichkeiten auch unterlaufen werden.

Indikationen

Auszeit ist ein effektives Mittel für Menschen, die aufhören zu denken, die trotzig reagieren, die einen Machtkampf initiieren und positiv auf negative Zuwendung reagieren.

Das Kriterium dafür, jemanden beiseite zu setzen, ist dann gegeben, wenn der Betreffende immer wieder Zeit und Energie von anderen beansprucht, aber weiter nichts Produktives damit anstellt. Eine Auszeit ist eine gesunde Antithese für psychologische Spiele wie „Dumm", „Schlehmil", „Probier mal, mich so weit zu kriegen..".

Wichtig ist darauf zu achten, dass nur die Therapeuten, die eine positive Beziehung zum betreffenden Patienten haben, diese Person beiseite setzen, sodass dies aus einer fürsorglichen Haltung heraus geschieht und nicht aus einer rachsüchtigen.

Kontraindikationen

Denkstörungen können im Unterschied zu *Denkblockaden* nicht mit einer Auszeit aufgehoben werden, weil dann der Patient nämlich fortlaufend denselben Denkfehler machen würde. Um Denkstörungen aufzuheben ist es vielmehr wichtig, dass der Patient mit anderen gemeinsam überlegt, bis sein Denkfehler identifiziert und korrigiert werden kann. Erst nach dieser Korrektur kann eine Auszeit nützlich sein, z.B. wenn sich der Patient weigert, die identifizierte Denkstörung zu korrigieren.

Es ist wichtig zu überprüfen, ob der Patient körperlich imstande ist, für eine längere Zeit beiseite zu sitzen oder zu stehen. Zuweilen verschweigen Menschen ihre körperlichen Gebrechen und beklagen sich später z.B. bei ihrem Hausarzt über schlechte Behandlung.

Ein solches Verhalten kann unter psychologische Spiele fallen wie „schwarzer Peter" oder „Guck mal, was sie mir angetan haben". Der Patient läuft dann als Opfer bei seinem Hausarzt auf, der den Patienten rettet und den Therapeuten verfolgt. Letzterer wird dann zum Opfer. Die Folge ist, dass die Symbiose weiter läuft.

Bei Unsicherheit bzgl. des körperlichen Zustandes des Patienten kann der Therapeut sich weigern, einen Auszeit-Vertrag zu schließen, bis der Patient sich körperlich hat untersuchen lassen.

Hebephren Strukturierte machen keinen Unterschied zwischen Lust- und Unlustgefühle. Sie erleben ein Auszeit nicht als unbehaglich und reagieren folglich auch nicht positiv darauf. Weil sie Unlustgefühle und Befriedigung von Bedürfnissen aneinander gekoppelt haben, hat Beiseitesetzen bei ihnen einen gegenteiligen Effekt.

Es hat auch keinen Sinn, bei *Patienten, die den Einfluss der Behandlung unterlaufen*, einen Auszeit-Vertrag zu schließen, bevor sie den betroffenen Therapeuten davon überzeugt haben, dass sie ihn nützen werden.

Auf *Menschen ohne Eltern-Ich-System* hat ein Auszeit-Vertrag wenig Einfluss; er passt in ihr Skript, und sie werden alles tun, um den Therapeuten „vor die Wand laufen" zu lassen. Nur wenn sie bereit sind, auf eine Auszeit positiv zu reagieren, hat es Sinn, als Therapeut daran mitzuarbeiten.

Zwanghafte Menschen können zwanghaft reagieren, wenn sie beiseite gesetzt werden, sodass sie die Effekte der Auszeit unterlaufen. Bei ihnen ist es besser, auf Vertragsbasis andere Mittel einzusetzen, z.B. Konfrontation auf hohem Niveau, indem man sie anschreit und durchschüttelt, während man ganz nahe bei ihnen bleibt. Dies hat einen starken Einfluss auf sie, den sie nicht unter Kontrolle haben.

2. Gehalten Werden (Holding)

Die am häufigsten gebrauchte körperliche Form von Zuwendung ist die, bei der der Patient sich von seinem Therapeuten so halten lässt, wie eine Mutter ihr Baby hält. Hierfür wurde eine spezielle Technik entwickelt, bei der auch der Therapeut selbst bequem sitzt. Voraussetzung ist, dass dieses Vorgehen keinerlei erotischen oder sexuellen Charakter hat. Das Gehalten-Werden erlaubt dann einen maximalen körperlichen Kontakt, um erforderliche Zuwendung und Fürsorge zu geben. Es wirkt oft beruhigend, angenehm und Sicherheit gebend. Es eignet sich insbesondere für Menschen, die sich schwer tun, sich ihre bedürftige und abhängige Seite einzugestehen und lieber „alles alleine machen" und überaktiv sind.

Diese Technik ist nicht angebracht bei Personen, die zu passivem Verhalten neigen – wie Nichts-Tun oder Überanpassung; ebenso wenig ist sie anzuwenden bei Patienten, die Berührung und Sexualität nicht unterscheiden können. Sie ist natürlich kontraindiziert, wenn der Therapeut damit eigene Bedürfnisse befriedigen wollte, und auch wenn ein Patient durch Gehalten-Werden andere Gruppenmitglieder ausschließen würde.

3. Innere Ablösung – Arbeit mit dem leeren Stuhl

Die Arbeit mit dem leeren Stuhl wird eingesetzt, damit Menschen sich von früheren, emotional wichtigen Bezugspersonen innerlich lösen können, und insbesondere um Skriptentscheidungen zu revidieren, die sie früher getroffen haben – mit dem Ziel, bewusst in der Gegenwart zu leben und Energie in die Zukunftsplanung setzen zu können. Neue Erfahrungen werden von alten unterschieden und getrennt, und damit wird die Flexibilität im Verhalten erhöht.

Festhalten und Abschiednehmen

Das Festhalten an Menschen, Tieren, Orten, Aufgaben usw. ist ein wichtiger Überlebensmechanismus; es verleiht i.S. einer Bindung (bonding) eine gewisse Sicherheit. Wenn eine Bindung zu Ende oder verloren geht, müssen wir Abschied nehmen. Tun wir das nicht, dann werden wir jede neue Beziehung und Bindung mit der vorherigen vergleichen und tun damit der neuen Unrecht. Wir lassen uns dann nicht (wirklich) auf Neues ein, sondern kleben am Alten fest. In neuen Kontakten suchen wir die Erinnerung an alte und werden darüber möglicherweise *depressiv*. Jede Veränderung kann dann als Bedrohung erlebt werden.

Abschiednehmen

ist ein wichtiges Vorgehen, um negative Aspekte von Beziehungserfahrungen loszulassen und aus den positiven das zu entnehmen, was uns stimulieren kann, neue, gesunde Beziehungen einzugehen und immer mehr Fülle im Leben zu entfalten. Halten wir an negativen Erinnerungen fest, kann das leicht zu Einstellungen führen: „Ich bleibe lieber allein, am Ende werde ich doch im Stich gelassen."

Das Abschiednehmen geschieht in mehreren Schritten, die abgeschlossen werden müssen, um nicht alte Gefühle, Gedanken und Erlebensmuster in neue Beziehungen zu übertragen.

Beim *konkreten Vorgehen* ist es sinnvoll, damit zu beginnen, dass man der betreffenden Person gegenüber, die man vis-à-vis auf einem leeren Stuhl in der Vorstellung bittet, Platz zu nehmen, das ausspricht, was einen am meisten beschäftigt; die Äußerungen sollen konkret sein, das Gegenüber mit Namen angesprochen und entsprechende konkrete Situation(en) auch benannt werden.

Bedanken

Sich beim Gegenüber für das, was man auch bekommen hat, zu bedanken ist wichtig i.S. der „ganzen Wahrheit". Auch hier konkret sein bzgl. Zeit, Ort und Situation(en).

Um Entschuldigung bitten

für alles, was man selbst in einer Beziehung schuldig geblieben ist. Daran ist positiv, dass man ein Gefühl für den eigenen Anteil am Problem gewinnt und sich für die Zukunft dessen bewusst sein kann.

Den anderen auch darum bitten, dass er mir verzeiht (dieses Bitten ist das Wesentliche, nicht dass das Gegenüber der Bitte auch nachkommt).

Ärger aussprechen

Wenn in der Vergangenheit zu viel Ärger oder auch Hass angesammelt wurde, ist es wichtig, erst diese Gefühle loszulassen, ehe das wirkliche Abschiednehmen geschehen kann: „Ich bin ärgerlich darüber, dass du ..." Das ist nicht dasselbe, wie den anderen anzuklagen (was bedeutet, dass der andere nicht in Ordnung ist); jemand, der seinen Ärger ausdrückt, will die Beziehung verbessern!

Mangel

„Was ich vermisst habe, was mir gefehlt hat, was mich verletzt hat, das ist ..." Auch das soll so konkret wie möglich formuliert werden. Es ist normal, über das nicht Gewesene traurig zu sein; Traurigkeit ist eine gesunde Reaktion. Menschen, die weinen können, fühlen sich anschließend erleichtert.

Zurückgeben/Behalten

Wir nehmen von anderen Menschen viele Botschaften an, seien es positive oder auch negative. Und wir übernehmen von ihnen oft auch Anteile, die sie selbst nicht gelöst oder verarbeitet haben. Die Aspekte, mit denen wir nicht glücklich geworden sind, die uns selbst, andere Menschen und die Welt und das Leben insgesamt betreffen, und nach denen wir nicht mehr leben wollen, können wir zurückgeben. Z.B.: „Ich gebe dir zurück, dass ... . Behalten von dir möchte ich ... ."

Vergeben, Verzeihen

Um sich von alten Dingen zu trennen, ist Vergebung nötig, sonst lebe ich in Bitternis. Ich akzeptiere, dass wir alle Fehler machen. Dabei ist es nicht nötig, darauf zu warten, dass wir die Vergebung auch (schon) spüren.

BEISPIEL: „*Ich verzeihe dir (Name), auch wenn ich es noch nicht so fühle.*"

Ändern alter Skriptentscheidungen

Skriptentscheidungen (Lebensbeschlüsse, Überlebensstrategien) wurden getroffen, um mit wichtigen Bezugspersonen und misslichen Lebenssituationen möglichst zurechtzukommen. Es ist gut auszusprechen, warum man eine bestimmte Entscheidung getroffen hat, und wie man es nun anders machen will.

BEISPIEL: „*Früher (Zeit, Ort, gegenüber welcher Person) habe ich beschlossen, zu ... . Diesen Beschluss will ich nun ändern, auch wenn ich mich damit zu Anfang vielleicht noch etwas unbehaglich fühle.*" *Dann den neuen Beschluss dem Gegenüber auch mitteilen, ja das Gegenüber um Erlaubnis und Unterstützung dabei bitten – ohne sich aber von seiner Zustimmung abhängig zu machen.*

Versöhnen

Wenn alles ausgesprochen ist, sein Gegenüber in der Vorstellung in die Arme nehmen. Den Anwesenden berichten, was man dabei fühlt und denkt, und welches Bedürfnis dabei auftaucht. Wenn die Person, von der Abschied genommen wurde, noch lebt, ihr mitteilen, dass man ein Gespräch zur Versöhnung mit ihr führen möchte.

Wie weiter?

Aussprechen, wie in Zukunft der Kontakt zu dieser Person aussehen soll;

wie man selbst in Zukunft sein Leben anders gestalten will. Je konkreter dies geschieht, desto eher wird man das gewünschte Ziel erreichen.

Positive Erinnerungen

bleiben nach dem Ablösungsprozess bestehen. Man kann von nun an an die früheren Ereignisse denken und über sie sprechen, z.B. alte Fotos anschauen, ohne sich dabei schlecht zu fühlen.

Bemerkungen zur Rahmengestaltung dieser Arbeit

Die Arbeit mit dem leeren Stuhl erfolgt schrittweise. Dabei ist es gut, sein Gegenüber zunächst der anwesenden Gruppe vorzustellen und ein wenig zu beschreiben. Diese Person dann begrüßen und ihr mitteilen, was das Ziel des Gespräches ist.

Am Ende sich für ihr Erscheinen und Zuhören bedanken und sie verabschieden (+/+).

Als Vorbereitung für diese Arbeit kann man der Person einen Brief schreiben, den man z.B. erst einmal in der Gruppe vorliest.

Bei Änderungen von Skriptentscheidungen auch die Gruppenmitglieder um Unterstützung bitten – und sein Verhalten wirklich ändern.

Manche Schritte müssen mehrfach vollzogen werden, wenn man merkt, dass man damit noch nicht fertig ist. – Wenn man an einem bestimmten Schritt hängen bleibt, kann es auch sein, dass man den nächsten vermeiden will!

Zur Unterstützung der Abschiedsarbeit ist manchmal ein realer, vielleicht vorübergehender Kontaktstop zu Angehörigen nötig.

4. Katharsis-Techniken

Katharsis bedeutet wörtlich Entladung. Bei Katharsis-Techniken geht es darum, blockierte Energie zu entladen. Meist beruht die Blockade auf nicht ausgedrückten Emotionen. Entladung dieser Emotionen kann zu Entspannung und zum Revidieren von Skriptentscheidungen führen. Voraussetzung ist, dass diese Entladung auf sichere, erlaubnisgebende Art und Weise stattfindet. Wenn jemand beispielsweise jahrelang seinen Ärger heruntergeschluckt hat und nun i.R. einer Katharsis-Technik entdeckt, dass das Äußern von Ärger zu Erleichterung, Verständnis und Akzeptiert-Werden führt, dann kann er entscheiden, in Zukunft auch einmal eher zu sagen, dass er ärgerlich ist. Entladung ohne Veränderung einer Skriptentscheidung hat nur einen vorübergehenden Effekt. Der Patient ist für den Moment seinen Ärger los, fängt dann aber wieder an, seinen Ärger zu sammeln („Rabattmarkensammlung"). Ehe man in eine Katharsis-Arbeit einsteigt, ist es wichtig, ein klares Verständnis davon zu haben und auch seine Skriptentscheidungen zu kennen. Kennt man weder den Sinn der Katharsis noch die eigenen Skriptentscheidungen, dann läuft man Gefahr, stundenlang in Ersatzgefühlen (rackets) zu „baden". Und das würde eher skriptverstärkend wirken. Manchmal will ein Patient eine Katharsis-Technik einfach einmal einsetzen ohne spezifisches Ziel; wenn keine Kontraindikationen vorliegen, kann das auch in Ordnung sein.

Dampfablassen und Restraining

Bei Dampfablassen und Restraining liegt der Patient rücklings auf einer Matte auf dem Boden und wird von neun Personen auf spezielle Weise festgehalten. In dieser Position ist es dem Patienten möglich, all seine Gefühle zu äußern, ohne sich oder anderen zu schaden. Oft tritt dabei ein Wiedererleben früherer Traumata auf, die dann verarbeitet werden können – einschließlich einer Neuentscheidung alter Skriptentscheidungen. Die Anleitung und Begleitung liegt bei einem Therapeuten, der den Kopf des Patienten festhält und entweder mit ihm oder gegen ihn spricht. Der Patient kann ihn beispielsweise bitten, sich wie sein Vater oder seine Mutter zu verhalten, damit er emotional darauf reagieren kann. Auch körperliche Stimulation ist möglich, um das Auftauchen festgehaltener Emotionen zu erleichtern. Man kann Restraining beispielsweise gut mit Bonding (Casriel) kombinieren.

Im Anschluss an diese Übung wird der Patient gestreichelt und umsorgt. Dann setzt er sich auf, nimmt mit den Anwesenden Hand- und Augenkontakt auf und berichtet von seinen skriptbezogenen Neuentscheidungen. Das Ganze schließt mit weiterer Zuwendung (Bad, Dusche) und Hand-in-Hand-Begleitung, bis der Patient wieder in der Lage ist, für sich selbst zu sorgen.

Der große Vorteil dieser Technik liegt in der körperlichen Nähe zu anderen. Die meisten erleben diese Methode als beschützend, weil das Äußern von Ärger mit der Erfahrung von Nähe, Sicherheit und Kontakt mit anderen einher geht.

Übertrieben negative Fantasien können auf diese Weise korrigiert werden. Manche Patienten äußern beispielsweise ihren Ärger nicht, weil sie glauben, dass sie dann jeden verletzen, eine verheerende Verwüstung anrichten oder tagelang wütend bleiben – oder im Stich gelassen werden. Während eines Restrainings geschieht aber das Gegenteil, was für den Patienten eine sehr beruhigende Erfahrung ist.

Gelegentlich tauchen während einer solchen Sitzung Probleme auf. Der Patient kann beispielsweise „zumachen", erstarren und gar nichts mehr tun. Dann ist es wichtig, nicht zu versuchen, den Patienten doch noch dazu zu bekommen, dass er ärgerlich wird. Es bieten sich zwei sinnvolle Alternativen an: Entweder das Restraining für jetzt zu unterbrechen und eine

Nachbesprechung anzuschließen, oder zu einer speziellen Form von Restraining mit Bewegung überzugehen. Bei Letzterer werden die Arme, Beine und der Kopf des Patienten so bewegt, dass die Erstarrung aufgehoben wird. Gleichzeitig kann der Patient gekitzelt und angestachelt werden, sodass er seine Kontrolle und seinen Widerstand aufgibt und ärgerlich wird.

Der Unterschied zwischen Dampfablassen und Restraining liegt in der Zielrichtung. Beim *Dampfablassen* geht es darum, „den Druck aus dem Kessel abzulassen". Bei *Restraining* geht es um eine Neuentscheidung alter Skriptentscheidungen. Beim Dampfablassen wird zumeist ein Zeitlimit verabredet (oft 10 Minuten), bei Restraining meistens nicht.

Diese Techniken werden natürlich bei Patienten mit körperlichen Beschwerden nicht durchgeführt, ohne den Rat eines Arztes eingeholt zu haben.

Wenn Patienten bei bisherigen Restrainings wenig oder nichts verändert haben, dann ist es sinnvoll, zunächst ihre internen Sabotagen aufzuspüren und aufzulösen.

Vor der Durchführung dieser Techniken ist es wichtig, Schmuck, Armbanduhren, Brillen und Kontaktlinsen, metallene Gürtelschnallen und andere scharfe Gegenstände, die gefährlich sein könnten, abzulegen.

Bataka-Arbeit

Eine andere Katharsis-Technik besteht darin, dass man den Patienten mit einem Bataka oder Tennisschläger (ein Teppichklopfer ist meist zu weich) mit lautem stimmlichem Ausdruck fest auf eine Schaumgummimatte oder einen Schaumstoffwürfel schlagen lässt. Diese Technik stammt von den Entladungstechniken von Reich. Der Patient lädt sich selbst zunächst auf, indem er tief ein- und ausatmet, dann entlädt er sich durch festes Schlagen mit gleichzeitigem vollem Einsatz seiner Stimme.

Diese Technik eignet sich für Patienten, die glauben, stets die Hilfe anderer nötig zu haben, um ihre Gefühle zu äußern, oder für Patienten, die davon überzeugt sind, dass das Äußern von Ärger keinen Effekt hat.

Für *manisch-depressiv strukturierte Patienten* eignet sich diese Technik weniger, weil sie sie zum Eskalieren einsetzen können.

Allgemeine Überlegungen

Die beschriebenen Techniken werden am besten in einer Räumlichkeit eingesetzt, von wo aus andere nicht gestört werden. Bei der Bataka-Arbeit finden es manche Patienten gut, laute Musik dabei anzustellen, sodass Nachbarn nicht unruhig werden und die Hemmschwelle, laut die eigene Stimme einzusetzen, niedriger wird. Weitere praktische Aspekte sowie theoretische Überlegungen zum Stellenwert der expressiven Arbeit mit Aggressivität im Rahmen von Psychotherapie finden sich bei Kiltz (1996).

5. Stimulationsgruppe

In einer Stimulationsgruppe dürfen die Teilnehmer einander auf alle möglichen Weisen berühren, allerdings ohne einander weh zu tun und ohne sexuelle Nebenbedeutung. Sie dürfen sich streicheln, beklopfen, kneifen, rollen, kitzeln, schieben und so weiter. Wenn das gleichzeitig von mehreren Personen erfolgt, ist es schwierig, alle Stimuli noch unter Kontrolle zu halten. Diese Technik eignet sich für Personen, die externe Reize ausblenden. Auch können eingefahrene Berührungsmuster durchbrochen werden, und ein Defizit an körperlicher Zuwendung kann aufgehoben werden. Es können auch andere Sinneskanäle gleichzeitig mit stimuliert werden.

Diese Technik wird bei Patienten mit *manisch-depressiver Struktur* und bei Personen, die rasch aggressiv eskalieren, besser nicht eingesetzt.

6. Anleitung für Patienten zum Training von Problemlösungsverhalten

Dieses Problemlösungsformular (P.L.F.) kann Ihnen hilfreich sein, einen aktiven Beitrag zu Ihrer Behandlung zu leisten.

Es ist wichtig, dass Sie sich zunächst klarmachen, was geschehen ist (aus Ihrer Sicht und aus der Sicht der anderen), und wodurch Sie letztlich hierher gekommen sind. Der nächste Schritt besteht darin, Ihre Beschwerden oder Probleme aufzulisten und über Möglichkeiten nachzudenken, sie zu lösen. Die Gruppe bietet eine gute Möglichkeit, hier mit anderen (die meistens ähnliche Probleme hatten oder haben) darüber zu sprechen. So können Sie selbst auf neue Ideen kommen und lernen, auf unterschiedliche Arten und Weisen auf sich selbst, auf andere und auf die Situation zu achten.

Sie können dieses Formular benutzen, um für sich selbst den Verlauf der Behandlung festzusetzen. Es dient gleichzeitig als ein Mittel zur Einschätzung – sowohl in der Gruppe als auch für Ihre Schlussbeurteilung, die in zehn Wochen erfolgt. Für sich selbst haben Sie dann eine klare Übersicht über das, was Sie im Laufe der Zeit getan haben.

Der Nachteil dieses Formulars ist, dass Sie sich damit hinsetzen und bereit sein müssen, Zeit und Mühe aufzuwenden, um es auszufüllen. Sie werden merken, dass sich Nachdenken gut lernen lässt, und dass es umso leichter geht, je logischer und konkreter Sie es tun.

Bei guter und regelmäßiger Anwendung sind Sie schließlich in der Lage, Ihre eigenen Probleme zu lösen, oder Sie lernen damit umzugehen, u.a. dadurch, dass Sie Ideen und Vorschläge von anderen benutzen.

Das Ausfüllen braucht nicht perfekt zu sein. Die meisten Personen wissen anfangs noch nicht genau, was ihre Probleme sind. Es ist aber nützlich, in jedem Falle die Gründe Ihrer Aufnahme hier und Ihrer Beschwerden aufzuschreiben. Im Laufe der Zeit lernen Sie, zugrunde liegende Probleme und damit auch Lösungen immer deutlicher zu sehen.

Wenn Sie Fragen bezüglich des Ausfüllens dieses Formulars haben, dann nehmen Sie bitte Kontakt mit uns auf.

Das Behandlungsteam.

A. Information

1. Was ist geschehen, wodurch Sie hierher zur Aufnahme gekommen sind? Beschreiben Sie den direkten Anlass und die dahinterliegenden Gründe zur Aufnahme.

2. Machen Sie eine Liste der Beschwerden und Probleme, die Ihnen bewusst sind, und schreiben Sie sie auf die folgende Seite. Unterteilen Sie jedes Problem wenn möglich in *kleinere Untereinheiten* und geben sie jeder Untereinheit eine eigene Nummer.

Stellen Sie sich von jedem Problem aus ein positives Ziel, das Sie erreichen wollen, und formulieren Sie es so, dass es erreichbar ist. Schreiben Sie diese Ziele auf die rechte Seite des folgenden Blattes und geben Sie ihnen dieselbe Nummer wie dem zugehörigen Problem.

Schreiben Sie auf die darauf folgende Seite, wie Sie denken, das gestellte Ziel erreichen zu können, und geben Sie dieser (vorläufigen) Lösung dieselbe Nummer wie dem zugehörigen Problem und Ziel.

Wenn Ihnen ein neues Problem bewusst wird, dann schreiben Sie es zur Problemliste hinzu, stellen sich dann ein Ziel und geben eine vorläufige Lösung an.

Meine Beschwerden und Probleme sind:　　Ich stelle mir als Ziel:

1.　　　　　　　　　　　　　　　　　　1.

2.　　　　　　　　　　　　　　　　　　2.

3.　　　　　　　　　　　　　　　　　　3.

4.　　　　　　　　　　　　　　　　　　4.

5.　　　　　　　　　　　　　　　　　　5.

6.　　　　　　　　　　　　　　　　　　6.

7.　　　　　　　　　　　　　　　　　　7.

Vorläufige Lösungen sind:

1.

2.

3.

4.

5.

6.

7.

B. Problemlösung

Suchen Sie für die kommenden 10 Wochen die Probleme aus, von denen Sie denken, dass Sie sie lösen können, oder mit denen Sie lernen wollen anders umzugehen.

Stellen Sie sich ein erreichbares Ziel und denken Sie darüber nach, wie Sie das Ziel erreichen können.

Beginnen Sie mit einem leichten Problem und machen Sie kleine Schritte. Stellen Sie sich gleichzeitig einen Termin, bis wann Sie jedes Ziel erreichen wollen.

Mein Problem ist:

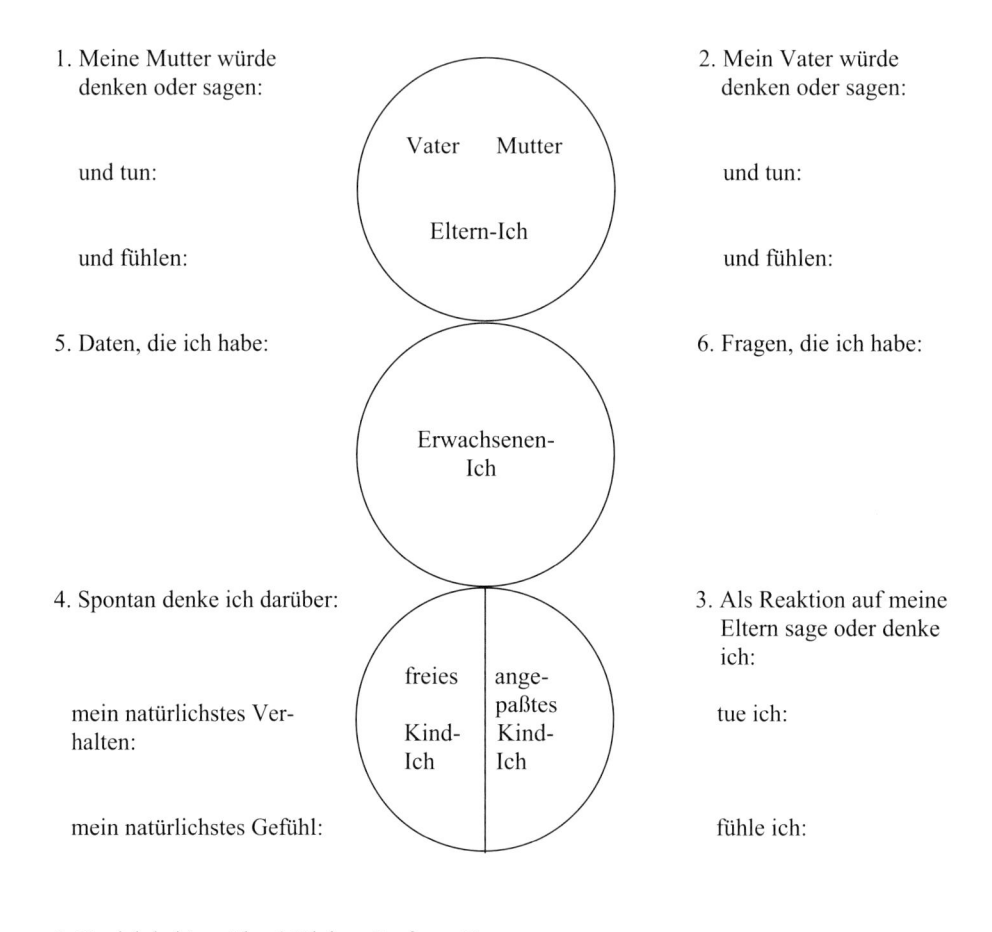

1. Meine Mutter würde
   denken oder sagen:

   und tun:

   und fühlen:

(Kreis: Vater | Mutter — Eltern-Ich)

2. Mein Vater würde
   denken oder sagen:

   und tun:

   und fühlen:

5. Daten, die ich habe:

(Kreis: Erwachsenen-Ich)

6. Fragen, die ich habe:

4. Spontan denke ich darüber:

   mein natürlichstes Verhalten:

   mein natürlichstes Gefühl:

(Kreis: freies Kind-Ich | angepaßtes Kind-Ich)

3. Als Reaktion auf meine
   Eltern sage oder denke ich:

   tue ich:

   fühle ich:

7. He, ich hab' ne Idee („Kleiner Professor"):

8. Welcher Ich-Zustand ist der stärkste, welcher der schwächste:

   Will ich das auch?

   Wenn nicht, welche Möglichkeiten habe ich?

Abb. 55: Enttrübungs-Arbeit

Während der kommenden zehn Wochen werde ich mich mit folgenden Problemen beschäftigen und mir folgende positive Veränderungen als Ziel stellen:

Problem	Ziel
1.	
2.	
3.	
4.	
5.	
6.	

Benutzen Sie für jedes Problem oder jede Beschwerde das P.L.F.-Formular und schreiben Sie Ihre Ideen auf den folgenden Seiten auf. Wenn das Ausfüllen nicht gelingt, tun Sie es mit jemand zusammen.

Diese positiven Veränderungen will ich auf folgende Art und Weise erreichen und stelle mir dabei folgenden Termin (in Wochen):

Programm:	Termin:
1.	
2.	
3.	
4.	
5.	
6.	

Wochenprogramm

Die kommende Woche will ich Folgendes anders machen:

Um das zu erreichen, werde ich:

Fragen, die ich noch habe, sind:

Wenn meine Lösung nicht gelingt, benutze ich folgende Möglichkeiten, die zur selben Veränderung führen:

Auf folgende Art und Weise kann ich eine Veränderung vereiteln:

Dass ich mich geändert habe, können andere sehen oder merken an:

Wie finden Sie mein Wochenprogramm?

Wochenbeurteilung

1. Während der vergangenen Woche habe ich mich mit folgenden Problemen, Beschwerden beschäftigt:

-
-
-
-
-
-

Dabei habe ich folgende positive Schritte getan, als Resultat von (z.B. Auszeit, Beurteilungsgruppe, Einzelgespräch, Gehalten-Werden, informelles Gespräch, Innere Ablösung, Katharsis-Technik, Stimulationsgruppe, TA, Wochenendgruppe):

Das Resultat ist:

Hindernisse bei mir selbst, bei anderen oder in der Situation, wodurch ich mein gestelltes Ziel nicht erreicht habe, waren:

Ich selbst:

Die anderen:

Die Situation:

Um diese Hindernisse in der kommenden Woche zu beseitigen, werde ich Folgendes tun:

Glossar

Dieses Glossar dient der kurzen begrifflichen Orientierung für LeserInnen, die mit der Terminologie der Transaktionsanalyse nicht vertraut sind. Die Begriffe sind ganz überwiegend im Text des Buches eingehend beschrieben und erläutert, weshalb hier auf Belege verzichtet wird. Die von Berne eingeführten Begriffe werden hauptsächlich in Orientierung an Berne (2000), die Schiffschen Begriffe hauptsächlich in Orientierung an Schiff (1975) beschrieben.

Ergänzt wird das Glossar durch Anmerkungen, die einige für das Verständnis zentrale begriffliche Zuordnungen verdeutlichen.

Kurze Erklärung wichtiger Begriffe

Abwertung: Unbewusster Vorgang des Ausblendens. Abwerten heißt zu glauben, dass die eigenen Gefühle darüber, was jemand anders sagte, tat oder fühlte, bedeutungsvoller sind als das, was die Person tatsächlich gesagt, getan oder gefühlt hat. Jemand, der abwertet, benutzt nicht die Informationen, die für eine Situation maßgeblich sind. Abwertung dient der Herstellung und Aufrechterhaltung von Grandiosität (siehe: Grandiosität; Symbiose).
Adaptation: Steuerungsprozesse, die auf das Gleichgewicht mit der äußeren Umwelt zielen (siehe: Autoregulation; Organisation).
Agitiert-Sein: Ersatzverhalten, das an die Stelle problemlösenden Verhaltens tritt. Reicht vom Wippen mit dem Fuß über Rauchen, ziellose Bewegung („Tiger im Käfig") bis zu ausgedehnten Handlungen (z.B. Krisensitzungen ohne effektives Ergebnis) (siehe: Passivität).
Akkomodation: Veränderung der Art und Weise, in der die Assimilation arbeitet. Teilprozess der Adaptation (siehe: Assimilation; Adaptation).
Archaischen Relikte: Diejenigen Anteile der Persönlichkeit, die im Lauf der Entwicklung unvollständig bzw. unerledigt geblieben sind (siehe: Kind-Ich-Zustand).
Assimilation: Angleichungsprozess an eine bereits gegebene Struktur (z.B. Angleichung der Nahrung an den Organismus durch Verdauung). Teilprozess der Adaptation (siehe: Adaptation).
Autonomie: Freisetzung oder Wiedergewinnung von drei Fähigkeiten: Bewusstheit, Spontaneität und Intimität. Die Bewusstheit ermöglicht, im Hier und Heute zu leben und nicht irgendwo in der Vergangenheit oder in der Zukunft. Der bewusste Mensch ist lebendig, denn er weiß, was er empfindet, wo er ist und in welcher Zeit er lebt. Autonomie ist das Ziel therapeutischer Interventionen (siehe: Intimität).
Autoregulation: Begriff aus Piagets Entwicklungstheorie. Piaget geht grundsätzlich davon aus, dass ein Organismus nicht nur sein Verhältnis zur

Umgebung, sondern auch sich selbst steuert und reguliert. Diese Autoregulation zielt darauf, sowohl ein inneres als auch ein äußeres Gleichgewicht herzustellen und zu erhalten (siehe: Organisation; Adaptation; Ich-System).

Bezugsrahmen: Eine Struktur verknüpfter, erlernter und zur Gewohnheit gewordener Reaktionen, welche die verschiedenen Ich-Zustände in Reaktion auf spezifische Stimuli systematisch und netzwerkartig integriert. Er beinhaltet Definitionen des Selbst, der Anderen und des Lebens/der Welt (siehe: Ich-Zustand; Redefinition).

Drama-Dreieck: Beschreibt die typischen Rollen und Rollenwechsel psychologischer Spiele mit drei Rollen, die bereits ein fester Bestandteil griechischer Tragödien waren: Das Opfer, der Verfolger und der Retter (siehe: Psychologische Spiele).

Einschärfungen und Erlaubnisse: Die frühesten Botschaften, die ein Kind erhält. Die positiven Botschaften, die das Kind so erhält, werden Erlaubnisse genannt. Ihre Quelle liegt (nach unserer Auffassung) in integrierten Erwachsenen-Ich-Zuständen der Eltern. Dem gegenüber handelt es sich bei den negativen Botschaften um Einschärfungen; hier beleben die Eltern eigene Kind-Ich-Zustände. Berne sah die Quelle der Erlaubnisse ebenfalls im Kind-Ich-Zustand (siehe: Erwachsenen-Ich-Zustand; Kind-Ich-Zustand).

Ersatzgefühl: Deutscher Ausdruck für (siehe:) racket-Gefühl

Erwachsenen-Ich-Zustand: Eine selbstbestimmte zusammengehörige Gruppe von Gefühlen, Einstellungen und damit zusammenhängenden Verhaltensmustern, die der gegenwärtigen Realität angemessen sind (siehe: Ich-Zustand).

Funktionsmodell: Beschreibt die transaktionalen, d.h. kommunikativen Funktionen der Ich-Zustände (siehe: Transaktionen; Ich-Zustand; Rollenmodell).

Gegeneinschärfungen: Befehle und Zuschreibungen aus der späteren Kindheit, die vom Kind bereits bewusst wahrgenommen werden.
Grandiosität: Verzerrt die Eigenschaften der eigenen Person, die von anderen Personen und/oder von Situationen. Sie kompensiert immer Gefühle des Ungenügens und verhindert das Setzen vernünftiger Ziele, indem sie eine flexible Realität zur Verfügung stellt, in der jemand weder effektiv erfolgreich sein noch versagen kann. Grandiosität beschreibt also die spezifische Art, in der die Wirklichkeit in den Köpfen von Menschen konstruiert ist, die in einer Symbiose leben (siehe: Symbiose, pathologische).

Grundhaltung oder Grundposition, existenzielle: Gefühl für den eigenen Wert oder Unwert und für den Wert oder Unwert der Mitmenschen. Negative Grundpositionen sind durch Lernerfahrung erworbene Positionen.

Ich-System: Neufassung von Bernes Konzeptmodell der Psyche nach Rath. Als Ich-System bezeichnet Rath das durch die Subsysteme Neopsyche, Archaeopsyche und Exteropsyche strukturierte, sich selbst-organisierende System, das die Psyche des Menschen abbildet. Dieses Ich-System stellt die Persönlichkeit des Menschen dar. Es korrespondiert mit dem Begriff des ‚Gesamt-Ichs' bei Freud und dem Begriff des Ichs der Ich-Psychologie. Das Ich-System wird durch seine Funktionen bestimmt und definiert. Als eine zentrale Funktion des Ich-Systems ist die Selbstorganisation anzusehen (siehe: Autoregulation; Organisation; Psyche; psychische Organe).
Ich-Zustand: Ein in sich schlüssiges Muster des Denkens, Fühlens und Erlebens, das mit einem entsprechenden, in sich schlüssigen Muster von Verhaltensweisen verbunden ist (siehe: Ich-System; psychische Organe; Psyche; Schema).
Intimität: Vorbehaltlose Begegnung mit anderen Menschen; ohne Lüge oder Zuflucht in einer gespielten Rolle (siehe: Autonomie).

Kind-Ich-Zustand: Eine zusammengehörige Gruppe von Gefühlen, Einstellungen und damit zusammenhängenden Verhaltensmustern, die Reste aus der Kindheit des betreffenden Menschen sind (siehe: Ich-Zustand; archaische Relikte).
Kommunikation, komplementär: Austausch, der ein Gefälle in der Beziehung beinhaltet; es gibt einen überlegenen und einen unterlegenen Kommunikationspartner. Ein faires Ergänzungsverhältnis unter Gleichberechtigten ist in diesem Sinne nicht komplementär, sondern eine Ausgestaltungsform symmetrischer Kommunikation (Begrifflichkeit nach Bateson; Watzlawick).
Kommunikation, symmetrisch: Austausch auf gleicher Ebene ohne Überlegenheit des einen Partners, oder mit ausgewogen wechselnden Führungsanteilen (Begrifflichkeit nach Bateson; Watzlawick).
Kommunikation: Wechselseitiger Austausch- und Beeinflussungsprozess (siehe: Transaktion).

Masche: (deutsch für: siehe: racket)
Maschen-System: (deutsch für: siehe racket system)
Maschenerscheinung: (deutsch für: siehe racket display)
Miniskript: Konzept von T. Kahler, das den Versuch, eine erworbene negative Grundhaltung zu überwinden, sein Scheitern und die erneute Bestätigung der negativen Grundhaltung als wiederkehrenden, beobachtbaren Ablauf beschreibt (siehe: Grundhaltung).

Neuentscheidung: Aufhebung einer einschränkenden Skript-Entscheidung durch eine autonome, eigene und Lebendigkeit bejahende Entscheidung. Ziel einer transaktionsanalytischen Therapie ist es, Neuentscheidung zu ermöglichen (siehe: Autonomie, Skript-Entscheidung).

Ökologischer Übergang: Wechsel von einer Umgebung in eine andere; Wechsel zwischen den Bedingungen und Gesetzmäßigkeiten, die mit der jeweiligen Umgebung verbunden sind.
Organisation: Der Aspekt der Autoregulation, der auf das innere Gleichgewicht gerichtet ist. Die Organisation ist der Adaptation übergeordnet (siehe: Autoregulation; Adaptation).

Passivität: Sich passiv zu verhalten bedeutet, das Nicht-Funktionieren derjenigen Ich-Zustände aufrechtzuerhalten, die die Symbiose gefährden könnten. Formen des passiven Verhaltens sind Nichtstun, Überanpassung, Agitiert-Sein und Selbst-Beeinträchtigung durch Krank- oder Verrücktwerden. Passivem Verhalten liegt eine Abwertung zugrunde (siehe: Symbiose; Abwertung; Agitiert-Sein).
Phänomen: Unmittelbar erlebbare seelische Erscheinung oder seelischer Vorgang.
Programm: Gelebtes Vorbild der Eltern von ihrem eigenen Frau- oder Mannsein (siehe: Skript; Skriptmatrix).
Psyche: Nach Berne ein Organ, ein komplexes, selbst-organisierendes System, das Informationen empfängt und abruft und die Informationen verfügbar macht, während ein Individuum zur Umwelt in Beziehung steht (siehe: Psychische Organe; Organisation; Autoregulation).
Psychische Organe: Bernes Konzeptmodell der Psyche. Er konzipiert die drei psychischen Organe namens Exteropsyche, Neopsyche und Archaeopsyche, die sich phänomenologisch als exteropsychische (z.B. identifizierende), neopsychische (z.B. Daten verarbeitende) und archaeopsychische (z.B. regressive) Ich-Zustände manifestieren (siehe: Ich-Zustand; Psyche; Ich-System).
Psychologische Rabattmarken: Sammeln von Ersatzgefühlen wie auf einem Sparbuch. Dient dazu, das Skriptende mit einem größeren Schritt näher zu bringen oder zu erreichen (siehe: Skript).
Psychologische Spiele: Dienen wie rackets (Maschen) als unbewusste manipulative Verhaltensmuster dazu, das Skript zu bestätigen und zu erfüllen. Psychologische Spiele unterscheiden sich von rackets dadurch, dass sie durch ganz bestimmte typische Rollenwechsel gekennzeichnet sind. Diese Rollenwechsel kommen für die Mitspieler oft überraschend und lösen Verwirrung aus (siehe: racket; Skript; Drama-Dreieck).

racket: Gesamtheit skriptgebundener, beobachtbarer Verhaltensweisen, die,

ohne bewusst zu werden, eingesetzt wird als Mittel zur Manipulation der Umgebung, und die es mit sich bringt, dass der Betreffende ein racket-Gefühl bzw. Ersatzgefühl erlebt (siehe: racket-Gefühl; psychologische Spiele).
racket display: Alle offenen und innerlich ablaufenden Verhaltensmuster, die ein Ausdruck von Skriptüberzeugungen und Skriptgefühlen sind. Sie umfassen beobachtbare Verhaltensweisen, innere Empfindungen und Erfahrungen sowie Fantasien (siehe: racket; racket-Gefühl; racket-system).
racket-Gefühl: Tritt um des psychischen Überlebens willen als gelerntes Gefühl an die Stelle der ursprünglichen und spontanen Gefühlsregung. Die Hauptfunktion dieses Ersatzgefühls ist es, Zuwendung – und sei sie auch negativ – möglichst effizient sicherzustellen. Ersatzgefühle können jeden denkbaren Gefühlsausdruck beinhalten. Sie dienen dazu, eine alte Skriptentscheidung zu aktualisieren und sich dem Skriptende ein Stück näher zu bringen. Sie treten häufig in Verbindung mit rackets auf (siehe: racket; Eratzgefühl; Zuwendung; psychologische Rabattmarken; Skript).
racket system: Teufelskreis der selbsterfüllenden Prophezeihung als sich selbst verstärkendes, verzerrtes System von Gefühlen, Gedanken und Handlungen, das von skriptgebundenen Menschen aufrecht erhalten wird. Besteht aus drei miteinander verbundenen und miteinander zusammenhängenden Komponenten: Den Skriptüberzeugungen, den Verhaltensmustern und Gefühlen des racket displays und den skriptverstärkenden Erinnerungen (Erskine und Zalcman; siehe: Skriptüberzeugung).
Redefinition: Interner Mechanismus des Umdeutens von Realität, um den eigenen Bezugsrahmen aufrechtzuerhalten (Siehe: Bezugsrahmen; Symbiose; tangentiale Transaktion).
Regression: Spontanes Wiederbeleben oder im Rahmen von Therapie gezieltes Wiederbeleben einer früheren Entwicklungsstufe.
Rollenmodell: Dient dazu, Kommunikation mithilfe von Erwachsenenrolle, Elternrolle und Kindrolle differenziert zu beschreiben. Die Rollen repräsentieren die transaktionale Funktion der Ich-Zustände (siehe: Transaktion; Funktionsmodell; Ich-Zustand).

Schema: Begriff aus Piagets Entwicklungstheorie. Bezeichnet ein kognitives Assimilationsmuster. Ein Schema ist also eine bestimmte Art und Weise der aktiven Auseinandersetzung mit der Umwelt, auf die sich das Individuum die damit verbundenen Informationen zu Eigen macht (siehe Assimilation; Adaptation). Piagets Schema-Konzept und Bernes Konzept des Ich-Zustands weisen eine große begriffliche Nähe auf (siehe: Ich-Zustand).
Skript: Vorbewusster Lebensplan, der auf in der Kindheit getroffenen Entscheidungen beruht, in dem man von den Eltern bestärkt wird, der durch die nachfolgenden Ereignisse gerechtfertigt wird und dessen Höhe- und Schlusspunkt eine selbstgewählte Alternative bildet (siehe: Skriptmatrix).

Skript-Entscheidungen oder Überlebens-Entscheidungen: Versuch, die destruktiven elterlichen Botschaften so in Verbindung miteinander zu bringen, dass ein Lebensrecht daraus abgeleitet werden kann (siehe: Skript; Skriptmatrix).
Skriptbotschaften: Sammelbegriff für alle elterlichen Botschaften, die das Skript mit konstituieren. Der weitere Begriff beinhaltet förderliche und einschränkende Botschaften gleichermaßen. Im vorliegenden Buch wird der enger gefasste, klinische Begriff verwendet, der sich auf die einschränkenden Aspekte beschränkt (siehe: Einschärfungen; Gegeneinschärfungen).
Skriptglaube: (synonym mit: siehe: Skriptüberzeugung)
Skriptmatrix: Grundstruktur des Skripts, die wesentlich von Einschärfungen und Erlaubnissen sowie von Programmen und Gegeneinschärfungen geformt wird (siehe Skript; Einschärfungen und Erlaubnisse; Programm; Gegeneinschärfungen).
Skriptüberzeugung: Eng verwandt mit den Skriptentscheidungen. Die Skriptentscheidung richtet sich auf unser Handeln. Die Skriptüberzeugungen ergänzen die Skriptentscheidungen mit einem fest gefügten Weltbild: So bin ich, so sind die anderen, so sind das Leben und die Welt (siehe: Skript-Entscheidungen).
Strukturmodell der Persönlichkeit: Beschreibt die Struktur der Psyche mithilfe von Ich-Zuständen (siehe: Ich-Zustand; Psyche; Ich-System).
Symbiose, inverse: Verbirgt sich hinter dem pathologischen Symbioseangebot einer erwachsenen Person. Das Ausblenden des eigenen Erwachsenen- und Eltern-Ich-Zustandes schützt den anderen davor, dass er an seine eigenen, frühen Verletzungen rühren muss („Kind-Ich-im-Kind"). Stattdessen kann er ein Ersatzgefühl aktivieren. Die inverse Symbiose wird auch Symbiose zweiter Ordnung genannt (siehe: Symbiose, pathologische).
Symbiose, pathologische: Die zwischen zwei Individuen typischen, kombinierten Ich-Zustände, die zusammen die Struktur einer einzigen vollständigen Persönlichkeit ergeben (siehe: Ich-Zustand).

Time-out: Strategie des Verstärkerentzugs aus der Verhaltenstherapie. In der Regel wird die Person hierzu kurzzeitig in einen völlig reizarmen Raum gebracht und dort allein gelassen. Von Schiff modifiziert.
Transaktion, blockierende: Bewirkt einen Stopp der Transaktionen und dient dazu, eine fantasierte Bedrohung des Bezugsrahmens zu vermeiden, falls sich die Transaktionen wie vermutet fortsetzen (Siehe: Bezugsrahmen).
Transaktion, gekreuzt: Die Reaktion erfolgt aus einer anderen Rolle als der angesprochenen. Die Reaktion ist meist auch an einen anderen Rollenaspekt gerichtet als den, von dem der Stimulus ursprünglich ausging (siehe: Transaktion). Eine gekreuzte Transaktion unterbricht den bisherigen Fluss der Kommunikation.
Transaktion, parallel: Die Reaktion bestätigt in derjenigen Rolle, die durch

den Stimulus angesprochen wurde, die Rolle beim Partner, aus der heraus er den Stimulus gegeben hat (siehe: Transaktion). Parallele Transaktionen können sich theoretisch endlos fortsetzen.

Transaktion, tangential: Die Reaktion greift einen nebensächlichen Aspekt des Stimulus auf und geht an seinem Fokus vorbei. Einer tangentialen Transaktion liegt intern eine Redefinition der Realität zugrunde (siehe: Redefinition).

Transaktion, verdeckt: Jede Transaktion hat eine inhaltliche und eine psychologische Ebene. Die psychologische Ebene beinhaltet hierbei eine Definition der Beziehung. Die ihr zugehörigen Transaktionen werden verdeckte Transaktionen genannt, weil sie in der Regel nicht offen mitgeteilt werden, sondern unbewusste Botschaften „zwischen den Zeilen" beinhalten. Wenn inhaltliche und psychologische Ebene auseinander fallen, so liegen zwei unterschiedliche Stimuli gleichzeitig vor (deshalb auch Duplex-Transaktion) (siehe: Transaktion; Vertrag). Fallen die zwei Ebenen auseinander, bestimmt die verdeckte Ebene den weiteren Fortgang der Kommunikation.

Transaktion: Grundeinheit der Kommunikation. Eine Transaktion besteht stets aus einer Botschaft und der zu ihr gehörigen Antwort. Die Anfangsbotschaft wird „Stimulus" genannt und die unmittelbar darauf erfolgende Antwort „Reaktion" (engl.: stimulus; response). Grundsätzlich kann der Stimulus von jeder Rolle ausgehen und sich an jeden Rollenaspekt des Partners wenden; ebenso kann auch die Reaktion von jeder Rolle ausgehen und ihrerseits den Partner in jedem seiner Rollenaspekte ansprechen (siehe: Kommunikation; Rollenmodell; Funktionsmodell).

Trübung: Eine Trübung liegt vor, wenn ein Teil der Wahrnehmungs- und Urteilstätigkeit des Erwachsenen-Ich-Zustands durch einen Eltern-Ich-Zustand und/oder einen Kind-Ich-Zustand bestimmt wird, ohne dass dies die betroffene Person bewusst wahrnimmt. Wenn der Erwachsenen-Ich-Zustand gleichermaßen durch Eltern-Ich- und Kind-Ich-Zustand getrübt ist, liegt eine doppelte Trübung vor. Eine Trübung liegt z.B. zugrunde, wenn die Person ein Vorurteil als angemessen und zutreffend wahrnimmt (Trübung durch einen Eltern-Ich-Zustand), oder kindhaft-paranoide Ängste ebenfalls als angemessen und real erlebt (Trübung durch einen Kind-Ich-Zustand) (siehe: Ich-Zustand; Erwachsenen-, Eltern-, Kind-Ich-Zustand).

Überanpassung: Vernachlässigen oder Missachten der eigenen Wünsche und Bedürfnisse zugunsten der Wünsche und Bedürfnisse einer anderen Person oder zugunsten einer Idee (siehe: Passivität).

Verliererskript: Bernes umgangssprachlicher Ausdruck für ein einschränkendes Skript mit letztlich (selbst-) zerstörerischem Ausgang (siehe: Skript).
Vertrag: Faire Abmachung auf Gegenseitigkeit unter gleichberechtigten und verhandlungsfähigen Partnern. Berne hat drei Arten von Verträgen unter-

schieden: (1) Der Geschäftsvertrag regelt die zu erbringende Leistung, die Bezahlung, den zeitlichen Umfang und die formalen Rollen aller Beteiligten. (2) Der Behandlungs- oder Veränderungsvertrag legt das gemeinsame Ziel der Maßnahme und die Art fest, in der alle Beteiligten aktiv den Veränderungsprozess mitgestalten. (3) Der „psychologische Vertrag" heißt so in Anlehnung an die psychologische oder verdeckte Ebene in der Kommunikation; er beinhaltet unbewusste, verdeckte Vereinbarungen (siehe: Transaktion, verdeckt).

Zuwendung, bedingt negative: Ablehnung von Teilaspekten der Persönlichkeit wie einzelne Eigenschaften oder Fähigkeiten; Ablehnung konkreten Verhaltens (siehe: Gegeneinschärfungen).
Zuwendung, bedingt positive: Zielt auf ein gezeigtes Verhalten oder bestimmte Teilaspekte der Persönlichkeit wie einzelne Fähigkeiten oder Eigenschaften (siehe: Gegeneinschärfungen).
Zuwendung, unbedingt negative: Meint die ganze Person. Tiefe Ablehnung des anderen; letztlich Weigerung, die Existenz des anderen überhaupt anzuerkennen (siehe: Einschärfungen und Erlaubnisse).
Zuwendung, unbedingt positive: Meint den ganzen Menschen und nimmt ihn so, wie er ist (siehe: Einschärfungen und Erlaubnisse).
Zuwendungsmuster: In der Kindheit erlernte Mischung der Zuwendungsarten und ihrer Verfügbarkeit, wie sie dem Kind von den nächsten Bezugspersonen bereitgehalten wurde.

Literatur

Ainsworth, M. D. S. (1962) The effects of maternal deprivation: A review of findings and controversy in the context of research strategy. In: Ainsworth, M. D. S. et al. (ed.) Deprivation of maternal care: A reassessment of its effects. Public Health Papers Nr. 14 (S. 97–165). Genf: World Health Organization.
Ainsworth, M. D. S., Blehar, M. C., Waters, E., Wall, S. (1978) Patterns of attachment: A psychological study of the Strange Situation. Hillsdale, NJ: Erlbaum.
Andrewartha, W. (1982) Anorexia Nervosa: Three Case Studies of TA Treatment. Transactional Analysis Journal 22, 105–114.
Anonyma, (1978) In: Vrowen (Hrsg.) Over Hulp (S. 110ff.). Amsterdam: De Bonte Was.
Anonymus (1969) The experience of regression, by a patient of J. L. Schiff. Transactional Analysis Bulletin 8 (31), 64–66.
Anonymus (1969a) Being a member of my family, by a patient of J. L. Schiff. Transactional Analysis Bulletin 8 (31), 66–68.
Anonymus (1969b) Giving up my old family and incorporating a new Parent, by a patient of J. L. Schiff. Transactional Analysis Bulletin 8 (31), 68–71.
Anonymus (1977) Die Regressionserfahrung, von einem Patienten von J. L. Schiff. Neues aus der Transaktionsanalyse 1, 114–115.
Anonymus (1977a) Ich bin ein Glied meiner Familie, von einem Patienten von J. L. Schiff. Neues aus der Transaktionsanalyse 1, 116–117.

Anonymus (1977b) Ich gebe mein altes Eltern-Ich auf und verinnerliche ein neues Eltern-Ich, von einem Patienten von J. L. Schiff. Neues aus der Transaktionsanalyse 1, 118–120.
Ayres, A. J. (1998) Bausteine der kindlichen Entwicklung (3. Aufl.). Die Bedeutung der Integration der Sinne für die Entwicklung des Kindes. Berlin, Heidelberg, New York: Springer.

Barnes, G. (1977) Transactional Analysis after Eric Berne. Teachings and practices of three TA schools. New York: Harper & Row.
Barnes, G., et al. (1979) Transaktionsanalyse seit Eric Berne. Schulen der Transaktionsanalyse, Theorie und Praxis. Band 1. Berlin: Institut für Kommunikationstherapie.
Barnes, G., et al. (1980) Transaktionsanalyse seit Eric Berne. Schulen der Transaktionsanalyse, Theorie und Praxis. Band 2. Berlin: Institut für Kommunikationstherapie.
Barnes, G., et al. (1981) Transaktionsanalyse seit Eric Berne. Schulen der Transaktionsanalyse, Theorie und Praxis. Band 3. Berlin: Institut für Kommunikationstherapie.
Beck, A. T., Rush, A. J., Shaw, B. F., Emery, G. (1979) Cognitive therapy of depression. New York: Guilford.
Beeghly, M., Perry, B. W., Cicchetti, D. (1989) Structural and Affective Dimensions of Play Development in Young Children with Down Syndrome. International Journal of Behavioral Development 12, 257–277.
Beilin, H. (1993) Konstruktivismus und Funktionalismus in der Theorie Jean Piagets. In: Edelstein W., Hoppe-Graff, S. (Hrsg.) Die Konstruktion kognitiver Strukturen. Perspektiven einer konstruktivistischen Entwicklungspsychologie (S. 28–67). Bern: Huber.
Berne, E. (1961) Transactional analysis in psychotherapy. New York: Grove Press.
Berne, E. (1964) Games people play. New York: Grove Press.
Berne, E. (1966) Principles of group treatment. New York: Oxford University Press.
Berne, E. (1967) Spiele der Erwachsenen. Reinbeck b. Hamburg: Rowohlt.
Berne, E. (1989) Transactional analysis in psychotherapy (11. Aufl.). New York: Ballantine Books.
Berne, E. (2000) Die Transaktionsanalyse in der Psychotherapie. Eine systematische Individual- und Sozial-Psychiatrie. Paderborn: Junfermann.
Bierenbroodspot, P. (1977) Over het specifieke van psychotherapie met psychotische patienten. Tijdschrift voor Psychotherapie 3, 222–227.
Blanck, G., Blanck, R. (1994) Ich-Psychologie II. Analytische Entwicklungspsychologie (3. Aufl.). Stuttgart: Klett-Cotta.
Blanck, G., Blanck, R. (1998) Angewandte Ich-Psychologie (7. Aufl.). Stuttgart: Klett-Cotta.
Blanck, R., Blanck, G. (1989) Jenseits der Ich-Psychologie. Eine Objektbeziehungstheorie auf der Grundlage der Entwicklung. In: Konzepte der Humanwissenschaften. Stuttgart: Klett-Cotta.
Blot, P. de (1979) Aangenaam Kennismaken. Genootschap Nederland-Indonesie, Den Haag.
Bolten, M. P. (1981) Behandelingskontrakten met anorectische patienten. In: Loo, K. J. M. van, c.s. (red.) Anorexia Nervosa: Diagnostiek, behandeling en onderzoek. Nijmegen: Dekkeren en v.d. Vegt.
Bovet, M. (1970) Piaget's theory of cognitive development, sociocultural differences, and mental retardation. In: Haywood, H. C. (ed.) Social-cultural Aspects of Mental Retardation (S. 59–71). New York: Appleton-Century-Crofts.
Bowlby, J. (1965) Child Care and the Growth of Love (2. Aufl.). Harmondsworth: Penguin Books.
Bowlby, J. (1969) Attachment and Loss, Vol. 1. Attachment. New York: Basic Books.
Bowlby, J. (1969a) Bindung. Eine Analyse der Mutter-Kind-Beziehung. München: Kindler.
Bowlby, J. (1973) Attachment and Loss, Vol. 2. Separation: Anxiety and Anger. New York: Basic Books.
Boyd, H. S., Boyd, L. W. (1980) Going crazy. Transactional Analysis Journal 10 (4), 317–319.
Breen, M. (1973) Supplemental Parenting for the Kick me Player. Transactional Analysis Journal 3 (1), 40–46.

Cartmel, G. (1986) A systematic approach to psychosomatic disease. Transactional Analysis Journal 16 (4), 212–223.
Cartmel, G. (1988) A systematic approach to feeling dysfunction in the context of psychsomatic disease. Transactional Analysis Journal 18 (3), 191–198.
Cartmel, G. (1991) Über einen systematischen Zugang zu psychosomatischen Erkrankungen (übers. Luise Schicketanz). Zeitschrift für Transaktionsanalyse 8 (3), 105–125.
Cartmel, G. (1992) Cognitive dysfunction and psychosomatic disease. Transactional Analysis Journal 22 (3), 174–181.
Caruso, I. A. (1986) Die Trennung der Liebenden. Eine Phänomenologie des Todes. Frankfurt/Main: Fischer TB.
Casriel, D. (1995) Wiederentdeckung der Gefühle. Um einen Schrei vom Glück entfernt. Oberursel: 12 & 12.
Chamberlain, D. B. (1983) Conciousness at birth: A review of the empirical evidence. San Diego: Chamberlain Communications.
Chapman, M. (1992) Equilibration and the dialectics of organization. In: Beilin, H., Pufall P. B. (ed.) Piaget's theory: Prospects and possibilities (S. 39–59). Hillsdale, N. J: Erlbaum.
Childs-Gowell, E. (1979) Reparenting schizophrenics – the cathexis-experience. Worth Quincy (Mass.). The Christopher Publishing House.
Childs-Gowell, E. (1978) The Cathexis Primer. Seattle, Wash.: Murray.
Christoph-Lemke, Ch. (1991) Therapie mit den verinnerlichten Eltern. In: Sell, M. (Hrsg.) Geschichte und Transaktionsanalyse: Symposion 1991. Hannover: INITA.
Christoph-Lemke, Ch. (1999) The Contributions of Transactional Analysis to Integrative Psychotherapy. Transactional Analysis Journal 29, 198–214.
Cicchetti, D. (1987) Developmetal psychopathology in infancy: Illustrations from the study of maltreated youngsters. Journal of Consulting and Clinical Psychology 55, 837–845.
Cicchetti, D. (1990) The organization and coherence of socioemotional, cognitive, and representational development: Illustrations through a developmental psychopathology perspective on Down syndrome and child maltreatment. In: Thompson, R. (ed.) Nebraska symposium on motivation, Vol. 36: Socioemotional development (S. 259–364). Lincoln, NB: University of Nebraska Press.
Cicchetti, D. (1999) Entwicklungspsychopathologie: Historische Grundlagen, konzeptuelle und methodische Fragen, Implikationen für Prävention und Intervention. In: Oerter, R., Hagen, C. von, Roeper, G., Noam, G. (Hrsg.) Klinische Entwicklungspsychologie. Ein Lehrbuch (S. 11–44). Weinheim: Psychologie Verlags Union.
Cicchetti, D., Howes, P. W. (1991) Developmental psychopathology in the context of the family: Illustrations from the study of child maltreatment. Canadian Journal of Behavioural Science 23 (3), 257–281.
Cicchetti, D., Sroufe, L. A. (1976) The relationship between affective and cognitive development in Down's syndrome infants. Child Development 47, 920–929.
Cicchetti, D., Sroufe, L. A. (1978) An organizational view of affect: Illustration from the study of Down's syndrome infants. In: Lewis M., Rosenblum, L. (ed.) The development of affect (S. 309–350). New York: Plenum.
Cicchetti, D., Toth, S. L. (1991) Rochester Symposium on Developmental Psychopathology, Vol. 2: Internalizing and Externalizing Expression of Dysfunction. Hillsdale, N. J.: Erlbaum.
Cicchetti, D., Toth, S. L. (1991a) Rochester Symposium on Developmental Psychopathology, Vol. 3: Models and integrations. Rochester, N.Y.: University of Rochester Press.
Clarkson, P., Fish, S. (Client material – R. Walinets) (1988) Rechilding: Creating a New Past in the Present as a Support for the Future. Transactional Analysis Journal 18 (1), 51–59.
Cornell, W. F. (1988) Life script theory: A critical review from a developmental perspective. Transactional Analysis Journal 18, 270–282.

Cox, M. (1999) The relationship between ego state structure and function: A diagrammatic formulation. Transactional Analysis Journal 29, 49–58.
Crittenden, P. (1996) Entwicklung, Erfahrung und Beziehungsmuster: Psychische Gesundheit aus bindungstheoretischer Sicht. Praxis der Kinderpsychologie und Kinderpsychiatrie, 45, 147–155.

Daellenbach, Ch. (2001) Theme Issue: The Schizoid Process. Transactional Analysis Journal 31 (1).
Dashiell, S. R. (1978) The Parent Resolution Process: Reprogramming Psychic Incorporations in the Parent. Transactional Analysis Journal 8 (4), 289–294.
Dashiell, S. R. (1981) Eltern-Ich-Lösung: Neuprogrammierung psychischer Bestandteile des Eltern-Ichs. Neues aus der Transaktionsanalyse 5, 8–13.
Del Casale, F., Munilla, H. L., Del Casale, L. R., Fullone, E. (1982) Defective Parenting and Reparenting. Transactional Analysis Journal 12 (3), 181–184.
Denkendorf (1998) Konzept der REHA-Einrichtung. 73770 Denkendorf (Selbstverlag).
Dilling, H., Mombour, W., Schmidt, M. H. (1991) Internationale Klassifikation psychischer Störungen. ICD-10 Kapitel V (F) Klinisch-diagnostische Leitlinien. Bern et al.: Huber.
Doman, G. (1974) What to do about your Brain-injured Children. Garden City, N.Y.: Doubleday.
Dornes, M. (1993) Der kompetente Säugling. Die präverbale Entwicklung des Menschen. Frankfurt a. M.: Fischer.
Dunn, S. R. (1978) Renurturing: A Process for Resolving Third Degree Impasses. Transactional Analysis Journal 8 (2), 1404–141.
Dunn, S. R. (1979) Hegen: Ein Prozeß für die Lösung von Engpässen dritten Grades. Neues aus der Transaktions-Analyse 3, 187–188.

Eck, L. van (1984) Groepstherapie met psychotische patienten. Tijdschrift voor Psychotherapie 10 (1).
Elbing, U. (1992) Autoaggression und pathologische Informationsverarbeitung bei Geistigbehinderten mit autistischen Zügen. Egelsbach: Hänsel-Hohenhausen.
Elbing, U. (1996) Nichts passiert aus heiterem Himmel – es sei denn, man kennt das Wetter nicht. Transaktionsanalyse, Geistige Behinderung und sogenannte Verhaltensstörungen. Dortmund: verlag modernes lernen.
Elbing, U. (1996a) Die differentielle Regressionsanalyse. Zeitschrift für Transaktionsanalyse 13 (1), 5–23.
Elbing, U., Glasenapp, J., Moschner, B., Rohmann, U. (2000) Mikroanalyse wechselseitiger Nachahmungsprozesse in der Therapie von Menschen mit geistiger Behinderung. Heilpädagogische Forschung 26 (2), 58–67.
English, F. (1976) Transaktionale Analyse und Skriptanalyse. Aufsätze und Vorträge von Fanita English. Hamburg: Wissenschaftlicher Verlag Altmann.
English, F. (1976/1991) Racketeering. Transactional Analysis Journal, Special Edition August 1991, 232–235.
English, F. (1982) Es ging doch gut – was ging denn schief? Beziehungen in Partnerschaft, Familie und Beruf. München: Kaiser.
Erikson, E. H. (1959) Identity and the life cycle. Psychological Issues 1, 165 (Kap. 9).
Erikson, E. H. (1966) Identität und Lebenszyklus. Frankfurt a. M.: Suhrkamp.
Erikson, E. H. (1968) Identity: Youth and crises. New York: W.W. Norton.
Erikson, E. H. (1963) Childhood and Society (2. Aufl.). New York: Norton.
Erskine, R. G. (1980) Identification and Cure of Stroke Ripoff. Transactional Analysis Journal 10, 74–76.
Erskine, R. G. (1991) Transference and Transactions: Critique from an Intrapsychic and Integrative Perspective. Transactional Analysis Journal 21 (2), 63–76.

Erskine, R. G., Moursund, J. P. (1988) Integrative Psychotherapy in Action. London et al.: Sage.
Erskine, R. G., Zalcman, M. J. (1979/Nachdruck 1991) The Racket System: A Model for Racket Analysis. Transactional Analysis Journal Special Edition August 1991, 293–301.
Esser, G. (2000) Themenheft Entwicklungspsychopathologie. Ergebnisse aus Langzeitstudien. Zeitschrift für Klinische Psychologie und Psychotherapie 29 (4), 231–304.
Esser, G., Ihle, W., Schmidt, M. H., Blanz, B. (2000) Die Kurpfalzerhebung – Ziele, Methoden und bisherige Ergebnisse. Zeitschrift für Klinische Psychologie und Psychotherapie 29 (4), 233–245.

Filipp, S.-H. (1990) Kritische Lebensereignisse (2. Aufl.). München: Urban & Schwarzenberg.
Fischer, K. W., Ayoub, C., Singh, I., Noam, G., Maraganore, A., Raya, P. (1997) Psychopathology as adaptive development along distinctive pathways. Development and Psychopathology 9, 749–779.
Flehmig, I. (1990) Normale Entwicklung des Säuglings und ihre Abweichungen (4. Aufl.). Früherkennung und Frühbehandlung. Stuttgart: Thieme.
Freud, A. (1964) Das Ich und die Abwehrmechanismen. München: Kindler.
Freud, S. (1967) Gesammelte Werke Bd. 13 (5. Aufl.). Frankfurt a.M.: S. Fischer.
Freud, S. (1973) Abriß der Psychoanalyse (23. Aufl.). Frankfurt/Main: Fischer TB.

Gellert, D. S. (1974) Regression Analysis. Transactional Analysis Journal 4 (4), 42–44.
Gellert, D. S. (1975) How to reach early scenes and decisions by dream work. Transactional Analysis Journal 5, 411–414.
Gellert, D. S. (1976) Key Scenes. Transactional Analysis Journal 6, 144–146.
Glöckner, A. (1999) Lieber Vater, liebe Mutter ..., Sich von den Schatten der Kindheit befreien. Freiburg u.a.: Herder.
Goldmann, L. (1972) Die Psychologie Jean Piagets. In: Piaget, J., Goldmann, L., Cobliner, W. G. (Hrsg.) Beiträge zu einer Dialektischen Psychologie (S. I–XIII). s'Gravenhage: van Eversdijck (Rotdruck).
Goodnow, J. J. (1969) Problems in Research on Culture and Thought. In: Elkind, D., Flavell, J. H. (ed.) Studies in Cognitive Development. Essays in Honor of Jean Piaget (S. 439–464). New York: Oxford University Press.
Gooss, B., Kottwitz, G. (1994) Integrative Transaktionsanalyse Band III: Die Borderline-Persönlichkeit – Störungsbild und Heilungsprozesse. Berlin: Institut für Kommunikationstherapie.
Goulding, M., McClure, Goulding, R. L. (1979) Changing lives through Redecision Therapy. New York: Brunner & Mazel.
Goulding, M., McClure, Goulding, R. L. (1981) Neuentscheidung. Stuttgart: Klett-Cotta.
Goulding, R. L., Goulding, M. (1976) Injunctions, Decisions and Redecisions. Transactional Analysis Journal 6 (1), 41–44.
Grawe, K., Donati, R., Bernauer, F. (1994) Psychotherapie im Wandel – Von der Konfession zur Profession. Göttingen: Hogrefe.
Greenspan, S. I. (1979) Intelligence and adaptation: An integration of psychoanalytic and Piagetian developmental psychology. Psychological Issues 12 (3–4; Monograph no. 47/48).
Greenspan, S. I., Curry, J. (1979) Review of the literature. Psychological Issues 12 (3–4; Monograph no. 47/48), 8–28.
Gröder, M. (1977) Asklepieion: An Integration of Psychotherapies. In: Barnes, G. (ed.) Transactional Analysis after Eric Berne. Teachings and practices of three TA schools (S. 134–137). New York: Harper & Row.
Gurowitz, E. M. (1978) Energy considerations in treatment of the drama triangle. Transactional Analysis Journal 8 (1), 16–19.

Harlow, H. F. (1958) The nature of love. American Psychologist 13, 673–685.
Harlow, H. F. (1962) The heterosexual affectional system in monkeys. American Psychologist 17, 1–9.
Harlow, H. F., Harlow, M. K., Dodsworth, R. O., Arling, G. L. (1966) Maternal behavior in Rhesus monkeys deprived of mothering and peer associations in infancy. Proceedings of the American Philosophical Society 40, 58–66.
Harsch, H. (1977) Hilfe für Alkoholiker und andere Drogenabhängige. München: Kaiser.
Harsch, H. (1980/1993) Alkoholismus – Schritte zur Hilfe für Abhängige, deren Angehörige und Freunde. München: Kaiser.
Hartmann, H. (1986) Aufmerksamkeits-Interaktions-Therapie (AIT) bei psychotischen Kindern. Praxis der Kinderpsychologie und Kinderpsychiatrie 35, 242–247.
Hartmann, H., Rohmann, U. H. (1984) Eine Zwei-System-Theorie der Informationsverarbeitung und ihre Bedeutung für das autistische Syndrom und andere Psychosen. Praxis der Kinderpsychologie und Kinderpsychiatrie 7, 272–281.
Hartmann, H., Rohmann, U. H. (1988) Die Zwei-Prozess-Theorie der Informationsverarbeitung und ihre Bedeutung. In: Oepen, G. (Hrsg.) Psychiatrie des rechten und linken Gehirns. Neuropsychologische Ansätze zum Verständnis von „Persönlichkeit", „Depression" und „Schizophrenie" (S. 156–162). Köln: Deutscher Ärzte-Verlag.
Havighurst, R. J. (1956) Research on the developmental task concept. School Review. A Journal of Secondary Education 64, 215–223.
Havighurst, R. J. (1963) Dominant concerns in the lifecycle. In: Schenk-Danzinger L., Thomae, H. (Hrsg.) Gegenwartsprobleme der Entwicklungspsychologie (S. 27–37). Göttingen: Hogrefe.
Havighurst, R. J. (1982) Developmental tasks and education (1st ed. 1948). New York: Longman.
Haykin, M. D. (1998) Fifty years – a perspective (repression and false memory; therapeutic regression and reparenting in the treatment of schizophrenia). Transactional Analysis Journal 28 (1), 35–44.
Heckhausen, H. (1974) Motivationsanalysen. Berlin: Springer.
Heuvel, H. van den (1980) Psychotherapeutische middelen bij anorexia nervosa patienten op „De Strook". Strook, Tijdschrift voor T.A. 2, 3–4.
Holloway, W. H. (1980) Symbiotische Anpassungen; Spiele, in: Transaktionsanalyse – eine integrative Sicht. In: Barnes, G. et al. (Hrsg.) Transaktionsanalyse seit Eric Berne, Band II. (S. 64–70; 74–81). Berlin: Institut für Kommunikationstherapie.
Hoppe-Graff, S. (1993) Perspektiven des strukturgenetischen Konstruktivismus. In: Edelstein, W., Hoppe-Graff, S. (Hrsg.) Die Konstruktion kognitiver Strukturen. Perspektiven einer konstruktivistischen Entwicklungspsychologie (S. 297–317). Bern: Huber.
Hoppe-Graff, S. (1998) Comment: Constructivist potentialities and limitations. In: Goerlitz, D., Harloff, H. J., Mey G., Valsiner, J. (ed.) Children, cities, and psychological theories. Developing relationships (S. 226–234). Berlin: de Gruyter.
Hutterer-Krisch, R. (1994) Psychotherapie mit psychotischen Menschen. Wien: Springer.

Inhelder, B. (1993) Vom epistemischen zum psychologischen Subjekt. In: Edelstein, W., Hoppe-Graff, S. (Hrsg.) Die Konstruktion kognitiver Strukturen. Perspektiven einer konstruktivistischen Entwicklungspsychologie. (S. 24–27). Bern: Huber.

James, M. (1974) Self-Parenting: Theory and Practice. Transactional Analysis Journal 4 (3), 32–39.
James, M. (1977) Self-Parenting: Theory and Practice. In: James, M. M. (ed.) Techniques in Transactional Analysis for Psychotherapists and Counselours (p. 486–496). Menlo Park et al.: Addison-Wesley Publishing Compana.
Jantzen, W. (1993) Bemerkungen zur Bedeutung der Kategorie „Dialog" in der Behinderten-

pädagogik. In: Hennicke, K., Rotthaus, W. (Hrsg.) Psychotherapie und geistige Behinderung (S. 51–59). Dortmund: verlag modernes lernen.

Jantzen, W. (1993a) Geistige Behinderung und psychische Störung in der modernen Gesellschaft. In: Hennicke K., Rotthaus, W. (Hrsg.) Psychotherapie und geistige Behinderung (S. 182–194). Dortmund: verlag modernes lernen.

Jessen, F. M., Rogoll, R. (1981) Spiel-Analyse in der Transaktions-Analyse. Partnerberatung. Zeitschrift für Ehe-, Familien- und Sexualtherapie Jg. 18 (2), 56–67.

Jong, A. J. de (1982) Eet- en gewichtsstoornissen in een psychotherapeutische gemeenschap. Tijdschrift voor Psychiatrie 24 (7–8), 497–505.

Kaemmerling, H. (1986) Magie des Trinkens: Ein psychologisches Modell der Alkoholabhängigkeit, Teil 1. Zeitschrift für Transaktionsanalyse 3 (1), 25–35.

Kaemmerling, H. (1986a) Magie des Trinkens: Ein psychologisches Modell der Alkoholabhängigkeit, Teil 2. Zeitschrift für Transaktionsanalyse 3 (2), 78–96.

Kahler, T. (1978) Transactional analysis revisited. Little Rock: Human Development Publications.

Kahler, T., Capers, H. (1974) The Miniscript. Transactional Analysis Journal 4 (1), 26–42 (Errata in TAJ 4 (4), 49).

Kahn-Schneider, J. (1978) Second Order Structure of the Parent: Its Use in Therapy. Transactional Analysis Journal 8 (4), 295–296.

Kahn-Schneider, J. (1981) Strukturanalyse zweiter Ordnung des Eltern-Ichs: Ihre Verwendung in der Therapie. Neues aus der Transaktions-Analyse 5, 42–43.

Karpman, St. B., (1968) Fairy Tales and Script Drama Analysis. Transactional Analysis Bulletin 7 (26), 39–43.

Kaufmann, D. N., Kaufmann, J. (1972) The Source of Parenting Behavior: An Exploratory Study. Transactional Analysis Journal 2 (4), 41–45.

Kegan, R. G. (1979) The evolving self: A process conception of ego psychology. The Counselling Psychologist 8 (2), 5–34.

Kelly, C. R. (1971) Primal Scream and Genital Character. Interscience Research Institute, Connecticut.

Kesselring, T. (1981) Entwicklung und Widerspruch. Ein Vergleich zwischen Piagets genetischer Erkenntnistheorie und Hegels Dialektik. Frankfurt/Main: Suhrkamp.

Kiltz, R. R. (1981) Konzepte zur Genese von Schizophrenien und ihrer Behandlung nach Jacqui Lee Schiff und Mitarbeitern – Erfahrungen aus einem Studienaufenthalt in Athma Shakti Vidyalaya, Bengalore, Indien. o.O.: (unveröffentlichtes Manuskript).

Kiltz, R. R. (1996) Die sogenannte Wutarbeit. Zum Stellenwert der expressiven Arbeit mit Aggressivität im Rahmen der Psychotherapie. Zeitschrift für Transaktionsanalyse 13 (2–3), 62–82.

Klein, M. (1983) The Scriptmeaning of Anorexia Nervosa. Transactions, Journal of the Institute of T.A.: I.T.A., BM Box 4104, London, WC IN 3XX.

Kohlberg, L. (1971) From is to ought: How to commit the naturalistic fallacy and get away with it in the study of moral development. In: Mischel, T. (ed.) Cognitive development and epistemology. New York: Academic Press.

König, K. (1995) Widerstandsanalyse. Göttingen: Vandenhoeck & Ruprecht.

König, K. (1996) Abwehrmechanismen. Göttingen: Vandenhoeck & Ruprecht.

Kottwitz, G. (1993) Wege zu mir und dir bei Borderline-Störungen (Kottwitz et al [Hrsg.] Integrative Transaktionsanalyse Band II). Berlin: Institut für Kommunikationstherapie.

Kouwenhoven, M. (1977) Therapeutische kontrakten. Tijdschrift voor Psychiatrie 19 (9), 577–590.

Kouwenhoven, M. (1982) Het Miniscript. Leren en Leven met Groepen, May, p. 5150–11 to 29.

Kouwenhoven, M. (1983) Transaktionele Analyse in Nederland, Deel I: Inleidingen. Ermelo: Algemeen Nederlands Instituut voor Transaktionele Analyse (ANITA).

Kouwenhoven, M. (1985) Transaktionele Analyse in Nederland, Deel II: Therapeutische Toepassingen. Ermelo: Algemeen Nederlands Instituut voor Transaktionele Analyse (ANITA).

Kouwenhoven, M. (1987) Transaktionele Analyse in Nederland, Deel III: Sociale en Bedrijfsmatige Toepassingen. Ermelo: Algemeen Nederlands Instituut voor Transaktionele Analyse (ANITA).

Kusch, M. (1993) Entwicklungspathologie und Therapieplanung in der Kinderverhaltenstherapie. Frankfurt/Main: Peter Lang.

Kuypers, A. A. M., de Witt, M. B. K. (1983) Groepspsychotherapie met T.B.R.-gestelden in Oldenkotte. Interne publikaties: Rekken.

Landsman, S. G. (1984) Found: A place for me – the development, diagnosis and treatment of manic-depressive structure. Farmington Hills (Mi.): Treehouse Enterprises.

Lankford, V. (1972) Rapid Identification of Symbiosis. Transactional Analysis Journal 2 (1), 15–17.

Laucht, M., Esser, G., Schmidt, M. H. (2000) Längsschnittforschung zur Entwicklungsepidemiologie psychischer Störungen: Zielsetzung, Konzeption und zentrale Befunde der Mannheimer Risikokinderstudie. Zeitschrift für Klinische Psychologie und Psychotherapie, 29 (4), 246–262.

Law, G. (1981) The GAME. EATA-Newsletter No. 10.

Leboyer, F. (1975) Birth without Violence. New York: Knopf.

Levin-Landheer, P. (1982) TA and Developmental Theory. The Cycle of Development. Transactional Analysis Journal 12 (2), 129–139.

Levine, S. (1957) Infantile Experience and Resistance to Physiological Stress. Science 126, 405–430.

Levine, S. (1960) Stimulation in Infancy. Scientific American, 80–86.

Lobos-Wild, R. (1990) Die Psychotherapie der Soziopathen und der objektiv gefährlichen Patienten – Voraussetzungen des Therapeuten und seiner Umgebung; Parameter der therapeutischen Techniken. Psychotherapie, Psychosomatik und medizinische Psychologie 40, 307–315. (Der Aufbau der beschriebenen Einrichtung in der Schweiz wurde über Jahre transaktionsanalytisch supervidiert von L. Schlegel.)

Loevinger, J. (1976) Ego development. San Francisco: Jossey-Bass.

Loomis, M. E., Landsman, S. G. (1980) Manic-depressive structure: Assessment and development. Transactional Analysis Journal 10 (4), 284–290.

Loomis, M. E., Landsman, S. G. (1981) Manic-depressive structure: Treatment strategies. Transactional Analysis Journal 11 (4), 346–351.

Loomis, M. E., Landsman, S. G. (1985) Manisch-depressive Struktur – Diagnosestellung und Entwicklung (übers. Gooss, B., Kiltz, R. R.). Zeitschrift für Transaktionsanalyse 2, 5–15.

Loomis, M. E., Landsman, S. G. (1985a) Manisch-depressive Struktur – Möglichkeiten der Behandlung (übers. Gooss, B.). Zeitschrift für Transaktionsanalyse 2, 96–105.

Lorenz, K. Z. (1935) Der Kumpan in der Umwelt des Vogels. Journal für Ornithologie 83 (2).

Mahler, M. S., Pine, F., Bergman, A. (1975) The psychological birth of the human infant. New York: Basic Books.

Mandell, A. J., Geyer, M. A. (1986) Split-brain-Untersuchungen. In: Freedman, A. M., Kaplan, H. I., Sadock, B. J., Peters, U. H. (Hrsg.) Psychiatrie in Praxis und Klinik. Band 2 Biologische und organische Psychiatrie (124–125). Stuttgart New York: G. Thieme

McCormick, P. (1971) Guide for Use of a Lifescript Questionnaire. Trans Pubs., ITAA Calif.

McNeel, J. R. (1976) The Parent Interview. Transactional Analysis Journal 6 (1), 61–68.

Mellor, K. (1980). Reframing and the Integrated Use of Redeciding and Reparenting. Transactional Analysis Journal 10 (3), 204–212.

Mellor, K. (1980a) Impasses: A Developmental and Structural Understanding. Transactional Analysis Journal 10 (3), 213–220.

Mellor, K. (1981) Die Integration von Neuentscheidungsarbeit und Neubeelterung zur Veränderung des Bezugsrahmens. Neues aus der Transaktionsanalyse 5, 21–29.
Mellor, K. (1981a) Impasses: Ihre Entwicklung und ihre Struktur. Neues aus der Transaktionsanalyse 5, 33–41.
Mellor, K., Andrewartha, G. (1980) Reparenting the Parent in Support of Redecisions. Transactional Analysis Journal 10 (3), 197–203.
Mellor, K., Andrewartha, G. (1981) Neubeeltern des Eltern-Ichs zur Unterstützung von Neuentscheidungen. Neues aus der Transaktionsanalyse 5, 14–20.
Mellor, K., Schiff, E. (1975) Discounting. Transactional Analysis Journal 5 (3), 295–302.
Mellor, K., Schiff, E. (1975a) Redefining. Transactional Analysis Journal 5 (3), 303–311.
Mellor, K., Schiff, E. (1977) Mißachten (Abwerten, discount). Neues aus der Transaktionsanalyse 1, 133–139.
Mellor, K., Schiff, E. (1977a) Redifinieren – Umdeuten. Neues aus der Transaktionsanalyse 1, 140–149.
Mentzos, S. (2000) Einführung. In: Mentzos, S. (Hrsg.) Psychose und Konflikt (4. Aufl., S. 9–28). Göttingen: Vandenhoeck & Ruprecht.
Mentzos, S. (2000) Neurotische Konfliktbearbeitung. Einführung in die psychoanalytische Neurosenlehre unter Berücksichtigung neuer Perspektiven. In: Geist und Psyche (17. Aufl.). Frankfurt a.M.: Fischer.
Mitchell, A. (1983) Parent-Grafting: A Second Chance at Utter Reliability. Transactional Analysis Journal 13 (1), 25–27.
Montada, L. (1995) Fragen, Konzepte, Perspektiven. In: Oerter, R., Montada, L. (Hrsg.) Entwicklungspsychologie (3. Aufl., S. 1–83). Weinheim: Psychologie Verlags Union.
Montagu, U. (1980) Touching. Ned. Vert. De tastzin. Uitgeverij Het Spectrum: Aula 478.
Moroney, M. K. (1989) Reparenting Strategies in Transactional Analysis Therapy: A Comparison of Five Methods. Transactional Analysis Journal 19 (1), 35–41.
Müller, U. (1999). Der Mythos der Ganzheitlichkeit. Zeitschrift für Transaktionsanalyse 16 (4), 170–184.

Noam, G. G. (1998) Clinical-developmental psychology: Towards developmentally differentiated interventions. In: Sigel, I., Renninger, K. A. (ed.) Handbook of child psychology (5th ed.), Vol. 4: Child in practice.
Noce, J. (1978) A Model for the Collective Parenting Function of Therapeutic Communities. Transactional Analysis Journal 8 (4), 332–338.
Novey, T. B. (ed.) (1998) Theme Issue: Regression in Psychotherapy. Transactional Analysis Journal 28 (1).

Oblas, A. S. (1981) The Parent Interview and Indirect Suggestion. Transactional Analysis Journal 11 (2), 126–129.
Oerter, R., Montada, L. (1995) Entwicklungspsychologie. Ein Lehrbuch. München et al.: Urban und Schwarzenberg.
Orlemans et al. (1978) Handboek voor Gedragstherapie. Deventer: Van Loghum Slaterus.
Osnes, R. E. (1974) Spot Reparenting. Transactional Analysis Journal 4 (3), 40–46.
Osnes, R. E. (1981) Punktuelles Neubeeltern. Neues aus der Transaktions-Analyse 5, 2–7.

Papousek, H. (1977) Entwicklung der Lernfähigkeit im Säuglingsalter. In: Nissen, G. (Hrsg.) Intelligenz, Lernen und Lernstörungen (S. 89–97). Berlin et al.: Springer.
Papousek, H., Papousek, M., Giese, R. (1986) Neue wissenschaftliche Ansätze zum Verständnis der Mutter-Kind-Beziehung. In: Stork, J. (Hrsg.) Zur Psychologie und Psychopathologie des Säuglings – neue Ergebnisse in der psychoanalytischen Reflexion (S. 53–71). Stuttgart-Bad Cannstadt: frommann-holzboog.
Peters, U. H. (1974) Wörterbuch der Psychiatrie und medizinischen Psychologie. München u.a.: Urban & Schwarzenberg.

Piaget, J. (1970) Piaget's theory. In: Mussen, P. H. (ed.) Charmichael's manual of child psychology, 3rd. Edition (S. 703–732). New York: John Wiley.
Piaget, J. (1970a) Genetic epistemology. New York: Columbia University Press.
Piaget, J. (1981) Jean Piaget über Jean Piaget – Sein Werk aus seiner Sicht. München: Kindler.
Piaget, J. (1983) Meine Theorie der geistigen Entwicklung. Frankfurt/Main: Fischer.
Piaget, J., Garcia, R. (1991) Toward a logic of meanings. Hillsdale, N. J: Lawrence Erlbaum.
Price, R. (1986) Hypnotic Age Regression and the Reparenting of Self. Transactional Analysis Journal 16 (2), 120–127.

Rath, I. (1992) Ansätze zur Entwicklung einer stimmigen Theorienlandkarte der Transaktionsanalyse: Wissenschaftstheoretische Überlegungen zu den Grundlagen der Transaktionsanalyse. Zeitschrift für Transaktionsanalyse 9 (2–3), 90–120.
Rath, I. (1993) Developing an coherent map of transactional analysis theories. Transactional Analysis Journal 23, 201–215.
Rath, I. (1995) Ich-Systeme, Ich-Zustände und Rollen. Journal für Tiefenpsychologische Transaktionsanalyse 1 (1–2), 43–62.
Rauh, H. (1982) Frühe Kindheit. In: Oerter, R., Montada, L. (Hrsg.) Entwicklungspsychologie. Ein Lehrbuch (S. 124–194). München et al.: Urban und Schwarzenberg.
Reich, W. (1933) Charakteranalyse. Technik und Grundlagen für Studierende und praktizierende Analytiker. Nachdruck der Erstauflage des Verfassers nur für den internen Gebrauch bestimmt von Hans Hartmann KG – Frankfurt. Wien: im Selbstverlage des Verfassers.
Reich, W. (1933a) Massenpsychologie des Faschismus. Zur Sexualökonomie der politischen Reaktion und zur proletarischen Sexualpolitik. Kopenhagen: Verlag für Sexualpolitik.
Reich, W. (1973) Character Analysis. London: Vision Press.
Rohmann, U. H. (1985) Informationsverarbeitung autistischer Kinder. Muenster: Lit Verlag.
Rohmann, U. H. (1998) Starke Kinder. Dortmund: verlag modernes lernen.
Rohmann, U. H., Hartmann, H. (1988) Autoaggression. Grundlagen und Behandlungsmöglichkeiten. Dortmund: modernes lernen.
Rohmann, U. H., Elbing, U. (1998) Selbstverletzendes Verhalten. Überlegungen, Fragen und Antworten. Dortmund: verlag modernes lernen.
Rosen, H. (1991) Constructivism: Personality, psychopathology, and psychotherapy. In: Keating, D. P., Rosen, H. (ed.) Constructivist perspectives on developmental psychopathology and atypical development. The Jean Piaget symposium series (Bd. 11, S. 149–171). Hillsdale, NJ: Lawrence Erlbaum.

Samenow, S. E. (1980) Treating the Anzisocial: Confrontation or Provocation. Transactional Analysis Journal 10, 247–251.
Samuels, S. D. (1981) Parent Ego States: Can a Therapist Take One to Lunch? Transactional Analysis Journal 11 (3), 88–96.
Saß, H., Wittchen, H. U., Zaudig, M., Houben, I. (1998) Diagnostische Kriterien DSM-IV. Göttingen: Hogrefe.
Schaffer, J. B. P., Galinski, M. D. (1976) Groepstherapie en Sensitivitytraining. Deventer: Van Loghum Slaterus.
Scherch, R. O. (1979) How Come We Don't See What We See: An Operational Theory and an Exercise About Frame of Reference, Redefinition and Discounts. Transactional Analysis Journal 9 (4), 251–254.
Schiepek, G., Schütz, A., Köhler, M., Richter, K., Strunk, G. (1995) Die Mikroanalyse der Therapeut-Klient-Interaktion mittels Sequenzieller Plananalyse. Teil I: Grundlagen, Methodenentwicklung und erste Ergebnisse. Psychotherapie Forum 3, 1–17.
Schiff, Aa. W. (1969) Reparented schizophrenics – structual and functional problems in relating to the old parents and the new parents. Transactional Analysis Bulletin 8 (31), 72–75.
Schiff, Aa. W., Schiff, J. L. (1971) Passivity. Transactional Analysis Journal 1 (1), 71–78.

Schiff, Aa. W., Schiff, J. L. (1977) Passivität. Neues aus der Transaktionsanalyse 1, 221–227.
Schiff, J. L. (1969) The experience of regression, by a patient of J. L. Schiff. Transactional Analysis Bulletin 8 (31), 64–66.
Schiff, J. L. (1975) Cathexis Reader – Transactional Analysis Treatment of Psychosis. New York: Harper & Row.
Schiff, J. L. (1977) Die Regressionserfahrung, von einem Patienten von J. L. Schiff. Neues aus der Transaktionsanalyse 1, 114–115.
Schiff, J. L. (1977a) Treatment of Anorexia Nervosa. Transactional Analysis Journal 7 (1), 61–64.
Schiff, J. L. (1977b) Behandlung der Anorexia nervosa. Neues aus der Transaktionsanalyse 1, 156–158.
Schiff, J. L. (1977c) One hundred children generate a lot of TA: History, development, and activities of the Schiff family. In: Barnes, G. (ed.) TA after Eric Berne. New York: Harper College Press.
Schiff, J. L. (1978) A discussion of ego-states and ego-states networks. London: (Selbstverlag).
Schiff, J. L. (1979) Geschichte, Entwicklung und Aktivitäten der Schiff Familie. In: Barnes, G. et al. (Hrsg.) Transaktionsanalyse seit Eric Berne, Band 1: Schulen der Transaktionsanalyse, Theorie und Praxis (S. 82–112). Berlin: Institut für Kommunikationstherapie.
Schiff, J. L. (1980) A discussion of ego-state pathology. London: (Selbstverlag).
Schiff, J. L., Day, B. (1970) All my children. Philadelphia: M. Evans and Company.
Schiff, J. L., Day, B. (1980) Alle meine Kinder – Heilung der Schizophrenie durch Wiederholung der Kindheit (übers. H. Harsch). München: Kaiser.
Schiff, J. L., Schiff, Aa.W. (1969) Reparenting Schizophrenics. Transactional Analysis Bulletin 8 (31), 47–71.
Schiff, J. L., Schiff, Aa.W. (1977) Neubeeltern von Schizophrenen. Neues aus der Transaktionsanalyse 1, 102–113.
Schiff, J. L., Schiff, Aa.W., Schiff, E. (1975) Frames of reference. Transactional Analysis Journal 5 (3), 290–294.
Schiff, J. L., Schiff, Aa.W., Schiff, E. (1977) Bezugsrahmen. Neues aus der Transaktionsanalyse 1, 128–132.
Schiff, J. L., Erb, J. L., Warner, K., Schiff, Sh., Kline, D., Bowman, D. (1977) Biochemical evidence of cure in schizophrenics. Transactional Analysis Journal 7 (2), 178–182.
Schiff, J. L., Kadane, J. B., Frohman, Ch., Schervish, M., Erb, J. L., Kline, D., Schiff, Sh., Taub, L., Warner, K. (1990) A programme for schizophrenia – the result of comparing 55 unmedicated schizophrenic patients treated for a few hours daily in an out-patient programme with 16 similar hospitalized patients. Worcester: Self Publishing Association.
Schiff, Sh. (1983) Persönliche Mitteilung, 05.02.1983.
Schlegel, L. (1984) Die Transaktionale Analyse nach Eric Berne und seinen Schülern (2. Aufl.). Tübingen: Francke.
Schlegel, L. (1990) Mißachtung und Ausblendung. Zeitschrift für Transaktionsanalyse 7, 23–31.
Schlegel, L. (1993) Handwörterbuch der Transaktionsanalyse (Stichwort: Sechseck manipulativer Rollen). Freiburg u.a.: Herder.
Schlegel, L. (1993a) Gruppentherapie nach Berne. Zeitschrift für Transaktionsanalyse 10, 85–125.
Schlegel, L. (1993b) Die „psychischen Organe" und ihr Verhältnis zu den Ich-Zuständen nach Berne. Zeitschrift für Transaktionsanalyse in Theorie und Praxis 10, 155–161.
Schlegel, L. (1995) Die Transaktionale Analyse. Eine Psychotherapie, die kognitive und tiefenpsychologische Gesichtspunkte kreativ miteinander verbindet (4. Aufl.). Tübingen: Francke.
Schmid, B. (1994) Wo ist der Wind, wenn er nicht weht? Professionalität und Transaktionsanalyse aus systemischer Sicht. Paderborn: Junfermann.
Schneider, E. (1990) Arbeit mit dem Discounting-Konzept bei der Therapie mit arbeitslosen Alkoholikern. Zeitschrift für Transaktionsanalyse in Theorie und Praxis 7, 120–134.

Schuldt, K.-H. (1984) „Ich werde mich nicht töten ...": Der Einsatz des Nicht-Suizid-Vertrages innerhalb von Beratung und Behandlung. In: AKL und Schuldt, K.-H. (Hrsg.) Lebenskrisen: Möglichkeiten der Bewältigung (S. 107–120). Tübingen: (Selbstverlag).
Schuldt, K.-H. (1988) Transaktionsanalyse und Suizidalität. In: Woltersdorf, M., Wedler, H. (Hrsg.) Beratung und psychotherapeutische Arbeit mit Suizidgefährdeten (S. 53–64). Regensburg: Roderer.
Schulte-Peschel, D., Tödter, R. (1996) Einladung zum Lernen. Dortmund: verlag modernes lernen.
Seiler, T. B. (1998) Child development and environment: A constructivist perspective. Kindliche Entwicklung und Umwelt: Eine konstruktivistische Perspektive. In: Goerlitz, D., Harloff, H. J., Mey, G., Valsiner, J. (ed.) Children, cities, and psychological theories. Developing relationships (S. 199–225). Berlin: de Gruyter.
Seligman, M. E. P. (1975) Helplessness: On Depression, Development and Death. San Francisco: W. H. Freeman.
Souvaine, E., Lahey, L. L., Kegan, R. (1990) Life after formal operations: Implications for a psychology of the self. In: Alexander, C. N., Langer, E. L. (ed.) Higher stages of humen development: Perspectives on adult growth (Bd. 8, S. 229–257). New York, NY: Oxford University Press.
Spitz, R. (1974) Vom Säugling zum Kleinkind. Naturgeschichte der Mutter-Kind-Beziehungen im ersten Lebensjahr (4. Aufl.). Stuttgart: Klett.
Spitz, R. (1982) Vom Dialog. Frankfurt a.M.: Ullstein TB.
Spitz, R. A., Wolf, K. M. (1946) Anaclytic Depression. Psychoanalytic Study of the Child. 2, 313–342.
Springer, G. (1992) Das Psychosenkonzept der Transaktionsanalyse. In: Hochgerner, M., Wildberger, E. (Hrsg.) Frühe Schädigungen – Späte Störungen. Wien: Facultas.
Springer, G. (1994) Neubeelterung. Zur Theorie und Technik der transaktionsanalytischen Psychosentherapie. In: Hutterer-Krisch, R. (Hrsg.) Psychotherapie mit psychotischen Menschen (S. 287–294). Wien: Springer.
Sroufe, L. A. (1979) Socioemotional development. In: Osofsky, J. (ed.) Handbook of infant development (S. 462–516). New York: Wiley.
Sroufe, L. A. (1979a) The Coherence of Individual Development. Early Care, Attachment, and Subsequent Developmental Issues. American Psychologist 34, 834–841.
Sroufe, L. A. (1982) The organization of emotional development. Psychoanalytic Inquiry 1, 575–599.
Sroufe, L. A. (1990) An organizational perspective on the self. In: Chicchetti, D., Beeghly, M. (ed.) The self in transition: Infancy to childhood (S. 281–307). Chicago: University of Chicago Press.
Stauss, K. (1993) Neue Konzepte zum Borderline-Syndrom: Stationäre Behandlung nach den Methoden der Transaktionsanalyse – „Das Grönenbacher Modell". Beiheft 3 der Zeitschrift für Transaktionsanalyse in Theorie und Praxis. Paderborn: Junfermann.
Steiner, C. (1971) Games Alkoholics Play. New York: Grove Press
Steiner, C. (1974) Scripts People Live: Transactional Analysis of Life Scripts. New York: Grove Press.
Steiner, C. (1980) Healing Alcoholism. New York: Grove Press.
Steiner, C. (1981) The Other Side of Power. New York: Grove Press.
Steiner, C. (1985) Wie man Lebenspläne verändert. Paderborn: Junfermann.
Steiner, C. (1985) Macht ohne Ausbeutung. Paderborn: Junfermann.
Steiner, C. (1987) Wie man Lebenspläne verändert (6. Aufl.). Paderborn: Junfermann.
Steiner, C., Cassidy, W. (1969) Therapeutic Contracts in Group Treatment. Transactional Analysis Bulletin 8 (30), 29–31.
Stern, D. N. (1985) The interpersonal world of the infant. A view from psychoanalysis and developmental psychology. New York: Basic Books.

Stern, D. N. (1998) Die Lebenserfahrung des Säuglings. Stuttgart: Klett-Cotta.
Stern, D. N., Bebee, B., Jaffe, J., Bennett, S. (1977) The infant's stimulus world during social interaction: A study of caregiver behaviors with particular reference to repetition and timing. In: Schaffer, H. (ed.) Studies in mother-infant interaction (S. 177–202). New York: Academic Press.
Stewart, I., Joines, V. (1990) Die Transaktionsanalyse. Eine neue Einführung in die TA. Mit zahlreichen Abbildungen, Übungen und Hinweisen für die Praxis. Freiburg: Herder.

Tenzer, A. (1983) Piaget and psychoanalysis: Some reflections on insight. Contemporary Psychoanalysis 19 (2), 319–339.

Vago, M., Knapp, B. W. (1977) Parenting: Protection for Growth. Transactional Analysis Journal 7 (3), 221–223.
Voyat, G. (1983). Piaget and psychoanalysis: Conscious and unconscious. Contemporary Psychoanalysis 19 (2), 348–358.

Waiblinger, A. (1989) Neurosenlehre der Transaktionsanalyse. Berlin: Springer.
Ware, P. (1983) Personality adaptations (doors to therapy). Transactional Analysis Journal 13 (1), 11–19.
Ware, P. (1992) Anpassungen der Persönlichkeit – Türen zur Therapie, Zeitschrift für Transaktionsanalyse 9 (4), 183–197.
Watzlawick, P., Beavin, J. H., Jackson, D. D. (1969) Menschliche Kommunikation. Formen, Störungen, Paradoxien. Bern et al.: Huber.
Watzlawick, A. (1973) Change. Palo Alto.
Welch, R. (1990) Psychopathologie auf dem Hintergrund der Symbioseentwicklung. In: Sell, M. (Hrsg.) Lesebuch – Zusammenstellung von Kongreßbeiträgen des 11. Kongresses der Deutschen Gesellschaft für Transaktionsanalyse (DGTA), 79–94.
Welch, R. (1993) Neubeelterungstherapie. Mainz: (unveröffentlichtes Manuskript).
Werner, L., Kaplan, B. (1963) Symbol function: An organismic-developmental approach to language and expression of thought. New York: Wiley.
White, A. (1983) Three Chair-Parenting. Transactional Analysis Journal 13 (2), 110–111.
White, T. (1997) Symbiosis and attachment hunger. Transactional Analysis Journal 27, 300–304.
White, T. (1999) No-psychosis contracts. Transactional Analysis Journal 29 (2), 133–138.
Wilde, L. de (1983) Een ethologische visie op depressie. Tijdschrift voor psychiatrie 25 (9), 611–622.
Wilson, J., Kalina, I. (1978) The Splinter Chart. Transactional Analysis Journal 8, 200–205.
Wilson, T. E., White, T. L., Heiber, R. G. (1985) Reparenting Schizophrenic Youths in a Hospital Setting. Transactional Analysis Journal 15 (3), 211–215.
Windes, K. L. (1977) The Three „C's" of Correction: Cops – Cons – Counselors. In: Barnes, G. (ed.) Transactional Analysis after Eric Berne. Teachings and practices of three TA schools. New York: Harper & Row.
Wit, M. B. G. de (1982) Afwezig, minimaal en ziek Oudersystem; enige theorie en aanwijzingen voor behandeling. Rekken: Uitgave „Oldenkotte".
Woods, K. (1980) Moving away from attack therapy. Transactional Analysis Journal 10 (3), 241–246.
Woods, K., Woods, M. (1982) Treatment of Borderline Conditions. Transactional Analysis Journal 12 (4), 288–300.
Woods, K. (1982) The Offender. Transactional Analysis Journal 12 (4), 304–308.
Woolams, S., Brown, M. (1978) Transactional analysis. Huron Valley: Huron Valley Institute Press.

Yochelson, S., Samenow, S. E. (1976) The Criminal Personality: A Profile for Change. New York: Jason Aranson.
Yochelson, S., Samenow, S. E. (1977) The Criminal Personality: The Change Process. New York: Jason Aranson.

Zaslow, R. W. (1981) Z-Process-Attachment Therapy. In: Corsini, J. (ed.) Innovative Psychotherapies. New York: John Wiley.
Zubin, J., Spring, B. (1977) Vulnerability – A new view of schizophrenia. Journal of Abnormal Psychology 86, 2, 103–126.

Anhang: Kurzfassung der Nosologie von Jacqui L. Schiff und Mitarbeitern

A1: Psychotische Persönlichkeitsstruktur, allgemein

Schlüsselkonstellationen
Vor dem 2. Lebensjahr auf Überlebensniveau krankmachende EL-Botschaften bekommen, verinnerlicht und generalisiert; siehe Abb. 26, 30 und 33.

Skriptentscheidungen
Entsprechend den spezifischen Schlüsselerlebnissen: „Es ist etwas *grundsätzlich* nicht in Ordnung mit *mir*." Skriptverstärkende Erlebnisse in allen folgenden Entwicklungsphasen.

Besondere Merkmale
– Bedürftigkeit (neediness)!
– Ich-Zustände: Siehe Abbildungen zu den spezifischen psychotischen Strukturen
– Klinisches Bild: In der Psychotherapie wohl nur prä- oder postpsychotisch
– Eltern: Sind ihrerseits deutlich gestört (oft wenigstens 1 Elternteil selbst psychotisch)
– Beziehungen: Geschlossenes symbiotisches System
– Verhalten: Extrem umdefinierend
– Verhalten unter Stress: Psychose oder andere Dekompensation (s.u.)
– Andere Pathologien wie Zyklothymie, Soziopathie, psychosomatische oder neurotische Störungsbilder können eine schizophrene Persönlichkeitsstruktur „überlagern" und der Abwehr des Schizophren-Werdens dienen („Deckneurose").

Besondere Aspekte der Behandlung
– Entweder zudeckend, z.B. medikamentös, oder rekonstruktiv: Mehrjährig, oft (teil-)stationär
– Haltung der Therapeuten: Struktur und Information geben; aus dem EL Erlaubnis geben.

- Viele Psychotiker können ihr Problem nicht verbalisieren (vgl. Schlüsselkonstellationen vor Spracherwerb). Mögliches Vorgehen (nach zuverlässiger Enttrübung des ER):
  - sie „ihr Problem" zeichnen oder malen lassen oder
  - sie frei zeichnen oder malen lassen und ihr Problem auf der Symbolebene in der Zeichnung ändern lassen; oder analog hierzu
  - mit Träumen arbeiten (vgl. Traumarbeit der Senoi); oder
  - Regressionsarbeit auf Vertragsbasis
- Mögliche Sabotagen der Behandlung:
  - Medikamente verweigern
  - Verwahrlosung (mit Essen oder Trinken)
  - Obdachlos/Sich isolieren
  - Psychose, Suizid, Mord.

A2: Neurotische Persönlichkeitsstruktur

Schlüsselkonstellation
Kann in jeder Entwicklungsphase entstehen.

Skriptentscheidung
Isolieren des Traumas/Vorfalls; Vermeiden neuer, ähnlicher Vorfälle.

Besondere Merkmale
- Ich-Zustände: Siehe Abb. 28, 30 und 54.
- Zur Erklärung: Es wird eine Persönlichkeit entwickelt mit einem Anteil im Eltern-Ich, der einen korrespondierenden Anteil im Kind-Ich – außerhalb des ER-Bewusstseins – unterdrückt
- Eltern: Es sind unterdrückende EL-Botschaften bzgl. des Inhaltes des K-Traumas verinnerlicht.
- Orientierung: Es werden Situationen vermieden, die den unterdrückten K-Anteil (die „alte Wunde") reaktualisieren könnten.
- Klinisches Bild: Keine Auffälligkeiten, es sei denn, aktuelle Lebensbezüge berühren den unterdrückten K-Anteil mit korrespondierendem EL-Anteil. – In diesem Bereich liegen *Abwehrmechanismen* vor (siehe Discounting-Matrix); die *Erscheinungsbilder* können Phobien sein, Zwangshandlungen, Angststörungen und vieles andere mehr.
- Verhalten unter Stress: Das EL bremst die Gefahr der Aktualisierung des Traumas.

Besondere Aspekte der Behandlung
Erlaubnis zum Erleben und Durcharbeiten der unterdrückten Gefühle und Zugang finden zu den dazugehörigen Grundbedürfnissen: Stimulierung des nK.

A3: Hebephrene Persönlichkeitsstruktur

Schlüsselkonstellation
- 6. Woche bis 3. Lebensmonat
- Abdrosseln des Saugreflexes, um zu überleben. Das Saugen des Babys löst bei der Mutter stark negative Reaktionen aus: Angst vor Schmerz (z.B. wg. Brustentzündung); Angst vor genital empfundenen sexuellen Gefühlen. Folge: Je mehr das Baby saugt, desto negativer die mütterliche Reaktion, Nachlassen der Milchproduktion. – Spätere Verstärkung der Passivität, z.B. durch Unterbindung der Bedürfnisse in der Explorationsphase durch Anbinden, Laufställchen oder Ähnliches; auf Weinen oder Jähzornsanfälle keine Reaktion der Eltern.

Thema
Verlassenheit; „starving baby".

Skriptentscheidung
„Je weniger ich tue, desto eher bekomme ich etwas"; der *primäre Versorgungszyklus* wird nicht erlernt.

Besondere Merkmale
- Die gefährlichste Schizophrenieform (bzgl. Gewaltanwendung)
- Dichotomie: Reize und Informationen erfahren keine Generalisierung über das Corpus callosum in beide Hirnhälften
- Ich-Zustände: Siehe Abb. 36, 37
- Enorme oberflächliche Anpassungsgabe; starke Neigung auszuagieren infolge schlecht erlernter innerer Kontrolle
- Keine Hungerempfindung im Magen
- Schmerz- und Heiß – Kalt-Empfindung kann völlig abgestellt oder in Lustgefühl verwandelt werden: Kein diesbezügliches Vermeidungsverhalten
- Körperliche Krankheitserscheinungen können unterdrückt werden (z.B. Blinddarmentzündung)
- Unterdrückung der Wahrnehmung von Aggressivität, Traurigkeit, Depressivität
- Wahrnehmungsstörungen: Apperzeption, Abstand, Perspektive; Rechtshänder tun sich schwer, ein Puzzle zu legen (sind aber geschickt mit Reimen, Wortspielen)
- Die Mutter sieht ihr Kind, wenn es lieb, überangepasst ist und nicht weint
- Selbstverletzung aus Aufregung/Neugier, um sich überhaupt zu fühlen
- Spiele: „Dumm", um Ärger zu vermeiden und an andere loszuwerden; *Shiften* von Unlust und Traurigkeit an Therapeuten

- „Läppisches" Lachen als Vorstufe zu Agitiertsein bei Bedrohung (des Bezugsrahmens)
- Spannung sexuell abreagieren.

Besondere Aspekte der Behandlung
Gegenübertragung zu Beginn meist (ganz unrealistisch) massiv positiv; *geshiftete* Gefühle: Vor allem erhebliche Traurigkeit (primäre Verlassenheits – Depression). Aus dem Kind-Ich des Patienten werden Therapeutinnen oft in der Elternrolle wahrgenommen („meine Mutter will mich verhungern lassen"), Therapeuten in der K-Position („mein Vater will mich ermorden").

A4: Paraphrene Persönlichkeitsstruktur

Schlüsselkonstellation
- 5.–6. Monat (Höhepunkt der frühen, gesunden Symbiose) – die Umgebung ist insgesamt zu stimulationsarm, gibt zu wenig angenehme sensorische und grobmotorische Stimulation und Wärme; Versorgung ansonsten meist in Ordnung. Mögliche Hintergründe: 1. Chronisch unterstimulierende Umgebung, z.B. gehen beide Eltern arbeiten und lassen ihr Kind Stunden über Stunden tags allein. 2. Traumatisch: die Mutter ist selbst depressiv zu dieser Zeit, oder wird hospitalisiert und kann sich ihrem Baby nicht widmen; oder stirbt ...

Thema
Einsamkeit: Bonding-Problem (Nähe zu chronischer anaklitischer Depression nach R. Spitz und Wolf, 1946).

Skriptentscheidung
„Die Welt draußen ist belanglos; deswegen muss ich mich von innen her selbst stimulieren (um die entsprechende Depression zu vermeiden)." Misstrauisch und argwöhnisch sein.

Besondere Merkmale
- Im MMPI typisch: Hohe Werte der Skalen 8:2:7 in dieser Reihenfolge
- Als Erwachsene nach außen hin auffällig wenig „Auffälliges"; man glaubt ihnen das Ausmaß ihrer Gestörtheit nicht (so leicht) – werden oft als Schizophrenia simplex, schizoaffektive Psychose, Borderline, Depression oder Colitis fehldiagnostiziert
- Trotz der äußerlichen relativen Unauffälligkeit die suizidalste Untergruppe der Schizophrenen
- Besonderes Interesse an der eigenen Innenwelt
- Tun sich schwer, Dinge getan zu bekommen
- Ab Pubertät erhebliche sexuelle Probleme/Auffälligkeiten, z.B. Sexualisierung von Schmerz → Masochistisches

- Zentrales Gefühl ist Traurigkeit, die ausgeblendet wird
- Auch herausforderndes Verhalten, um negative Stimulation von außen zu provozieren (durch Geschlagen-Werden o. Ä.)
- Zwanghaftes; oft ironisch
- Lieben schöne Dinge statt Menschen oder Tiere
- Wenn akustische Halluzinationen auftreten, werden sie mit innerer Distanz dazu wahrgenommen: Sie wissen, dass sie halluzinieren.

Besondere Aspekte der Behandlung
- Von außen kommende Stimulation als bedeutungsvoll erleben lassen
- Körperliche Strokes, insbesondere unvermutet und plötzlich, und/oder sehr sanft, um sie nicht ausblenden zu können (z.B. in der „Stimulationsgruppe")
- Schmerz *erfahren* lassen, statt ihn zu sexualisieren (d.h. masochistisch zu verarbeiten), um mit wirklicher *Traurigkeit* in Kontakt zu kommen.

A5: Paranoide Persönlichkeitsstruktur

Schlüsselkonstellation
- 9.–12. Lebensmonat
- Abweisende Reaktion der Mutter, wenn sie erlebt, dass ihr Kind nicht ihrem Idealbild entspricht – was sie sich selbst nicht zugesteht.

Thema
Ablehnung.

Skriptentscheidung
Ca. 4./5. Lebensjahr:
„Irgendwas mit mir ist verkehrt, aber was?" Fantasie, ein Monster, ein gefährliches Tier oder Ähnliches zu sein: Inhalt der „paranoiden Blase".
„Und darum kann meine Mutter mich nicht lieben." – Folge: Verstärkung der Schuldgefühle der Mutter durch Quengeln und Nörgeln, um ihr Mitleid zu erreichen. Koppeln von „etwas nicht können" und Zuwendung, um wenigstens *negative Zuwendung* zu erhalten. Sexuell auffälliges bzw. Nicht-o.k-Verhalten und Zuwendung werden aneinander gekoppelt; Folge: Viel Leid. Existenzielle Grundposition: +/– und –/–.

Besondere Merkmale
Kind-Ich-Zustände: Siehe Abb. 39.
Angst (vor Abgewiesen-Werden und Im-Stich-gelassen-Werden) wird unterdrückt, Ersatzgefühl Ärger, Wut. Kastrationsangst.
Spiele: Tritt-Mich; Ist es nicht schrecklich?
Makel (Weggehen, um dem Verlassen-Werden zuvorzukommen)
Hab' ich dich endlich...

Rate mal
WOLF-Spiel (unzuverlässig sein).

Besondere Aspekte der Behandlung
Auf jedes Nicht-o.K.-*Verhalten* reagieren i.S. von: es benennen, ehrlich bedingt-negativ stroken und gesundes Verhalten explizit erwarten (um so das Sammeln negativer Rabattmarken auf der Therapeutenseite zu vermeiden, was sonst im Eklat zu einer Ablehnung der *Person* des Patienten führen und sein –/– verstärken würde). Weiter:
– Einsatz gemischter Zuwendung.
– Auf Angst statt Wut fokussieren.
– Das negative Selbstbild (paranoide Blase) psychodramatisch durchspielen.
– Türen (nach P. Ware, 1983; deutsch: 1992): Denken/Fühlen/Verhalten.

A6: Hysterische Persönlichkeitsstruktur

Schlüsselkonstellation
– 9.–12. Lebensmonat
– Situation ähnlich wie an der Wurzel der paranoiden Struktur, aber milder: Das Kind entspricht den Vorstellungen der Mutter nicht, sie distanziert sich und ist in ihrer Versorgung/Zuwendung inadäquat (z.B. bringt sie ihr Kind zum Lachen, wenn es nasse Windeln hat und weint, statt die Windel zu wechseln – und damit ein Problem zu lösen). Das sich später hysterisch entwickelnde Kind schafft/lernt es, den Erwartungen der Mutter weitgehend zu entsprechen, indem es frühzeitig beispielsweise viele kleine Kunststückchen lernt und ein „herziges", niedliches Baby ist: Überangepasste, bedingte o.K.-Position; bekommt u.U. sehr viel oberflächliche Zuwendung für Groß-Tun statt Groß-Sein: Das Kind ist narzisstisch besetzt.

Skriptentscheidung
„Ich darf nicht ich selbst sein." –/+.

Besondere Merkmale
Rackets: Verhalten wirkt oft „unecht, kindisch, dramatisch".
Da auf Wutäußerungen Zurückweisung erlebt wurde, wird Aggressivität mit Angst gedeckt – bis hin zu Denkstörungen:
Spiel: „Dumm", womit i.S. der heißen Kartoffel Irritation und Ärger auf andere *geshiftet* werden.
Verwirrung in Bezug auf Sexualität und Zuwendung: Verführerisches Verhalten führt immer wieder zu Nicht-o.K.-Erfahrungen.

Besondere Aspekte der Behandlung
- Zuwendung vor allem durch weibliche Personen; Zuwendung von Sexualität abkoppeln
- Verführerisches Verhalten konfrontieren
- Denkstörungen bearbeiten durch Aufschreibenlassen von Gründen für ihr Verhalten und ihre Gefühle: Ein „Ärgerheft" schreiben lassen, in dem Buch geführt wird, wann jemand Ärger wahrgenommen hat, was der Anlass dafür war und ob dieser Ärger angemessen oder unrealistisch war
- Time-Out-Vertrag bei Dumm-Spielen

Personen mit hysterischer Persönlichkeitsstruktur können u.U. auch einmal psychotisch dekompensieren und zwar wenn sie entsprechende *Einschärfungen* oder *Zuschreibungen* verinnerlicht haben (z.B. don't be sane; don't think). Man spricht dann von hysterischer oder reaktiver Psychose.

Türen (nach P. Ware, 1983; 1992): Fühlen/Denken/Verhalten.

A7: Zwanghafte Persönlichkeitsstruktur (Obsessiv-kompulsiv)

Schlüsselkonstellation
- 9.–12. Lebensmonat
- Ähnlich wie bei der Entstehung der paranoiden Struktur; die Mutter fühlt den Impuls, ihr Baby abzuweisen, aber extremer und hat eine Neigung, gewalttätig werden zu können, Schmerz antun zu können, was sie unterdrückt oder verleugnet; → sie kommt nicht zur Ruhe, ist übermüdet, bleibt irritierbar; wenn ihr Kind z.B. aus Separationsangst heraus weint, tauchen ihre gewalttätigen Impulse stärker auf, die sie i.S. eines Überlebensmechanismus für Mutter und Kind abwehrt, indem sie einerseits ihre eigene Gefährlichkeit für ihr Kind in die Umgebung projiziert und es andererseits vor dieser (vermeintlich bedrohlichen) Umgebung schützt → sie kann sich in ihrem eigenen Eltern-Ich als „gute Mutter" fühlen; das Problem ist aber nicht wirklich gelöst, und sie muss ihre K-Impulse weiter unterdrücken (und damit auch ihr spontanes, natürliches Verhalten, ihre Empathie).

Skriptentscheidung
„Ich muss Kontrolle behalten" –/+.

Besondere Merkmale
- Als Kind Angst vor der Umgebung beigebracht bekommen, aber nicht vor Gefahren, vor denen die Mutter nicht warnte: Keine Informationen über realistische Gefahren und Gründe von Gefahren sowie entsprechende Lösungen.

- Da Äußerungen von Schmerz und Aggressivität aus der „alten Wunde" direkt gewalttätige Impulse bei der Mutter stimulieren würden, lernt das Kind, sie bei sich zu unterdrücken; es überlagert sie durch Gefühle von Traurigkeit und auch Angst.
- Zwei Hauptgruppen von Folgen:
  - *Zwangsdenken* bewirkt inneres Eskalieren von Angst, um eigene spontane und natürliche (z.B. aggressive) Impulse zu kontrollieren (zu unterdrücken); das zeigt sich nach außen hin als Neigung zu Zweifeln, Entscheidungsunfähigkeit, Neigung zu Überdetaillieren; und
  - *Zwangshandlungen:* Das „magische Kind" entwickelt stereotype, rituelle Handlungsweisen, um die Umgebung (und eigene Impulse) zu kontrollieren, was angstmindernd und energieneutralisierend (-abführend) wirkt.
- Auf alle Details einzugehen bewirkt, dass keine Energie mehr da ist, um Probleme zu lösen.
- Wirkliche Gefahren mangels gesunder Information nicht sehen.
- In der Familie Streit auf Abstand als aggressives Überdruckventil und um gleichzeitig zu vermeiden, dass es zu Gewaltäußerungen (Misshandlungen) kommt.
- Andere provozieren bis zum Schreien; wenn das in körperlicher Nähe passiert, mögliche hysterische Reaktion.
- *Spiele*:
  - Passiv/aggressiv (Schlemihl)
  - „Unsauber" mit Geld umgehen
  - WOLF-Spiel (Antithese: Du lügst, und es ist deine Aufgabe, uns vom Gegenteil zu überzeugen)
  - Suizidalität, wenn die Zwänge (einfach) gestoppt werden: Gefahr von (auto-) aggressiven Impulsdurchbrüchen.

Besondere Aspekte der Behandlung
- Erfahren lassen, dass die Welt nicht so gefährlich ist, wie befürchtet; Überprüfung der eigenen Fantasien mit Vertrauensperson
- Durch Buchführen über eigene Ärgerreaktionen Kontrolle über Ärger und andere Gefühle erlernen
- Verantwortung erlernen für grandioses Denken bzgl. eigener aggressiven Fantasien
- Gefühle der Nähe erfahren, wirkliche Intimität erleben
- Bzgl. des Tuns von Dingen lernen, gesunde Prioritäten zu setzen (z.B. in Regression auf Vertag auf das Alter 12–18 Monate) und Dinge auch zu Ende zu bringen
- Viel positive, auch körperliche Zuwendung
- Der Time-Out-Vertrag wirkt oft nicht, da Patienten ihn zwanghaft verarbeiten.

- Möglichkeit der *psychotischen Dekompensation:* Vgl. das bei Hysterie erwähnte; auch „Verwandtschaft" von paranoider und zwanghafter Schlüsselkonstellation.
- Türen (nach P. Ware, 1983; 1992): D/F/V.

A8: Zyklothyme Persönlichkeitsstruktur (manisch-depressiv)

Schlüsselkonstellation
- Nach S. G. Landsman (1984) regelmäßig schon vorgeburtliche Traumata; nach Schiffs Beginn ab 3. Monat, Hauptfixierung etwa zwischen dem 12. und 18. Monat:
- Die Beelterung erfolgt aus einem widersprüchlichen und rivalisierenden Bezugsrahmen mit früher Betonung von Tun (bzw. Nicht-Tun), grandiosem Umgang mit Fühlen („Gefühle sind überwältigend"), Denken und Handeln (z.B. „Ich kann nicht denken und fühlen gleichzeitig.").
- Typisches Feld, auf dem sich dies zeigt: Die Mutter erlaubt dem Kind nicht, selbstständig essen zu lernen; füttert eher länger Flüssiges als Festes, als es dem Entwicklungsstand des Kindes entspricht, fixiert es, wenn es sich wehren will; „Zwangsfüttern" mit dem Löffel u.Ä. → Machtkampf darüber, wer wen dominiert (mit starkem Agitiertsein auf beiden Seiten): Frühe Wurzel des manischen Verhaltens → das Gegenüber verspürt die meiste Aufregung.
- Typisch für Familien mit manisch-depressiver Struktur ist, dass jedes Mitglied sein extrem abgegrenztes, eigenes Terrain hat (Honigwabe): Es können nicht zwei Personen zur gleichen Zeit dasselbe denken, fühlen oder tun.
- Wert wird früh auf das Erlernen von Besonderheiten gelegt (z.B. Farben benennen), wofür Alltagsdinge (ER_2-Qualität) vernachlässigt werden.

Skriptentscheidung
Bis Ende der ersten zwei Lebensjahre: Dem ER_2 nicht die verantwortliche Führung überlassen. Konstrukt eines *fantasierten (idealen)* nEL, das oft nicht mitgeteilt und nicht an der Realität überprüft wird.

Besondere Merkmale
- Ich-Zustände: Siehe Abb. 41 und 42.
- Konflikte provozieren, indem man sich nicht anpasst: Die Aufregung ist bei den anderen
- Sexuelle Probleme infolge Verführungsfantasien im Hinblick auf die Mutter
- Aufregende Gräuelgeschichten erzählen, Bedarf an Zuschauern

- Beschreiben und Denken erfolgen kompetitiv, vergleichend, statt an der Realität orientiert
- Die Intensität von Gefühlen wird eingesetzt i.S. von Gewichtigkeit von Argumenten
- Oft müde – oder unermüdlich.

Besondere Aspekte der Behandlung; siehe Abb. 43 und 44.
- *Auf der manischen Seite*
    - Verhalten übertrieben negativ stroken
    - Sich nicht aufregen lassen; die „heiße Kartoffel" zurückgeben
    - Nicht-rivalisierend mit einem Löffel füttern
    - Hand-in-Hand-Begleitung
- *Auf der depressiven Seite*
    - Positiv stroken
    - Für viel körperliche Bewegung sorgen
    - Schrittweise Therapie, realistische Teilziele
    - Vermeiden grandioser Gefühle
- *Ziel:*
Kooperieren statt Rivalisieren. Leere Fächer auffüllen.

A9: Katatone Persönlichkeitsstruktur

Schlüsselkonstellation
- 2. Lebensjahr
- Der Bezug zur Mutter und die Versorgung sind im Vergleich zu anderen Schizophreniebildern relativ gut. Aber: „Die Eltern streiten sich über die Wiege hinweg." Das Kind erlebt Chaos, lautes Kreischen und Weinen um sich herum als bedrohlich. In einem Lebensalter, wo es um das verlässliche Erlernen des Prinzips „Ursache und Wirkung" geht (fasziniertes Spiel mit dem Lichtschalter: Licht an, Licht aus…) ist die Reaktion der Umgebung nicht vorhersehbar: Mal kommt jemand, mal nicht, mal gibt es pünktlich zu essen, mal nicht …

Thema
Ablehnung.

Skriptentscheidung
Ca. 2. Lebensjahr: „Egal was ich tue, ich kann meine Umgebung nicht beeinflussen. – Wäre ich doch nie geboren worden."

Besondere Merkmale
Auf sozialer Ebene oft die bestintegrierte Schizophrenieform. Oft suizidal! In der Psychose neigen erwachsene Katatone zu motorischen Auffälligkeiten mit Stereotypien, Stupor (Erstarrung, was J. Schiff als „ich will wieder

zurück, wie's war vor meiner Geburt" sieht) und flexibilitas cerea (was J. Schiff als eher hysterisch bedingtes Beiwerk ansieht) – und auf der anderen Seite ein ungehemmter Bewegungsdrang, nicht i.S. von irgendwo weg- oder hinlaufen, sondern sich bewegen, laufen, laufen.
- Extrem: Perniziöse Katatonie (lebensgefährlich)
- Keine signifikanten Wahrnehmungs- oder Koordinationsprobleme
- Interner Kampf darum, Kontrolle zu bewahren
- Die Außenwelt ist unwichtig, es sei denn, dass sie das Kontrollbedürfnis stört
- Regression bei zu viel Nähe
- Probleme der Zweijährigen: Habgierig sein, alles Mögliche sammeln, stehlen; Machtkampf
- Anorexie-ähnliche Erscheinungen: Nicht geboren sein wollen
- Aufdringlichkeit
- Sexuelle Entwicklung verzögert, oder Einsatz von Sexualität, um Aufregung und Abreaktion zu erfahren

Besondere Aspekte der Behandlung
- Z.B. im psychodramatischen Durchspielen wiederholt „neu geboren und willkommen geheißen werden"
- Kurzfristige Regressionsarbeit (auf Vertrag) auf dem Niveau von 12–18 Monaten, um zu lernen, dass man Einfluss haben kann auf die Umgebung
- Den Machtaspekt in der „Hilflosigkeit" erkennen.

A10: Depression der Zweijährigen

Schlüsselkonstellation
- 18. Monat bis 3. Lebensjahr
- Das Kind bleibt egozentrisch, weil es von seinen Eltern keine klaren, realistischen Anforderungen gestellt bekommt: ihm werden keine realistischen Grenzen gesetzt → das Kind lernt nicht, gesunde Rücksicht zu nehmen auf Bedürfnisse und Gefühle anderer (kooperieren).
Resultat: Das Kind ist verwöhnt, lernt normale, von der Umgebung erwartete Verhaltensweisen nicht, da es abstoßend wirkt (putzt sich z.B. die Nase nicht), es lernt nicht, seine egozentrische „Paradiesesposition" und damit seine unrealistische Wut (Jähzornsanfälle) einfach aufzugeben und zu kooperieren → es behält Probleme damit, wütend zu sein, gesundes Explorationsverhalten und Initiative zu zeigen. Es lernt, seine nicht verarbeitete Aggressivität durch angstmachende Fantasien zu unterdrücken.

Skriptentscheidung
Etwa im 4. Lebensjahr wird ihm klar: „Irgendwas ist verkehrt mit mir – aber ich weiß nicht genau was." –/+.

Besondere Merkmale
- Unangemessene Wut, wenn Anforderungen gestellt werden; jähzornig – oder enorme ängstliche, innere Erregung und Neigung zu
- Rückzug, um Jähzorn zu vermeiden: „Deckelung von Wut durch Angst"
- Unter Umständen Entwicklung eines *depressiven Mechanismus* (der auch bei allen anderen Persönlichkeitsstrukturen vorkommen kann): Rückzug (sich abschirmen vor inneren und äußeren Reizen) entweder als gesunde Reaktion, z.B. zur Verarbeitung eines Verlustes; dieser Rückzug wird dann nach einer Weile wieder aufgegeben. Wird er aber beibehalten, kann ein Circulus vitiosus entstehen, wenn neue Probleme auftauchen: Arbeitsprobleme, Vereinsamung, Zuwendungsmangel, ... was den depressiven Mechanismus verstärken kann.

Besondere Aspekte der Behandlung
- Zurückdrängen des depressiven Mechanismus durch Bewegung, z.B. in Form eines variierten Tagesprogrammes, Aufstellen von kurzzeitigen Zielen
- Schrittweise lernen, gesund mit Ärger umzugehen (z.B. durch Aufschreiben, wann Ärger auftauchte, was der Anlass war, ob der Ärger angemessen oder unrealistisch war)
- Aufgeben der unangemessenen Aggressivität, wenn man nicht „seinen Willen bekommt"
- Erfolgreich berechtigten Ärger einsetzen
- Dieses Programm kann sehr viel Energie freisetzen, die vorher im depressiven Mechanismus und in der durch Angst unterdrückten Aggressivität steckte.

A11: Soziopathische Persönlichkeitsstruktur I: Aktiv (Abwesendes Eltern-Ich-System)

Synonyme: Psychopathie, antisoziale, dissoziale Persönlichkeit, Character Disorder (CD).

Schlüsselkonstellationen
- Bis etwa 4. Lebensjahr:
- Widersprüchliche, unvereinbare Eltern-Botschaften: Die Eltern bzw. Eltern-Personen haben das Kind misshandelt; und/oder affektiv/erzieherisch verwahrlosen lassen (z.B. „Schlüsselkinder"); und/oder Kinderheimkarriere; und/oder (bes. materielle) grenzenlose Verwöhnung.

Skriptentscheidung

„Ich lass mich nie mehr so (durch meine primären Versorger) quälen, wie damals als ... (Angst vor Intimität). Ich nehme nichts mehr von euch an. Ich halte mich an Meinesgleichen (Gleichaltrige; Clique; Bande)." +/–.

Besondere Merkmale
- Klinisches Bild: Egozentrizität; Unabhängigkeit; cool und berechnend oder acting out, Gewalt; keine Empathie (Menschen und Tiere wie Dinge behandeln); gewissenlos; u.U. Tätowierungen
- Orientierung: Extern (Radar)
- Ich-Zustände: Siehe Abb. 47 und 48.
- Beziehungen: Oberflächlich (wie ein Schmetterling); Provokation des kEL bei anderen (aus Rache für altes Leid)
- Gefühle: Sog. weiche Gefühle wie Angst, Schmerz, Traurigkeit, „Herz" werden als „Schwäche" erlebt und abgewertet, überdeckt mit Aggressivität, Machtspielen, (Ein-)Druck-Machen oder Verführerisch-Sein
- Verhalten: Aufregung und Dramatik; unberechenbar, manipulativ, opportunistisch, verfolgerisch.
- Unter Stress: Eskalieren (hemmungslos „wie ein Panzer")
- Spiele: Besonders aus Verfolger- und Retterposition heraus. WOLF-Spiel.

Besondere Aspekte der Behandlung
- In hierarchischer therapeutischer Gemeinschaft
- Wichtig: Nicht aus dem Eltern-Ich reagieren (außer, wenn eine wirklich sehr gefährliche Situation vorliegt), sondern aus dem ER mit Konsequenzen und dem nK. Non-Verträge.
Einsichtsorientiert arbeiten.
- The GAME.
- Sabotagen: Andere leiden lassen
    Weglaufen
    Acting-out
    Abhängigkeit
    Lügen/Stehlen und sich dafür rechtfertigen (den Grund bei anderen suchen)
- Türen (nach P. Ware, 1983; 1992): Verhalten/Fühlen/Denken.

A12: Soziopathische Persönlichkeitsstruktur II: Anpassungsstörungen mit abweichendem Eltern-Ich-System

Schlüsselkonstellation
- Abhängig vom Lebensalter, wenn
- ein Wechsel des Lebensbereiches geschieht (Umzug in ein anderes Land, insbesondere in eine andere Kultur).

Das *Erscheinungsbild* ist dem der Soziopathie ähnlich, es liegt aber nicht das klinische Bild mit entsprechenden Skriptentscheidungen usw. vor. Es besteht in Wirklichkeit ein doppeltes Eltern-Ich-System: Das des alten und das des neuen Kulturkreises.
Ich-Zustände: Siehe Abb. 49.

Besondere Aspekte der Behandlung
Orientierung und Integration bzgl. der neuen Kultur stimulieren. Rückzug in Subkultur oder Untergruppen vermeiden, um weitere Anpassungsstörungen zu vermeiden → ansonsten Gefahr der Isolierung mit Kriminalität, Abhängigkeit usw.

A13: Soziopathische Persönlichkeitsstruktur III: Passiv-abhängig (Minimales Eltern-Ich-System)

Dazugehörend: Selbstunsichere Persönlichkeit, unselbstständige Persönlichkeit.

Schlüsselkonstellation
- Zwischen 6. und 12. Lebensjahr
- Im Stich gelassen, Beziehung zu Eltern oder Erziehern abgebrochen.

Skriptentscheidung
„Ich höre auf, mich an Eltern/Erzieher zu binden/orientieren – egal ob Vater- oder Mutterfiguren (um mich nie wieder so quälen zu lassen, wie als...). – Ich tue so wenig wie möglich, dann mache ich auch nichts verkehrt. Wenn ich nichts tue, mache ich auch keinen Fehler."

Besondere Merkmale
- Klinisches Bild: Passiv-abhängig; passiv-aggressiv: subtil irritierend. – Einsam, depressiv; zuhause alleine trinken.
- Orientierung: Minimal; imitieren („mal sehen, wie's die anderen machen").
- Ich-Zustände: Siehe Abb. 51
- Beziehungen: Besetzen den passiven Part – der andere wird aktiv, holt z.B. Alkohol ins Haus
- Spiele: Aus Opferrolle
- Verhalten unter Stress: Nicht psychotisch, nicht aggressiv: „Ich rege mich nicht auf."

Besondere Aspekte der Behandlung
- Informieren und stimulieren; „heiße Kartoffel" zurückgeben. Nicht aus dem EL reagieren (es sei denn im wirklichen Notfall).
- Sabotage: Sich krankmelden. Parasitieren.
- Türen (nach P. Ware, 1983; 1992): Verhalten/Fühlen/Denken.

Namensverzeichnis

Ainsworth, M. D. S. 15, 50, 184
Andrewartha, W. 316
Ayres, A. J. 169

Barnes, G. 2, 123, 124
Bateson, G. 343
Beck, A. T. 24
Beeghly, M. 16
Beilin, H. 25
Bergman, A. 161
Berne, E. 1, 4, 9, 10, 32, 37, 40, 43, 50, 84, 85, 105, 106, 131, 135, 212, 341, 343, 344, 345, 347
Bierenbrodspot, P. 123
Blanck, G. 5, 45
Blanck, G. und Blanck, R. 39, 40
Blot, B. de 93
Bolten, M. P. 316
Bovet, M. 37
Bowlby, J. 15, 17, 24, 54, 131, 132, 161, 163, 164, 167, 183, 184, 196
Bowman, D. 2
Brinkmann 86
Brown, M. 20

Carpers, H. 92
Cartmel G. 4
Caruso, I. A. 41
Casriel, D. 328
Cassidy, W. 86
Chamberlain, D. B. 40
Chapman, M. 23
Childs-Gowell, E. 2, 124
Christoph-Lemke, Ch. 13
Cicchetti, D. 6, 15, 16, 17, 24, 40, 49, 50, 54, 133
Cornell, W. F. 50, 54, 133
Cox, M. 13
Crittenden, P. 184, 220
Curry, J. 24
Daellenbach, Ch. 166
Day, B. 2, 156

Dashiell, S. R. 121
Dilling, H. 124
Doman, G. 182, 195
Dornes, M. 15, 127, 164

Eck, L.van 136
Elbing, U. 4, 5, 16, 48, 204
Emery, G. 24
English, F. 20, 22, 54
Erb, J. L. 2
Erikson, E. H.. 20, 24, 48, 151
Erskine, R. G. 11, 42, 50, 54
Esser, G. 15, 127

Filipp, S.-H. 139
Fischer, K. W. 16
Flehmig, I. 169
Freud, A. 49, 137
Freud, S. 19, 41, 45, 48, 257, 343

Galinski, M. D. 121
Garcia, R. 23
Gellert, D. S. 157
Geyer, M. A. 181
Giese, R. 15
Glasenapp, J. 16
Glöckner, A. 316
Goldmann, L. 23
Goodnow, J. J. 37
Gooss, B. 3, 316
Goulding McCl. 4, 108
Goulding und Goulding 319
Grawe, K. 17
Greenspan, S. I. 24
Gröder, M. 263, 273, 283
Grossmann, K. 127

Harlow, H. F. 173, 183
Harsch, H. 4, 270
Hartmann, H. 47, 48, 170
Havighurst, R. J. 49, 161, 195

Heckhausen, H. 20
Heuvel, H. van den 316
Hoppe-Graff, S. 5, 23
Holloway, W. H. 32
Howes, P. W. 24, 49
Hutterer-Krisch, R. 3

Inhelder, B. 23

James, M. 108, 121, 221
Jantzen, W. 49
Joines, V. 42
Jong, A. J. de 316

Kaemmerling, H. 270
Kahler, T. 42, 92, 343
Kalina, I. 123
Kaplan, H. I. 50
Karpman, St. B. 76, 119
Kegan, R. G. 5, 17, 24, 50, 273
Kelly, C. R. 255
Kesselring, T. 23, 26, 30, 35
Kiltz, R. R. 3, 158, 249, 329
Klein, M. 316
Kline, D. 2
Kohlberg, L. 24
König, K. 54
Kottwitz, G. 316
Kouwenhoven, M. 2, 3, 86
Kusch, M. 49, 50, 131
Kuypers, A. A. M. 273

Lahey, L. L. 24
Landsman, S. G. 233, 239
Lankford, V. 1
Leboyer, F. 164
Levine, S. 185
Levin-Landheer, P. 20, 22, 50, 52, 54, 124
Loevinger, J. 24
Loomis, M. E. 233, 239
Lorenz, K. Z. 183

Mahler, M. S. 20, 151, 164, 192, 194
Mandell, A. J. 181
McCormick, P. 92
McNeel, J. R. 121
Mellor, K. 1, 77, 135, 137, 138
Mentzos, S. 5, 39, 40
Montada, L. 20, 164
Montagu, U. 163, 183
Moschner, B. 16
Müller, U. 50

Noam, G. G. 16, 133
Novey, T. B. 157

Oerter, R. 164
Orlemans, J. 86

Papousek, H. 15
Perry, P. W. 16
Peters, U. H. 123
Piaget, J. 17, 23, 46, 48, 50, 193, 194, 341, 345

Rath, I. 5, 10, 11, 343
Rauh, H. 127
Reich, W. 255, 329
Rohmann, U. H. 16, 47, 48, 170
Rosen, H. 24, 54
Rush, A. J. 24

Samenow, S. E. 269, 286, 287
Saß, H. 124
Schaffer, J. B. P. 121
Scherch, R. O. 1
Schiepek, G. 15
Schiff, Aa. W. 1, 77
Schiff, E. 1, 77
Schiff, J. L. 1, 2, 4, 5, 6, 14, 21, 40, 43, 44, 49, 77, 106, 107, 108, 123, 133, 135, 137, 138, 156, 169, 182, 217, 275, 316, 317, 341
Schiff, Sh. 2, 123, 249
Schlegel, L. 2, 11, 20, 40, 59
Schmid, B. 42
Schneider, E. 193
Schulte-Peschel, D. 194
Schuldt, K.-H. 105
Seifert, A. 4
Seiler, T. B. 5, 17, 18, 19, 44
Seligman, M. E. P. 164
Shaw, B. W. 24
Souvaine, E. 24
Spitz, R. 183
Spring, B. 139
Springer, G. 4, 44
Sroufe, L. A. 17, 24, 25, 48, 50, 54, 162, 193
Stauss, K. 316
Steiner C. 4, 131, 270
Stern, D. N. 5, 15, 17, 20, 21, 48, 49, 50, 86, 164
Stewart, I. 42

Thane, K. 127
Tenzer, A. 24

Tödter, R. 194
Toth, S. L. 15, 50, 54

Voyat, G. 23, 24

Watzlawick, P. 12, 85, 343
Welch, R. 3, 40
Werner, L. 50
White, T. 2, 105
Wilde, L. de 183, 196
Wilson, T. E. 123

Windes, K. L. 273, 283
Wit, M. B. G. de 263, 273
Wolf, K. M. 183
Woods, K. 204, 285
Woolams, S. 20

Yochelson, S. 269, 286, 287

Zalcman, M. 42, 54
Zaslow, R. W. 163, 167
Zubin, J. 139

Sachverzeichnis

Abhängigkeit 57, 162, 374
Ablehnung 169
abnorme Trauerreaktion 246
Absencen 115
Abwehr 47
Abwehrfunktionen 9
Abwehrleistung 40, 53
Abwehrmechanismen 39, 137
abweichende Entwicklung 16
abweichendes Eltern-Ich-System 373
abweichendes Eltern-Ich-System: Soziopathische Persönlichkeitsstruktur II 301
Abwertung 19, 64, 95, 341
abwesendes Eltern-Ich System 261
Adaptation 26, 341
Adaptationsphase 257, 258
Adoleszenz 108, 160
affektive und pädagogische Verwahrlosung 264
Agitiert-Sein 73, 175, 225, 253, 341, 344, 364, 369
Akkomodation 27, 341
Akkomodation zweiter Art 2
akustische Halluzinationen 365
Alkohol 66, 82, 165
Alkoholmissbrauch 100
Alleingelassen-Werden 169
Allgemeine Cathexis-Psychopathologie 4
Allgemeine Psychopathologie 4
Allmachtsfantasien 276, 321
Allmachtsposition 276, 289
alte Wunde 203, 237, 251, 268, 280, 362, 368
anaklitische Depression 183, 364
anale Phase 224
Andere überzeugen 99, 322
Ändern alter Skriptentscheidungen 326
Angepasstes Kind 37
Angst 152, 181, 190
ängstigende Fantasien 249, 260, 371
Angststörungen 362
Anorexia nervosa 166, 180, 254, 311, 315, 316

anorexie-ähnliche Probleme 254
Anorgasmie 196, 245
Anpassung 145, 148
Anpassungsstörung 373
Anpassungs- und Identitätsproblematik 257
antisoziale, dissoziale Persönlichkeit, Character Disorder (CD) 372
Antithese 93
Äquilibration 27
Archaeopsyche 9, 10, 32, 343, 344
archaeopsychisches Subsystem 146, 147
archaisches Relikt 132, 341
Ärgerheft 248, 367
Asklepion 273
Assimilation 27, 341
ätiologische Diagnostik 125
Attributionen 149
Aufregung (drama and excitement) 268, 283
Augenkontakt 183
Ausblenden (discounting) 226, 341
Ausblendungen 68, 153
ausschließende Ich-Zustände 43
Auszahlung 53
Auszeit (Time-out) 98, 224, 255, 320
Auszeit-Vertrag 320, 321
Autismus 127
autistische Phänomene 48
Autoaggressionen 48
Autonomie 57, 341
autopoietischer Prozess 36
Autoregulation 26, 341
Autoritätsproblematik 304, 307

Bataka 99
Bataka-Arbeit 329
Bedeutungsverleihung 23
bedingte negative Zuwendung 203, 206
Bedürfnisse 151, 179, 182, 189
begleitet werden 98
Behandlungs- oder Veränderungsvertrag 348

Sachverzeichnis

Behandlungszeit 94
Berührung 98
Bewegungsdrang 253, 371
Bewusstheit 23, 341
Bezogenheit 110
Bezugsrahmen 12, 14, 44, 62, 93, 135, 138, 226, 342, 345
Bezugsrahmen-Konzept 5
Bindung 163, 164, 183, 190
Bindungsproblematik 162
Bindungstheorie 15
Bindungstyp A 184
Bindungstyp B 184
Bindungstyp-Forschung 51
Binnensozialisation 156
biochemische Nachweise 2
bizzare Verhaltensweisen 172
Blasen-Darm-Kontrolle 191
blockierende Transaktion 72
Bonding 328
Bonding-Problem 364
Borderline-Persönlichkeitsstruktur 315
Borderline-Problematik 311, 315, 316
Borderline-Syndrom 119
Botschaften 342
Bulimie 180

Cathexis-Reader 2
character-disorder (C.D.) 261
Colitis 188
competitive frame of reference 235
competition 225
Corpus callosum 169

Dampfablassen 99, 208, 252, 328, 329
das Spiel Fliege/Katze 309
Decathexis 159
Deckneurose 153, 361
Dekontamination 153
Dekompensation 111
Denkblockaden 70, 321, 323
Denkbuch 286
Denkfehler 269, 286, 287, 307
Denkstörungen 70, 98, 323
Depersonalisation 119
Depression 4, 188, 196, 214, 237, 246, 248
Depression der Zweijährigen 247, 324, 371
depressive Persönlichkeitsstruktur 248
depressive Persönlichkeitsstruktur (Depression der Zweijährigen) 245, 246
depressive Struktur 242
depressiver Mechanismus 238, 246, 248, 372

Depressivität 187
de Strook 3
Dezentrierung 24
Diagnosen 119
Diagnostic Statistical Manual 124
Dialektik 23
Diarrhö 245
differenzielle Vulnerabilität 139
Discounting 64
discounts 240
dissozial 261
doppelte Trübung 135, 347
Double-bind 151
Double-bind-Beziehung 89
Dramadreieck 76, 260, 268, 273, 342
dritte Entwicklungsphase 242
Drogen 82, 165
Drogenabhängigkeit 4, 100
Drohungen 152
Duplex-Transaktion 347

egozentrisch 244, 371
egozentrische (primär-narzisstische) Position 247
eine Frist setzen 282
Einschärfungen 52, 342, 346
Ejakulation 171
Energieentladung 74
EL_1 133
EL_2 133
elterliche Botschaften 346
Eltern-Ich (EL_2) 304
Eltern-Ich im Kind-Ich (EL_1) 257
Eltern-Kind-Interaktion 15, 127
Eltern-Ich-Netzwerk 45
Eltern-Ich-System 14, 45, 141, 156, 159, 176
Eltern-Ich-Zustand 32
Eltern-Interview 121
Entlassung 89
enttrüben (dekontaminieren) 223, 232, 239
Enttrübung 105, 157, 158
Enttrübungsarbeit 319, 334
Entwicklungsanforderungen 50
Entwicklungskrisen 20
Entwicklungsphasen 125
Entwicklungspsychopathologie 6, 15, 49, 131
Entwicklungstheorie Piagets 5
Entwicklungsverzögerung 16
Entwirrung 106
epileptische Anfälle 172

epistemisches Dreieck 23
ER₁ 133
ER₂ 133
Erkenntnistheorie 23
erlaubnisgebende Therapieformen 319
Erlaubnisse 107, 342, 346
Ernährungsproblematik 162
Erregung 172
Ersatz 201
Ersatzgefühle 207, 288, 342, 344, 346, 365
Ersatzverhalten 341
erste Entwicklungsphase 162
Erwachsenen-Ich (ER₂) 242
Erwachsenen-Ich-Zustand 32, 342
Erwachsenen-Ich-Zustände 36
erwachsene Sexualität 311
Erwartungsspiel 177
Erziehung in Kinderheimen 265
Eskalation 152, 172
Essensverweigerung 100
Essstörungen 165, 166
exclusion 159
Existenzberechtigung 148
existenzielle Problematik 242
existenzielle Grundposition 365
Existenzproblematik 162
Explorationsphase 192, 194
Explorations-Problematik 192
Exteropsyche 9, 10, 32, 343, 344
exteropsychisches Subsystem 131

Familientherapie 85
Fantasien 43, 181, 185, 188, 200, 245, 247, 252, 278, 345
fantasierte Elternfiguren 43, 46
Fixierung 25
flache Affekte 119
Flasche geben 99
flexibilitas cerea 371
Fliege/Katze 310
frühe Depression 249
frühe, gesunde Symbiose 364
frühorale Phase 162
Frustration 111
Frustrationstoleranz 165
fünfte Entwicklungsphase 304
funktionelle Psychosen 136
Funktionslust 250
Fusionsangst 165
Funktionsmodell 342
Füttern 189

Geburtsprozesse (auf Vertragsbasis) 255
Gefühl innerer Lehre 187
Gefühlsdifferenzierung 193
Gefüttert-Werden 225
Gegeneinschärfungen 342, 346
Gegenübertragung 112, 113, 180
Gegenübertragungs-Transaktionen 113
gegenwärtige traumatische Ereignisse 318
Geheimnis 200, 202
gekreuzte Transaktion 12
gemischte Zuwendung 206, 366
Gesamt-Ich 10, 343
Geschäftsvertrag 348
Gesellschaft 49
Gestalttherapie 319
gesunde Antithese 322
gesunde Persönlichkeitsstruktur 135
gesunde Symbiose 163
Gewaltandrohung 101
Gewaltanwendung 73
Gewalttätigkeit 101, 171
gewalttätige Fantasien 220
Gewinner 212, 272
Gewinnerskript 234
gezielt negative Zuwendung 236
Glaubenssätze 54
grandiose Fantasien 99
Grandiosität 70, 342
Grönenbach 317
Größenfantasien 240
grübeln 70
Grundbedürfnisse 151, 158, 162, 164
Grundbotschaften 53
Grundhaltung 343
Grundposition 100, 101
Grundposition, existenzielle 343
Gruppenkohäsion 111

Ha-ha-ha-Position 152
Halluzinationen 188
Hand- und Augenkontakt 221
hebephrene Struktur 162, 166, 167, 210, 219, 237, 363
Hebephrenie 147
Heilungsritual 97
heimliches Verhalten 205
heiße Kartoffel 370, 374
Hirnhemisphären 181
Holding 189, 221, 236, 238, 251, 309, 324
Hunger-Gefühle 172, 180
Hunger-Sättigungs-Zyklus 127

Sachverzeichnis

hysterische Psychose 367
hysterische Struktur 192, 209, 366
hysterisches Verhalten 267

Ich-Bewusstsein 145
Ich-Psychologie 343
Ich-System 10, 33, 343
Ich-Zustand 10, 32, 343
Ich-Zustände 9, 51, 105, 113, 145
Identifikation 39
identifizierter Patient 148
Identität 51, 163
Identitätsprobleme 99
Impotenz 196
infantile Reflexe 156
Information 153, 242
Informationsfragen 243
Informationsverarbeitung 48
Informationsverlust 69
Initiationsritual 93
Inkorporation 39, 160
Innere Ablösung 246, 324
innerer Bezugsrahmen 311
innerer Dialog 160
innere Stimulation 184
Integration 132
Integrationsproblematik 311
integrierendes Erwachsenen-Ich 50
Interesse 185
Internalisierungen 34, 35, 39
International Classification of Diseases 124
Intimität 341, 343
Introjekt 34, 39, 46, 53
Introjektion 39, 40
Intuition 34
inverse Symbiose 59
Isolierzimmer 103

Jähzorn 247
Jähzornsanfälle 243, 371

K_1 133, 162
K_2 133
katatoner Stupor 252
katatone Struktur 162, 166, 242, 245, 249, 370
Katatonie 147
Katharsis 327
Katharsis-Techniken 327
Kind-Ich 109
Kind-Ich im Kind 346

Kind-Ich-Struktur 134
Kind-Ich-Zustand 32, 343
Kind-Ich-Zustände 37
Kleiner Professor 60, 132, 193, 269, 308
kognitive Struktur 17
Kombinationen von krankem/minimalem/abwesendem Eltern-Ich-System 311
Kommunikation 48, 343
Kommunikation, komplementär 343
Kommunikationsregeln 12
Kommunikation, symmetrisch 343
kompetitiv 370
kompetitive Symbiose 61
komplementäre Eltern-Ich-Arbeit 159
komplementäre Symbiose 58
Kompulsionen 217, 222
Konflikt 39
Konfrontation 56, 63, 180
Konfrontationstechnik 48, 286
Konfrontationsvertrag 83, 90
Konkurrenz 185
Konstruktivismus 18
Kontakt 183
Kontamination 153
Kontraindikationen 119
Kontrollliste 235
Kontrollmechanismus 173
Konzeptmodell der Psyche 343, 344
Konversionshysterie 115, 119
Kooperations- oder Trotzphase 242
Kooperationsproblematik 242
kooperieren 243, 244, 370
Koordination 31
Körper 182
körperliche Gewalt 152
körperliche Prozesse 173
körperliche Reifung 171
körperliches Streicheln 99
körperliche Zuwendung 189
Körperkontakt 183
krankes Eltern-Ich-System 147
Krankheitseinsicht 68
Krankheitsgewinn 9
Kriminalität 374
Krimineller 286
kriminelle Taten 291
kritische Lebensereignisse 139
Kultureffekte 37

Latenzphase 304
Lebens- und Todestrieb 41

Leidensdruck 107
Lernprobleme 298
Leugnen eigener Bedürfnisse 149
Leugnung 168, 171, 181, 182
Leugnungsmechanismus 175, 179
Lieblingsspiel 214, 224
Lösungen erster Ordnung 85
Lösungen zweiter Ordnung 85
Lügen 95, 296

Macht 108
Machtkampf 211, 245, 254
Machtmittel 104
Magersüchtige 98
magisches Denken (Kompulsionen) 222
magisches Kind 368
major depression 246
Mangel an Schutz 185
Maniker 99
Manipulation 345
manipulative Verhaltensmuster 344
manisch-depressive Struktur 192, 197, 224, 255
manische Allmachtsgefühle 228
manische Eskalation 228
Maske 343
Maschenerscheinung 343
Maschensystem 343
masochistischer Mechanismus 186
Masochismus 119, 172
Massage 98, 221
Maximale Eltern-Ich-Lösung 121
Mechanismus 140
Medikation 125
Mehrleistungen 170
Menstruation 171
Metatheorie 5
Minimale Eltern-Ich-Lösung 121
minimales Eltern-Ich-System 308
Miniskript 240, 343
Missachtungen (discounts) 240
Misshandlung 264
Misstrauen 112, 205, 208
mit einem Löffel füttern 237
Motivationsphase 162, 275
Motive 179
Mord 101
mordlustiger Teil des Kind-Ichs 175
multilaterale Übertragung 121
Mutterfigur 171, 175

narzisstisch 265
narzisstisch besetzt 366

narzisstische Entstehungsbedingungen der Zwangsstruktur 224
narzisstische Persönlichkeitsstörung 196
narzisstische Persönlichkeitsstruktur 196
narzisstische Wurzeln der hysterischen Persönlichkeitsstruktur 217
Natürliches Kind 37
negative Zuwendung 104, 185, 203, 204
negativ symbiotische Beziehung 320
Neopsyche 9, 10, 32, 120, 343, 344
neopsychisches System 132, 136, 139
Nervensystem 188
Neubeelterung 106, 120
Neubeelterungstherapie 44
Neuentscheidung 60, 108, 328, 329, 344
Neuentscheidungstherapie 319
Neugierde 172
neurologisches Organisationsmuster 181
neurotische Depression 246
neurotische Eltern-Ich-Systeme 317
neurotische Entwicklung 41, 42
neurotische Mechanismen 317
neurotische Persönlichkeitsstruktur 137, 362
neurotische Symptome 317
Nicht-Gewalt-Anwenden-Vertrag 239
Nicht-Irritieren-Vertrag 239
Nicht-Lügen-Vertrag 239
Nicht-o.k.-Position 149
Nichtstun 73, 169, 344
Nicht-Weglaufen-Vertrag 276
Non-Aggressions-Vertrag (Non-Wutanfall-Vertrag) 249
Non-Psychose-Vertrag 235
Non-Suizid-Vertrag 190, 239
Non-Verträge 88, 94, 96
Nosologie 4
Notfallplan 280, 283

Objektpermanenz 194
obsessives Denken 222
Obsessionen 217, 222
Obstipation 245
ödipale Phase 257
Ohnmachtsfantasien 321
Ohnmachtsposition 276, 289
Ökologischer Übergang 344
Opfer 74, 75, 108, 342
Opfer-Position 53
orale Not 267
Organisation 18, 26, 344
Originalgefühle 180

Sachverzeichnis

paranoide Blase 202, 203, 365, 366
paranoide Fantasien 202
paranoide Mechanismen 205
paranoide Struktur 192, 197, 198, 200, 201, 214, 365
paraphrene Struktur 162, 166, 182, 364
Paraphrenie 147
Parentifizierung 60
passiv-aggressiv 219, 298
passives Verhalten 196, 268, 279
Passivität 165, 185, 283, 307, 308, 309, 344, 363
Passiv-Sein 168
pathologische Regression 179
pathologischer Entwicklungsverlauf 133
Perniziöse Katatonie 371
Pfiffikus 193
Phänomen 344
Phase des Zögerns 275
Phobie 4, 216, 219, 362
positive Zuwendung 189, 268
primäre Versorger 133
primärer Versorgungszyklus 164, 363
problemlösende Sanktionen 274
problemlösendes Verhalten 163
Problemlösungsformular 330
Programm 53, 344
Programme 346
projektive Identifikation 41
projizieren 217, 221, 367
Prozessforschung 15
pseudoepileptischer Anfall 115
pseudoneurotisches Eltern-Ich-System 318
pseudopsychopathische Durchgangsphase 314
Psyche 33, 344
psychische Organe 9, 344
Psychodiagnostik 125
psychodramatisches Durchspielen 255, 371
psychologische Rabattmarken 206, 344
psychologische Spiele 53, 91, 166, 170, 173, 190, 196, 201, 211, 212, 216, 245, 260, 264, 265, 266, 267, 279, 280, 307, 322, 323, 344
psychologische Spiele von Personen mit Suchtverhalten 270
psychologischer Vertrag 348
psychologisches Lieblingsspiel 202
Psychopathie 372
psychopathisch 261
Psychose 39, 182

psychosexuelle Entwicklung 41
psychosexuelle Entwicklungsstufen 48
Psychosomatik 4
Psychotherapie 107
psychotisch 98, 101
psychotische Dekompensation 369
psychotische Entwicklung 42
psychotische Erscheinungen 147
psychotische Persönlichkeitsstruktur 135
psychotische Persönlichkeitsstruktur, allgemein 361
psychotische Störung 43

Rabattmarkensammlung 327
racket 207, 247, 343
racket display 343, 345
racket-Gefühl 342, 345
rackets 93, 288, 344, 366
racket system 343, 345
Reaktion 12, 347
reaktive Psychose 224, 367
Realitätsprinzip 12, 32
Redefinition 345
reflechissement 31
reflektierende Abstraktion 33, 43
reflexion 31, 47
Regression 5, 19, 25, 47, 51, 106, 107, 108, 112, 171, 251, 345, 368
Regressionsanalyse 106, 157
Regressionsarbeit 256, 371
Regressionsarbeit auf Vertragsbasis 362
Regressionstherapie 72, 83, 97, 104, 139, 157, 179, 191, 213, 223, 240
Reorganisation 30
response 347
Restraining 74, 208, 328
Restraining mit Bewegung 329
Retter 74, 75, 342
Ritual 98, 218
Rivalisieren 226, 232, 233, 234, 264, 370
rivalisierende Bezugsrahmen (competitive frame of reference) 235, 369
rivalisierende symbiotische Beziehungen 276
Rivalität 61
Rollenmodell 345
Rollenwechsel 145, 344
Rückfallhäufigkeit 103
Rücksicht 244, 371

Sabotage 90
Sanktion 88, 97, 235

Säuglingsforschung 15
Saugreflex 168
Schema 17, 30, 34, 44, 52, 345
schizoide Persönlichkeitsstruktur 166
schizoider Prozess 166
Schizophrene 106
schizophrene Persönlichkeitsstruktur 250, 361
Schlüsselkinder 264
Schlüsselkonstellation 59, 60, 129, 140, 147, 361, 362, 363, 364, 365, 366, 367, 369, 370, 371, 372, 373, 374
Schmerz 172, 202, 203
Schmerzwelle 185
Schuldgefühle 220, 221, 258
Schutz 107
sechste Entwicklungsphase 311
sekundäre Geschlechtsmerkmale 171
sekundäre Versorger 133
Selbstbeeinträchtigung 74, 344
Selbstbeschädigung 152
Selbstbeelterung 121
Selbstempfinden 21
Selbstisolierung 101
Selbstkonstruktion 49
Selbstkorrekturprozess 49
Selbstorganisation 33
Selbstregulation 27
selbstunsichere Persönlichkeit, unselbstständige Persönlichkeit 374
Selbstverstümmelung 82, 100, 172
Selbstverwahrlosung 100
sensible Periode 127
sensible Phasen 126
Separation 192
Separation der Gefühle 178
Separations-Individuationsphase 192, 194
Separations-Individuations-Problematik 192, 209, 214, 217
Sexualität 100, 171, 313
sexuelle Fantasie 215
sexuelle Gefühle 185, 314
sexuelle Identität 170, 185, 314
Shiften 363
shifting feelings 163, 208, 226, 237
Sich-nicht-psychotisch-Machen-Vertrag 239
sich schuldig fühlen 198
Skript 9, 55, 345
Skriptanalyse 91
Skriptarbeit 160
Skriptbildung 129
Skriptbotschaften 18, 131, 132, 148, 346

Skriptentscheidung 52, 60, 91, 131, 132, 147, 264, 265, 267, 346, 361, 362, 363, 364, 365, 366, 367, 369, 370, 372, 373, 374
Skriptgefühle 345
Skriptglaube 150, 346
Skript-Protokoll 131
Skripttheorie 52
Skriptüberzeugung 345, 346
Skriptverhalten 91
Solidarität 110
Sozialisationsphase 304
Sozialisationsdruck 49
soziopathisch 261
soziopathische Persönlichkeitsstruktur 136
Soziophatische Persönlichkeitsstruktur I (Abwesendes Eltern-Ich-System) 257, 261, 372
soziopathische Persönlichkeitsstruktur II 373
soziopathische Persönlichkeitsstruktur III 308
soziopathische Persönlichkeitsstruktur III, passiv-abhängig (Minimales Eltern-Ich-System) 304, 374
Spalten 175, 178
Spaltungsprozesse 176
Spaß 111
Spiel 366
Spiel „Alkoholiker" 85
Spiele 309, 365, 368
Spontaneität 341
stehlen 101
stereotype Handlungen 218
Stillen 225
Stimulation 182, 185, 189
Stimulationsgruppe 189, 255, 309, 330, 365
Stimulus 12, 347
Stress 139, 148, 153
Strukturanalyse dritter Ordnung 20
Strukturmodell der Persönlichkeit 20, 346
Stupor 251, 253, 370
Stupor als Regressionsversuch 253
Suchtverhalten 270
Suizid 100, 252
Suizidalität 98, 220, 252, 314, 364, 368, 370
Suizidversuch 82, 102, 152
Symbiose 56, 107, 221, 222, 223
Symbiose, inverse 346
Symbiose, pathologische 197, 346
Symbiose zweiter Ordnung 59, 346
symbolhafte Verdichtung 130

Sachverzeichnis

syndromale Diagnostik 124
Synthese 36

Teilpersönlichkeiten 176
Teilregressionen 160
testpsychologische und biochemische Parameter 2
Teufelskreis 345
The GAME 277, 283, 309, 373
therapeutische Box 282
Therapiegruppe 109
Therapiephasen 67
Time-out 346
Time-Out-Vertrag 367, 368
Toleranz 111
Transaktion 12, 33, 347
Transaktion, blockierende 346
Transaktion, gekreuzt 346
Transaktion, parallel 12, 346
Transaktion, tangential 71, 347
Transaktion, verdeckt 12, 347
Transformation 18
Trauerarbeit 4
Trauerprozess 280
Trauerreaktion 246
Trauma 108, 156
traumatische Erlebnisse 130
traumatisierender Einfluss 38
Traurigkeit 174, 189, 190
Trisomie 21
Trotzphase 248
Trotzproblematik 199
Trübung 42, 120, 137, 158, 347

überangepasstes Verhalten 209, 210
Überangepasstheit 178
Überanpassung 73, 104, 119, 151, 213, 233, 344, 347
Überdetaillieren 70
Übergeneralisieren 70
übergeordnetes Ich 45
Überlebensentscheidung 39, 53, 108, 346
Überlebensfunktion 40
Überlebensmechanismus 72, 217, 367
Überprüfen von Fantasien 208
überstrukturiertes Programm 236
Übertragung 107, 108, 112
Übertragungs-Transaktionen 113
Übertreiben 234
übertrieben negative Fantasien 328
überzeugen 274, 282
umdefinieren 62, 137

Umdefinierungs-Hexagon 77
Umdeuten von Realität 345
Unbewusstes 24
Unlustgefühle 173, 177
unselbstständige, selbstunsichere Persönlichkeitsstruktur 310
Unterstützungssystem 283
Ursache und Wirkung 185
Urvertrauen 48, 97

Vater 134
Vaterfigur 171
Veränderung 280
Veränderungsphase 275
Verantwortlichkeit 104
Verantwortung 73, 110
verbale Therapien 147
Verfolger 74, 75, 342
Verfolger-Position 54
verführerisches Verhalten 211, 212, 227
Vergeben, Verzeihen 326
Verhaltensstörung 4
Verhaltenstherapie 86, 346
Verinnerlichung 34, 35, 39
Verlassenheits-Depression 364
verleugnen 234
Verleugnung 229, 232
Verlierer 212
Verliererskript 91, 230, 272, 347
Verlust 191
Versöhnen 326
Versorgungszyklus 163, 167, 168, 179
Verstärkerentzug 346
Vertrag 347
Verwahrlosung 260
Verwirrung 344
verwöhnen 266
vierte Entwicklungsphase 257
vorbewusster Lebensplan 345

Wahrnehmungsstörungen 170
Waschzwang 222
weglaufen 101
Widerspruch 35, 36
Widerstand 155, 189
Widerstandsbegriff 24
Wiederdurchleben 108
Wiederholungsdynamik 18
Wiederholungszwang 41, 53
Wissenslücken 181
WOLF-Spiel 201, 224, 271, 368, 373
working models 17, 54, 131, 163

Wut 99, 170, 174, 180, 190
Wutanfall 74, 244, 249
Wutausbruch 172, 174, 248

Zentrierung 24
Zögern 278
Zurückdrängen des depressiven Mechanismus 248
Zuschreibungen 342
Zuwendung 172, 345
Zuwendung, bedingt negative 348
Zuwendung, bedingt positive 348
Zuwendungs-Haushalt 93

Zuwendungsmuster 348
Zuwendung, unbedingt negative 348
Zuwendung, unbedingt positive 348
zwanghaftes Denken (Obsessionen) 217, 222
zwanghafte Persönlichkeitsstruktur (obsessiv-kompulsiv) 192, 217, 367
zwanghafte Phobien 221
Zwangsdenken 368
Zwangserkrankung 4
Zwangshandlungen 217, 362, 365, 368
zweite Entwicklungsphase 192
zyklothyme Persönlichkeitsstruktur (manisch-depressiv) 225, 369

SpringerKunst

Günther Gercken,
Christoph Eissing-Christophersen (Hrsg.)

Die Schlumper / The Schlumpers

Kunst ohne Grenzen / Art Without Borders

2001. IX, 219 Seiten. Zahlreiche farbige Abbildungen.
Format: 22,5 x 28,5 cm
Text: deutsch/englisch
Gebunden **EUR 39,50**, sFr 61,50
ISBN 3-211-83567-9

Die Schlumper, eine Hamburger Gruppe geistig behinderter Künstlerinnen und Künstler, vom Maler Rolf Laute betreut, haben beachtliche Bildwerke hervorgebracht, die erstmals umfassend publiziert werden. Sie stellen einen neuen Aspekt in der Frage nach dem Ursprung und der Hervorbringung von Kunst dar. Die Arbeiten faszinieren durch ihre unkonventionellen Formfindungen und ihre Ausdrucksstärke. Unvermutet und daher überraschend sind die kreativen Fähigkeiten dieser zum Teil schwerst geistig behinderten Menschen, deren Zustand sich stark unterscheidet von dem der bisher betrachteten künstlerisch tätigen Psychotiker. Unter diesem Gesichtspunkt ist das Buch die erste Veröffentlichung über die künstlerische Produktion geistig behinderter Menschen.

SpringerPsychiatrie

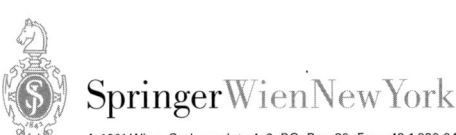

SpringerWienNewYork

A-1201 Wien, Sachsenplatz 4–6, P.O. Box 89, Fax +43.1.330 24 26, e-mail: books@springer.at, Internet: **www.springer.at**
Birkhäuser c/o SAG, D-69126 Heidelberg, Haberstraße 7, Fax: +49.6221.345-229, e-mail: orders@springer.de
Chronicle Books, USA, San Francisco, CA 94105, 85 Second Street, Fax +1.800.858-7787, e-mail: sales@papress.com

Springer-Verlag und Umwelt

ALS INTERNATIONALER WISSENSCHAFTLICHER VERLAG sind wir uns unserer besonderen Verpflichtung der Umwelt gegenüber bewußt und beziehen umweltorientierte Grundsätze in Unternehmensentscheidungen mit ein.

VON UNSEREN GESCHÄFTSPARTNERN (DRUCKEREIEN, Papierfabriken, Verpackungsherstellern usw.) verlangen wir, daß sie sowohl beim Herstellungsprozeß selbst als auch beim Einsatz der zur Verwendung kommenden Materialien ökologische Gesichtspunkte berücksichtigen.

DAS FÜR DIESES BUCH VERWENDETE PAPIER IST AUS chlorfrei hergestelltem Zellstoff gefertigt und im pH-Wert neutral.